Procedimentos Médicos

TÉCNICA E TÁTICA

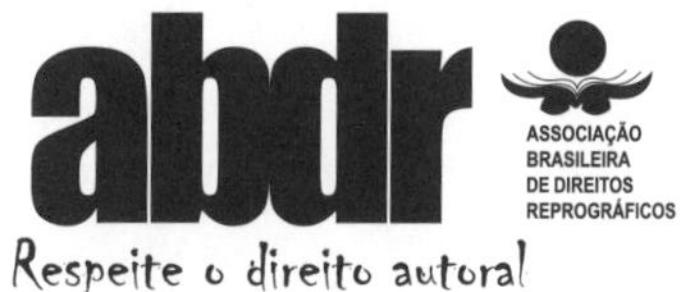

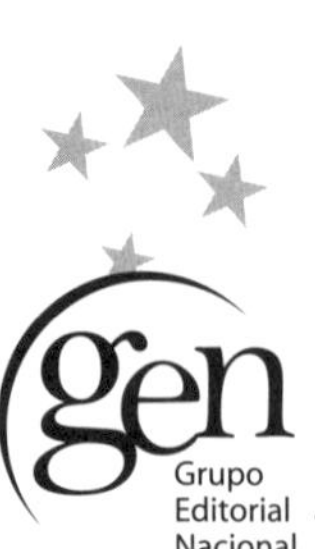

O GEN | Grupo Editorial Nacional, a maior plataforma editorial no segmento CTP (científico, técnico e profissional), publica nas áreas de saúde, ciências exatas, jurídicas, sociais aplicadas, humanas e de concursos, além de prover serviços direcionados a educação, capacitação médica continuada e preparação para concursos. Conheça nosso catálogo, composto por mais de cinco mil obras e três mil e-books, em www.grupogen.com.br.

As editoras que integram o GEN, respeitadas no mercado editorial, construíram catálogos inigualáveis, com obras decisivas na formação acadêmica e no aperfeiçoamento de várias gerações de profissionais e de estudantes de Administração, Direito, Engenharia, Enfermagem, Fisioterapia, Medicina, Odontologia, Educação Física e muitas outras ciências, tendo se tornado sinônimo de seriedade e respeito.

Nossa missão é prover o melhor conteúdo científico e distribuí-lo de maneira flexível e conveniente, a preços justos, gerando benefícios e servindo a autores, docentes, livreiros, funcionários, colaboradores e acionistas.

Nosso comportamento ético incondicional e nossa responsabilidade social e ambiental são reforçados pela natureza educacional de nossa atividade, sem comprometer o crescimento contínuo e a rentabilidade do grupo.

Procedimentos Médicos

TÉCNICA E TÁTICA

Alexandre Campos Moraes Amato

Médico. Especialista em Cirurgia Geral pelo Colégio Brasileiro de Cirurgiões (CBC), em Eco-Doppler Vascular pelo Colégio Brasileiro de Radiologia e Diagnóstico por Imagem (CBR) e em Cirurgia Vascular e Endovascular pela Sociedade Brasileira de Angiologia e Cirurgia Vascular (SBACV). Doutor em Cirurgia Torácica e Cardiovascular pela Faculdade de Medicina da Universidade de São Paulo (FMUSP).

2ª edição

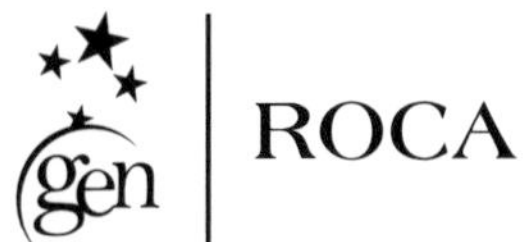

Publicado pela Editora Roca, um selo integrante do GEN | Grupo Editorial Nacional
Travessa do Ouvidor, 11
Rio de Janeiro – RJ – CEP 20040-040
Tels.: (21) 3543-0770/(11) 5080-0770 | Fax: (21) 3543-0896
www.grupogen.com.br | editorial.saude@grupogen.com.br

- Capa: Bruno Sales

- Editoração eletrônica: Denise Nogueira Moriama

- Ficha catalográfica

A524p
2. ed.

Amato, Alexandre Campos Moraes
Procedimentos médicos: técnica e tática / Alexandre Campos Moraes Amato. - 2. ed. - Rio de Janeiro: Roca, 2016.
470 p. : il. ; 24 cm.

Inclui bibliografia e índice
ISBN 978-85-277-2978-9

1. Medicina. 2. Diagnóstico. 3. Doenças - Tratamento. I. Título.
16-33026 CDD: 610
CDU: 61

Colaboradores

Alan Luiz Eckeli
Médico. Especialista em Neurologia pela Universidade Federal de Santa Catarina (UFSC). Doutor em Neurologia pela Faculdade de Medicina de Ribeirão Preto da Universidade de São Paulo (FMRP-USP). Professor Doutor da disciplina de Neurologia do departamento de Neurociências e Ciências do Comportamento da FMRP-USP.

Alexandre Martins Xavier
Médico. Doutor em Cirurgia Cardiotorácica pela Faculdade de Medicina da Universidade de São Paulo (FMUSP). Coordenador e Professor do Curso de Medicina da Universidade CEUMA (UNICEUMA).

Alexandre Zanchenko Fonseca
Médico. Especialista em Cirurgia Videolaparoscópica pela Universidade de Santo Amaro (UNISA). Mestre em Ciências da Saúde pelo Instituto de Assistência Médica ao Servidor Público Estadual (IAMSPE). Professor Assistente da disciplina de Cirurgia Geral da UNISA. Coordenador da Residência Médica da UNISA. Cirurgião do Pronto-socorro do Hospital Regional Sul. Médico Preceptor da Faculdade de Medicina do ABC (FMABC).

Alvaro Dowling
Médico Cirurgião. Especialista em Traumatologia e Cirurgia Ortopédica pela Universidad de Ciudad del Cabo. Docente de Formação em Cirurgia Endoscópica de Coluna para Médicos. Membro da Sociedade Chilena de Ortopedia e Traumatologia.

Ana Beatriz Andreo Garcia
Médica. Especialista em Reumatologia pela Escola Paulista de Medicina da Universidade Federal de São Paulo (EPM-Unifesp) e pela Sociedade Brasileira de Reumatologia (SBR). Mestranda no Programa de Medicina Interna e Terapêutica da EPM-Unifesp.

Andrea Peiyun Chi Sakai
Médica. Especialista em Otorrinolaringologista Pediátrica pela Escola Paulista de Medicina da Universidade Federal de São Paulo (EPM-Unifesp). Mestre em Otorrinolaringologia e Cirurgia de Cabeça e Pescoço pela EPM-Unifesp.

Brunno Cezar Framil Sanches
Médico. Especialista em Urologia pela Pontifícia Universidade Católica de São Paulo (PUC-SP) e em Cirurgia Geral pelo Hospital do Servidor Público Municipal de São Paulo (HSPM). Mestre em Fisiopatologia Médica pela Faculdade de Ciências Médicas da Universidade Estadual de Campinas (FCM-Unicamp). Doutorando em Fisiopatologia Médica pela FCM-Unicamp. Membro Titular da Sociedade Brasileira de Urologia (SBU).

Cássio Jerônimo Machado de Barros
Médico. Especialista em Cirurgia Geral pela Universidade Federal de Uberlândia (UFU) e em Cirurgia do Aparelho Digestivo pelo Hospital Heliópolis. Mestre em Ciências da Saúde pelo Hospital Heliópolis. Médico Assistente do departamento de Cirurgia Geral do Hospital Heliópolis. Médico Cirurgião de Aparelho Digestivo do Amato – Instituto de Medicina Avançada.

Cezar Augusto de Oliveira
Médico. Especialista em Cirurgia da Coluna pela New York University Medical Center, em Neurocirurgia e Doenças da Coluna pela Harvard University e em Neurocirurgia pela Santa Casa de Misericórdia do Rio de Janeiro e pela Pontifícia Universidade Católica do Rio de Janeiro (PUC-Rio). Doutorando em Clínica Cirúrgica pela Faculdade de Medicina de Ribeirão Preto da Universidade de São Paulo (FMRP-USP). Médico Assistente da Associação de Assistência à Criança Deficiente (AACD), do Hospital Universitário Alzira Velano e da Santa Casa de Misericórdia de Poços de Caldas.

Daniel Augusto Benitti
Médico. Especialista em Cirurgia Geral e em Cirurgia Vascular e Endovascular pela Faculdade de Medicina da Universidade de São Paulo (FMUSP). Médico Preceptor do Serviço de Cirurgia Vascular e

Endovascular da FMUSP. Chefe do departamento de Cirurgia Vascular e Endovascular do Hospital Madre Theodora.

Efrem Civilini
Médico. Cirurgião Vascular do departamento de Cirurgia Vascular do Hospital San Raffaele da Università Vita Salute.

Fernando Campos Moraes Amato
Médico. Cirurgião Geral pela Escola Paulista de Medicina da Universidade Federal de São Paulo (EPM-Unifesp). Especialista em Cirurgia Plástica pela Sociedade Brasileira de Cirurgia Plástica (SBCP) e pela EPM-Unifesp. Mestrando Profissional em Ciências, Tecnologia e Gestão Aplicadas à Regeneração Tecidual da Unifesp.

Fernando Furlan Nunes
Médico. Especialista em Cirurgia do Aparelho Digestivo pela Gastromed e em Cirurgia Geral pela Universidade de Santo Amato (UNISA). Professor Assistente da disciplina de Cirurgia Geral do departamento de Cirurgia da UNISA. Titular do Colégio Brasileiro de Cirurgia do Aparelho Digestivo (CBCD).

Flávia Silveira Amato
Médica. Especialista em Otorrinolaringologia pela Faculdade de Medicina de Ribeirão Preto da Universidade de São Paulo (FMRP-USP) e pela Associação Brasileira de Otorrinolaringologia e Cirurgia Cérvico Facial (ABORLCCF). Otorrinolaringologista do Amato – Instituto de Medicina Avançada.

Gabriel Amato Filho
Dentista. Especialista em Cirurgia e Traumatologia Bucomaxilofacial pela Associação Paulista dos Cirurgiões Dentistas (APCD). Doutor em Anatomia pelo Instituto de Ciências Biomédicas da Universidade de São Paulo (ICB-USP). Cirurgião Bucomaxilofacial do Hospital das Clínicas da Faculdade de Medicina da Universidade de São Paulo (HC-FMUSP).

Helder Picarelli
Médico. Especialista em Neurologia pelo Hospital das Clinicas da Faculdade de Medicina de Botucatu (HCFMB) e em Neurocirurgia pela Associação Médica Brasileira (AMB), pela Sociedade Brasileira de Neurocirurgia (SBN) e pelo HCFMB. Doutor em Ciências, Área de Neurologia, pela Faculdade de Medicina da Universidade de São Paulo (FMUSP). Médico Assistente (Neurocirurgião) do Instituto do Câncer do Estado de São Paulo (ICESP).

Irany Novah Moraes (in memoriam)
Médico. Doutor em Anatomia pela Faculdade de Medicina da Universidade de São Paulo (FMUSP). Professor Livre-docente de Clínica Cirúrgica da FMUSP. Professor Titular de Cirurgia Vascular da Faculdade de Medicina da Universidade de Santo Amaro (UNISA).

Juliana Lelis Spirandeli Amato
Médica. Especialista em Ginecologia e Obstetrícia pela Universidade de Santo Amaro (UNISA), pela Associação Médica Brasileira (AMB) e pela Federação Brasileira de Associações de Ginecologia e Obstetrícia (Febrasgo). Especialista em Infertilidade Conjugal e Reprodução Assistida pela Faculdade Nossa Cidade (FNC). Responsável pela Reprodução Assistida e Obstetrícia do Amato – Instituto de Medicina Avançada.

Kamilla Silva Campos
Médica. Especialista em Cirurgia Geral pelo Hospital Dr. Carmino Caricchio e em Cirurgia Pediátrica pela Pontifícia Universidade Católica de Campinas (PUC-Campinas).

Karina Maxeniuc Silva Montijo
Enfermeira. Especialista em Dermatologia e em Saúde Pública pela Escola Paulista de Medicina da Universidade Federal de São Paulo (EPM-Unifesp). Mestre em Ciências da Saúde pela EPM-Unifesp. Doutoranda em Saúde Pública pela EPM-Unifesp. Professora Adjunta da disciplina de Saúde Pública da Faculdade de Enfermagem da Universidade Paulista (UNIP).

Laert de Oliveira Andrade Filho
Médico. Especialista em Cirurgia Geral e em Cirurgia Torácica pelo Hospital das Clínicas da Faculdade de Medicina da Universidade de São Paulo (HC-FMUSP). Preceptor do Serviço de Cirurgia Torácica do HC-FMUSP. Cirurgião Torácico do Hospital Israelita Albert Einstein.

Leandro Souza Rosa
Médico. Especialista em Pneumologia e em Broncoscopia pela Escola Paulista de Medicina da Universidade Federal de São Paulo (EPM-Unifesp). Medico Assistente do serviço de Pneumologia do Hospital do Servidor Público Estadual.

Leonardo Oliveira Reis
Médico. Especialista em Urologia pela Faculdade de Ciências Médicas da Universidade Estadual de Campinas (FCM-Unicamp). Mestre e Doutor em Ciências da Cirurgia pela FCM-Unicamp. Professor do departamento de Urologia da Faculdade de Medicina da Pontifícia Universidade Católica de Campinas (PUC-Campinas).

Lisa Aquaroni Ricci
Médica. Especialista em Clínica Médica e em Hematologia e Hemoterapia pela Universidade Estadual Paulista (Unesp). Hematologista do Instituto de Oncologia de Sorocaba (IOS).

Luca Bertoglio
Médico. Cirurgião Vascular do departamento de Cirurgia Vascular do Hospital San Raffaele da Università Vita Salute.

Lucas Regatieri Barbieri
Médico. Especialista em Cirurgia Cardiovascular pela Real e Benemérita Associação Portuguesa de Beneficência. Médico Assistente da Real e Benemérita Associação Portuguesa de Beneficência.

Luiz Vagner Sipriani Junior
Médico. Especialista em Coloproctologia pela Sociedade Brasileira de Coloproctologia (SBCP) e em Cirurgia Geral pelo Hospital de Base de São José do Rio Preto. Professor Assistente de Cirurgia Geral da Faculdade de Medicina da Universidade de Santo Amaro (UNISA). Coloproctologista do Instituto Garnet. Membro do *Staff* Cirúrgico e Responsável pelo Setor de Motilidade Digestiva da Gastromed – Instituto Zilberstein. Médico Assistente da Enfermaria de Cirurgia Geral e Pronto-socorro do Hospital Geral do Grajaú (HGG).

Maisa Namba Kim
Enfermeira. Especialista em Enfermagem em Pronto-socorro pelo Hospital das Clínicas da Faculdade de Medicina da Universidade de São Paulo (HC-FMUSP). Mestranda em Ciências da Saúde pela Universidade de Santo Amato (UNISA). Professora Assistente das disciplinas de Semiologia e Semiotécnica em Enfermagem e Fundamentos de Enfermagem na UNISA. Responsável Técnica dos Laboratórios de Enfermagem e Interdisciplinar de Habilidades Técnicas da UNISA.

Manoel Tavares Neves Junior
Médico. Especialista em Reumatologia pela Sociedade Brasileira de Reumatologia (SBR). Doutor em Reumatologia pela Faculdade de Medicina da Universidade de São Paulo (FMUSP).

Marcelo Augusto Fontenelle Ribeiro Junior
Médico. Especialista em Cirurgia Geral do Aparelho Digestivo pelo Hospital das Clínicas da Faculdade de Medicina da Universidade de São Paulo (HC-FMUSP). Mestre e Doutor em Técnica Operatória e Cirurgia Experimental pela Escola Paulista de Medicina da Universidade Federal de São Paulo (EPM-Unifesp). Professor Titular e Livre-docente da disciplina de Cirurgia Geral do departamento de Cirurgia da Universidade de Santo Amaro (UNISA).

Marcelo B. Tojar
Médico. Especialista em Oftalmologia pela Faculdade de Medicina de Jundiaí (FMJ). Médico do Corpo Clínico do Hospital Isrealista Albert Einstein. Chefe do Ambulatório de Ceratocone da Universidade Federal de São Paulo (Unifesp). Diretor da Clínica Tojar Oftalmologia & Day Hospital. Orientador do Curso de Especialização em Doenças da Córnea da Unifesp. Coordenador de Pesquisas da Sociedade Brasileira de Ceratocone.

Marcelo Campos Moraes Amato
Médico. Especialista em Neurocirurgia pela Faculdade de Medicina de Ribeirão Preto da Universidade de São Paulo (FMRP-USP) e pela Sociedade Brasileira de Neurocirurgia (SBN) e em Cirurgia de Coluna pela Sociedade Brasileira de Coluna (SBC). Doutor em Neurocirurgia pela FMRP-USP.

Márcio Ricardo Bartalotti
Médico. Especialista em Cirurgia Geral e Coloproctologia pelo Instituto de Assistência Médica ao Servidor Público Estadual (IAMSPE). Preceptor de Cirurgia Geral pelo Hospital Radamés Nardini.

Marcos Galan Morillo
Médico. Especialista em Clínica Médica pela Sociedade Brasileira de Clínica Médica (SBCM) e pela Associação Médica Brasileira (AMB) e em Geriatria pela Sociedade Brasileira de Geriatria e Gerontologia (SBGG) e pela AMB. Mestre em Clínica Médica pela Escola Paulista de Medicina da Universidade Federal de São Paulo (EPM-Unifesp). Médico Assistente do Amato – Instituto de Medicina Avançada. Coordenador do Estágio de Geriatria do Hospital Beneficência Portuguesa.

Marisa Campos Moraes Amato
Médica. Especialista em Cardiologia pela Sociedade Brasileira de Cardiologia (SBC) e pela Associação Médica Brasileira (AMB). Mestre em Fisiologia pelo Instituto de Ciências Biológicas da Universidade de São Paulo (ICB-USP). Doutora em Medicina pelo Instituto do Coração (InCor) do Hospital das Clínicas da Faculdade de Medicina da Universidade de São Paulo (HC-FMUSP). Diretora Técnica do Amato – Instituto de Medicina Avançada. Livre-docente de Cardiologia pelo InCor do HC-FMUSP. Bolsista de Pós-doutorado pela Fundação Alexander von Humboldt.

Mascia Daniele
Médico. Cirurgião Vascular do departamento de Cirurgia Vascular do Hospital San Raffaele da Università Vita Salute.

Maurício Fernandes de Oliveira
Médico. Especialista em Neurofisiologia pela Academia Brasileira de Neurologia (ABN). Mestre em Neurologia pela Faculdade de Medicina de Ribeirão Preto da Universidade de São Paulo (FMRP-USP). Membro Titular da ABN.

Michael Cerqueira
Médico. Mestre em Fisiopatologia Médica pela Escola Paulista de Medicina da Universidade Federal de São Paulo (EPM-Unifesp). Urologista do Serviço de Urologia do Hospital Beneficência Portuguesa, da Clínica Check Up e do Hospital Santa Teresa.

Miguel Angelo Hyppolito
Médico. Especialista em Otorrinolaringologia pela Faculdade de Medicina de Ribeirão Preto da Universidade de São Paulo (FMRP-USP). Doutor em Ciências

Médicas pela USP. Professor da Divisão de Otorrinolaringologia do Departamento de Oftalmologia, Otorrinolaringologia, Cirurgia de Cabeça e Pescoço e Fonoaudiologia da FMRP-USP.

Murillo de Lima Favaro
Médico. Especialista em Cirurgia Geral e Videolaparoscopia pela Faculdade de Medicina da Universidade de Santo Amaro (UNISA). Professor Assistente das disciplinas de Cirurgia Geral e Técnica Cirúrgica do departamento de Cirurgia da UNISA. Médico Cirurgião da Enfermaria e do Pronto-socorro do Hospital Geral do Grajaú (HGG).

Nilton Crepaldi Vicente
Médico. Especialista em Cirurgia Pediátrica pela Sociedade Brasileira de Cirurgia Pediátrica. Preceptor da Residência no Serviço de Cirurgia Pediátrica da Faculdade de Medicina da Pontifícia Universidade Católica de Campinas (PUC-Campinas). Professor de Cirurgia Pediátrica da Faculdade de Medicina da PUC-Campinas.

Noedir A. G. Stolf
Médico. Mestre e Doutor em Cirurgia Torácica e Cardiovascular pela Faculdade de Medicina da Universidade de São Paulo (FMUSP). Professor Emérito e Sênior da disciplina de Cirurgia Cardiovascular do departamento de Cardiopneumologia da FMUSP.

Osias Prestes
Médico. Mestre em Ciências pela Escola Paulista de Medicina da Universidade Federal de São Paulo (EPM-Unifesp). Colaborador da disciplina de Cirurgia Vascular e Endovascular da EPM-Unifesp.

Petrúcio A. Sarmento
Médico. Especialista em Cirurgia Torácica Oncológica pelo Hospital Beneficência Portuguesa de São Paulo, em Transplante Pulmonar pela University of Pittsburgh Medical Center e em Princípios em Cirurgia Robótica pela City of Hope. Médico Especialista do Hospital Universitário Lauro Wanderley e do Hospital Municipal Santa Isabel e Médico Assistente do Hospital Alemão Oswaldo Cruz, do Hospital Unimed João Pessoa e do Real Hospital Português de Beneficência. Professor da disciplina de Cirurgia Torácica da Faculdade de Enfermagem Nova Esperança (FAMENE) e Professor Voluntário do departamento de Cirurgia da Universidade Federal da Paraíba (UFPB).

Priscila Costa
Enfermeira. Especialista em Enfermagem Neonatal pelo Hospital das Clínicas da Faculdade de Medicina da Universidade de São Paulo (HC-FMUSP). Mestre e Doutora em Ciências na Área de Cuidado em Saúde pela Escola de Enfermagem da Universidade de São Paulo (EEUSP). Professora Adjunta da disciplina de Pediatria Social do departamento de Pediatria da Escola Paulista de Enfermagem da Universidade Federal de São Paulo (EPM-Unifesp).

Rafael Trevisan Ortiz
Médico. Especialista em Pé e Tornozelo pelo Instituto de Ortopedia e Traumatologia (IOT) do Hospital das Clínicas da Faculdade de Medicina da Universidade de São Paulo (HC-FMUSP). Médico Assistente do IOT do HC-FMUSP. Preceptor do Hospital Cruzeiro do Sul.

Rames Mattar Júnior
Médico. Especialista em Ortopedia e Traumatologia pela Sociedade Brasileira de Ortopedia e Traumatologia (SBOT). Mestre e Doutor em Ortopedia e Traumatologia pela Faculdade de Medicina da Universidade de São Paulo (FMUSP). Professor Livre-docente da FMUSP. Chefe do Grupo de Mão do departamento de Ortopedia e Traumatologia da FMUSP.

Renato Santiago Longo
Médico. Especialista em Anestesiologia pela Sociedade de Anestesiologia do Estado de São Paulo (SAESP) e pela Sociedade Brasileira de Anestesiologia (SBA). Membro Efetivo da Sociedade Americana de Anestesiologistas (ASA), da SAESP e da SBA.

Ricardo Santos de Oliveira
Médico. Especialista em Neurocirurgia pelo Hospital das Clínicas da Faculdade de Medicina de Ribeirão Preto da Universidade de São Paulo (FMRP-USP). Mestre e Doutor em Cirurgia pela FMRP-USP. Professor Livre-docente da disciplina de Neurocirurgia do departamento de Cirurgia e Anatomia da FMRP-USP.

Ricardo Virgínio dos Santos
Médico. Especialista em Cirurgia Vascular e Endovascular pela Sociedade Brasileira de Angiologia e Cirurgia Vascular (SBACV). Mestre em Ciências pela Universidade de São Paulo (USP). Professor Adjunto da disciplina de Cirurgia Vascular do departamento de Cirurgia da Universidade de Santo Amaro (UNISA).

Rinaldi Enrico
Médico. Cirurgião Vascular do departamento de Cirurgia Vascular do Hospital San Raffaele da Università Vita Salute.

Roberto Chiesa
Médico. Especialista em Cirurgia Geral e em Cirurgia Vascular pela Università di Milano e em Cardiocirurgia pela Università di Siena. Professor e Chefe do Departamento de Cirurgia Vascular do Hospital San Raffaele da Università Vita Salute.

Rogério Fortunato de Barros
Médico. Especialista em Cirurgia Geral pelo Hospital Mário Gatti e em Cirurgia Pediátrica pela Pontifícia Universidade Católica de Campinas (PUC-Campinas). Doutor em Ciências Médicas pela Universidade Estadual de Campinas (Unicamp). Professor Coordenador da disciplina de Cirurgia Pediátrica e Professor Assistente de Habilidades Médicas e de Técnica Cirúrgica da Faculdade de Medicina São Leopoldo Mandic.

Ronaldo Jorge Azze
Médico. Professor Emérito e Titular do departamento de Ortopedia e Traumatologia e da Faculdade de Medicina da Universidade de São Paulo (FMUSP).

Salvador José de Toledo Arruda Amato
Médico. Especialista em Cirurgia Endovascular pela Sociedade Brasileira de Angiologia e Cirurgia Vascular (SBACV). Doutor em Ciências pelo Instituto de Ciências Biológicas da Universidade de São Paulo (ICB-USP). Professor Titular de Cirurgia Vascular da Faculdade de Medicina da Universidade de Santo Amaro (UNISA).

Samuel Katsuyuki Shinjo
Médico. Especialista em Clínica Médica e Reumatologia pela Faculdade de Medicina da Universidade de São Paulo (FMUSP). Mestre e Doutor em Ciências pela USP. Professor Doutor da disciplina de Reumatologia do departamento de Clínica Médica da FMUSP.

Sidnei José Galego
Médico. Mestre em Técnicas Operatórias e Cirurgia Experimental pela Universidade Federal de São Paulo (Unifesp). Doutor em Cirurgia Vascular pela Unifesp. Professor Livre-docente da disciplina de Cirurgia Vascular do departamento de Clínica Cirúrgica da Faculdade de Medicina da Fundação do ABC.

Stephanie Santin
Médica. Especialista em Cirurgia do Trauma pela Universidade de Santo Amaro (UNISA). Professora Assistente da disciplina de Cirurgia Geral do departamento de Cirurgia Geral da UNISA.

Tomas Moretti
Médico. Residente (R5) de Urologia da Faculdade de Ciências Médicas da Universidade Estadual de Campinas (FCM-Unicamp).

Agradecimentos

Agradeço à minha esposa, Juliana, e aos meus filhos, Guilherme e Sofia.

Alexandre Campos Moraes Amato

Dedicatória

O anão sobre os ombros de um gigante vê
um pouco além do que o próprio gigante.
Wilhelm Stekel

Dedico este livro à minha família. Embora o principal incentivador desta obra, o meu avô Prof. Dr. Irany Novah Moraes, não esteja aqui para vê-la pronta, suas ideias, sugestões e correções, bem como sua didática e análise criteriosa, estão impregnadas no DNA do livro. Seus ensinamentos vivem por meio do conteúdo científico aqui apresentado.

Alexandre Campos Moraes Amato

Apresentação

Quem tem um pão e o troca por outro fica com um pão.
Quem tem uma ideia e a troca por outra fica com duas ideias.
Provérbio árabe

Esta obra, em sua 2ª edição, é o resultado de anos de trabalho e dedicação. A busca pela perfeição nos procedimentos e a certeza de que o ajuste fino e a atenção aos detalhes fazem a diferença final nos resultados orientaram sua concepção. A atuação dos médicos e dos demais profissionais de saúde deve ser consciente e com ciência, e ambos os aspectos são evidentes neste livro.

Para uma obra de tamanha dimensão, contei com a colaboração de colegas da mais alta competência e que, além de se dedicarem ao cuidado do próximo, acreditam que ao escrever estão ensinando e disseminando seus conhecimentos, atingindo um bem maior. Reunindo a experiência desses autores, foi abordado neste livro o essencial para a realização de cada procedimento, e, sempre que possível, os capítulos foram padronizados pelos tópicos descritos a seguir.

As *Considerações gerais* são as informações essenciais, necessárias para qualquer médico realizar um procedimento; já as *Considerações anatômicas* descrevem a anatomia com clareza, apresentando, em sua maioria, ilustrações elucidativas. As *Indicações e contraindicações dos procedimentos* estão listadas de modo a nortear a necessidade do procedimento com ciência e consciência. Embora possam ocorrer exceções, elas devem sempre ser embasadas em artigos atualizados, consensos científicos, metanálises e clínica rigorosa. O *Material* está listado de modo que não haja possibilidade de falta ou esquecimento de algum item durante a execução. O tópico *Avaliação e preparo do paciente* engloba a anamnese, o exame físico e as orientações que devem ser dadas ao paciente. A *Técnica*, descrita de maneira sucinta e sequencial, é acompanhada da tática, na qual as habilidades e as manobras imprescindíveis para o êxito, frequentemente esquecidas nos livros, também são expostas. Os *Cuidados após o procedimento* alertam o médico sobre eventuais cuidados para o sucesso completo e prolongado do procedimento e sobre as orientações fundamentais para o paciente. As *Complicações* enumeram os possíveis agravos decorrentes do procedimento – o médico só é considerado apto a realizá-lo quando entende e sabe tratar as eventuais complicações que podem surgir no seu decorrer. A *Bibliografia* enumera artigos, livros e *sites* de fácil acesso para aqueles que pretendem se aprofundar no assunto. Em vez de citar todos os artigos e livros utilizados para a elaboração do capítulo – lista frequentemente desprezada pelos leitores –, optou-se por uma relação sucinta de fontes relevantes.

Este livro pretende ser abrangente e elucidativo, mas recomendo sempre o estudo complementar de cada assunto em livros-texto e artigos científicos atualizados. Para tanto, incluí o anexo *Pesquisa na Internet*, que orienta o leitor a encontrar artigos relevantes. Recomendo também o estudo dos livros *Tratado de Clínica Cirúrgica* e *Manual para o Médico Generalista na Era do Conhecimento*, ambos da Editora Roca.

Espero que, com o auxílio deste livro, os procedimentos médicos sejam realizados da melhor maneira possível. O profissional deve levá-lo para a enfermaria, o ambulatório e o centro cirúrgico. Antes de um procedimento, deve ler e reler o capítulo referente a ele. Também deve conversar com médicos mais versados e trocar experiências, pois com arrogância ou timidez, o paciente não é o único prejudicado.

O conhecimento que se tem sobre as doenças faz a Medicina, mas é o amor pelos doentes que faz o médico.

Alexandre Campos Moraes Amato

Prefácio à 2ª edição

Labor omnia vincit improbus.
(O trabalho perseverante vence todos os obstáculos).
Virgílio

O Dr. Alexandre Campos Moraes Amato é um cirurgião vascular com sólida formação no Brasil e no exterior, além de Doutor em Ciências pela Faculdade de Medicina da Universidade de São Paulo (FMUSP). Conheci esse profissional durante o seu doutorado. Nesse longo período, que incluiu a discussão do tema de tese, a elaboração do projeto, sua execução, redação e defesa, tornaram-se evidentes as características da sua personalidade: determinação, dedicação ao trabalho e enfrentamento das dificuldades. Sua competência nas áreas de computação, estatística e elaboração de figuras, que julguei serem feitas por um profissional da área, também foi surpreendente.

Quando analisei a 2ª edição do seu livro, *Procedimentos Médicos | Técnica e Tática*, o que mais chamou a minha atenção foi o tema. Acredito que a ampla produção didática nacional e internacional trata predominantemente de subespecialidades, novas técnicas e tecnologias. Nesse contexto, ocorreu-me uma reflexão sobre os rumos da Medicina desde os seus primórdios. Na evolução do pensamento científico, as duas quebras de paradigma da visão dos fenômenos da natureza ocorreram no século VI a.C., com os filósofos naturalistas gregos, e no final da Idade Média e início da Renascença, com a introdução do método científico. Esses dois momentos mudaram profundamente o modo de interpretar a natureza e influenciaram todos os campos da atividade humana, inclusive a incipiente Medicina. Nos séculos que se seguiram, observou-se uma extraordinária evolução dessa prática médica, com a incorporação da tecnologia e da especialização. Na última década, implantou-se a filosofia de tomada de decisão embasada cientificamente, o que se denominou Medicina Baseada em Evidência, com regras muito bem estabelecidas.

Os reflexos desses avanços surtiram benefícios extraordinários, mas também alguns inconvenientes, pois o contato e o vínculo com o paciente e a valorização dos detalhes no atendimento médico se enfraqueceram. Nesse sentido, o ensino da técnica cirúrgica é menos rigoroso hoje do que era décadas atrás. Os procedimentos médicos menos complexos geralmente são agendados para os membros mais novos das equipes. No entanto, todos os procedimentos médicos podem causar complicações de gravidade variável, até mesmo letais.

O aumento da perspectiva de vida da população e o avanço nos métodos diagnósticos e cuidados pré, intra e pós-operatórios, por sua vez, têm aumentado a frequência de pacientes graves candidatos a cirurgia ou procedimentos médicos. Em ambas as circunstâncias, estes necessitam de planejamento e condução do ato médico com cuidado e perícia.

Este livro se insere nesse contexto e se configura como obra oportuna e importante. O título, *Procedimentos Médicos | Técnica e Tática*, já antecipa a sua abrangência, mas ela vai além, pois são abordadas tanto as indicações quanto as complicações e o modo de tratá-las, com ênfase aos riscos do procedimento.

O trabalho do organizador de uma obra é muito importante, pois ele escolhe e distribui os tópicos, dá uniformidade ao livro e revisa os textos. Além disso, nesta obra, a impressão, as figuras, os esquemas e as tabelas são excelentes e orientam o leitor. Considero que este livro busca esclarecer todos os aspectos envolvidos no procedimento, capacitando-o para a sua realização. É uma obra, ao mesmo tempo, teórica e prática.

Vale mencionar, ainda, que, no final do livro, há um anexo de grande importância prática, com fórmulas, escalas, elaboração do prontuário médico, cálculo do risco cirúrgico, pesquisa na internet, termo de consentimento informado e profilaxia da endocardite infecciosa.

Ressalto a importância desta obra, que preenche uma lacuna na produção didática de livros dedicados a assuntos ultraespecializados.

Parabéns ao Grupo GEN e ao Dr. Alexandre Amato, por essa obra de grande alcance. Tenho certeza de que o árduo trabalho de edição e autoria será amplamente recompensado. Além do mais, trabalhar é bom, como afirmava Voltaire, em *Cândido*, com muita propriedade: “O trabalho afasta de nós três grandes males: o tédio, o vício e a necessidade”.

Dr. Noedir A. G. Stolf
Professor Emérito e Sênior da Faculdade de
Medicina na Universidade de São Paulo (FMUSP).

Prefácio à 1ª edição

Uma falha pode custar a vida
Medicina não é ciência exata; é ciência perfeita, não admite erro, pois quem paga é o paciente com sua própria vida.

O erro, o engano, a improvisação e a distração na Medicina podem custar a vida do paciente. Esse fato exige a perfeição absoluta dos procedimentos médicos. Não pode haver tolerância. Nada tem justificativa, não existe desculpa alguma, não existe falha menor, pequena ou que tenha sido a primeira vez. Tudo tem de ser perfeito e absolutamente correto. Se alguém, não satisfeito com o resultado, reclamar na Justiça, o caso será julgado com critério extremamente técnico, em que a falha é considerada como negligência, a improvisação, sem sólida experiência no assunto, como imprudência, e o desconhecimento correto do procedimento, como imperícia. Todos são crimes.

O médico sempre lutou contra a morte. Hoje, sente-se que a cada momento há casos em que o perigo de morte é tão grande que o médico não tem tempo de pensar no que deve fazer. Se perder esse tempo, a morte chega antes. Aliás, nesse sentido, nunca vi uma enfermeira no pronto-socorro do Hospital das Clínicas da Faculdade de Medicina da Universidade de São Paulo (HC-FMUSP) perguntar a alguém o que fazer ao receber um paciente em estado grave. Ela imediatamente o leva até um ponto de oxigênio, protegendo com cuidado a coluna vertebral, instala-o com cateter nasal até a faringe e, de imediato, pega uma veia e aplica o soro, para só então indagar as instruções do médico que assiste o caso. Esse automatismo de comportamento é o que se espera atualmente dos médicos bem preparados para atender urgências. Eles não precisam pensar, pois já sabem o que fazer.

O exercício profissional do médico, visto por esse prisma, é suficientemente forte para dar o adequado valor ao livro *Procedimentos Médicos | Técnica e Tática*, de autoria do cirurgião vascular Dr. Alexandre Campos Moraes Amato. A obra é muito bem planejada e tem uma sistemática perfeita quanto à forma. No que concerne ao título, é preciso, conciso e diz todo seu conteúdo e apenas ele. Quanto aos itens tratados, obedecem a uma lógica bem concatenada, de tal maneira que muita coisa é transmitida por ícones, sem desperdiçar palavras.

De início, cada capítulo apresenta as *Considerações gerais*, definindo com precisão do que trata o procedimento, bem como as facilidades e as possibilidades de complementação do ato, de modo a dar a ele maior segurança. Esse algo mais representa parte do contingente tático existente no livro.

O item seguinte, *Considerações anatômicas*, é uma apresentação em desenho esquemático da região, com minúcias em número suficiente para o bom entendimento do procedimento.

A seguir, vêm as *Indicações*. Articuladas uma a uma e, em alguns casos, também com esquemas, elas mostram os vários tipos e os devidos cuidados necessários. Não falta o item *Contraindicações*, que é explícito e conciso. O item *Material* é completo, indicando tudo que se vai usar no decorrer do procedimento. A *Técnica* é enunciada com ilustrações que falam por si, mostrando com setas até mesmo gestos que ajudam em sua execução. O item *Cuidados após o procedimento* relaciona as possíveis complicações. Por fim, há também as sugestões bibliográficas.

Tudo que foi exposto mostra a importância e a oportunidade dessa obra. Seu conteúdo é rico e atinge plenamente os objetivos do título, além de possuir linguagem simples, direta, escorreita e erudita. Para finalizar, ressalto a importância que o autor dá à humanização da Medicina, pois frequentemente lembra o leitor da necessidade de explicar ao doente o que vai ser feito e qual é o benefício esperado.

Nesta obra, o Dr. Alexandre Amato apresenta um trabalho de fôlego que lhe custou muitas madrugadas, mas estou certo de não foi um sacrifício, pois foi feito com grande prazer, graças à sua vocação. Este livro contribui para colocar a Medicina brasileira no círculo virtuoso da modernidade.

Parabéns, Alexandre! Seu êxito profissional está garantido, pela sua devoção ao trabalho. A felicidade pessoal é o melhor que posso lhe desejar.

Cumprimento a Editora Roca, na pessoa do Casimiro Payá, por confiar na juventude, tendo desde já um autor dessa idade.

Prof. Dr. Irany Novah Moraes
Médico pela Faculdade de Medicina da Universidade de São Paulo (FMUSP).
Livre-docente de Clínica Cirúrgica da FMUSP.
Professor Titular de Cirurgia Vascular da Faculdade de
Medicina da Universidade de Santo Amaro (UNISA).

Sumário

Seção **1**

Assepsia e Técnicas Gerais

Assepsia, Preparação e Paramentação da Equipe Cirúrgica

1

Fernando Campos Moraes Amato

Conceito

Assepsia é o termo referente ao processo de prevenção do contato com microrganismos que os mantêm afastados de determinados objetos, ambiente ou campo operatório. Para sua realização, técnicas antissépticas podem ser utilizadas na destruição dos microrganismos.

O *antisséptico* (Tabela 1.1) é um agente químico que, ao entrar em contato com microrganismos patogênicos, mata-os ou inibe seu crescimento, e pode ser utilizado sobre a pele e as mucosas sem causar dano.

A *desinfecção* (Tabela 1.2) é a destruição, por agente químico, de microrganismos patogênicos, excluídos, em geral, os esporos, pois estes são resistentes. É empregada em instrumentos ou equipamentos que não podem ser expostos ao calor, no tratamento de superfícies e excretas. Todavia, esse agente químico é inativado se houver muco, sangue, pus e outras substâncias orgânicas. A *esterilização* é a destruição total de todas as formas de vida dos materiais que entrarão em contato com o campo operatório, por agentes físicos ou químicos. Em cirurgia, só é aceita a condição de esterilidade.

Tabela 1.1 Antissépticos* padronizados e suas indicações.

Produto	Utilização	Cuidados especiais
Álcool etílico a 70%	Antissepsia em procedimentos de médio e baixo risco Antissepsia de coto umbilical	Pouco inflamável
Gel alcoólico – álcool etílico com emoliente	Antes de contato com o paciente; calçar luvas ao inserir cateter venoso central, urinário ou vascular periférico ou outro dispositivo que não requeira procedimento cirúrgico	Na presença de sujidade visível nas mãos, lavá-las com água e sabão (contendo ou não antimicrobianos) Vantagens: é mais prático e não requer pia ou água e dispensa o uso de toalhas
	Após contato com a pele do paciente; realizar procedimentos; manipular dispositivos ou equipamentos; remover luvas; higiene das mãos em locais onde as pias não estão disponíveis (ambulância etc.)	Efeito bactericida superior ao do sabão comum Não provoca ressecamento da pele Redução de tempo de procedimento

(continua)

Tabela 1.1 Antissépticos padronizados e suas indicações. *(continuação)*

Produto	Utilização	Cuidados especiais
Solução de PVP-I a 10% com 1% de iodo ativo (veículo aquoso) Povidine® tópico	Antissepsia da pele antes de procedimentos invasivos (inserção de cateter venoso central) Antissepsia de mucosa pré-sondagem vesical e parto vaginal Antissepsia de inserção (curativos) de cateteres vasculares centrais, dreno de tórax, gastrostomia etc.	Necessita de 2 min de contato para a liberação de iodo livre Tem ação residual de 2 a 4 h Neutraliza-se em contato com matéria orgânica Não deve ser usado em recém-nascidos ou pacientes com alergia a iodo
Solução detergente de PVP-I a 10% com 1% de iodo ativo PVP-I – degermante ou escovas para degermação	Pré-operatório: degermação das mãos da equipe cirúrgica, preparo do campo operatório, banho pré-operatório de pacientes Lavagem das mãos dos profissionais antes de procedimentos de alto risco (inserção de cateteres etc.) Higiene íntima pré-sondagem vesical	Necessita de 2 min de contato para a liberação de iodo livre Tem ação residual de 2 a 4 h Neutraliza-se em contato com matéria orgânica Não deve ser usado em recém-nascidos ou pacientes com alergia a iodo
Solução de PVP-I a 10% com 1% de iodo ativo (veículo aquoso) PVP-I – tintura	Antissepsia do campo operatório Antissepsia da pele antes de procedimentos invasivos	Necessita de 2 min de contato para a liberação de iodo livre Tem ação residual de 2 a 4 h Neutraliza-se em contato com matéria orgânica Não deve ser usado em recém-nascidos ou pacientes com alergia a iodo
Compostos à base de sais de prata	Nitrato de prata: profilaxia de conjuntivite gonocócica do RN Sulfadiazina de prata: queimaduras, úlceras varicosas e feridas cirúrgicas infectadas	O colírio de nitrato de prata apresenta grande instabilidade e, portanto, precisa ser manipulado e armazenado em pequenos volumes, com troca periódica
Solução degermante de clorexidina a 2% Escovas para degermação	Pré-operatório: degermação das mãos da equipe cirúrgica, preparo do campo operatório, banho pré-operatório de pacientes Lavagem das mãos dos profissionais antes de procedimentos de alto risco (inserção de cateteres etc.) Lavagem das mãos dos profissionais que trabalham em áreas de risco	Apresenta baixa toxicidade e irritabilidade, podendo ser utilizada em recém-nascidos Pode ser usada em pacientes alérgicos ao iodo Não deve ser usada nos olhos ou ouvidos ou em irrigação de cavidade corpórea Pode causar manchas marrons em roupas lavadas com produtos à base de cloro
Solução de clorexidina a 0,5% (veículo alcoólico)	Antissepsia da pele antes de procedimentos invasivos Antissepsia da inserção (curativos) de cateteres vasculares centrais, dreno de tórax, gastrostomia etc. Antissepsia do campo operatório	Apresenta baixa toxicidade e irritabilidade, podendo ser utilizada em recém-nascidos Pode ser empregada em pacientes alérgicos a iodo Não deve ser usada nos olhos ou ouvidos ou em irrigação de cavidade corpórea Pode causar manchas marrons em roupas lavadas com produtos à base de cloro

(continua)

Tabela 1.1 Antissépticos padronizados e suas indicações. *(continuação)*

Produto	Utilização	Cuidados especiais
Solução de clorexidina a 0,025% (veículo aquoso de uso oral) Periogard® solução	Antissepsia bucal pré e pós-procedimentos cirúrgicos bucais	Utilizar, para bochecho, 15 mℓ de solução não diluída 2 vezes/dia
Solução de clorexidina a 0,2% (veículo aquoso de uso ginecológico)	Toque ginecológico Antissepsia da mucosa pré-sondagem vesical Antissepsia da mucosa em parto vaginal	Utilizar previamente clorexedina degermante
Triclosana/Irgasan®	Concentrações habituais de uso: 0,3 a 2% (mais comum a 0,5% em sabões líquidos) Indicado na lavagem básica das mãos	Antisséptico de ação lenta, sem efeito residual
Permanganato de potássio	Antissepsia e desodorização de áreas ulceradas e necrosadas	Dissolver 1 comprimido (100 mg) em 4 ℓ de água fervida Utilizar a solução de maneira tópica

* Formulações germicidas hipoalergênicas e de baixa causticidade destinadas para uso em pele e mucosas. Os antissépticos podem ser divididos em sabões antissépticos (combinam a ação antimicrobiana com a ação limpadora e removedora da sujeira dos tensoativos. Isso facilita, em uma só operação, o contato direto entre os microrganismos e a atividade germicida) ou soluções antissépticas tópicas (atuam como antimicrobianos de uso tópico, mas não têm efeito limpador. Portanto, devem ser empregadas depois da limpeza de pele para assegurar sua efetividade).
PVP-I = polivinilpirrolidona-iodo (povidona-iodo); RN = recém-nascido.

Tabela 1.2 Desinfetantes* padronizados e suas indicações.

Germicida/Concentração de uso	Emprego	Cuidados especiais
Glutaraldeído a 2% Tempo de imersão de 20 min	Desinfecção de artigos semicríticos sensíveis ao calor (material de anestesia, endoscópios, lâmina de laringoscópio etc.)	Utilizar em ambiente com exaustão ou ventilação natural apropriadas, pois é bastante tóxico (procurar o departamento responsável pela Segurança do Trabalho antes de sua padronização no setor) Deve ser ativado antes do uso (datar) Depois de ativado tem validade de 14 ou 28 dias (conforme o fabricante) É ideal observar a concentração da solução por meio de fitas identificadoras (mínimo de 1%) Enxaguar abundantemente evitando resíduos Utilizar em recipientes plásticos ou de vidro sempre tampados Não é indicado para a desinfecção de superfícies
Álcool etílico a 70% Ação por contato com três aplicações consecutivas	Desinfecção de artigos não críticos e semicríticos e desinfecção de superfícies ambientais (termômetro, estetoscópio, bancada de preparo de medicações ou procedimentos etc.)	Contraindicado o uso em acrílico Enrijece borrachas e plásticos e danifica o cimento das lentes Pouco inflamável
Hipoclorito de sódio a 0,1% (1.000 ppm) associado a detergente	Limpeza e desinfecção de superfícies (boxe de banheiro, vaso sanitário etc.) Descontaminação de superfícies fixas (ambiente) após remoção da matéria orgânica	Nessa concentração, é corrosivo a metais

(continua)

Tabela 1.2 Desinfetantes padronizados e suas indicações. *(continuação)*

Germicida/Concentração de uso	Emprego	Cuidados especiais
Ácido peracético a 0,2% Tempo de ação de 10 min	Desinfecção de artigos semicríticos em setores do hospital onde não haja condições estruturais para o uso de glutaraldeído a 2% (toxicidade). Exemplo: fibroscópio	Antes do uso, deve-se adicionar antioxidante padronizado pelo fabricante Datar e controlar o prazo de validade: 30 dias após a ativação Verificar a concentração da solução semanalmente, com fitas identificadoras Utilizar recipiente protegido da luz e do calor Não é indicado para a desinfecção de superfícies
Peróxido de hidrogênio e ácido peracético	Hemodiálise: • Desinfecção de capilares e linhas • Desinfecção de máquinas de hemodiálise	Diluição adequada
Hipoclorito de sódio a 0,02% (200 ppm) Tempo de atuação de 1 h (60 min)	Sanitização de utensílios de cozinha, no lactário, no preparo de dieta enteral, frutas e legumes	Instável, reagindo à luz e à temperatura Deve ser diluído criteriosamente a cada 6 h Nessa concentração não apresenta alta toxicidade, não sendo necessário o enxágue do item depois do processo

* Agentes químicos capazes de destruir microrganismos na forma vegetativa. Devem ser aplicados em artigos hospitalares ou em superfícies. Devem ser utilizados criteriosamente. Toda manipulação de material ou de superfície contaminada deve ser efetuada com equipamentos de proteção individual (EPI) adequados: luvas de borracha ou de procedimento, aventais impermeáveis e protetor facial.

Esterilização do material

Todo material a ser esterilizado deve sofrer um processo intenso de lavagem com remoção de sangue, pus e outras secreções, por meios manuais ou em lavadoras ultrassônicas, com água e detergentes apropriados e posterior enxágue. A lavagem deve ser realizada no expurgo, para que os materiais não entrem em contato com aqueles já esterilizados ou com o fluxo de pacientes. O material deve ser então acomodado em embalagens adequadas para entrar no processo de esterilização.

O método escolhido é aquele que não danifica o material ou o instrumento a ser esterilizado (Quadro 1.1). Maior segurança é obtida com o uso de vapor saturado sob pressão, nas autoclaves, em seguida, o uso de calor seco, por causa do processo de desnaturação, e, depois, os esterilizantes químicos.

A radiação ultravioleta não é mais empregada como esterilizante no campo operatório, em razão dos efeitos nocivos da radiação à equipe cirúrgica. A radiação gama é utilizada industrialmente na produção de materiais, e não em hospitais.

Quadro 1.1 Meios de esterilização.

Físicos
Radiação (ultravioleta e gama)
Calor (vapor sob pressão e calor seco)
Químicos
Óxido de etileno
Glutaraldeído
Formaldeído

Lavagem das mãos

Na pele existem dois tipos de flora: a residente, composta de populações bacterianas relativamente estáveis em tamanho e composição; e a de transição, composta de todos os tipos de germes, especialmente aqueles com os quais o indivíduo entra em contato. No ambiente hospitalar, esses germes podem ser patogênicos e resistentes a antibióticos.

A lavagem das mãos e dos antebraços tem como objetivo a remoção mecânica e química da flora existente na pele e a sua antissepsia. As unhas devem estar sempre aparadas e limpas. Objetos como anéis e relógios, que podem dificultar uma limpeza ideal, devem ser retirados.

Essa *degermação* pré-operatória de mãos e antebraços almeja, além da remoção de bactérias, gorduras e outros elementos da pele, uma ação residual que previna o crescimento bacteriano durante o ato operatório, formando uma luva química.

A lavagem pode ser feita com clorexidina, que é praticamente atóxica e não alergênica; polivinilpirrolidona-iodo (PVP-I); hexaclorofeno e também com sabão comum ou glicerinado, seguida de imersão em álcool a 70% ou solução alcoólica iodada por no mínimo 2 min, porém sem o efeito residual.

O uso de escova é imprescindível para remover parte da flora residente e restos de queratina depositada em sulcos naturais da pele e para destruir a camada gordurosa, o que permite a atuação dos antissépticos sobre o restante dos microrganismos.

Depois de uma prévia lavagem de unhas, mãos, antebraços e cotovelos com sabão neutro ou associado a iodóforo, inicia-se a escovação, que deve ser feita por mais de 5 min. Começa-se pelas áreas mais nobres, as mãos e os pulsos, depois o antebraço até o cotovelo. Os movimentos devem ser longitudinais, recomendando-se pelo menos 50 movimentos em cada um dos seguintes locais, na ordem indicada: unhas e pontas dos dedos, espaços interdigitais, face palmar, dorso da mão, borda ulnar da mão, face anterior, face medial, face posterior e face lateral do antebraço (Figuras 1.1 e 1.2).

A torneira deve ter um mecanismo para que seja possível desligá-la depois de aberta sem o uso das mãos, como botões acionados com o pé, alavancas ou células fotelétricas. A pia deve ter espaço suficiente para que o antebraço se mantenha sempre elevado, acima do cotovelo, a fim de que o líquido escorrido sempre vá da região menos contaminada para a mais contaminada.

Entrando na sala cirúrgica, com cuidado para não se contaminar, a secagem é feita com uma mão enxugando, com uma compressa estéril, a mão oposta sem fricção, e com essa mesma face enxuga-se o antebraço em movimento helicoidal em direção ao cotovelo. Segue-se a mesma ordem para o outro membro, isolando-se a área utilizada.

Paramentação

Para adentrar o centro cirúrgico (CC), o indivíduo deve estar com a vestimenta adequada, disponível na instituição e trocada no vestiário. A camiseta deve ter manga curta o suficiente para não contaminar o antebraço e ser usada por dentro da calça. Os sapatos devem ser cobertos com propés, que podem ser descartáveis ou reutilizados, cobrindo-se toda a área do sapato até a

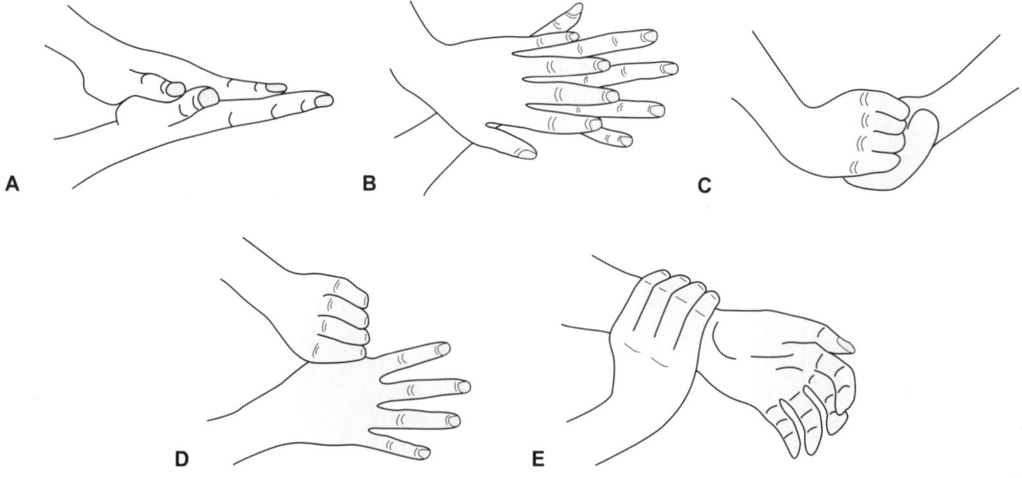

Figura 1.1 A a E. Lavagem das mãos.

calça. Podem-se utilizar botas ou sapatos de uso específico no centro cirúrgico. Os cabelos também devem estar totalmente cobertos com touca ou gorro específico. Nas salas de cirurgia, quando houver algum procedimento em andamento, deve-se usar a máscara, cobrindo totalmente a boca e o nariz, mesmo aqueles que não estão paramentados, lembrando sempre que antes de se paramentar é recomendado já estar com a máscara, para não correr o risco de se contaminar após a lavagem. A máscara deve ser trocada entre uma cirurgia e outra, ou se estiver molhada de suor ou saliva, por ter efeito temporário.

Após lavar e enxugar as mãos, coloca-se o avental. Este vem dobrado, de modo que quando se pega em duas pontas especialmente ajeitadas, ele se desdobra por ação da gravidade, ficando na posição de ser vestido. Então, devem-se colocar as mãos nas respectivas mangas, com a ajuda de alguém da sala, que puxa o avental para trás segurando-o pelo lado interno e amarra os seus cordões posteriores (Figura 1.3). Os aventais po-

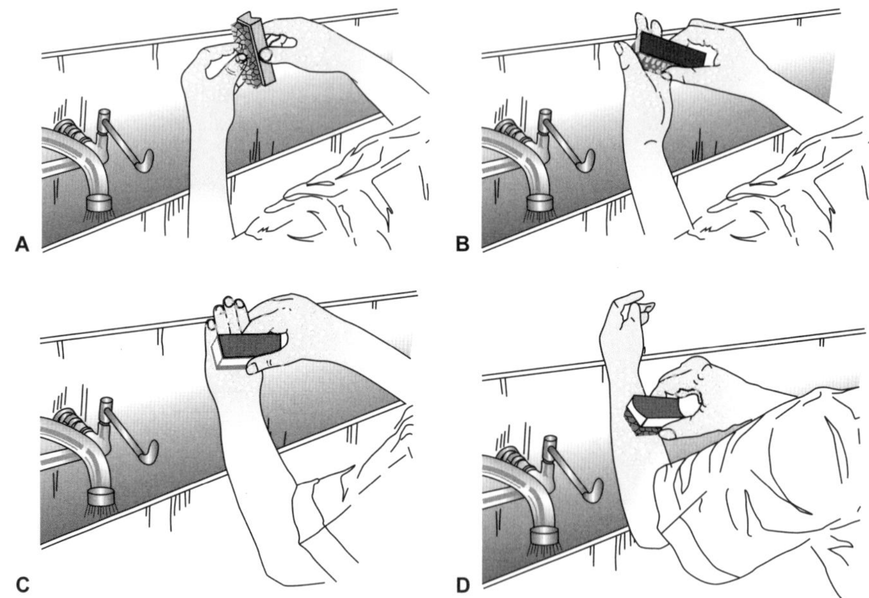

Figura 1.2 A a D. Degermação pré-operatória.

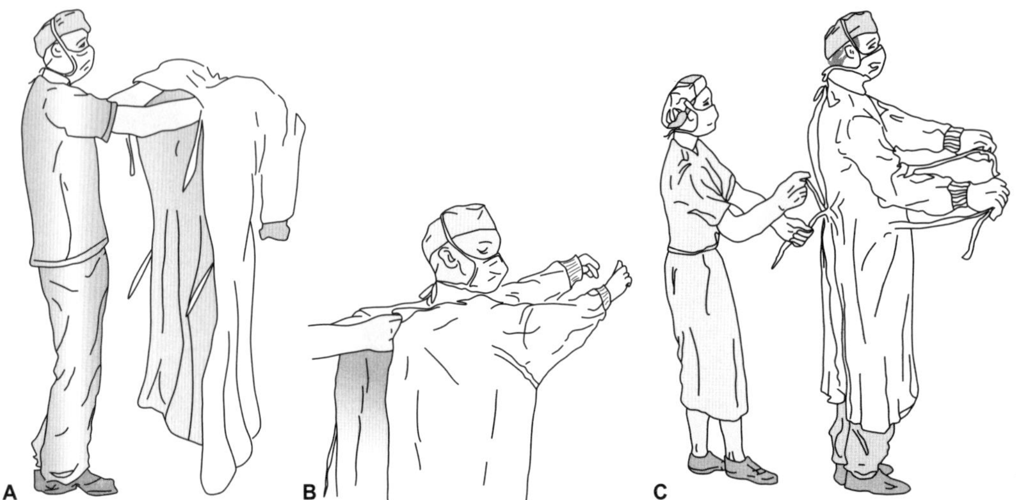

Figura 1.3 A a C. Colocação do avental.

dem ser de algodão ou recicláveis, cujo tecido é mais leve e prático.

Coloca-se, então, a luva, que deve ser esterilizada e do tamanho correto. Abre-se o pacote, sempre com o cuidado de não encostar na parte externa da luva, calçando-a com uma mão e a ajuda da mão oposta, pela parte interna da luva (a parte interna do punho está dobrada sobre a externa, facilitando o manejo). Quando for vestir a outra, aproveitar a parte já vestida para ajudar, podendo a parte externa de uma luva entrar em contato com a outra (Figura 1.4). Vesti-las até cobrir as mangas do avental. Para finalizar, rodar o cinto que se encontra fixado na frente do avental sem encostar nas costas, que é uma região não estéril, potencialmente contaminável: desamarrar o cordão e, com uma mão, segurar apenas o cordão fixo na lateral do avental, passando por trás para a outra mão e amarrando-o no cordão central (Figura 1.5). Isso pode ser feito com a ajuda de alguém já paramentado, ou, quando o avental for descartável, até mesmo por uma pessoa não paramentada segurando nos locais indicados para não haver contaminação.

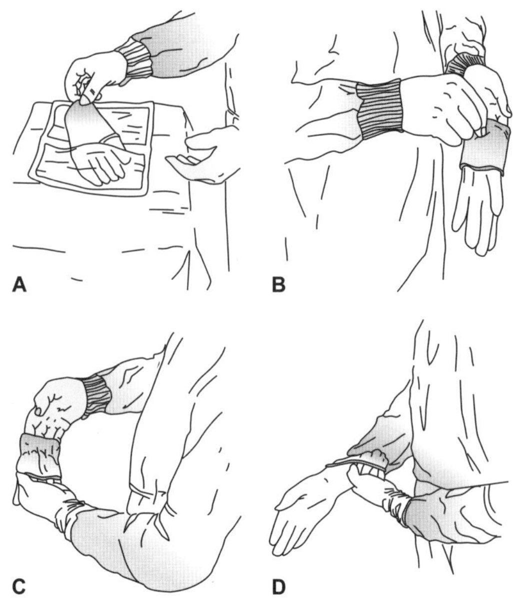

Figura 1.4 A a D. Colocação das luvas.

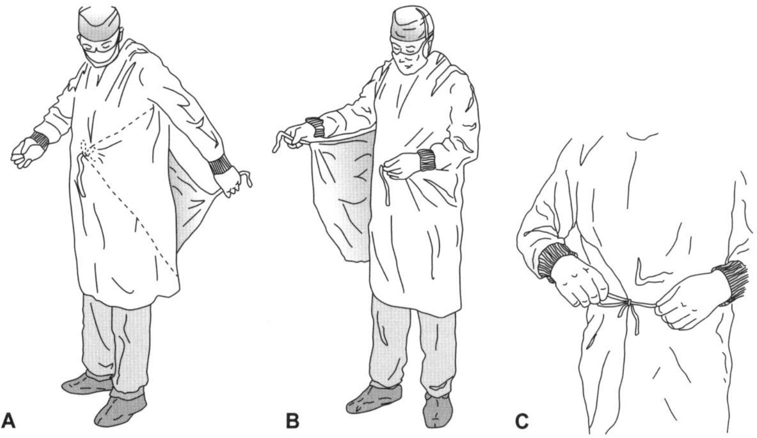

Figura 1.5 A a C. Rotação 360° do avental.

Conclusão

É importante que toda a equipe esteja atenta, não sonegando, de maneira alguma, potenciais contaminações, informando tudo ao cirurgião responsável, e, se necessário, ajudando o colega a se paramentar. Quando a luva ou a parte externa do avental encostar em algo não estéril, todo o processo de paramentação deve ser repetido. Assim, diminui-se o risco de infecção, colaborando para o sucesso da cirurgia.

Bibliografia

PARRA, O. M.; SAAD, W. A. Noções básicas das técnicas operatórias. São Paulo: Atheneu; 2001.

Técnicas de Contenção em Pediatria

2

Rogério Fortunato de Barros e Nilton Crepaldi Vicente

Considerações gerais

A contenção e o posicionamento adequados são condições indispensáveis para a execução de diversos procedimentos em crianças. Ao promover a contenção de uma criança, deve-se dispor previamente de todos os equipamentos a serem utilizados. Quando a idade permitir, devem-se explicar as razões do procedimento, mas tal medida raramente tranquiliza uma criança muito agitada.

Considerações anatômicas

Os membros inferiores e superiores podem ser utilizados para procedimentos e necessitam de total imobilização para um início de procedimento promissor. Mesmo com o paciente sob sedação e em ventilação mecânica, é prudente a imobilização rigorosa do membro a ser manipulado, para evitar o deslocamento durante o ato cirúrgico.

Em crianças menores emprega-se ainda a contenção corporal como opção de imobilização e concomitante aquecimento do paciente.

Indicações

- Cateterização de veia por punção
- Cateterização de veia por flebotomia
- Laringoscopia
- Passagem de sonda nasogástrica
- Cateterização de bexiga
- Aquecimento do paciente.

Contraindicação

Não há, desde que bem realizado o procedimento.

Material

- Principal:
  - Lençol
  - Alfinetes de segurança
  - Prancha forrada
  - Esparadrapo
  - Fita adesiva
- Assepsia:
  - Gazes estéreis
  - Polivinilpirrolidona-iodo (PVP-I) ou clorexidina
  - Máscara.

Técnica

- Posicionar o paciente
- Fazer a assepsia e colocar os campos, segundo a localização desejada.

Contenção corporal

Indicações

- Infusões venosas no couro cabeludo
- Punção subdural
- Punção de jugular
- Intubação digestiva
- Laringoscopia
- Miringotomia
- Cateterização da bexiga.

Material

- Um lençol
- Quatro alfinetes de segurança.

Procedimento (Figura 2.1)

- Dobrar o lençol até uma largura igual a distância que vai da axila a alguns centímetros da sínfise púbica do paciente
- Colocar o lençol dobrado, atravessando a cama
- Colocar o paciente sobre o lençol, deixando um terço do lençol de um lado e dois terços de outro
- A parte mais curta é introduzida sob o tronco, anterior às extremidades
- A parte restante deve passar novamente sob o tronco e, a seguir, circundá-lo, englobando os braços
- Prender as extremidades com os alfinetes ou faixas.

Contenção do membro superior

Em punções venosas e infusões da área antecubital indica-se a contenção da extremidade superior.

Material

- Prancha forrada de tamanho adequado
- Quatro tiras de esparadrapo (três de 5 × 15 cm e uma de 5 × 6 cm).

Procedimento (Figuras 2.2 a 2.7)

- O membro superior é colocado sobre a prancha, que deve se estender desde a raiz até 5 cm além dos dedos
- A primeira tira de esparadrapo deve cruzar a palma da mão, cobrindo a área dos metacarpais. Os dedos ficam com movimentação livre
- A segunda tira é colocada medialmente à base do polegar, sobre as eminências tenar e hipotenar
- Coloca-se uma tira na região pré-cubital e outra no terço médio do antebraço (Figura 2.3)
- Muito cuidado para manter as extremidades sempre descobertas, o que permite observar a circulação distal. Não apertar demais os esparadrapos e manter sempre uma boa fixação do cateter (Figura 2.4)
- Às vezes, é necessária a contenção do membro superior à extremidade da cama ou a contenção tala-cama (Figuras 2.5 a 2.7).

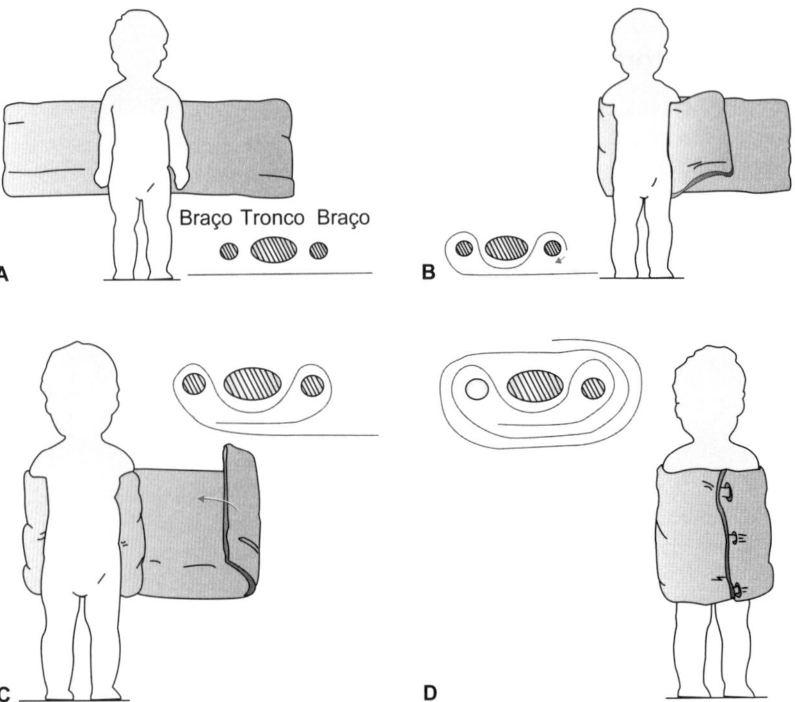

Figura 2.1 A a D. Contenção corporal.

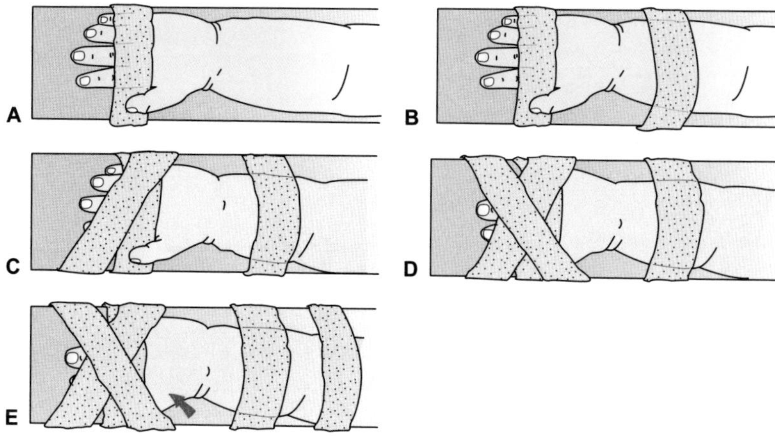

Figura 2.2 A a E. Contenção da mão em lactente.

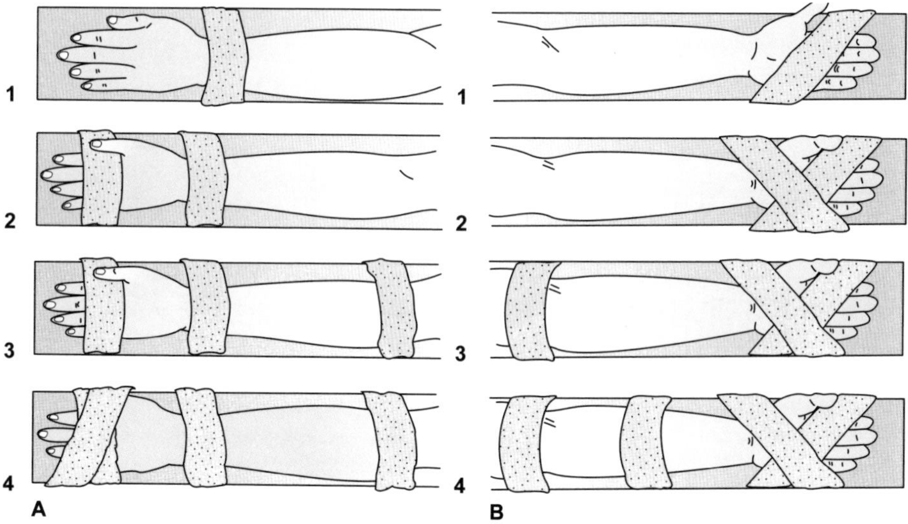

Figura 2.3 A e B. Contenção da mão em criança.

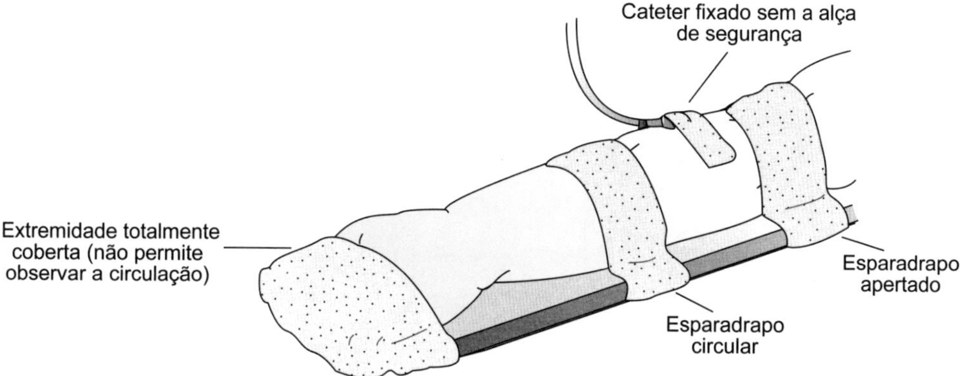

Figura 2.4 Contenção incorreta do membro superior.

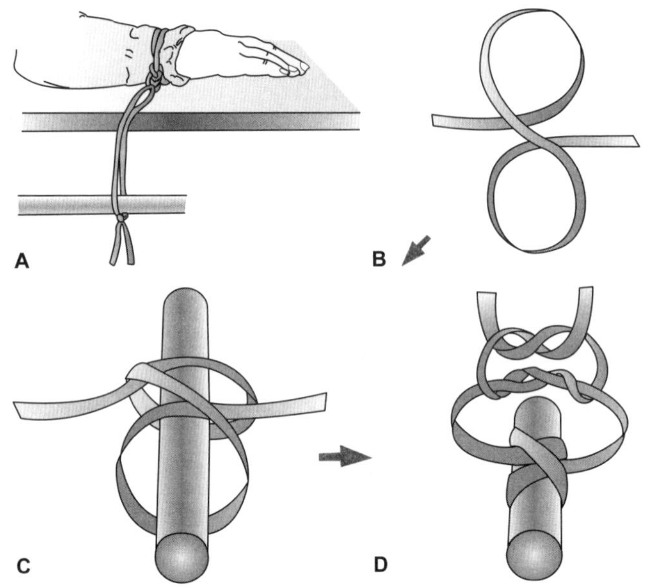

Figura 2.5 A a D. Contenção da extremidade à cama.

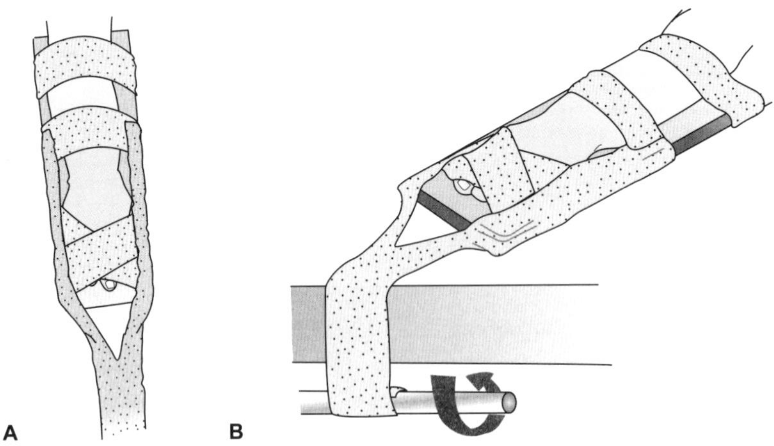

Figura 2.6 A e B. Contenção tala-cama.

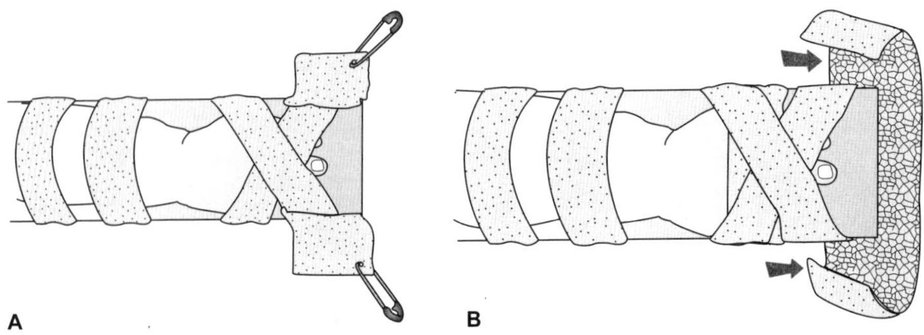

Figura 2.7 A e B. Contenção tala-cama com alfinetes.

Contenção do membro inferior

Essa contenção imobiliza o membro inferior para manipulações como infusão e dissecção de veias na face medial da perna.

Material

- Uma prancha forrada
- Quatro tiras de esparadrapo com 5 cm de largura, sendo três de 20 a 30 cm e outra de 10 cm de comprimento.

Procedimento (Figuras 2.8 e 2.9)

- O membro é colocado em rotação externa sobre a prancha forrada, que deve ir desde o calcanhar até a porção média da nádega. A prancha deve exceder em 2 a 3 cm a largura do joelho
- A primeira tira de esparadrapo é colocada atravessando a área dos ossos metatarsais, sendo que uma extremidade é atada à extremidade distal da prancha e a outra à sua margem esquerda (Figura 2.8 A)
- A segunda tira é colocada sobre a área do calcanhar em sentido cruzado com a primeira tira. O maléolo medial fica exposto (Figura 2.8 B)
- A terceira tira, acolchoada pela quarta (justaposição das faces aderentes), é aplicada logo acima do joelho
- Examinar o pé, para ver as condições de irrigação.

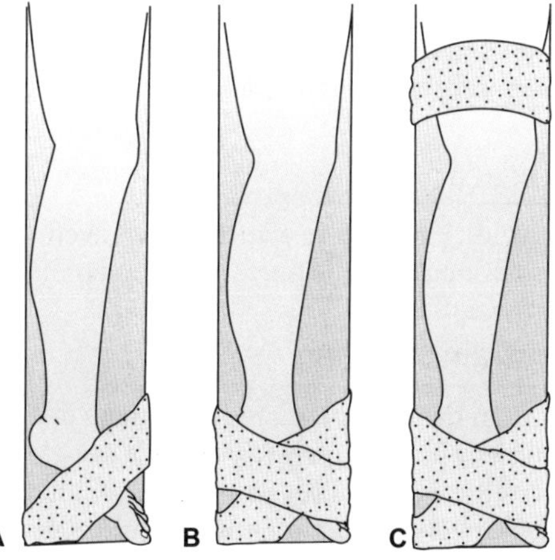

Figura 2.8 A a C. Contenção do membro inferior.

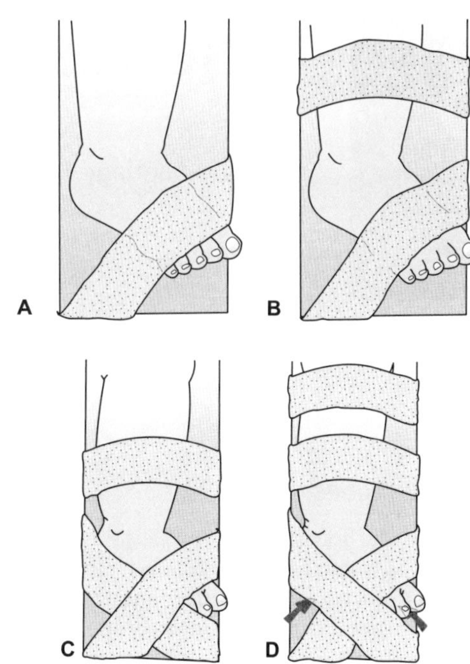

Figura 2.9 A a D. Restrição do pé em crianças pequenas, não cooperadoras.

Cuidados após o procedimento

- Não utilizar esparadrapos circulares, garroteando o membro
- Não ocluir totalmente a extremidade do membro, permitindo a observação da circulação distal
- Não utilizar esparadrapos apertados
- Não deixar cateter fixado sem a alça de proteção.

Complicações

- Isquemia do membro por oclusão do fluxo arterial
- Hemorragia: hematoma no local da punção
- Infecção: consequente à contaminação local durante a passagem do cateter ou nas trocas de curativos
- Flebite.

Bibliografia

MURAHOVSCHI, J. et al. Emergências em pediatria. 4.ed. São Paulo: Sarvier; 1983. p. 69-73.

3 Anestesia Local

Renato Santiago Longo

Considerações gerais

A Sociedade Brasileira de Anestesiologia, juntamente com todas as suas afiliadas, recomenda que todo procedimento médico anestesiológico deva ser realizado por um médico anestesiologista, pois ele é a pessoa indicada para realizar os cálculos da dosagem adequada (Tabela 3.1) e tratar eventuais complicações.

Tabela 3.1 Alguns anestésicos e suas doses máximas.

Anestésico	Dose máxima (mg/kg)	Dose total máxima (mg)
Bupivacaína (Marcaína®)	2	150
Lidocaína (Xylocaína®)	7	500
Prilocaína (Citanest®)	6	400
Ropivacaína (Naropin®)	2 a 3	150 a 200

Conceitos básicos

Os anestésicos locais determinam o bloqueio reversível da condução nervosa, ocasionando perda das sensações e abolição de funções autonômicas e motoras. Essa reversibilidade de efeito constitui sua principal característica.

A maior parte dos anestésicos locais em uso atualmente é de tipo amida, incluindo prilocaína, procainamida, articaína, lidocaína, mepivacaína, bupivacaína, etidocaína e ropivacaína, os quais raramente determinam reações alérgicas.

Sua eficácia em relação ao objetivo terapêutico é incontestável, não havendo superioridade de um agente sobre o outro. Sua seleção está basicamente relacionada com a sua duração de efeito e, assim, são classificados em agentes de curta duração (procaína e clorprocaína), duração intermediária (lidocaína, mepivacaína e prilocaína) e longa duração (tetracaína, ropivacaína, bupivacaína e etidocaína).

A lidocaína é protótipo de anestésico de duração intermediária, por isso é considerada um medicamento de referência. A bupivacaína é o medicamento de referência indicado em procedimentos de maior duração. Já a prilocaína é o medicamento de referência para uso em odontologia.

O uso de vasoconstritores adrenérgicos diminui a velocidade de absorção do anestésico local, reduzindo os efeitos colaterais e prolongando sua duração, porém suas doses máximas devem ser sempre respeitadas.

Indicação

Em geral, emprega-se a anestesia local em cirurgias de superfície, de porte pequeno ou médio.

Contraindicações

- Além das atinentes a todo emprego dos anestésicos locais, hipersensibilidade aos anestésicos locais, infecções na região a ser anestesiada e paciente com menos de 2 meses de idade
- Absolutas: doenças cardiovasculares, hipertireoidismo não controlado, diabetes melito não controlado, feocromocitoma e hipersensibilidade a sulfitos

- Relativas: utilização de antidepressivos tricíclicos, inibidores da monoamina oxidase (IMAO) apenas para fenilefrina, compostos fenotiazínicos, betabloqueadores adrenérgicos não seletivos e cocaína (cronicamente).

Considerações anatômicas

O uso de anestésicos locais é indicado somente na área a ser operada. Essa anestesia é frequentemente empregada pelo próprio cirurgião, em procedimentos que envolvem pequenas áreas, por meio de infiltração com um anestésico local, como lidocaína ou bupivacaína, sendo infiltrado na pele e no tecido subcutâneo, o que produz perda temporária da sensibilidade, causada pela inibição da condução nervosa (Figura 3.1).

Material

Assepsia da região a ser anestesiada, seringas e agulhas, além do próprio medicamento. As agulhas devem ser de pequeno calibre (30×7 ou 30×6), para causar o menor desconforto possível ao paciente.

Podem-se ser utilizar o Carpule e seus tubetes adequados, quando for necessária uma pequena quantidade de anestésico, pois cada tubete tem 2,3 mℓ (Figura 3.2).

Avaliação e preparo do paciente

- Pesquisar histórico e exame clínico que evidenciem quaisquer das contraindicações referidas
- Orientar o paciente sobre o procedimento e sua sensação
- Solicitar termo de consentimento.

Complicações

A toxicidade sistêmica é rara e de pequena monta, se respeitadas as doses máximas recomendadas. Quando houver efeitos colaterais, a sonolência é a queixa inicial mais comum; no sistema cardiovascular, por ação direta, anestésicos locais diminuem a excitabilidade e a contratilidade cardíacas, causando bradicardia, diminuição de débito e, eventualmente, parada cardíaca. Paralelamente, provocam dilatação arteriolar, podendo acarretar hipotensão e choque.

Segundo a maior parte das estatísticas, observou-se incidência de 4,5% de complicações. As mais frequentes são: tontura (1,3%), taquicardia (1,1%), agitação (1,1%), náuseas (0,8%) e tremor (0,7%).

Reações de hipersensibilidade ocorreram em menos de 1% dos pacientes, e complicações graves (convulsão e broncoespasmo), em 0,07% dos casos. Naturalmente, patologias prévias são fator de risco para esses eventos.

Há poucas mortes associadas à administração de anestésicos locais, com taxa de 1 em 1,4 milhão de administrações.

O cirurgião deve estar alerta e apto para tratar possíveis efeitos colaterais, mesmo respeitando a dose máxima, pois existem diferenças de sensibilidade individual.

Cuidados após o procedimento

A alta só pode ser dada se o paciente não apresentar nenhum dos efeitos colaterais referidos ou, caso os tenha apresentado, tiver sido devidamente tratado e estiver recuperado.

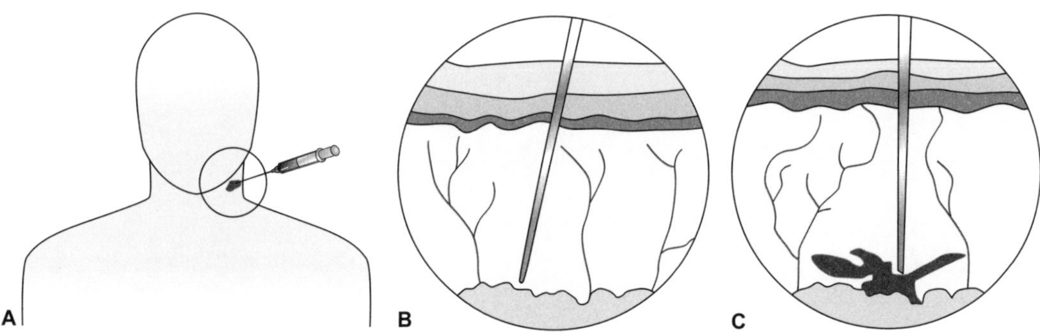

Figura 3.1 Anestesia local. A. A aplicação é feita no local onde se realizará a pequena cirurgia. B. A agulha penetra na pele até o subcutâneo. C. O anestésico não atinge o nervo propriamente dito, mas as terminações nervosas da pele.

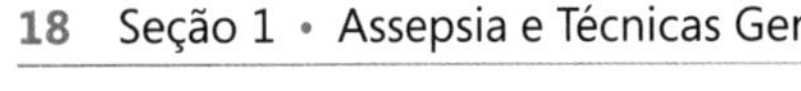

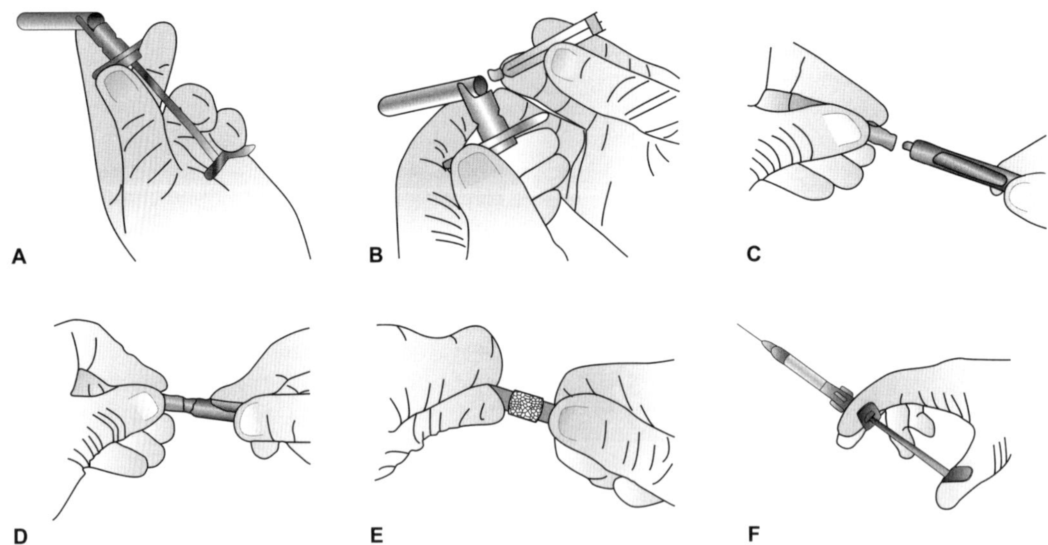

Figura 3.2 Montagem do Carpule. A. Tracionar a haste-êmbolo, provocando a desarticulação entre o corpo e a empunhadura da seringa e exibindo o receptáculo do tubete. B. Inserir o tubete de anestésico no Carpule, com o anel metálico voltado para o local em que será atarraxada a agulha. C. Girar a tampa da agulha em sentidos horário e anti-horário, para expor o terminal da agulha que será acoplado ao Carpule e violará o lacre do tubete de anestésico. D. Colocar a agulha no Carpule, rosqueando-a. A agulha deverá estar alinhada com o corpo do Carpule, mantendo-se o eixo de inserção. E. Retirar o invólucro protetor. F. Empunhadura digital da seringa.

Bibliografia

LONGO, R. S. Anestesiologia. In: MORAES, I. N. (ed.). Tratado de clínica cirúrgica. São Paulo: Roca; 2006. p. 301-305.

MORAES, I. N. (ed.). Tratado de clínica cirúrgica. São Paulo: Roca; 2006.

NOVELLI, M. D.; CAMPOS, A.; ANA, P. A.; SILVA, R. M. Anestesia, corte e sutura em tecidos moles. Curso *on line* da Faculdade de Odontologia da Universidade de São Paulo. Disponível em: http://www.fo.usp.br/lido/acs/aula_2.htm.

Sedação

4

Renato Santiago Longo

Normatizações

As seguintes Resoluções do Conselho Federal de Medicina (CFM), publicadas no Diário Oficial da União, são relativas ao uso de sedação:

- Nº 1.363/93, de 12 de março de 1993
- Nº 1409/94, de 8 de junho de 1994
- Nº 1.670/03, de 11 de julho de 2003
- Nº 1.720/04, de 18 de maio de 2004.

Definição

Sedação é um ato médico que, realizado mediante a utilização de medicamentos apropriados, induz à depressão da consciência, progressivamente, em diferentes níveis.

Objetivos

Proporcionar conforto e condições adequadas ao paciente para a realização de procedimentos médicos ou odontológicos, por intermédio da depressão do sistema nervoso central, que varia desde a ansiólise até a anestesia geral.

Níveis de sedação

A profundidade da sedação deve se adequar ao grau de desconforto ou dor a que o paciente for submetido, considerando as características próprias do paciente, como limiar de dor.

Independente do nível de sedação, é sempre indispensável a avaliação clínica prévia do paciente, com especial atenção a alergias e doenças associadas, como as respiratórias e cardiocirculatórias. É também obrigatório o uso de monitores, oxímetro, cardioscópio e controle não invasivo da pressão arterial em todos os pacientes.

Quanto mais se aprofunda o nível da sedação, maiores devem ser os recursos disponíveis para tratamento dos efeitos decorrentes desse aprofundamento, que progressivamente compromete as funções respiratória e cardiocirculatória.

De acordo com o nível de profundidade da sedação, pode-se classificá-la em consciente ou leve, moderada e profunda.

Consciente ou leve

A sedação leve é indicada para procedimentos de curta duração e provoca depressão mínima da consciência. Os pacientes respondem apropriadamente aos comandos verbais e à estimulação física. As vias respiratórias permanecem pérvias sem qualquer intervenção, com manutenção da ventilação espontânea e da função cardiovascular. Deve ser associada à anestesia local ou regional, se for realizado algum procedimento doloroso.

Os fármacos de eleição são os benzodiazepínicos, pois podem ser administrados por via oral, intramuscular ou venosa. São antagonizados pelo flumazenil, caso a sedação se aprofunde mais que o desejável.

Moderada

A sedação moderada é indicada para procedimentos de média ou longa duração. Os pacientes podem ser despertados com facilidade, mas o nível de sedação será mais profundo, o que frequentemente leva à diminuição da saturação de hemoglobina, sendo necessário o fornecimento de oxigênio suplementar por cateter nasal ou máscara facial.

Os fármacos indicados são os benzodiazepínicos, os opioides e o propofol, sempre de forma titulada. Embora o propofol seja de rápida metabolização hepática, não dispõe de antagonistas, como os benzodiazepínicos e os opioides. Por essa razão, deve ter sua administração sempre cuidadosamente dosada, de preferência com bomba de infusão apropriada.

A via de administração deve ser por punção venosa periférica, e o acesso venoso mantido para possibilitar a administração de fármacos que podem ser necessários para o tratamento de intercorrências que, embora infrequentes, podem ocorrer, como as depressões respiratória e cardiocirculatória.

Profunda

A sedação profunda é indicada para procedimentos diagnósticos ou terapêuticos dolorosos, associada ou não à anestesia local ou regional de curta, média ou longa duração. Pode também ser utilizada em pacientes com dor ou agitação internados em unidade de tratamento intensivo.

Os pacientes não podem ser despertados com facilidade e só respondem após estímulos dolorosos, intensos e repetidos. Há necessidade de intervenção para manter as vias respiratórias permeáveis. A ventilação espontânea pode estar inadequada, exigindo a instituição de respiração controlada mecânica, e a função cardiocirculatória deve permanecer estável.

Os fármacos utilizados são os mesmos da sedação moderada, porém em maiores doses por unidade de tempo. A via de administração sempre é venosa, por punção periférica ou central.

São condições mínimas de tratamento: equipamento para intubação traqueal e para assistência ventilatória controlada mecânica e medicamentos para tratamento de intercorrências e efeitos adversos sobre os sistemas respiratório e cardiocirculatório.

É obrigatória uma sala de recuperação pós-operatória para depois do procedimento, devendo-se manter o paciente monitorado com oxímetro de pulso, sob cuidados médicos e de enfermagem, até sua alta.

As condições de alta do paciente da instituição em que foi submetido à sedação são definidas por uma resolução do CFM (Nº 1.363/93):

- Orientação no tempo e no espaço
- Estabilidade dos sinais vitais há pelo menos 60 min
- Ausência de náuseas e vômitos
- Ausência de dificuldade respiratória
- Capacidade de ingerir líquidos
- Capacidade de locomoção como anteriormente (se a cirurgia assim o permitir)
- Sangramento mínimo ou ausente
- Ausência de dor de grande intensidade
- Ausência de sinais de retenção urinária
- Orientação verbal e por escrito ao paciente e ao acompanhante sobre os cuidados relativos ao pós-anestésico e ao pós-operatório e sobre o procedimento que devem adotar, caso haja ocorrências.

Os critérios de alta no período pós-anestésico são de responsabilidade intransferível do anestesista, e os de alta da instituição, de responsabilidade intransferível do médico atendente.

Bibliografia

LONGO, R. S. Anestesiologia. In: MORAES, I. N. (ed.). Tratado de clínica cirúrgica. São Paulo: Roca; 2006. p. 301-305.

MORAES, I. N. (ed.). Tratado de clínica cirúrgica. São Paulo: Roca; 2006.

Limpeza de Feridas

5

Karina Maxeniuc Silva Montijo e Maisa Namba Kim

Curativo

O curativo é um procedimento de limpeza e cobertura de lesão. Tem como objetivos auxiliar o tratamento da ferida e prevenir a colonização dos locais de inserção de dispositivos invasivos, diagnósticos e terapêuticos. Quando os objetivos são o tratamento e o auxílio no processo de cicatrização, a lesão deve ser mantida úmida; entretanto, nos locais de inserção de dispositivos invasivos, a umidade é fator de risco para a colonização ou infecção bacteriana, devendo ser evitada.

Processo de limpeza de feridas

Esse processo é definido como a ação de limpar, tirar sujidades com água. No idioma inglês, *wound cleasing* significa o desbridamento, as soluções e o antimicrobiano tópico, processo fundamental para a reparação tecidual.

Com relação às soluções utilizadas para esse processo, atualmente tem sido questionado o uso de água de torneira filtrada para a realização da limpeza de feridas, apesar de ser de fácil acesso, acessibilidade e baixo custo. Quando comparado o seu uso com as demais soluções disponíveis, em revisão sistemática, não foi encontrado consenso claro sobre qual solução é considerada "a melhor". Portanto, reforça-se o uso do "bom senso" por parte dos profissionais para a indicação e o uso da terapia mais adequada, principalmente quando se refere à água.

Outra solução utilizada como antisséptico ativo na limpeza de feridas é a poli-hexametil biguanida (PHMB), por conta de sua função ativa contra grande número de microrganismos (bactérias Gram-positivas, Gram-negativas e *Candida* spp.), pois além de não apresentar atividade citotóxica, não interfere na reepitelização tecidual, mantendo sua eficácia antimicrobiana em ambiente úmido por até 72 h.

No entanto, para a realização da limpeza de feridas, o profissional utiliza duas condutas: técnica limpa ou técnica estéril. Neste capítulo, serão descritas as técnicas com o uso de solução fisiológica (SF) a 0,9%.

Técnica limpa

Indicação. Pacientes crônicos, assistência domiciliar e/ou ambulatorial, pacientes que não apresentam alto risco para infecção e aqueles que apresentam cicatrização por segunda intenção, com presença de tecido de granulação.
Exceção. Lesões que apresentam invasão de corrente sanguínea e em imunodeprimidos.
Recomendações. Meticulosa higienização das mãos, uso de luvas de procedimento e prevenção direta da contaminação de produtos e materiais utilizados.

Técnica limpa com luvas de procedimento

Materiais

- Luvas de procedimento
- Bacia ou forro impermeável (Figura 5.1)
- Pacotes de gazes estéreis
- Cobertura primária (p. ex., hidrofibra, carvão ativado)
- Cobertura secundária (p. ex., gazes, curativo absorvente)
- Fita microporosa, protetor semipermeável (filme transparente) ou atadura de crepe
- Agulha 40 × 12 mm
- SF 0,9% (morno)
- Bolas de algodão umedecidas em álcool 70%
- Sabão neutro
- Escova para degermação da pele (uso único e individual).

Sequência da técnica

1. Higienizar as mãos. Reunir os materiais. Aquecer a solução em banho-maria ou em caixa térmica, à temperatura de 37°C (a temperatura corporal mantém a mitose celular).
2. Explicar o procedimento ao paciente.
3. Fazer a desinfecção do frasco do SF 0,9% com álcool a 70% e perfurá-lo com agulha 40 × 12 mm.
4. Abrir os pacotes de gazes e outros materiais necessários (coberturas primária e secundária).
5. Calçar as luvas de procedimento.
6. Colocar material absorvente (ou forro impermeável) sob a ferida (Figura 5.1 A) ou, no caso de membros, colocar uma bacia sob eles (Figura 5.1 B).
7. Retirar o curativo anterior, umedecendo-o com SF 0,9%.
8. Colocar uma gaze sobre o leito da ferida.
9. Iniciar higienizando a pele perilesional com SF 0,9%. Utilizar sabão neutro e, se necessário, escova macia (individual; Figura 5.2) para a limpeza da pele, enxaguando abundantemente.
10. Trocar as luvas de procedimento, se necessário.
11. Com uma gaze umedecida em SF 0,9%, friccionar a borda da ferida, removendo resíduos celulares (Figura 5.3).
12. Com a mão não dominante, segurar o SF 0,9% e, através do orifício, irrigar o leito da ferida em jato, a uma distância de 2,5 a 5 cm em posição perpendicular (Figura 5.4), proporcionando uma pressão de 8 a 15 Psi sobre o leito da ferida (Psi acima de 15 pode causar dano ao tecido viável e migração de bactérias da superfície para o interior do tecido; e Psi abaixo de 8, não tem efeito de limpeza). Em caso de presença de debris ou exsudato após o processo de limpeza do leito, verificar a necessidade de enxaguar a área perilesional.
13. Trocar as luvas de procedimento.
14. Com a mão dominante, pegar as gazes e secar somente a borda da ferida (evita a maceração da borda; Figura 5.5). Manter o leito úmido (a umidade favorece a migração celular).
15. Avaliar a ferida, realizando o registro de suas dimensões, e determinar a cobertura primária ideal para o tratamento (Figura 5.6).
16. Com a mão dominante, colocar a cobertura primária sobre a ferida. Se necessário, ocluí-la com cobertura secundária, que absorve o excesso de exsudato, mantém o leito úmido, diminui a dor por ressecamento e protege contra agressão física e agentes patológicos (Figura 5.7).
17. Fixar com fita microporosa ou filme transparente ou envolver com atadura de crepe.
18. Retirar as luvas e desprezar os materiais conforme a rotina da instituição. Higienizar as mãos.
19. Em impresso próprio, registrar o aspecto da ferida (pele perilesional, borda, leito, exsudato, odor e dor).

Observação para todas as técnicas

Se o profissional for usar PHMB ou água filtrada, deve-se dispensar o uso da agulha e SF 0,9% da lista de materiais, realizando a limpeza apenas com gaze embebida com o PHMB sobre a lesão por alguns minutos, e dar sequência aos outros passos.

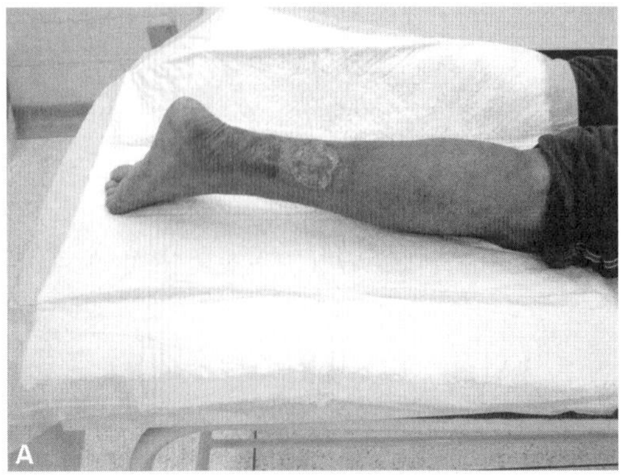

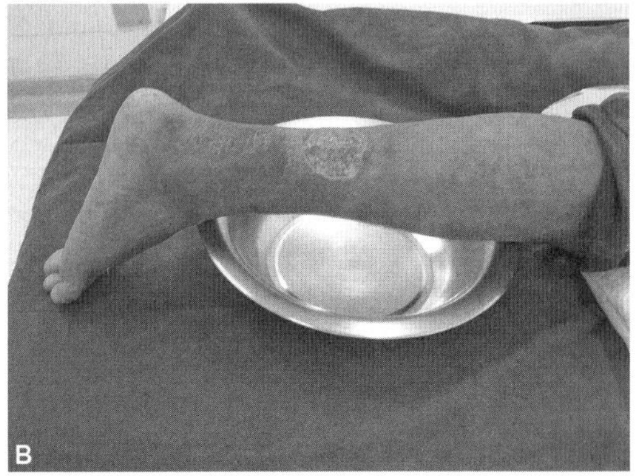

Figura 5.1 A. Forro impermeável. **B.** Bacia.

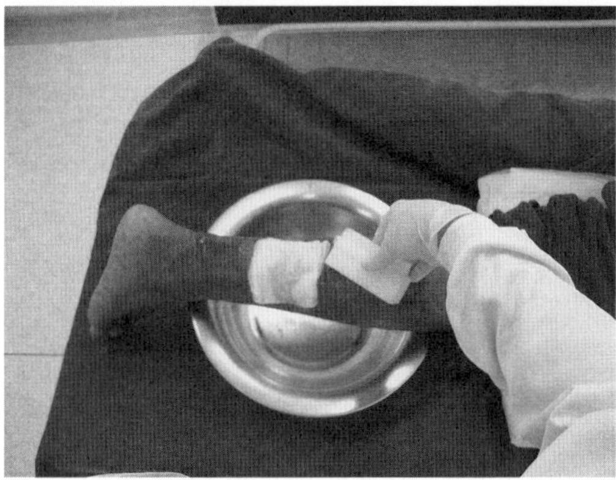

Figura 5.2 Limpeza com escova.

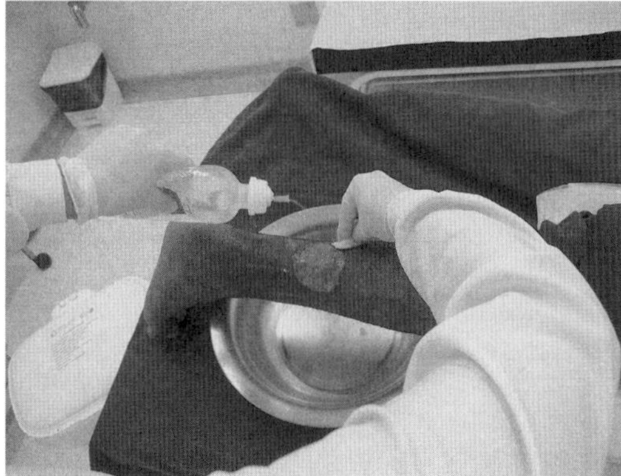

Figura 5.3 Limpeza da borda da ferida com gaze.

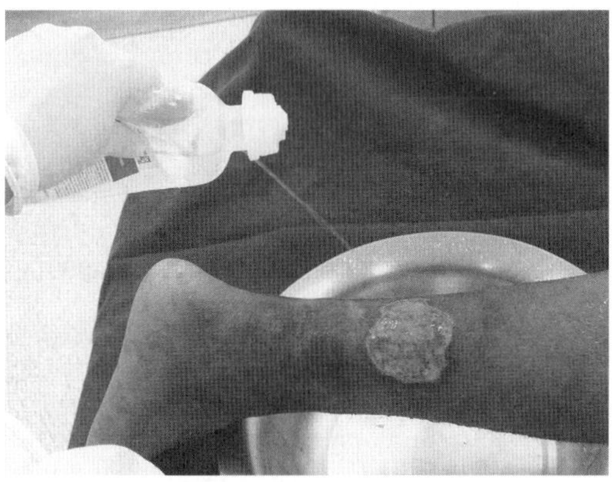

Figura 5.4 Limpeza do leito da ferida com soro fisiológico.

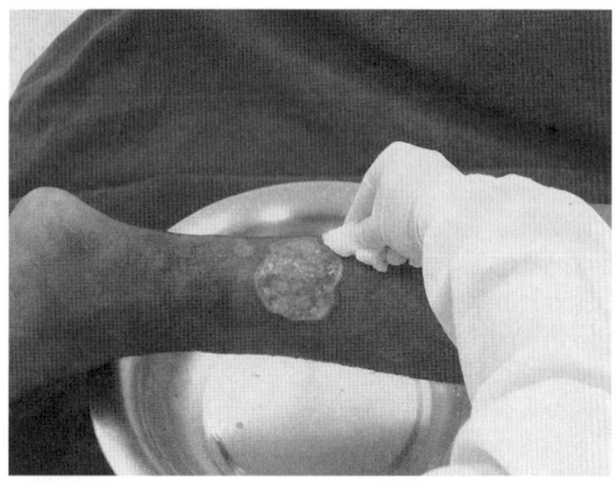

Figura 5.5 Secagem somente da borda da ferida com gaze.

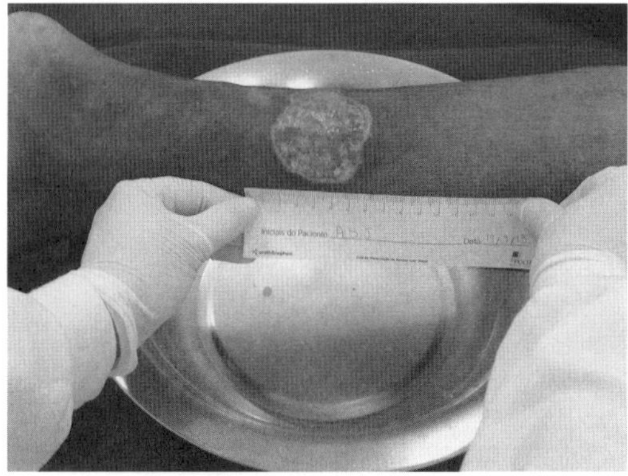

Figura 5.6 Mensuração da ferida.

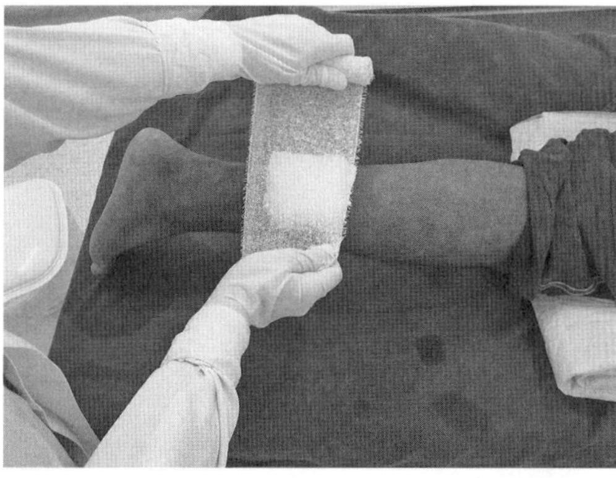

Figura 5.7 Atadura sobre a cobertura secundária.

É totalmente contraindicado friccionar o leito da lesão com gaze na presença de tecido vitalizado (granulação ou epitelização), por causar sangramento e retardar o processo cicatricial. Neste caso, indica-se a técnica em jato com agulha 40 × 12 mm e SF 0,9% morno. Em presença de tecido desvitalizado (necrose ou esfacelo), a técnica de friccionamento deve ser utilizada, pois contribui para a redução da carga bacteriana, favorecendo a cicatrização. Nesses casos, é indicado o uso de produtos à base de substâncias tensoativas (degermantes), para a utilização na limpeza de feridas extremamente sujas, com a presença de tecido desvitalizado, exsudato intenso e aderente ao leito.

Técnica estéril

Definição. A técnica estéril envolve estratégias com o intuito de reduzir a exposição de microrganismos ou pela manutenção do meio sem a sua presença.

Indicação. Apropriada em cuidados de pacientes críticos hospitalizados com alto risco para infecção ou para aqueles que farão desbridamento. Deve ser feito em cateteres vasculares centrais, introdutores, fixadores halocranianos ou esqueléticos, inserção de drenos de tórax, cateteres de diálise peritoneal e locais de inserção de dispositivos invasivos. A umidade é fator de risco para colonização ou infecção bacteriana.

Recomendações. Meticulosa higienização das mãos, uso de campo estéril, uso de luvas estéreis e/ou uso de instrumental estéril.

Técnica estéril com pinças

Materiais

- Pacote com três pinças estéreis (dente de rato, anatômica e Kelly®)
- Luvas de procedimento
- Bacia ou forro impermeável
- Pacotes de gazes estéreis
- Cobertura primária (p. ex., hidrofibra, carvão ativado)
- Cobertura secundária (p. ex., gazes, curativo absorvente)
- Fita microporosa, protetor semipermeável (filme transparente) ou atadura de crepe
- Agulha 40 × 12 mm
- SF 0,9% (morno)
- Bolas de algodão umedecidas em álcool 70%
- Sabão neutro
- Escova para degermação da pele (uso único).

Sequência da técnica

1. Higienizar as mãos. Reunir os materiais (Figura 5.8). Aquecer a solução em banho-maria ou em caixa térmica, à temperatura de 37°C (a temperatura corporal mantém a mitose celular).
2. Explicar o procedimento ao paciente.
3. Fazer a desinfecção do frasco do SF 0,9% e perfurá-lo com a agulha 40×12 mm.
4. Abrir o invólucro do *kit* de pinças, mantendo-o como campo estéril (internamente). Colocar os cabos das pinças voltados para a extremidade do invólucro, colocando-as na ordem de uso: pinças dente de rato, anatômica e Kelly. Abrir os pacotes de gazes na região central do campo, sem sacudi-las.
5. Colocar as luvas de procedimento.
6. Colocar o material absorvente (ou forro móvel) sob a ferida ou, no caso de membro, colocar uma bacia sob ele.
7. Retirar o curativo anterior com o auxílio da pinça dente de rato (Figura 5.9), umedecendo-o com SF 0,9% e desprezando-a no canto contrário do campo.
8. Iniciar higienizando a pele perilesional com SF 0,9%. Utilizar sabão neutro e, se necessário, escova para limpeza de pele, enxaguando abundantemente.
9. Pelo orifício do frasco do SF 0,9%, irrigar o leito da ferida em jato, a uma distância de 2,5 a 5 cm, em posição perpendicular, proporcionando uma pressão de 8 a 15 Psi sobre o leito da ferida (Psi acima de 15 pode causar dano ao tecido viável e migração de bactérias da superfície para o interior do tecido; e Psi abaixo de 8 não tem efeito de limpeza).
10. Fazer a "trouxinha" de gaze com o auxílio das pinças anatômica e Kelly (Figura 5.10). Dobrar as pontas no sentido diagonal e prendê-las pelo meio com a pinça Kelly.
11. Umedecer a gaze e friccionar sobre a borda da ferida, seguindo para a pele perilesional, de forma unidirecional, virando a face da trouxinha (Figura 5.11).
12. Fazer mais trouxinhas, secar a borda da ferida (evita a maceração da borda; Figura 5.12). Manter o leito da ferida úmida (a umidade favorece a migração celular).
13. Avaliar a ferida e determinar a cobertura primária ideal para o tratamento (Figura 5.13).
14. Com as pinças, colocar a cobertura primária sobre a ferida. Se necessário, ocluí-la com cobertura secundária, que absorve o excesso de exsudato, mantém o leito úmido, diminui a

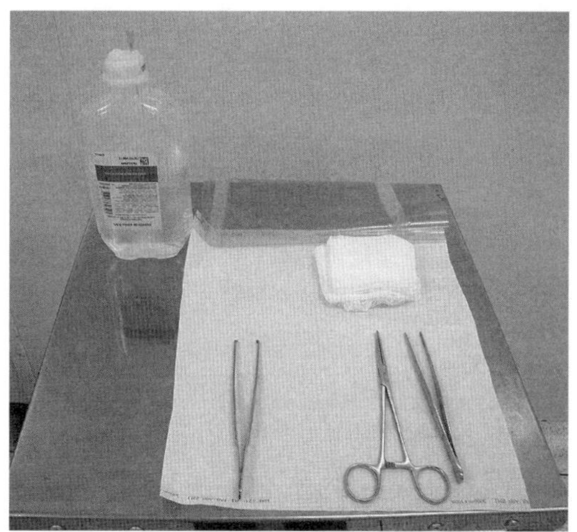

Figura 5.8 Soro fisiológico 0,9%, gazes e pinças.

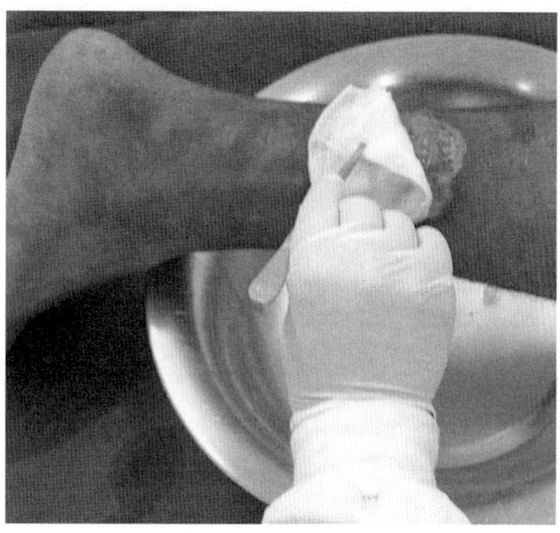

Figura 5.9 Retirada do curativo anterior com pinça dente de rato.

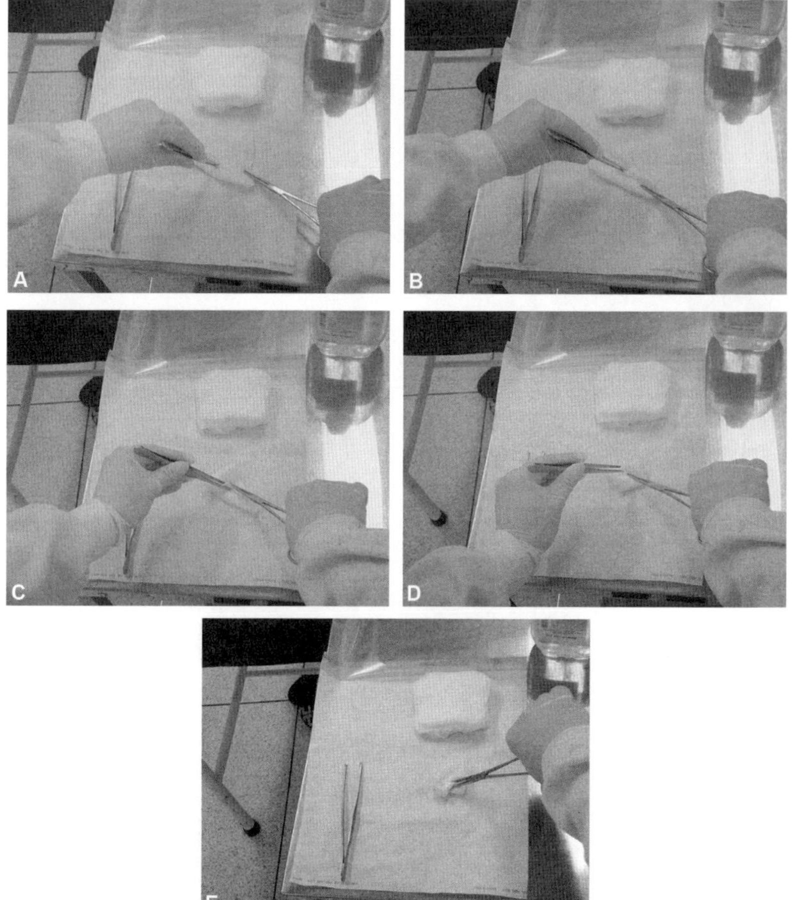

Figura 5.10 A a E. Montagem da trouxinha de gaze com as pinças anatômica e Kelly.

dor por ressecamento e protege contra agressão física e agentes patológicos.

15. Fixar com fita microporosa ou filme transparente ou envolver com atadura de crepe.
16. Retirar as luvas e desprezar os materiais, conforme a rotina da instituição. Higienizar as mãos.
17. Em impresso próprio, registrar o aspecto da ferida (pele perilesional, borda, leito, exsudato, odor e dor).

Técnica estéril com luvas estéreis

Materiais

- Luvas estéreis
- Luvas de procedimento
- Bacia ou forro impermeável
- Pacotes de gazes estéreis
- Cobertura primária (p. ex., hidrofibra, carvão ativado)
- Cobertura secundária (p. ex., gazes, curativo absorvente)
- Fita microporosa, protetor semipermeável (filme transparente) ou atadura de crepe
- Agulha 40 × 12 mm
- SF 0,9% (morno)
- Bolas de algodão umedecidas em álcool 70%
- Sabão neutro
- Escova para degermação da pele (uso único).

Sequência da técnica

1. Higienizar as mãos. Reunir os materiais (Figura 5.14). Aquecer a solução em banho-maria ou em caixa térmica, à temperatura de 37°C (a temperatura corporal mantém a mitose celular).

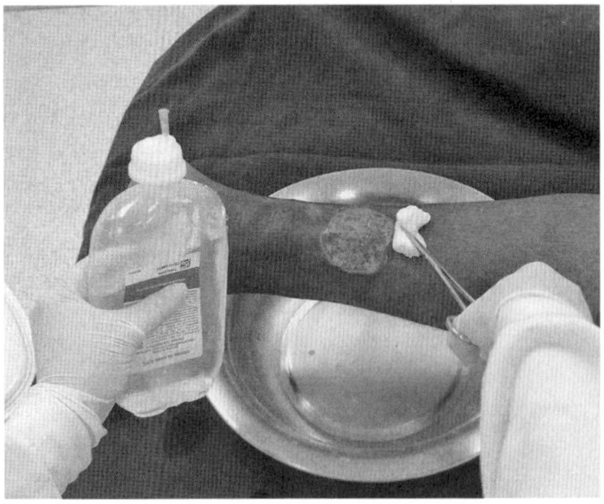

Figura 5.11 Limpeza da borda da ferida com a trouxinha de gaze.

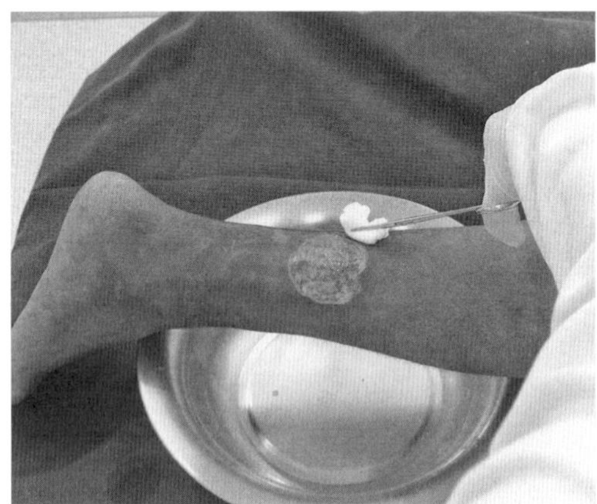

Figura 5.12 Secagem somente da ferida com a trouxinha de gaze.

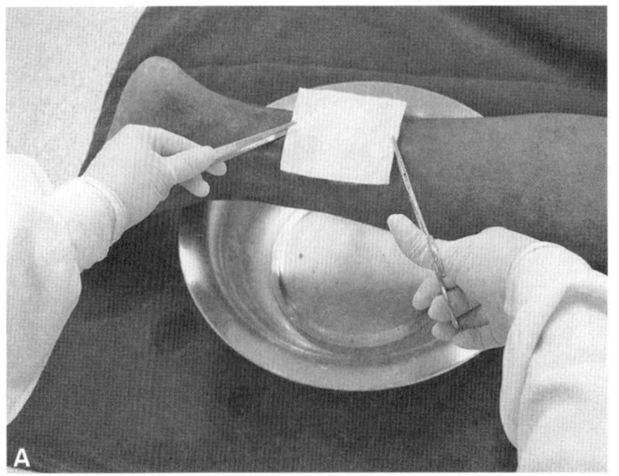

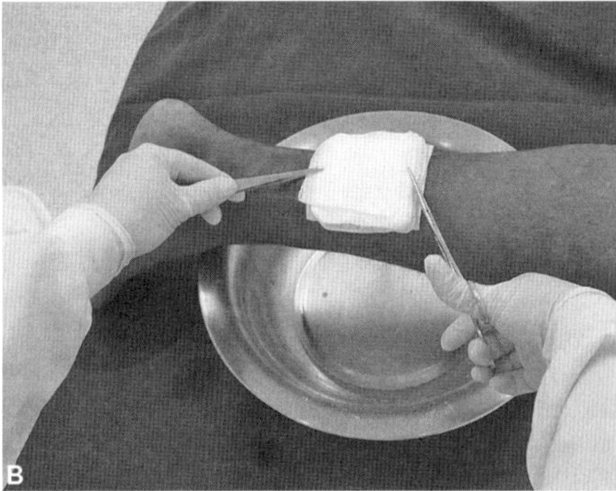

Figura 5.13 A. Cobertura primária. B. Cobertura secundária.

2. Explicar o procedimento ao paciente.
3. Fazer a desinfecção do frasco da solução e perfurá-lo com agulha 40 × 12 mm.
4. Abrir o invólucro da luva estéril, mantendo-o como campo estéril (internamente).
5. Abrir os pacotes de gazes sobre as luvas estéreis (campo), sem sacudi-las.
6. Colocar material absorvente (ou forro móvel) sob a ferida. No caso de membro, colocar uma bacia sob ele.
7. Com as luvas de procedimento, retirar o curativo anterior, umedecendo-o com a solução.
8. Iniciar higienizando a pele perilesional com SF 0,9%.
9. Trocar as luvas, calçando as luvas estéreis. Fazer trouxinhas com as gazes e deixá-las sobre o campo (Figura 5.15).
10. Com a mão não dominante, segurar o SF 0,9% e, pelo orifício, irrigar o leito da ferida em jato, a uma distância de 2,5 a 5 cm em posição perpendicular, proporcionando uma pressão de 8 a 15 Psi sobre o leito da ferida (Psi acima de 15 pode causar dano ao tecido viável e migração de bactérias da superfície para o interior do tecido; e Psi abaixo de 8 não tem efeito de limpeza).
11. Com a mão dominante, pegar as gazes, com a luva estéril, umedecê-las e friccioná-las sobre a borda da ferida para limpeza, seguindo para a pele perilesional, de forma unidirecional, utilizando as faces da trouxinha.
12. Com a mão dominante, pegar as gazes, secar a borda da ferida (evita a maceração da borda; Figura 5.16). Manter o leito úmido (a umidade favorece migração celular).
13. Avaliar a ferida e determinar a cobertura primária ideal para o tratamento.
14. Com a mão dominante, colocar a cobertura sobre a ferida, com luva estéril. Se necessário, ocluí-la com a cobertura secundária, que absorve o excesso de exsudato, mantém o leito úmido, diminui a dor por ressecamento e protege contra agressão física e agentes patológicos.
15. Fixar com fita microporosa ou filme transparente ou envolver com atadura de crepe.
16. Retirar as luvas e desprezar os materiais, conforme a rotina da instituição. Higienizar as mãos.
17. Em impresso próprio, registrar o aspecto da ferida (pele perilesional, borda, leito, exsudato, dor e odor).

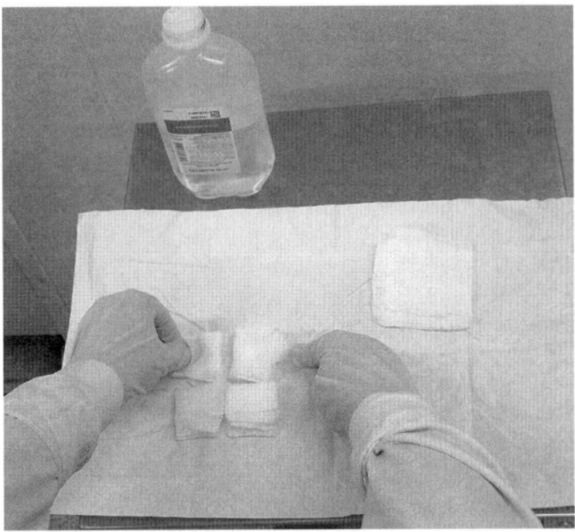

Figura 5.15 Gazes dobradas feitas com luvas estéreis.

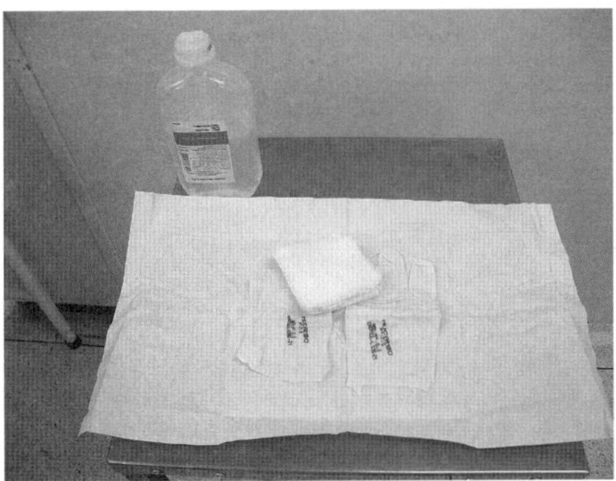

Figura 5.14 Soro fisiológico 0,9%, gazes e luvas estéreis.

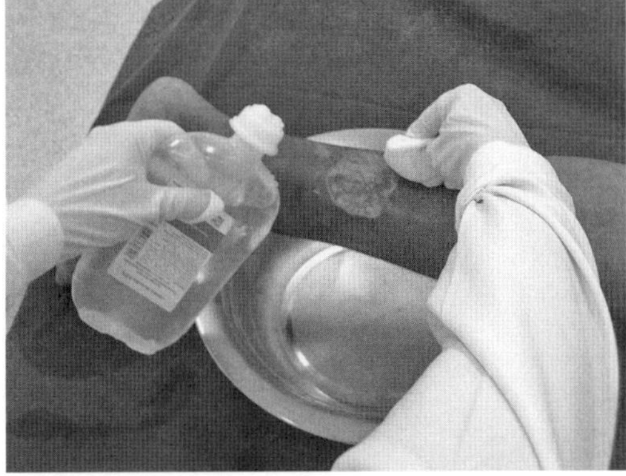

Figura 5.16 Limpeza da borda da ferida com "trouxinha" de gaze e luva estéril.

Técnica estéril com uso de cateter uretral

A técnica estéril com cateter uretral é utilizada em feridas tunelizadas ou profundas.

Materiais

- Cateter uretral nº 8
- Seringa de 20 mℓ
- Luvas estéreis
- Luvas de procedimento
- Bacia ou forro impermeável
- Pacotes de gazes estéreis
- Cobertura primária (p. ex., hidrofibra, carvão ativado)
- Cobertura secundária (p. ex., gazes, curativo absorvente)
- Fita microporosa, protetor semipermeável (filme transparente) ou atadura de crepe
- Agulha 40 × 12 mm
- SF 0,9% (morno)
- Bolas de algodão umedecidas em álcool 70%
- Sabão neutro
- Escova para degermação da pele (uso único).

Sequência da técnica

1. Higienizar as mãos. Reunir os materiais (Figura 5.17). Aquecer a solução em banho-maria ou em caixa térmica, à temperatura de 37°C (a temperatura corporal mantém a mitose celular).
2. Explicar o procedimento ao paciente.
3. Fazer a desinfecção no frasco da solução e perfurá-lo com a agulha 40 × 12 mm, mantendo-a no frasco.
4. Abrir o invólucro da luva estéril, mantendo-o como campo estéril (internamente).
5. Abrir os pacotes de gazes sobre as luvas estéreis (campo), a seringa e o cateter uretral.
6. Colocar material absorvente (ou forro impermeável) sob a ferida. No caso de membro, colocar uma bacia sob ele.
7. Com as luvas de procedimento, retirar o curativo anterior, umedecendo-o com SF 0,9%.
8. Iniciar higienizando a pele perilesional com SF 0,9%.
9. Trocar as luvas e calçar as luvas estéreis.
10. Aspirar o SF 0,9% com a seringa (Figura 5.18), conectando-a na sonda uretral.
11. Com a mão dominante, inserir a sonda no orifício da ferida até sentir resistência e injetar a solução. Fazer esse procedimento quantas vezes for necessário, até que a solução drenada retorne limpa. Desprezar a sonda em seguida.
12. Com a mão dominante, pegar as gazes, umedecê-las e friccioná-las sobre a borda da ferida, seguindo para pele perilesional, de forma unidirecional, utilizando as faces da trouxinha.
13. Com a mesma mão, pegar as gazes, secar a borda da ferida (evita a maceração da borda) e manter o leito úmido (a umidade favorece migração celular).
14. Avaliar a ferida e determinar a cobertura primária ideal para o tratamento.
15. Com a mão dominante, colocar a cobertura sobre o orifício. Se necessário, ocluí-la com cobertura secundária, que absorve o excesso de exsudato, mantém o leito úmido, diminui a dor por ressecamento e protege contra agressão física e agentes patológicos.

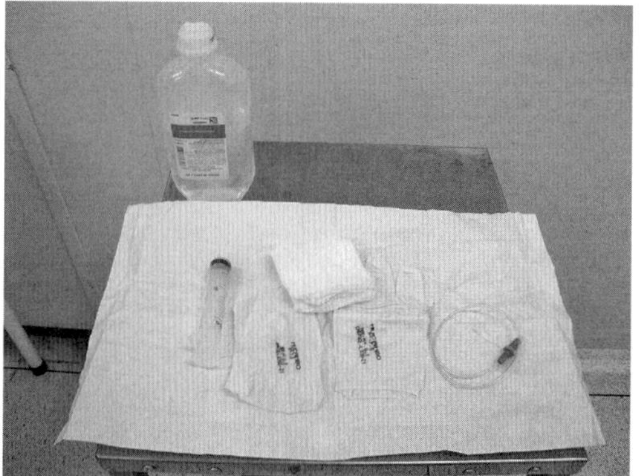

Figura 5.17 Luvas estéreis, seringa e cateter.

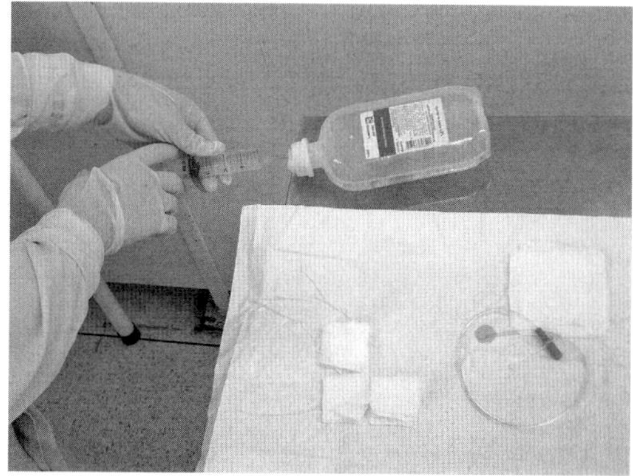

Figura 5.18 Aspiração do soro fisiológico 0,9% com a seringa.

16. Fixar com fita microporosa ou filme transparente ou envolver com atadura de crepe.
17. Retirar as luvas e desprezar os materiais, conforme a rotina da instituição. Higienizar as mãos.
18. Em impresso próprio, registrar o aspecto da ferida (pele perilesional, borda, leito, exsudato, dor e odor).

Bibliografia

ASSOCIATION FOR PROFESSIONALS IN INFECTION CONTROL AND EPIDEMIOLOGY (APIC). Wound, Ostomy Continence Nurses Society (WOCN). Position statement. Clean vs. sterile: management of chronic wounds. 2001. [acesso em 18 set 2013]. Disponível em: http://www.apic.org/Resource_/TinyMceFileManager/Position_Statements/Clean-Vs-Sterile.pdf.

BATES-JENSEN, B. M.; OVINGTON, L. G. Management of exudate and infection. In: SUSSMAN, C.; BATES-JENSEN, B. (eds). Wound care: a collaborative practice manual for physical therapists and nurses. Philadelphia: Lippincott Williams & Wilkins; 2007. p. 215-233.

BERGSTROM, N.; ALLMAN, R.; CARSLON, C.; EAGLSTEIN, W.; FRANTZ, R. et al. Pressure ulcers in adults: prediction and prevention. Clinical practice guideline. Rockville: Lippincott Williams & Wilkins; 1992.

DEALEY, C. Cuidando de feridas: um guia para enfermeiras. São Paulo: Atheneu; 1996.

FERNANDEZ, R.; GRIFFITHS, R. Water for wound cleansing. Cochrane Database of Systematic Reviews, v. 2, 2012.

HÜBNER, N. O.; KRAMER, A. Review on the efficacy, safety and clinical applications of polihexanide, a modern wound antiseptic. Skin Pharmacol. Physiol.; v. 23, suppl. 1, p. 17-27, 2010.

RODEHEAVER, G. T.; RATLIFF, C. R. Wound cleansing, wound irrigation, wound desinfection. In: KRASNER, D. L.; RODEHEAVER, G. T.; SIBBALD, G. (eds.) Chronic wound care: a clinical source book for healthcare professionals. 4.ed. Malvern: HMP Communications; 2007.

ROGENSKI, N. M. B.; BAPTISTA, C. M. C.; SOFIA, M. H. O uso da papaína a 2% nas lesões provocadas pela síndrome de Fournier: a propósito de 14 casos. Rev. Paul. Enf., v. 17, n. 1, p. 39-45, 1998.

ROWLEY, S.; CLARE, S.; MACQUEEN, S.; MOLYNEUX, R. ANTT v. 2: an updated practice framework for aseptic technique. British Journal of Nursing, v. 19, supp. 1., p. S5-S11, 2010.

SANTOS, E. J. F.; SILVA, M. A. N. C. G. M. M. Tratamento de feridas colonizadas/infetadas com utilização de polihexanida. Revista de Enfermagem Referência, v. III, p. 135-142, 2011.

WIEGAND, C.; ABEL, M.; RUTH, P.; HIPLER, U. C. Protective effect of polihexanide on hacatkeratinocytes in co-culture with Staphylococcus aureus. EWMA Conference; Lisboa, 2008. p. 1.

YAMADA, B. F. A. Terapia tópica de feridas: limpeza e desbridamento. Revista da Escola de Enfermagem-USP, v. 33, p. 133-140, 1999.

6 Nós e Suturas

Murillo de Lima Favaro e Marcelo Augusto Fontenelle Ribeiro Junior

Nós

O nó cirúrgico é feito por meio de um entrelaçamento do fio cirúrgico, com a intenção de realizar a hemostasia ou a união entre duas bordas teciduais (Figura 6.1).

Partes

- Primeira laçada: tem a função de apertar o ponto e não pode ser muito forte, para não isquemiar o tecido
- Segunda laçada: tem a função fixadora, impedindo o afrouxamento
- Terceira laçada: confere maior segurança ao nó feito.

Classificação

- Manual: confecção dos nós sem auxílio de instrumentos, com as duas mãos executando movimentos amplos (bimanual) ou com uma única mão responsável pelos movimentos e outra apenas fixando (unimanual). Há entre elas a técnica do nó de sapateiro

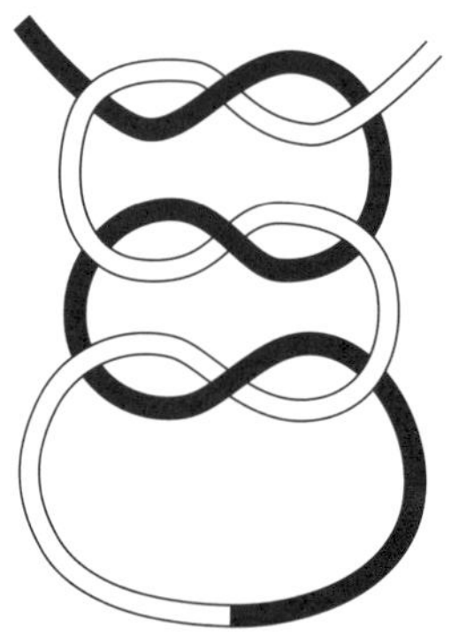

Figura 6.1 Estrutura do nó.

- Instrumental: utilizam-se instrumentos como pinças de dissecção e porta-agulhas. Serve para realizar nós em microcirurgias, em vista das dimensões das estruturas e do mínimo calibre do fio
- Mista: consiste na empunhadura do porta-agulhas pela mão direita, servindo a mão esquerda como auxiliar.

Tipos

- Técnica de Pacheut: feita com cinco, quatro ou três dedos. A mão esquerda segura a extremidade distal do fio e é cruzada pela mão direita. O fio é segurado com a mão em pronação, faz-se o cruzamento dos fios, tracionando-se a outra ponta. Conclui-se o nó (Figura 6.2)
- Nó de sapateiro: é utilizado quando há tensão entre as bordas da ferida. Seguram-se as pontas do fio no local onde se cruzam e passa-se o fio por dentro da laçada, de cima para baixo, de maneira semelhante ao nó utilizado para amarrar os sapatos.

Os nós também podem ser classificados por sua geometria, como descrito a seguir.

Nós comuns

- Nó quadrado: também chamado antideslizante ou seminó assimétrico, é formado por dois seminós especulares que conferem resistência ao deslizamento (Figura 6.3). Para a execução de um nó antideslizante, deve-se obedecer às leis de Livingston:
    - Primeira lei: movimentos iguais de mãos opostas executam um nó perfeito
    - Segunda lei: a ponta de fio que muda de lado após a execução do primeiro seminó

deve voltar ao lado inicial para realizar o outro seminó

- Nó deslizante: sujeito a deslizamento, necessita de um terceiro seminó de segurança. As pontas do fio ficam perpendiculares às partes do fio que entram na formação do nó (Figura 6.4). Permite reajuste da tensão, caso a ligadura tenha ficado frouxa.

Nós especiais

- Nó de cirurgião: formado por dois entrecruzamentos ou laçadas sucessivas no primeiro seminó (Figura 6.5). É um nó autoestático, usado quando não pode haver afrouxamento, além de permitir o segundo seminó sem modificação do primeiro. É utilizado para a aproximação de estruturas sobre tensão

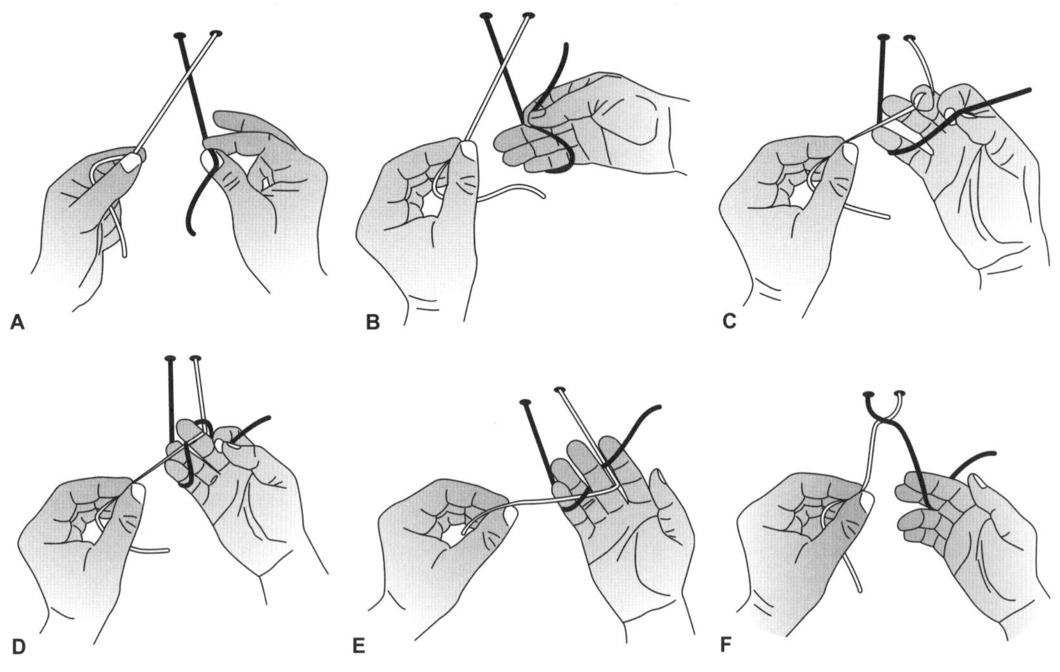

Figura 6.2 A a F. Técnica de Pacheut.

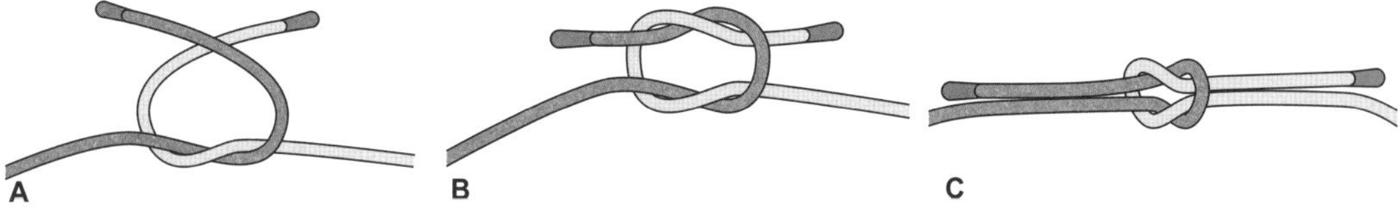

Figura 6.3 A a C. Nó quadrado.

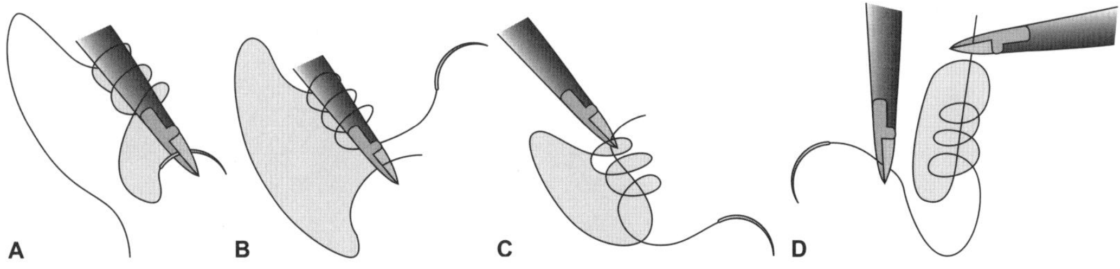

Figura 6.4 A a D. Nó deslizante.

- Nó de roseta: usado para extremidade de fio em suturas intradérmicas contínuas de pele. É feito na ponta do fio, para servir como ponto de apoio da sutura (Figura 6.6)
- Nó por torção: usado para fios metálicos, consiste apenas na torção helicoidal das pontas sob permanente tensão. Suas extremidades devem ser cortadas no sentido perpendicular e encurvadas para dentro da alça de seminós (Figura 6.7).

Suturas

A sutura é um dos métodos utilizados para a síntese, em que as bordas de uma ferida são aproximadas por meio de pontos dados com fio cirúrgico que perfura o tecido e nele se apoia.

Objetivo

Aproximação adequada dos tecidos com mínima interferência no processo de cicatrização natural.

Classificação

- Tempo de permanência:
  - Temporárias
  - Definitivas
- Função:
  - Coaptação: envolve apenas a coaptação dos lábios da ferida
  - Sustentação: empregada para a aproximação das bordas da ferida que tendem a separar-se pela elasticidade do tecido
  - Hemostasia: quando visa a inibir a hemorragia.

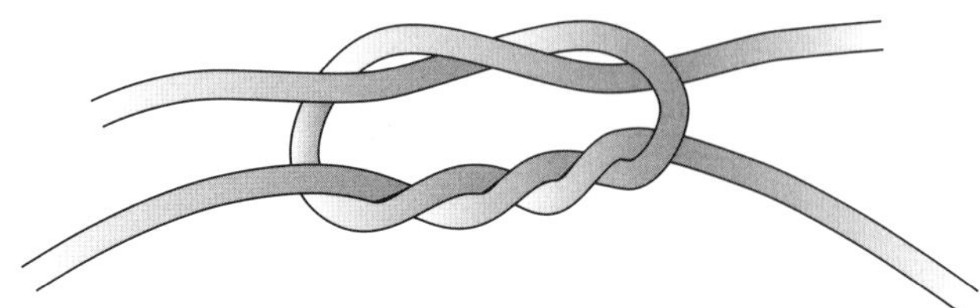

Figura 6.5 Nó de cirurgião.

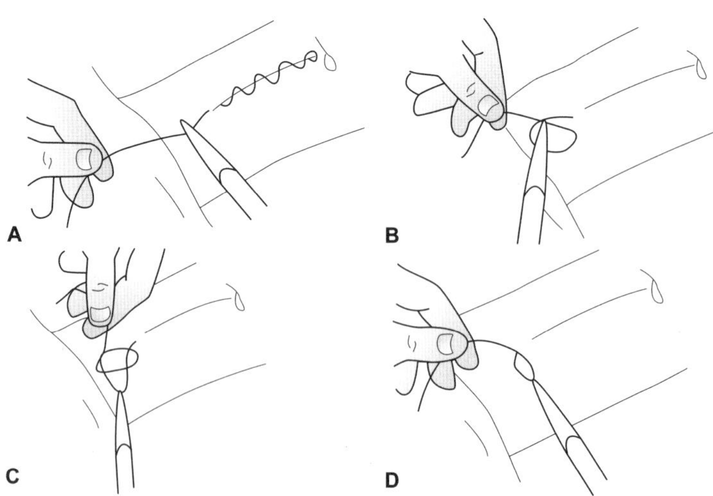

Figura 6.6 A a D. Nó de roseta.

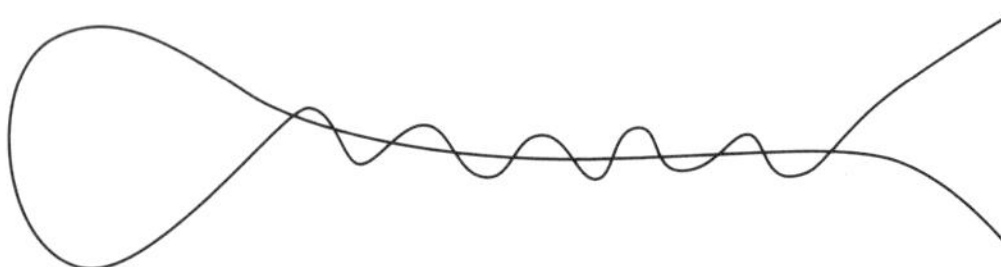

Figura 6.7 Nó por torção.

As suturas podem ser divididas segundo sua técnica em simples ou separadas:

- Sutura separada: para cada alça de fio corresponde um nó, não havendo continuidade do fio entre as alças. São suturas de lenta elaboração, porém mais seguras, porque na eventualidade de soltura de um ponto não há prejuízo importante para o conjunto. Também não diminuem o diâmetro ou o comprimento das estruturas e são indicadas para sutura de órgãos em crianças, pois permitem o crescimento do tecido entre os pontos. Suas vantagens são: afrouxamento do nó, não interferência no restante da sutura e menor quantidade de corpo estranho no interior do sítio cirúrgico. Tem como desvantagem o fato de ser mais demorada
- Ponto simples: é um dos mais usados, formando o fio uma única alça dentro do tecido, com um orifício de entrada e outro de saída, o que confere bom confrontamento tanto das partes superficiais quanto das profundas (Figura 6.8). Quando o nó fica para fora da estrutura é chamado de comum, que é a forma habitual. O ponto simples invertido tem as pontas para dentro, ficando o nó oculto tanto dentro do tecido quanto no subcutâneo ou para o lado da mucosa em órgãos ocos
- Ponto simples invertido: é uma modificação do ponto simples. Desse modo, o nó fica oculto dentro do tecido. Nesse caso, a agulha é introduzida de dentro para fora (da mucosa para serosa) e penetra do lado oposto, de fora para dentro (da serosa para mucosa). Dessa maneira, os cabos dos fios ficarão situados internamente (Figura 6.9). Após a aplicação do nó, suas pontas são cortadas e o nó ficará interno
- Ponto em "U" horizontal: é semelhante ao anterior, ficando a alça do fio na posição horizontal (Figura 6.10). É aplicado para produzir hemostasia e em suturas com tensão (cirurgia de hérnias, suturas de aponeuroses)
- Ponto em "X": chamado também de ponto cruzado ou de reforço. É usado para aumentar a superfície de apoio de uma sutura para hemostasia ou aproximação (Figura 6.11). Pode ser executado com o nó para dentro ou para fora, porém, sempre ficam duas alças cruzadas no interior ou fora do tecido
- Ponto em "U" vertical ou Donati: é a associação de dois pontos simples. Cada lado é perfurado duas vezes, e a alça do fio fica em posição vertical (Figura 6.12). É usado na pele junto com o tecido subcutâneo e consta de duas transfixações, sendo uma transdérmica a 2 mm da borda e a outra perfurante, incluindo a tela subcutânea de 7 a 10 mm da borda. O ponto maior tem a finalidade de sustentação da pele, e o ponto menor produz excelente confrontamento das bordas da ferida, evitando sua inversão
- Sutura contínua (nó inicial, sutura e nó final): existe continuidade do fio entre as alças, tendo somente um nó inicial e um nó final. É de rápida elaboração, mas se houver soltura de um ponto ou ruptura do fio pode ocorrer afrouxamento do conjunto da sutura. Tem tendência a estreitar o calibre da estrutura nas suturas circulares e diminuir o comprimento nas suturas lineares por fenômenos de enrugamento. Por isso, exige técnica perfeita de elaboração, sendo amplamente usada em cirurgias gastrintestinal e cardiovascular e suturas estéticas na pele

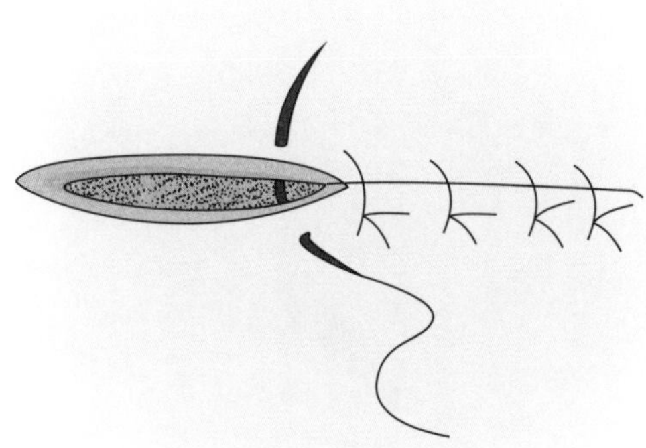

Figura 6.8 Ponto simples.

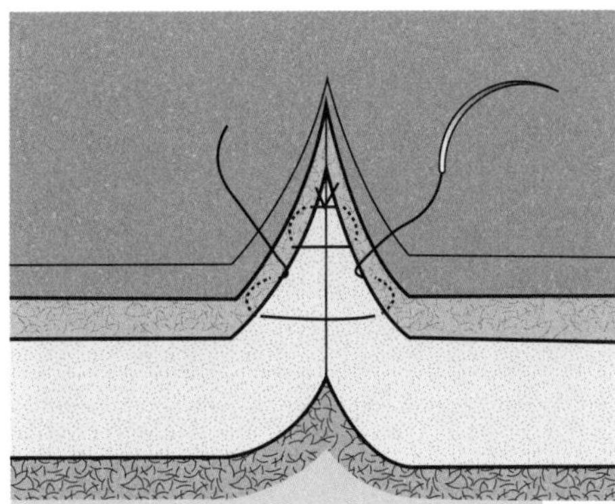

Figura 6.9 Ponto simples invertido.

- Chuleio simples: é de mais fácil e rápida execução e aplicada em bordas não muito espessas e pouco separadas (Figura 6.13). É muito usada em sutura de vasos, por ser bastante hemostática, podendo ser feita isoladamente ou sobre uma sutura preexistente. Tem aplicação também em peritônio, músculos, aponeurose e tela subcutânea. É uma sequência de pontos simples e a direção da alça interna pode ser transversal ou oblíqua em relação à ferida
- Chuleio ancorado: consiste na realização de um chuleio simples, sendo que o fio, depois de passado, é ancorado sucessivamente na alça anterior ou apenas a cada quatro ou cinco pontos (Figura 6.14). O ancoramento serve para dar firmeza à sutura, principalmente nas suturas longas
- Sutura em barra grega: a penetração da agulha ocorre próxima à borda da ferida e é dirigida em sentido transversal a esta, para penetrar no lado oposto, de dentro para fora, saindo a uma distância da borda igual à da primeira penetração. A agulha é novamente introduzida do mesmo lado que saiu, a

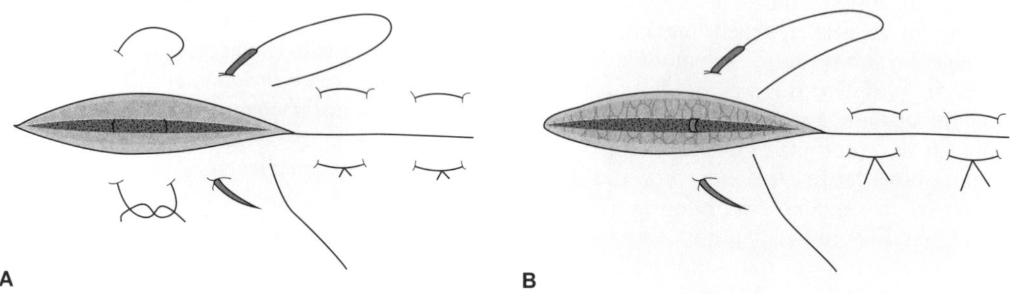

Figura 6.10 A e **B.** Ponto em "U" horizontal.

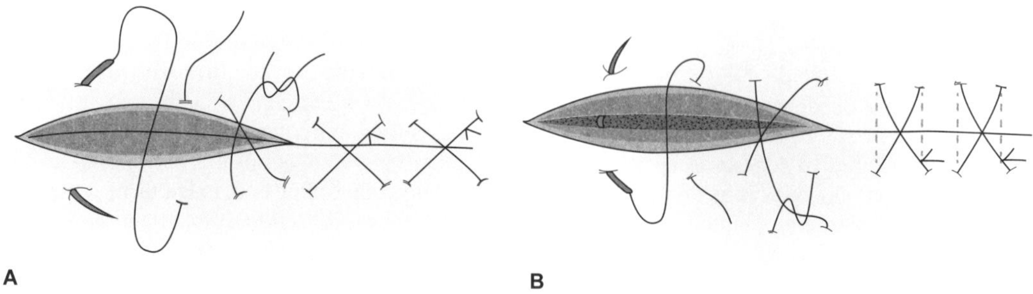

Figura 6.11 A e **B.** Ponto em "X".

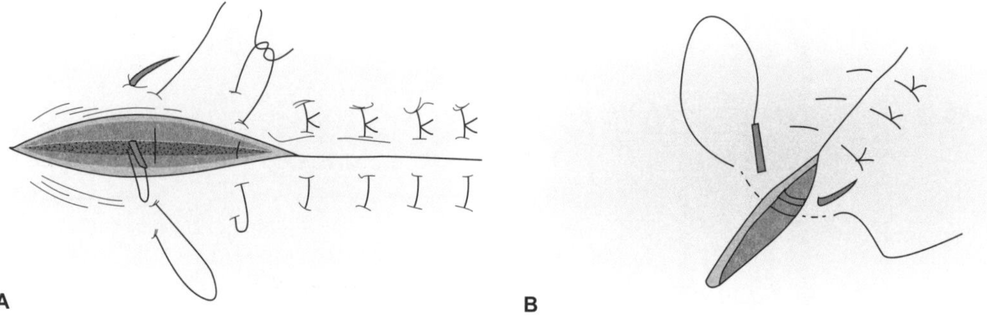

Figura 6.12 A e **B.** Ponto em "U" vertical ou Donati.

poucos milímetros do local, e reconduzida a sair também com a mesma distância da primeira entrada (Figura 6.15). Quando as alças estiverem apoiadas em uma estrutura de apoio (gaze), tem por finalidade evitar que o fio seccione a pele nas suturas de tensão

- Sutura intradérmica: é uma sutura de efeito estético, sendo superior às outras técnicas. Constitui-se de uma sequência de pontos simples longitudinais alternados nas bordas da pele, resultando em excelente confrontamento anatômico.

Teoricamente, a pele não deveria ser suturada, pois os fios entram em contato com folículos pilosos e glândulas sebáceas e sudoríparas, que albergam germes, possibilitando a produção de processo séptico e supuração da ferida.

A sutura ideal é realizada com fios não absorvíveis e impermeáveis a secreções e microrganismos, como o mononáilon 5-0 ou 6-0.

Das suturas estéticas da pele, as intradérmicas são as mais usadas, seguindo o princípio de não transfixarem a pele, obtendo-se melhores resultados estéticos. São realizadas com mononáilon ou monocryl de pequena espessura (5-0 ou 6-0).

A sutura da pele é feita com pontos separados, próximos um do outro e também das bordas da ferida, perpendiculares à incisão e com ligeira eversão das bordas.

A aproximação das bordas da pele pode ser complementada com fitas adesivas, as quais podem, inclusive, substituir as suturas em certos ferimentos. Na falta de material adequado, é preferível essa aproximação com fita adesiva a usar fios grossos com agulhas traumatizantes, pois às vezes é impossível corrigir as cicatrizes resultantes destes fios.

O prazo para retirada dos pontos depende da espessura da pele da região, pois quanto mais fina a pele, mais fácil a cicatrização e, consequentemente, os pontos devem ser retirados mais precocemente. De modo geral, pode-se obedecer aos seguintes prazos:

- Pálpebras (fio 6-0): 3º ao 4º dia
- Nariz (fios 5-0 e 6-0): 4º ao 6º dia
- Face em geral (fios 5-0 e 6-0): 4º ao 6º dia
- Pescoço (fios 4-0 e 5-0): 3º ao 6º dia (proteger com fitas adesivas)
- Tórax, abdome e membros (fios 4-0 e 5-0): 5º ao 12º dia.

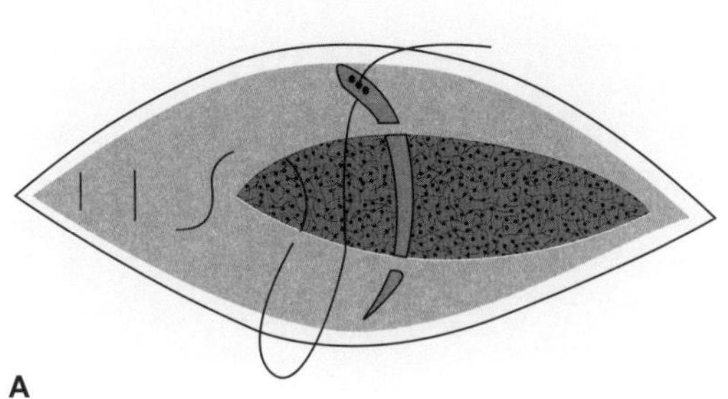

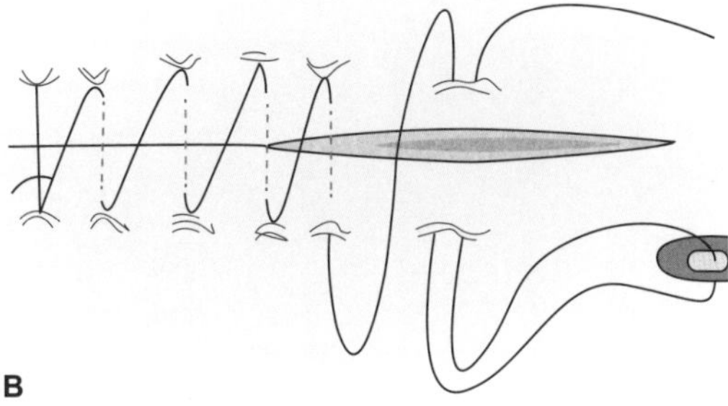

Figura 6.13 A e B. Chuleio.

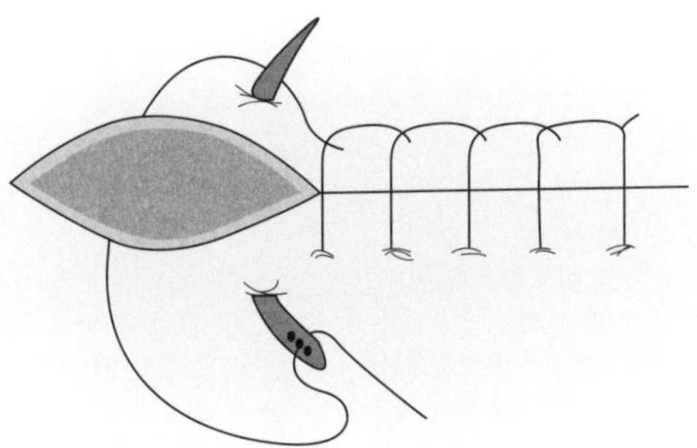

Figura 6.14 Chuleio ancorado.

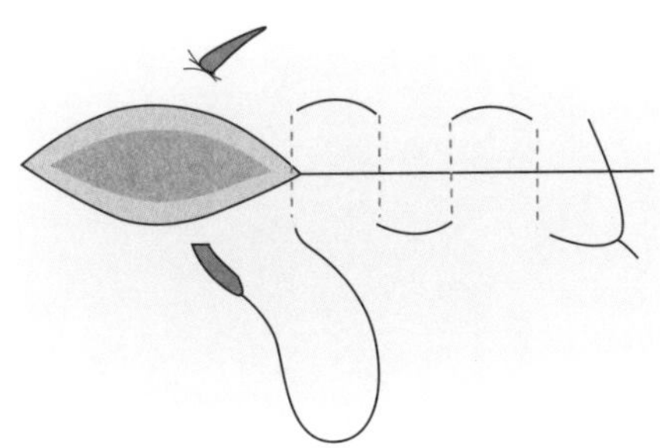

Figura 6.15 Sutura em barra grega.

Os pontos na tela subcutânea devem ser feitos com a finalidade de eliminar o espaço morto e tirar toda a tensão que houver na pele. Assim, quando se procede a sutura da pele, os bordos da incisão já devem estar praticamente unidos.

Utiliza-se na tela subcutânea categute cromado/Vicryl® 3-0 ou 4-0, e na derme, categute simples/Vicryl® 5-0. Nas aponeuroses, utilizam-se pontos separados simples ou em U de algodão 2-0. É contraindicado o uso de suturas contínuas com qualquer tipo de fio ou de pontos com categute simples ou cromado.

Nos músculos, a aproximação das fibras deve ser feita sem tensão, a fim de evitar a isquemia e o esgarçamento muscular. Deve-se usar categute 2-0 ou 3-0, em pontos separados. No peritônio parietal normalmente faz-se sutura contínua com categute simples ou cromado (0 ou 1).

Para sutura gastrintestinal, recomenda-se usar fio de categute na mucosa e fios de algodão 4-0 na seromuscular, ou Prolene® 4-0, em pontos separados. Já em suturas vasculares, os tipos utilizados para as suturas são os monofilamentados (não absorvíveis) e de ácido poliglicólico (absorvível).

Bibliografia

ZOLLINGER, R. M.; ELLISON, E. C. Zollinger's – Atlas of surgical operations. 9.ed. New York: McGraw-Hill Medical; 2011.

Desbridamento

Fernando Campos Moraes Amato e
Alexandre Campos Moraes Amato

7

Considerações gerais

O desbridamento consiste na remoção de material estranho ou desvitalizado de tecido de lesão traumática, ou infectado ou adjacente a esta, até expor-se tecido saudável circundante.

Para uma boa cicatrização, é importante o desbridamento de tecidos desvitalizados e a regularização das margens dos ferimentos, por implicar na retirada de elementos que prolongam a fase inflamatória, retardam a fibroplasia e acarretam cicatrização exagerada e indesejável.

Existem diversas formas de remover os tecidos desvitalizados, podendo ser divididas em:

- Desbridamento não cirúrgico ou conservador:
  - Enzimático ou químico
  - Autolítico
- Desbridamento mecânico:
  - Não cirúrgico
  - Cirúrgico/instrumental.

Considerações anatômicas

Deve-se sempre retirar a menor quantidade possível de tecido, sendo que a definição do limite entre tecido desvitalizado e tecido viável não é fácil, e, muitas vezes, há uma área de penumbra, em que o tecido ainda está vivo, porém sua evolução é incerta. Esse limite é muito tênue e, em estruturas nobres, como face e mãos, que apresentam uma boa irrigação sanguínea, deve-se ter especial atenção em preservar o máximo de tecido viável.

Indicações

Na maioria dos ferimentos, para que haja melhor cicatrização, recomenda-se a limpeza e o desbridamento de tecido desvitalizado, principalmente ferimentos infectados, secretivos ou com odor fétido. Os exemplos mais frequentes estão listados a seguir, lembrando que muitas vezes a lesão pode ser consequência de uma doença de base que deve ser tratada ou compensada antes do desbridamento.

- Úlcera de decúbito
- Úlcera arterial
- Úlcera venosa
- Úlcera em pé diabético
- Necrose e perda de retalhos parcial ou completa
- Necrose e perda de enxerto parcial ou completa
- Traumas
- Queimaduras
- Deiscência e infecção de feridas operatórias.

Contraindicações

Há situações em que não se recomenda o desbridamento de tecido desvitalizado, como no caso de feridas isquêmicas com necrose seca. Nesse caso, é preciso otimizar a condição vascular antes do desbridamento, e a escara atua como barreira mecânica contra a infecção.

Material

- Campo cirúrgico estéril
- Caixa de pequenas cirurgias
- Luvas estéreis
- Lâminas (15 e 22 ou 23)
- Gaze
- Compressas
- Fios de náilon 3-0 e 4-0
- Bisturi elétrico
- 500 mℓ de soro fisiológico 0,9%

- 250 mℓ de soro fisiológico 0,9%
- Anestésico local
- Seringa de 20 mℓ
- Agulhas 40 × 12, 25 × 7 e insulina
- Antisséptico (Povidine® ou clorexidina), considerar o uso apenas fora da área cruenta
- Foco de luz auxiliar.

Avaliação e preparo do paciente

- Explicar o procedimento para o paciente ou responsável, caso o paciente não tenha condições de se comunicar
- Solicitar termo de consentimento assinado
- Palpar pulsos arteriais
- Avaliar exames, principalmente hemoglobina, hematócrito e coagulograma.

Técnica

Desbridamento não cirúrgico ou conservador

Esta técnica consiste na utilização de substâncias tópicas e curativos que ajudam no processo de desbridamento.

O desbridamento enzimático ou químico envolve a utilização de enzimas proteolíticas que estimulam a degradação do tecido desvitalizado. É seletivo e pouco agressivo. Tem como principais exemplos, a colagenase e a papaína, enzima proteolítica de origem vegetal.

O desbridamento autolítico é um processo que utiliza os próprios leucócitos e enzimas para a degradação do tecido necrótico. É seletivo e confortável, porém lento. A manutenção do meio úmido é necessária para promover o desbridamento, além de prevenir a desidratação e a morte celular. Esse mecanismo é promovido em diversos curativos, como hidrogel, alginatos e hidrocoloides.

Desbridamento mecânico

O desbridamento com o uso de força física, utilizando pinças e gazes pode causar dano à ferida, traumatizando o tecido de granulação e piorando o processo de granulação. Portanto, deve ser realizado com cautela.

Recomenda-se realizar irrigação com solução salina a 0,9% no intervalo de pressão de 4 a 15 Psi, abaixo desse intervalo, a limpeza não é efetiva, e acima, poderá causar dano ao tecido viável. Pode-se atingir uma pressão de 8 Psi na irrigação utilizando uma agulha 40/12 e seringa de 20 mℓ ou um frasco de soro fisiológico de 125 mℓ ou 250 mℓ com diferentes perfurações.

O desbridamento cirúrgico pode ser feito à beira do leito, ambulatorialmente ou no centro cirúrgico, sendo este último o mais eficaz, possibilitando a remoção de extensas áreas em pouco tempo, porém com o risco aumentado de sangramento.

Apesar de ser o ideal, pode não estar disponível, ou o paciente pode não ter condições clínicas para ser submetido à anestesia, ou ter risco de sangramento aumentado com o uso de medicações anticoagulantes, alterações plaquetárias e de coagulograma.

O tecido desvitalizado é indolor, porém o tecido viável subjacente a ele é extremamente doloroso. O uso de agentes anestésicos no local é recomendado, e quando a área for extensa, considerar a anestesia geral para não ultrapassar as doses limites dos anestésicos. Em crianças, pode ser necessário associar a sedação, pela dificuldade de cooperação.

Em casos de pacientes acamados, com grandes áreas necróticas, e que apresentam limitações clínicas que contraindicam um procedimento cirúrgico, pode-se associar métodos e fazer um desbridamento mecânico removendo apenas a placa necrótica, facilitando a aplicação de substâncias tópicas que promovem o desbridamento enzimático e autolítico a seguir.

A limpeza de feridas abertas com agentes antissépticos e desinfetantes é questionável, pelo risco de lesão de tecidos viáveis e importantes para a cicatrização, como leucócitos, fibroblastos e macrófagos, com consequente alentecimento do processo de cicatrização.

Cuidados durante o procedimento

- Apesar de as feridas abertas com tecido necrótico estarem colonizadas e muitas vezes infectadas, é importante preservar o máximo de tecido, e ter toda a preocupação e os cuidados de antissepsia de um procedimento cirúrgico, para evitar novas contaminações, ou seja, nova infecção, por outros microrganismos
- No preparo da área a ser desbridada, considerar o uso do antisséptico apenas ao redor da área cruenta, para não lesar tecidos viáveis e realizar limpeza exaustiva com solução salina a 0,9%
- Quando o desbridamento estiver associado à outra cirurgia no mesmo sítio operatório com exposição de tecidos nobres (ossos, vasos, cartilagens), abertura de cavidades (p. ex.: abdominal) ou exposição de materiais

sintéticos (implantes e próteses), a antissepsia deve ser rigorosa, mesmo na área cruenta, para diminuir o risco de infecções graves e de difícil tratamento

- Quando utilizado anestésico local, evitar soluções com vasoconstritor em úlceras isquêmicas e em extremidades, pois podem causar piora da ferida
- Deixar o material separado, para eventual hemostasia
- Selecionar previamente o curativo que será utilizado e deixá-lo à disposição
- Não realizar o procedimento sozinho
- Fazer coleta de cultura de material profundo (p. ex.: biopsia de tendão, osso, cartilagem)
- Não se recomenda coleta superficial com *swab* da ferida, por favorecer o crescimento de bactérias colonizadas e não necessariamente responsáveis pela infecção.

Cuidados após o procedimento

Após a manipulação de feridas e o desbridamento, deve-se escolher a melhor cobertura para curativo. Essa decisão pode variar de acordo com a localização da ferida, do leito desbridado, das condições clínicas do paciente e dos materiais disponíveis. O ideal é utilizar material estéril, que proteja e mantenha a ferida úmida, não cause desconforto ou dor, tenha propriedades bactericidas e bacteriostáticas, e seja capaz de desbridar o tecido desvitalizado restante sem agredir o tecido viável remanescente. Entretanto, apesar da grande variedade de curativos disponíveis, nenhum tem todas essas qualidades.

Além dos cuidados com a ferida, recomenda-se o controle e a estabilidade clínica do paciente. É importante realizar uma avaliação nutricional adequada, e quando necessário fazer uma dieta hiperproteica e hipercalórica, com reposição de macronutrientes, micronutrientes e vitaminas.

Complicações

A principal complicação consiste em sangramento. A infecção local pode ocorrer principalmente pela quebra da barreira mecânica, causada por escara e exposição de tecidos, e muito raramente pode evoluir para sepse. Caso o desbridamento seja muito agressivo, pode-se aumentar a área da ferida, o que eleva o risco de infecção, o tempo de cicatrização e o tamanho da cicatriz final, além de favorecer a perda de líquidos e eletrólitos. Em casos de ferimentos em membros e extremidades com insuficiência arterial, o desbridamento pode descompensar o quadro clínico, comprometendo a viabilidade do membro.

Pode ocorrer reação alérgica quando utilizadas substâncias tópicas para desbridamento, limpeza ou curativo. Por isso, é importante sempre verificar o histórico do paciente e alertar ele e os familiares sobre a substância utilizada.

Bibliografia

FERREIRA, L. M. Guia de cirurgia plástica. Barueri: Manole; 2007.

MÉLEGA, J. M. Cirurgia plástica – Fundamentos e arte. Rio de Janeiro: Guanabara Koogan; 2009.

Seção **2**

Vias de Administração

Injeção Intramuscular

8

Alexandre Campos Moraes Amato

Consideração geral

As injeções intramusculares depositam o medicamento profundamente no tecido muscular.

Considerações anatômicas

A escolha do local deve ser cuidadosa, considerando o estado físico geral do paciente e a finalidade do medicamento. Os músculos glúteos (médio, mínimo e quadrante superior externo do glúteo máximo) são mais usados em adultos saudáveis, enquanto o deltoide pode ser utilizado para pequenos volumes (até 2 mℓ; Tabela 8.1). Os músculos glúteos só podem ser empregados em crianças pré-escolares, que já deambulam há cerca de 1 ano. Para lactentes e crianças, usa-se, com frequência, o músculo vastolateral da coxa. Em lactantes, é possível utilizar o músculo retofemoral, que é contraindicado em adultos.

- Deltoide: identificar o processo acromial e o ponto do lado do braço alinhado com a axila. Inserir a agulha 2,5 a 5 cm abaixo do processo acromial, em geral dois a três dedos, em um ângulo de 90° em direção ao processo. Aplicar, no máximo, 2 mℓ nesse local (Figura 8.1)
- Glúteo dorsal: traçar uma linha a partir da espinha ilíaca superior posterior até o trocanter maior do fêmur e injetar acima e externamente a ela, ou dividir a nádega do paciente em quadrantes e injetar no quadrante superior externo (Figuras 8.2 e 8.3), 5 a 7,5 cm abaixo da crista ilíaca. Inserir a agulha em ângulo de 90°. Aplicar no máximo 5 mℓ
- Glúteo ventral: localizar o trocanter maior do fêmur com a mão e levar os dedos indicador e médio da espinha ilíaca superior anterior até onde alcançar ao longo da crista ilíaca. Inserir a agulha entre os dois dedos em um ângulo de 90° com a musculatura, retirando os dedos antes da injeção, para maior segurança. Aplicar no máximo 5 mℓ
- Vasto lateral: usar o músculo lateral do quadríceps desde a largura correspondente a de uma das mãos abaixo do trocanter maior à mesma largura acima do joelho (Figuras 8.4 e 8.5). Inserir a agulha no terço médio distal do músculo, paralelamente à superfície em que o paciente esteja deitado. Traça-se um retângulo, que será delimitado pelas linhas média anterior e lateral da coxa, aproximadamente 15 cm abaixo do trocanter maior do fêmur, e 12 cm acima do joelho, em uma faixa de 7 a 10 cm de largura (Figura 8.6). Após a delimitação do retângulo, divide-se o quadrilátero em duas partes iguais, pela técnica já descrita, empregando a metade distal como local de escolha para a injeção (Figura 8.7). Recomenda-se utilizar a porção inferior do terço médio da coxa, por se tratar de uma região menos inervada, o que acarretará um procedimento menos dolorido, com maior conforto para o paciente. Aplicar no máximo 4 mℓ.

Tabela 8.1 Distribuição das regiões de injeção intramuscular em relação à escolha de indicação (adultos e crianças).

Região de injeção	Escolha de indicação
Ventro-glútea	Primeira
Anterolateral da coxa	Segunda
Dorso-glútea	Terceira
Deltóidea	Quarta

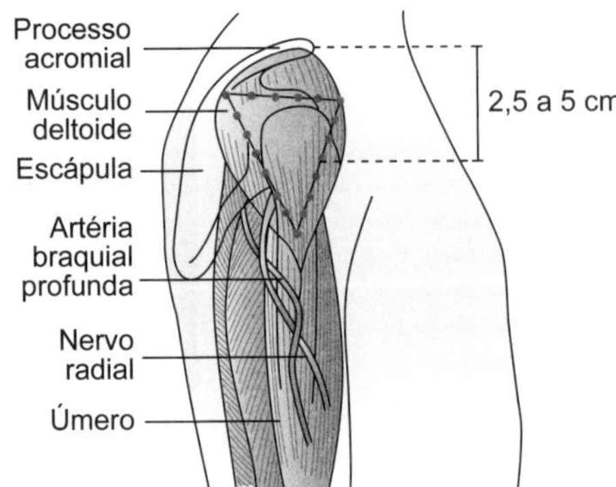

Figura 8.1 Perfil direito mostrando a musculatura do braço. A área destacada no músculo deltoide é a região indicada para aplicar a injeção. Também se evidencia a relação com estruturas importantes.

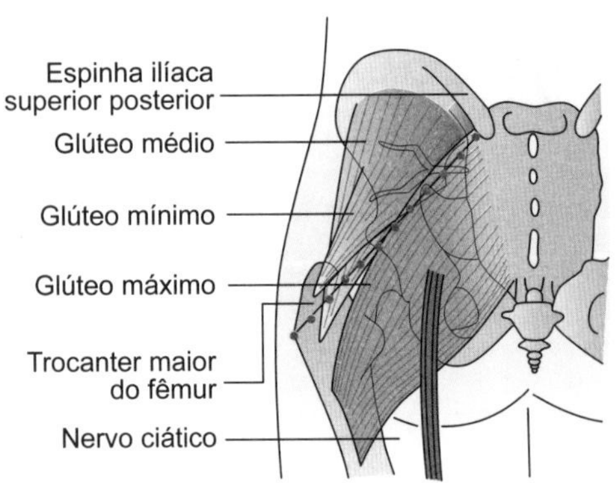

Figura 8.2 Vista posterior da região sacra mostrando musculatura glútea esquerda e o nervo ciático, estrutura importante, cuja localização deve ser bem conhecida para evitar complicações.

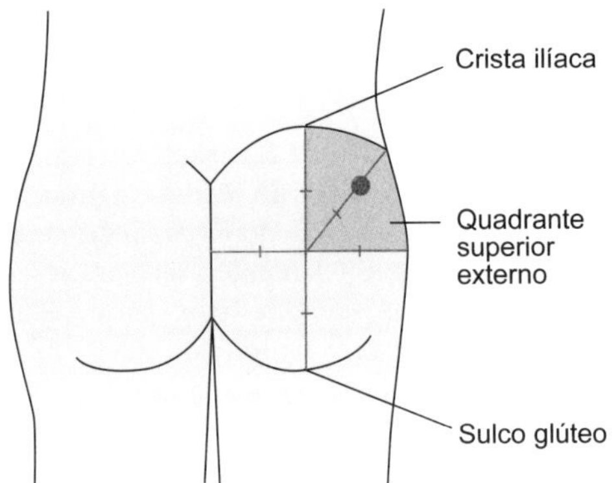

Figura 8.3 Vista posterior evidenciando a divisão da nádega em quatro quadrantes – o superior externo é o mais seguro para injeções, pois se desvia de estruturas importantes. Traça-se uma linha imaginária formada pela bissetriz dos eixos, a qual é dividida em três, e opta-se pelo terço distal como o mais seguro.

Indicação

Quando a via oral ou endovenosa não puder ser utilizada e o medicamento tiver apresentação intramuscular.

Contraindicações

- Área de aplicação inflamada, infeccionada ou edemaciada
- Cicatrizes
- Coagulopatia
- Doença vascular periférica oclusiva
- Terapia trombolítica
- Choque.

Material

- Principal:
  - Medicação a ser administrada
  - Diluente, se necessário
  - Seringa de 3 ou 5 mℓ
  - Agulha de 20 a 25 G de 7,5 cm. O comprimento da agulha depende do local da injeção, da quantidade de tecido subcutâneo e do volume muscular do paciente. O calibre deve ser maior para substâncias viscosas e suspensões
- Assepsia:
  - Luvas de procedimento
  - Compressa, gaze ou algodão embebido em álcool
- Curativo/fixação:
  - Tintura de benjoim (opcional)
  - Esparadrapo ou Micropore®
  - Gelo (opcional).

Avaliação e preparo do paciente

- Explicar o procedimento, se o paciente estiver consciente
- Verificar se o paciente é alérgico a alguma medicação ou diluente
- Verificar a coloração da medicação e evitar substâncias turvas, com a cor alterada ou precipitado, a não ser que haja permissão do fabricante para uso com tais alterações, pois alguns medicamentos têm essas características normalmente
- Solicitar termo de consentimento assinado, se possível

- Colocar o paciente em posição confortável, em pé ou em decúbito ventral horizontal, sob boa iluminação
- Passar gaze embebida em álcool em torno do colo da ampola e rodá-la para retirar o ar do alto. Abri-la direcionando a parte superior para cima, longe de seus olhos e além de seu corpo. Retirar o medicamento mantendo o bisel abaixo do nível da medicação. Retirar o ar da seringa, sacudindo-a (petelecos ajudam), e cobrir a agulha com a tampa. Para reconstituir medicamentos em pó, seguir as instruções fornecidas pelo fabricante, certificando-se de que todos os cristais foram dissolvidos na solução. Aquecer o frasco com as mãos pode acelerar a dissolução do fármaco, desde que permitido pelo fabricante. Limpar a tampa do medicamento com gaze embebida em álcool e retirar a quantidade necessária da medicação
- Se o paciente tiver muita dor, considerar adormecer o local com gelo antes da aplicação e, no caso de mais de 5 mℓ de solução, injetar em locais separados
- Escolher e adaptar a agulha apropriada. Agulhas mais calibrosas são para substâncias mais viscosas.

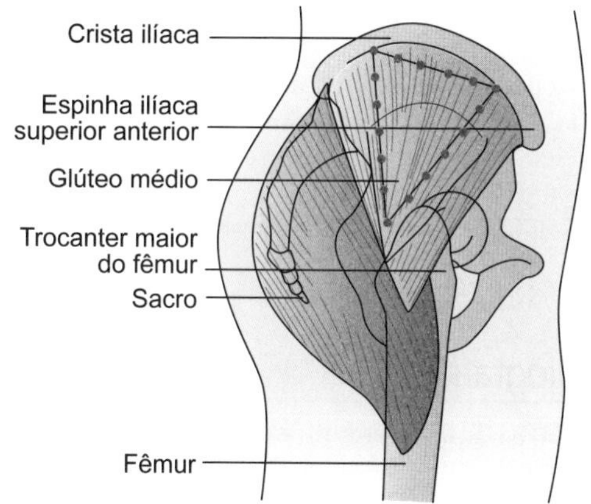

Figura 8.4 Vista lateral mostrando área segura para injeções, que pode ser definida pela mão espalmada do examinador.

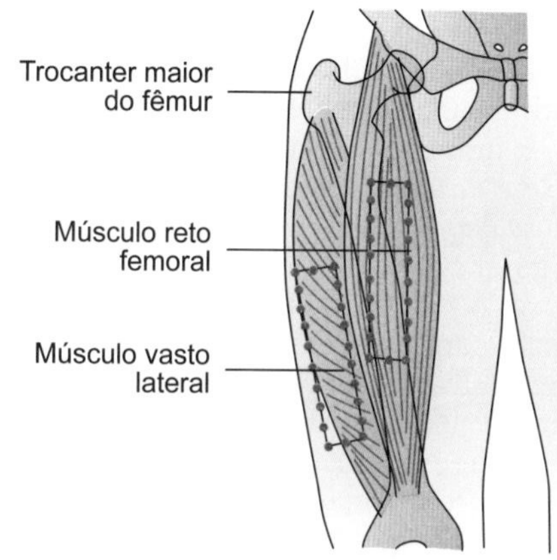

Figura 8.5 Vista anterior demonstrando possíveis áreas para injeção nos músculos reto femoral e vasto lateral.

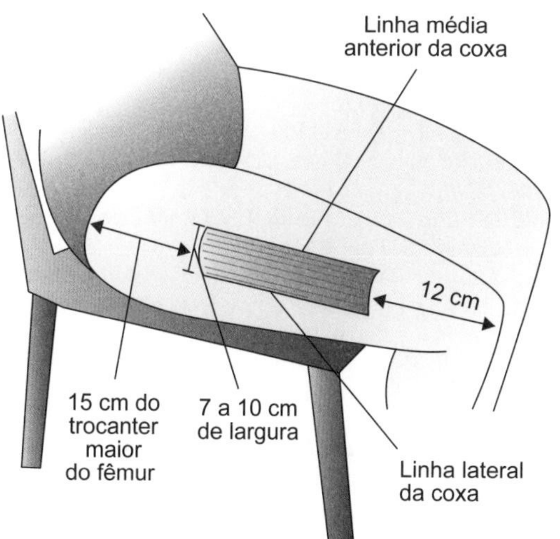

Figura 8.6 Área indicada para injeção intramuscular na região anterolateral da coxa.

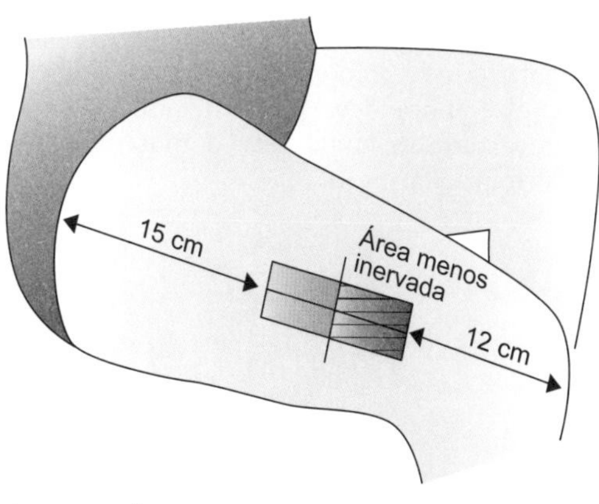

Figura 8.7 Área proposta para injeção intramuscular menos dolorosa na região anterolateral da coxa. A metade distal do retângulo é o local escolhido para a aplicação.

Técnica

- Escolher o local para administração do medicamento
- Limpar a pele com o algodão embebido em álcool para adstringência e assepsia
- Afrouxar a bainha protetora da agulha, mas ainda não retirar
- Esticar levemente a pele, com o polegar e o indicador da mão não dominante
- Retirar a agulha da bainha, deslizando-a entre os dedos da mão não dominante e puxando a seringa para trás
- Posicionar a seringa em um ângulo de 90° com a superfície cutânea (Figura 8.8)
- Solicitar ao paciente que relaxe a musculatura para diminuir a dor e prevenir sangramentos
- Introduzir a agulha em um movimento rápido e firme, porém não grosseiro, através da pele e do subcutâneo, aprofundando-a até a musculatura
- Segurar a seringa com a mão não dominante
- Puxar o êmbolo para trás, com a mão dominante, para verificar se há refluxo sanguíneo e se a agulha está em um vaso. Não aparecendo sangue, injetar a medicação lentamente no músculo. Não deve haver muita resistência; uma injeção lenta e contínua faz o músculo se distender gradualmente, sem necessidade de muita pressão no êmbolo e com menos dor
- Aparecendo sangue na seringa, interromper a injeção, retirar a agulha, comprimir o local puncionado e preparar nova injeção com outro material em outro local. Não injetar solução contendo sangue
- Após a injeção, retirar delicadamente a agulha no mesmo ângulo de entrada
- Cobrir o local com compressa embebida em álcool e aplicar leve pressão. Caso não seja contraindicado, massagear o músculo para distribuir o fármaco

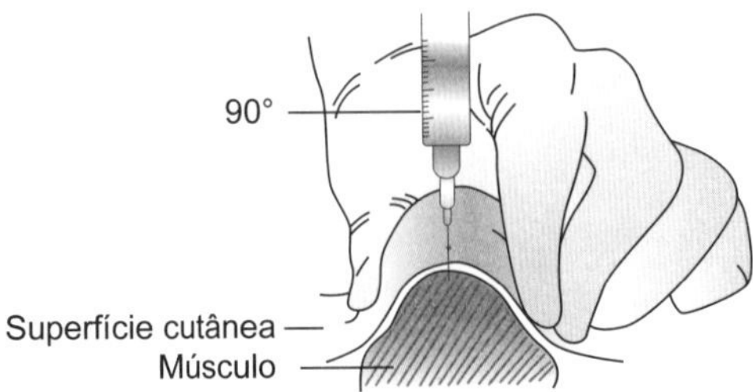

Figura 8.8 Inserir a agulha em um ângulo de 90° com a superfície cutânea.

- Retirar a compressa embebida em álcool e inspecionar o local à procura de sangramento: se houver, fazer pressão local.

Cuidados após o procedimento

- Observar possíveis reações adversas por, no mínimo, 30 min
- Descartar todo o material utilizado
- Alternar os locais de aplicação
- Pode ocorrer aumento nos níveis séricos de creatinofosfoquinase (CPK).

Complicações

- Abscesso (ver Capítulo 61 – Drenagem de Abscesso Cutâneo)
- Depósitos de medicação não absorvida
- Fibrose local
- Flebite
- Sangramento
- Relativas ao medicamento administrado: fenômenos alérgicos
- Embolia.

Bibliografia

APPLING, S. E. Procedimentos em enfermagem. v. 2. São Paulo: Ernesto Reichmann, 2002.

CASSIANI, S. H. B.; RANGEL, S. M.; FRANCISCO, T. Complicações locais pós-injeções intramusculares em adultos: revisão bibliográfica. Medicina, v. 32, p. 444-450, out./dez. 1999. Disponível em: http://www.fmusp.usp.br/revista/1998/vol31n1/complicacoes_aplicacoes_intramuscular.pdf.

GIOVANETTI, M. et al. Necrose tecidual: efeito colateral do diclofenaco de sódio. Relato de casos e discussão da fisiopatologia. Rev. Hosp. Clin. Fac. Med. USP, v. 48, p. 39-42, 1993.

GREENBLATT, D.; ALLEN, M. D. Intramuscular injection-site complications. JAMA, v. 240, p. 542-544, 1978.

GREENBLATT, O. J.; WESER, J. K. Intramuscular injection of drugs. N. Engl. J. Med., v. 295, p. 542-546, 1976.

McIVOR, A.; PALUZZIN, M.; MEGUID, M. Intramuscular injection abscess – past lessons relearned. N. Engl. J. Med., v. 324, p. 1897-1898, 1991.

ROCHA, R. P. et al. Distribuição do nervo cutâneo lateral da coxa na área de injeção intramuscular. Rev. Assoc. Med. Bras., v. 48, n. 4, p. 353-356, 2002. Disponível em: http://www.scielo.br/scielo.php?script=sci_pdf&pid=S0104-42302002000400044&lng=en&nrm=iso&tlng=pt.

ROCHA, R. P.; FERNANDES, G. J. M.; VENGJER, A. et al. Distribution of the lateral cutaneous nerve of the thigh in the area of intramuscular injection. Rev. Assoc. Med. Bras. São Paulo, v. 48, n. 4, out/dez 2002.

Injeção Intravenosa

Alexandre Campos Moraes Amato

Considerações gerais

A injeção intravenosa (IV) permite a administração rápida de fármacos e é ideal em situações de emergência. Doses de medicamentos em *bolus* podem ser administradas diretamente em uma veia por meio de equipo intravenoso existente ou de um injetor para acesso vascular implantado. A punção venosa pode ser feita para obter sangue venoso, em geral na fossa antecubital, no dorso da mão ou do pé ou na veia do antebraço.

Considerações anatômicas

- Escolher as veias mais calibrosas e adequadas para uma injeção, diluindo o medicamento e diminuindo a irritação vascular (Figura 9.1)
- Optar pelas veias mais distais possíveis, preservando a integridade venosa para se houver necessidade de uso posterior para fístulas arteriovenosas (ver Capítulo 22 – Fístula Arteriovenosa para Hemodiálise).

Indicação

Quando as vias oral e intramuscular não puderem ser utilizadas e o medicamento tiver apresentação intravenosa. Sempre que possível, por ser a menos invasiva.

Contraindicações

- Local de aplicação inflamado, infeccionado ou edemaciado
- Regiões com cicatrizes
- Vigência de terapia trombolítica.

Material

- Principal:
  - Medicação a ser administrada
  - Diluente, se necessário
  - Seringa de 3 ou 5 mℓ e outra seringa com soro fisiológico a 0,9%
  - Agulha de 20 G ou apropriada para cateter implantado

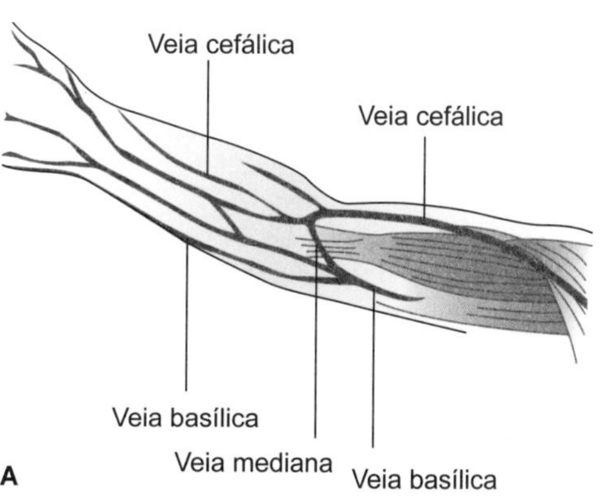

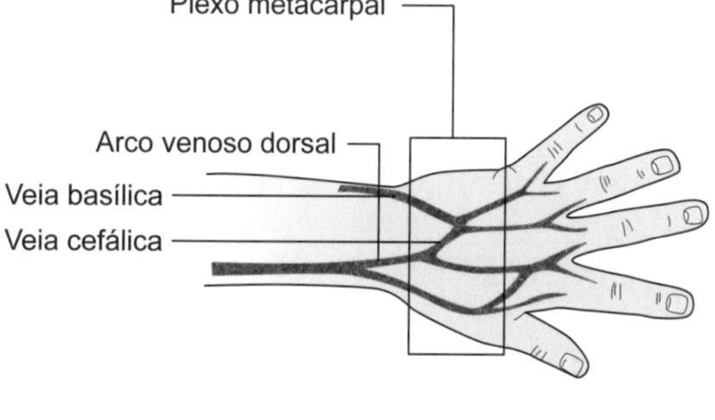

Figura 9.1 Representação esquemática das veias de membro superior. As veias basílicas e cefálicas, embora boas para injeções intravenosas, frequentemente são utilizadas para realização de fístula arteriovenosa. Sempre que possível, usar o plexo metacarpal. A. Face anterior de braço e antebraço. B. Dorso da mão.

  - Torniquete
  - Escalpelo com cateter
- Assepsia:
  - Luvas de procedimento
  - Gaze ou algodão embebido em álcool ou polivinilpirrolidona-iodo (PVP-I)
- Curativo/fixação:
  - Tintura de benjoim (opcional)
  - Esparadrapo ou Micropore®
  - Gelo (opcional).

Avaliação e preparo do paciente

- Explicar o procedimento para o paciente, se ele estiver consciente. Se for criança, explicar à mãe e pedir-lhe que a contenha junto ao peito e, ao pai, que mantenha imóvel o local da veia escolhida (ver Capítulo 2 – Técnicas de Contenção em Pediatria)
- Procurar saber se o paciente é alérgico a alguma medicação, se tem asma, urticária ou edema de Quincke
- Verificar a coloração da medicação e evitar substâncias turvas, com a cor alterada ou com precipitado, a não ser que haja permissão do fabricante para uso com tais alterações
- Solicitar termo de consentimento assinado, se possível
- Colocar o paciente, se for adulto, em posição confortável, sentado ou em decúbito dorsal horizontal, sob boa iluminação
- Passar gaze embebida em álcool em torno do colo da ampola e rodá-la para retirar o ar do alto. Abrir direcionando a parte superior para cima, longe de seus olhos e além de seu corpo. Aspirar o conteúdo, mantendo o bisel abaixo do nível da medicação. Retirar o ar da seringa, sacudindo-a. Cobrir a agulha com a tampa. Para dissolver o pó, seguir as instruções fornecidas pelo fabricante, certificando-se de que a totalidade do sal foi atingida e diluída pelo solvente. Aquecer o frasco com as mãos pode acelerar a dissolução do fármaco. Limpar a tampa do frasco com gaze embebida em álcool e retirar a quantidade necessária a ser aplicada.

Técnica

- Aplicar torniquete acima do local desejado para distender a veia:
  - Massagear o local com suavidade, sem bater. Os "tapinhas" sobre a veia devem ser evitados, pois além de dolorosos podem lesar o vaso, sendo desnecessários
  - Abrir e fechar a mão, fletir e estender o antebraço são exercícios recomendados: podem facilitar o procedimento
  - Aquecer o local com compressas mornas ou bolsas de água quente também pode ajudar
- Escolher o local para administração do medicamento, visando à necessidade momentânea e projetando necessidades futuras
- Limpar a pele com gaze embebida em álcool ou iodopovidona, em movimento radial para fora do local de punção, evitando recontaminação com bactérias cutâneas
- Posicionar a agulha do escalpelo em um ângulo de 30° com a superfície cutânea, com o bisel para cima. A agulha deve penetrar 6 mm na veia
- Quando vier sangue no tubo, adaptar a seringa com medicação
- Puxar o êmbolo com a mão dominante para verificar se há refluxo sanguíneo, indicando que a agulha está em uma veia. Se o êmbolo for expelido pela força do sangue, é porque está em uma artéria, devendo-se retirar e comprimir. Se não aparecer sangue, tentar novamente. No caso de realizar uma punção venosa para coleta de sangue, não puxar o êmbolo com rapidez, pois isso pode fazer a veia colabar. Se estiver usando um tubo a vácuo, segurar a agulha com firmeza, empurrar o tubo até a agulha e puncionar a tampa de borracha, pois o sangue irá fluir para o tubo automaticamente
- Retirar o torniquete
- Injetar a medicação lentamente, indagando se o paciente sente algo. Diminuir a velocidade ou, se for o caso, interromper a administração
- Puxar o êmbolo novamente, visando ao refluxo sanguíneo, para confirmar que a agulha e a medicação estão no local correto
- Irrigar o cateter com soro fisiológico a 0,9%, para infundir toda a medicação que restou no sistema
- Retirar a agulha e aplicar pressão com gaze estéril no local puncionado, por pelo menos 3 min. O tempo recomendado é de 5 min
- Realizar um curativo oclusivo pequeno.

Cuidados após o procedimento

- Observar possíveis reações adversas por, no mínimo, 30 min
- Verificar sinais de anafilaxia
- Descartar todo o material utilizado.

Complicações

- Extravasamento do medicamento: necrose tecidual
- Flebite
- Sangramento, equimose, hematoma e pseudoaneurisma
- Relativas ao medicamento administrado: fenômenos alérgicos
- Embolia
- Esclerose venosa
- Infecções e abscessos.

Bibliografia

APPLING, S. E. Procedimentos em enfermagem. v. 2. São Paulo: Ernesto Reichmann; 2002.

Injeção Subcutânea

Alexandre Campos Moraes Amato

Considerações gerais

A injeção subcutânea (SC) deposita o medicamento no tecido subcutâneo, causando menor traumatismo tecidual e implicando menor risco de atingir grandes vasos e nervos. Nesse caso, o fármaco é absorvido por capilares.

Considerações anatômicas

As principais áreas para aplicar a injeção subcutânea são os coxins gordurosos no abdome, as partes superior e lateral das coxas, as nádegas e as regiões medial e posterior dos braços. Para alguns medicamentos, como insulina e anticoagulantes, deve-se fazer rodízio dos locais. Ao utilizar a mesma área novamente, selecionar um local diferente. O local preferencial de administração das heparinas é o baixo-ventre, 5 cm abaixo da cicatriz umbilical, entre as cristas ilíacas direita e esquerda (Figura 10.1). Local inflamado, infeccionado ou edemaciado deve ser evitado, bem como cicatrizes.

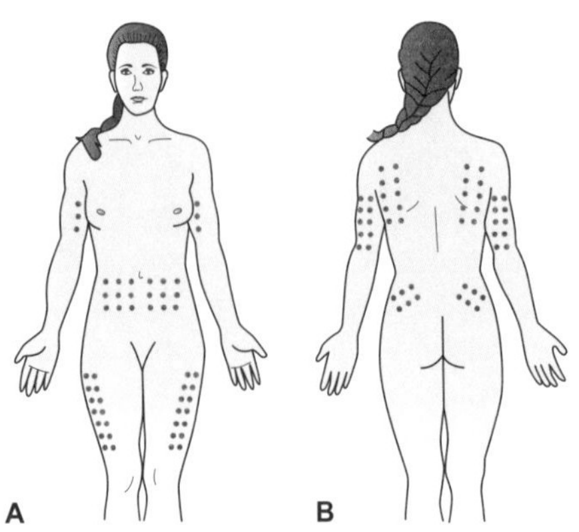

Figura 10.1 A e B. Áreas passíveis de administração de medicamento subcutâneo.

Indicação

Quando as vias oral e intravenosa não puderem ser utilizadas e o medicamento tiver apresentação subcutânea.

Contraindicação

A coagulopatia é uma contraindicação relativa.

Material

- Principal:
  - Medicação a ser administrada
  - Diluente, se necessário
  - Seringa de 1 a 3 mℓ
  - Agulha de 25 a 27 G curta (1 a 1,5 cm)
- Assepsia:
  - Luvas de procedimento
  - Compressa, gaze ou algodão embebido em álcool, polivinilpirrolidona-iodo (PVP-I) ou clorexidina (opcional)
- Curativo/fixação:
  - Tintura de benjoim (opcional)
  - Esparadrapo ou Micropore®
  - Gelo (opcional), para analgesia.

Avaliação e preparo do paciente

- Explicar o procedimento, caso o paciente esteja consciente
- Verificar se o paciente é alérgico a alguma medicação
- Verificar a coloração da medicação e evitar substâncias turvas, com a cor alterada ou com precipitado, a não ser que haja permissão do fabricante para uso com tais alterações
- Colocar o paciente em posição confortável, sob boa iluminação
- Passar gaze embebida em álcool em torno do colo da ampola e rodá-la para retirar o ar do

alto. Abrir direcionando a parte superior da ampola para além de seu corpo e longe de seus olhos. Retirar o medicamento, mantendo o bisel abaixo do nível da medicação. Retirar o ar da seringa, sacudindo-a (petelecos ajudam) e cobrir a agulha com a tampa. Para reconstituir medicamentos sólidos, seguir as instruções fornecidas pelo fabricante, certificando-se de que todos os cristais foram dissolvidos na solução. Aquecer o frasco com as mãos pode acelerar a dissolução do fármaco, desde que permitido pelo fabricante. Limpar a tampa do medicamento com gaze embebida em álcool e retirar a quantidade necessária da medicação

- Se o paciente apresentar muita dor, considerar adormecer o local com gelo antes da aplicação, compressão firme bidigital da área selecionada também pode minimizar a dor, desviando a atenção do paciente
- Adaptar a agulha apropriada.

Técnica

- Escolher o local para administração do medicamento, visando à necessidade momentânea
- Limpar a pele com algodão embebido em álcool, começando no centro e fazendo um movimento circular espiral, evitando trazer microrganismos para o centro
- Esperar a pele secar
- Afrouxar a bainha protetora da agulha, mas sem retirá-la
- Segurar a pele com a mão não dominante e levantar o tecido subcutâneo, formando uma prega de gordura com mais ou menos 2,5 cm
- Retirar a agulha da bainha, deslizando-a entre os dedos da mão não dominante, e puxar a seringa para trás
- Posicionar a seringa em um ângulo de 45 a 90° com a superfície cutânea, com o bisel para cima. Algumas medicações devem ser aplicadas sempre em 90°, e isso deve ser informado pelo fabricante (Figura 10.2)
- Introduzir a agulha rapidamente em um movimento firme, mas não grosseiro, através da pele e do subcutâneo
- Liberar a pele, afrouxando o tecido
- Segurar a seringa com a mão dominante
- Puxar o êmbolo para trás com a mão dominante, para verificar se há refluxo sanguíneo e se a agulha está em um vaso. Esse procedimento não é necessário com administração de heparina, para evitar hematomas. Se não aparecer sangue, injetar a medicação lentamente no subcutâneo. Não deve haver muita resistência, uma injeção lenta e contínua faz o tecido subcutâneo se distender gradualmente, sem necessidade de muita pressão no êmbolo (Figura 10.3)
- Se aparecer sangue na seringa, interromper a injeção, retirar a agulha, comprimir o local puncionado até a coagulação (5 min) e preparar nova injeção, com outro material, em outro local. Não injetar solução contendo sangue
- Após a injeção, retirar rápida e delicadamente a agulha no mesmo ângulo de entrada
- Cobrir o local com compressa embebida em álcool e aplicar leve pressão. Pode-se massagear para distribuir o fármaco, sendo contraindicado quando o medicamento utilizado for heparina ou insulina
- Retirar a compressa embebida em álcool e inspecionar o local à procura de sangramentos. Se houver, fazer compressa local por, no mínimo, 10 min.

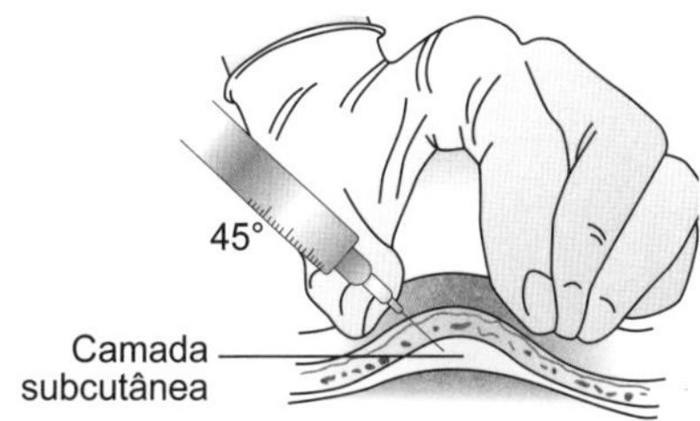

Figura 10.2 Aplicação medicamentosa no subcutâneo em ângulo de 45°.

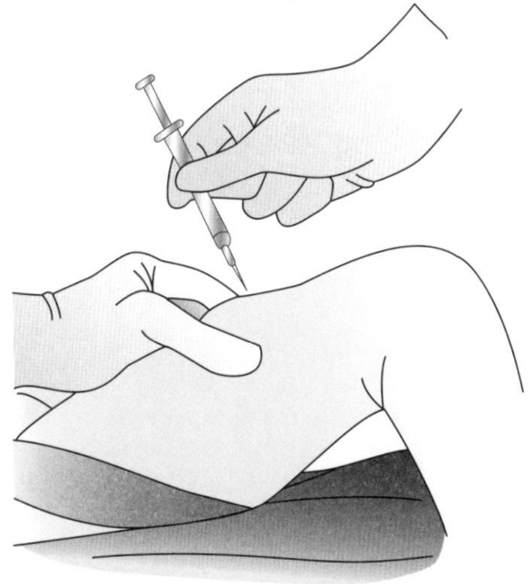

Figura 10.3 Aplicação de medicamento subcutâneo na face lateral da coxa.

Cuidados após o procedimento

- Observar possíveis reações adversas por, no mínimo, 30 min
- Descartar todo o material utilizado
- Alternar os locais de aplicação.

Complicações

- Abscesso (ver Capítulo 61 - Drenagem de Abscesso Cutâneo)
- Lipodistrofia
- Depósitos de medicação não absorvida
- Fibrose local
- Flebite
- Sangramento e hematomas
- Relativas ao medicamento administrado: fenômenos alérgicos
- Embolia.

Bibliografia

APLLING, S. E. Procedimentos em enfermagem. v. 2. São Paulo: Ernesto Reichmann; 2002.

Acesso Intraósseo

Alexandre Campos Moraes Amato

Considerações gerais

O acesso intraósseo é uma via de reanimação de curta duração utilizada principalmente em crianças quando outras vias estão comprometidas. Por ser de acesso fácil e rápido, permite a infusão de fluidos diretamente na medula óssea, via de entrada não colabável do sistema venoso. É um procedimento que não mostrou falha no crescimento e desenvolvimento ósseo tardiamente. A flexibilidade desse procedimento se deve ao fato de muitos medicamentos e fluidos terem sido comprovados seguros em sua infusão (exceto bretílio). A maioria das drogas de infusão intravenosa são seguras em infusão intraóssea.

Considerações anatômicas

Existem vários locais aceitos para punção: a região anteromedial proximal da tíbia é a mais comumente utilizada, seguida por região distal da tíbia, fêmur distal (Figura 11.1), esterno, rádio distal ou ombro. Teoricamente qualquer osso superficial é seguro para infusão em crianças. A drenagem na região proximal da tíbia é feita pela veia poplítea, no fêmur por tributárias da veia femoral, na tíbia distal pela veia safena magna, no úmero proximal pela veia axilar e no esterno por mamária interna e veia ázigos.

Indicações

- Em pacientes com necessidade volêmica e dificuldade de acesso venoso, após pelo menos duas ou três tentativas de acesso venoso na presença de choque hipovolêmico ou parada cardíaca, ou mais de 90 s tentando o acesso
- Em neonatos, o acesso intraósseo deve ser estabelecido, se não houver acesso umbilical.

Contraindicações

- Idade maior que 6 anos. Apesar da possibilidade teórica de infusão acima dessa idade, a rigidez óssea dificulta o procedimento
- Não fazer a punção em membro com lesão
- Evitar membro com fraturas
- Evitar local com cirurgia prévia óssea
- Infecção no local de punção
- Comprometimento vascular no local de punção
- Impossibilidade de identificar estruturas à palpação
- *Osteogenesis imperfecta*, osteopetrose, osteoporose grave.

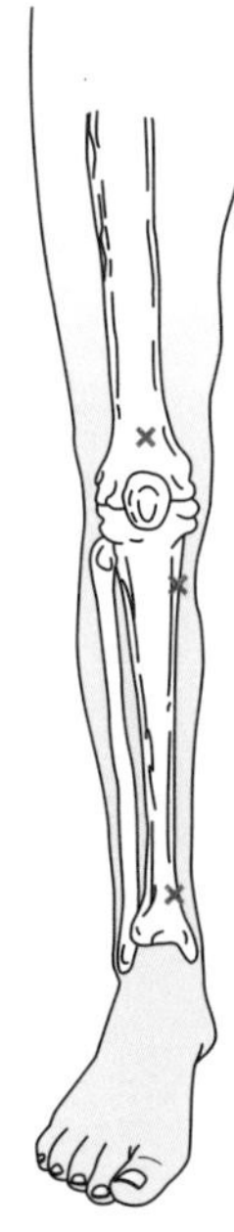

Figura 11.1 Locais prioritários de punção intraóssea em membro inferior.

Material

- Principal:
  - Agulha própria para punção intraóssea tamanho 16 ou 18 com trocarte de inserção, pistola de injeção óssea, agulha Jamshidi de aspiração medular, agulha *butterfly* tamanho 19 ou de punção espinal
- Assepsia:
  - Gazes
  - PVP-I (Povidine®) ou clorexidina
- Seringas de 10 e 20 mℓ
- Torneira de três vias, equipo de soro
- Medicamento a ser infundido
- Todas as drogas de reanimação, incluindo anestésicos, relaxantes musculares, glicose, inotrópicos, sangue e antibióticos, podem ser infundidas.

Avaliação e preparo do paciente

- Realizar tentativa prévia de acesso venoso
- Colocar o paciente em decúbito dorsal horizontal, com o joelho flexionado e suporte atrás dele.

Técnica

- Realizar assepsia e antissepsia da pele logo acima do local desejado para punção
- Escolher e identificação do local de punção
- Se o paciente estiver consciente, realizar anestesia local até o periósteo
- Segurar com firmeza o membro a ser puncionado
- A agulha deve ser inserida quase perpendicularmente ao osso, na região anteromedial proximal da tíbia. Em crianças, a punção deve ser realizada 2 a 3 cm abaixo da tuberosidade da tíbia e angulada a 10° para baixo, evitando a epífise. Na região distal da tíbia, o local de punção encontra-se dois dedos acima do epicôndilo lateral. O movimento de rotação da agulha auxilia a inserção e, ao atingir a medula, a resistência diminui consideravelmente, e não se deve inseri-la mais (Figuras 11.2 e 11.3)
- Aspirar a medula óssea. Caso obtenha êxito, pode-se utilizar o material para análise bioquímica e bacteriológica. Retirar o trocarte
- Se a agulha estiver bem posicionada, deve-se manter em pé sem suporte
- Utilizando a seringa, infundir soro fisiológico e observar se não há extravasamento para o subcutâneo. O líquido deve fluir facilmente
- Conectar o equipo, a torneira de três vias e utilizar a seringa para bombear o líquido para a via intraóssea
- Fixar a agulha em sua posição.

Cuidados após o procedimento

- Verificar o posicionamento da agulha: a perda da resistência óssea durante a inserção pode não ser tão evidente em crianças mais jovens. A agulha ficar fixa sem suporte também pode não ocorrer em ossos mais moles das crianças mais novas, e os líquidos devem fluir sem edemaciar o tecido subcutâneo

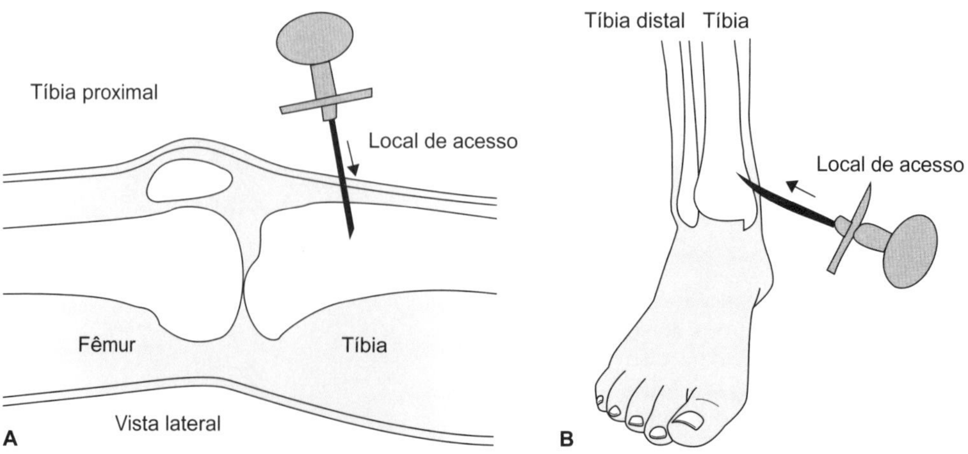

Figura 11.2 A. Tíbia proximal, com ângulo de 10°. B. Tíbia distal.

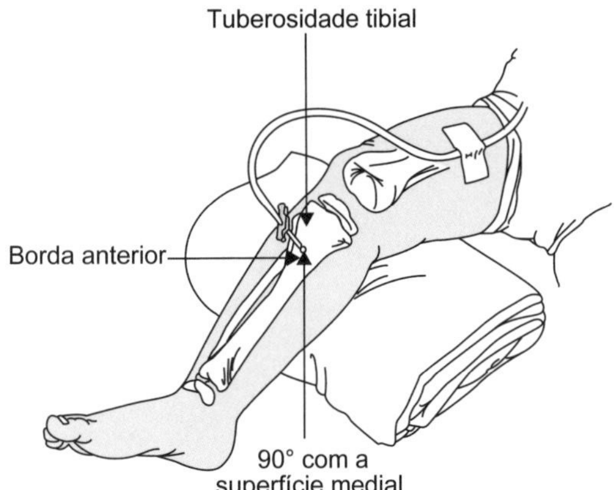

Figura 11.3 A agulha bem posicionada não se movimenta.

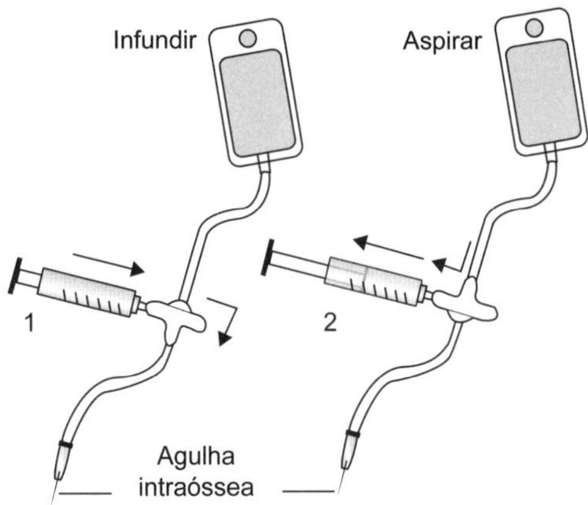

Figura 11.4 Bombeamento de fluido utilizando torneira de três vias e seringa.

- O acesso pode ser mantido por 24 a 48 h, mas deve ser retirado o mais rápido possível, pois a agulha é mantida no local enquanto estiver em uso
- Se deixado para infundir pela gravidade, a velocidade será entre 5 e 10 mℓ/min. Para atingir velocidades maiores, é necessário utilizar uma seringa e uma torneira de três vias, direcionando o fluxo com maior pressão, até atingir entre 35 e 40 mℓ/min (Figura 11.4).

Complicações

- Dor, portanto, sempre que o paciente estiver consciente, deve-se anestesiá-lo
- Osteomielite, provavelmente relacionada com assepsia falha em situação de emergência e ao tempo de uso da via maior do que 6 a 8 h
- Fratura
- Síndrome compartimental, que pode ocorrer, principalmente se houver fratura e infusão de fluido nos tecidos moles subjacentes no tornozelo
- Falha do procedimento por dobra na agulha ou oclusão pelo tecido medular
- Risco teórico de embolia gordurosa.

Bibliografia

BAILEY, P. Intraosseous infusion. UpToDate. Disponível em: http://www.uptodate.com/contents/intraosseous-infusion.

DRAPER, R. Intraosseous Infusion. Patient, 2013. Disponível em: http://www.patient.co.uk/doctor/intraosseous-infusion.

SKINNER, D. V. Cambridge textbook of accident and emergency medicine. Cambridge: Cambridge University Press; 1997.

SMITH, R.; DAVIS, N.; BOUAMRA, O.; LECKY, F. The utilization of intraosseous infusion in the resuscitation of paediatric major trauma patients. Injury, v. 36, n. 9, p. 1034-1038, 2005.

Seção **3**

Sistema Cardiovascular

Acesso Venoso Central

Alexandre Campos Moraes Amato

Considerações gerais

Sven-Ivar Seldinger descreveu, em 1953, a técnica para a realização de arteriografia percutânea. Essa técnica é utilizada para a maioria das punções arteriais e pode, também, ser empregada em determinadas punções venosas centrais, com algumas modificações.

A punção venosa central pode ser feita com cateter simples com protetor de agulha tipo Intracath®, cateter de duplo ou triplo lúmen tipo Shiley, pela técnica de Seldinger modificada.

Cateteres de longa permanência tunelizáveis, tipo PermCath®, e cateteres com introdutores removíveis por sistema de separação bilateral (*Pell Away*) estão descritos no Capítulo 23 – Cateteres de Trajeto Subcutâneo para Hemodiálise.

Considerações anatômicas

A escolha do local de punção para o acesso venoso central deve se basear em algumas variáveis, como as condições clínicas do paciente, a habilidade e a experiência do médico. A técnica pode ser aplicada em diversas localizações (Figura 12.1) para cateterizar diferentes vasos, como subclávias (Figura 12.2), jugulares internas e externas e femorais.

A disposição anatômica da veia jugular interna direita, bem como seu fácil acesso no pescoço, tornaram-na a primeira opção para punção venosa, e a veia jugular interna esquerda a segunda, seguida pelas veias subclávias direita e esquerda e, por último, as veias femorais direita e esquerda (Tabela 12.1). Estes são os acessos preferenciais da cirurgia endovascular (Figura 12.3).

Tabela 12.1 Distribuição das regiões para acesso venoso central em relação à escolha de indicação.

Região do acesso	Escolha de indicação
Veia jugular interna direita	Primeira
Veia jugular interna esquerda	Segunda
Veias subclávias direita e esquerda	Terceira
Veias femorais direta e esquerda	Quarta

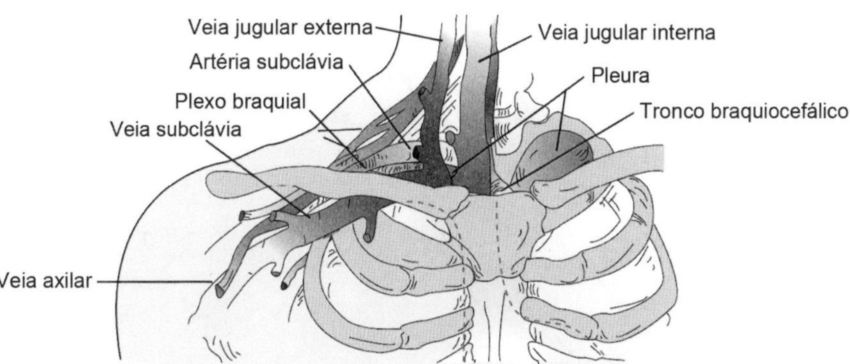

Figura 12.1 Anatomia vascular de tórax e pescoço, evidenciando estruturas anatômicas importantes.

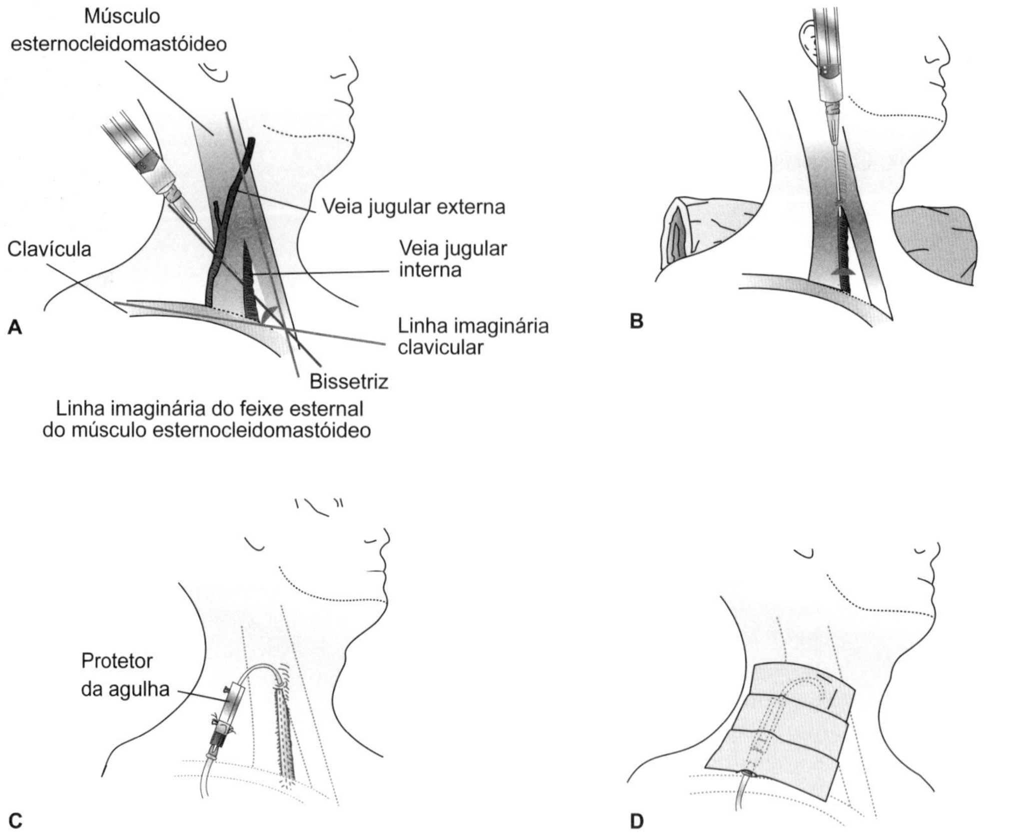

Músculo esternocleidomastóideo

Veia jugular externa

Clavícula

Veia jugular interna

A

Linha imaginária clavicular

Bissetriz

Linha imaginária do feixe esternal do músculo esternocleidomastóideo

B

Protetor da agulha

C

D

Figura 12.2 A. A intersecção da bissetriz formada pelas linhas clavicular e feixe esternal do músculo esternocleidomastóideo com a borda lateral do feixe clavicular desse músculo é o ponto de entrada para o acesso da veia jugular interna via posterior, sendo que a agulha deve ser direcionada anteriormente e para o mamilo contralateral ou fúrcula. B. O acesso da veia jugular via central é feito com a introdução da agulha no ângulo dos feixes esternal e clavicular do músculo esternocleidomastóideo direcionada para o mamilo ipsilateral. C. Cateter já posicionado, fixado e com seu protetor de agulha. D. Curativo oclusivo.

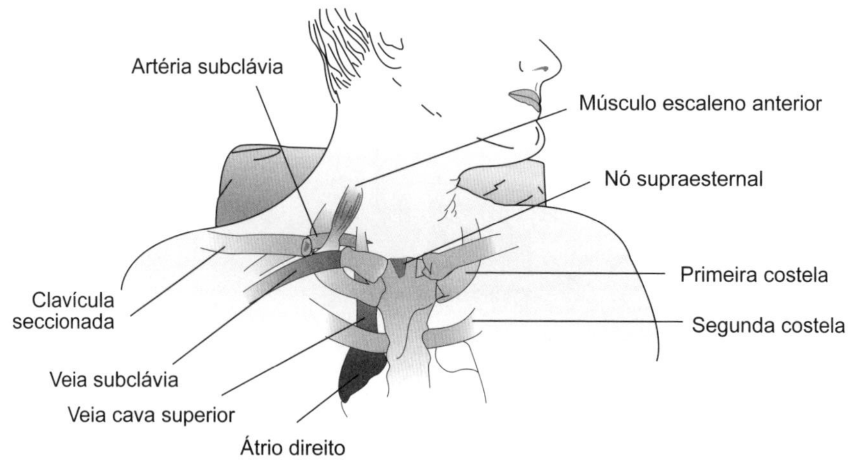

Figura 12.3 Vista anterior das referências anatômicas do tórax e do pescoço.

Deve-se considerar também o lado em que será realizada uma futura fístula arteriovenosa e se há ou não trombose ou estenose de algum segmento. A experiência do médico também deve ser levada em conta, pois se ele for mais experiente com o acesso via subclávia, seu índice de complicações na tentativa de um acesso jugular certamente será maior.

Para determinar o local, a direção e o método de punção:

- Jugular interna:
  - Via posterior:
    - Identificar a inserção esternal do músculo esternocleidomastóideo e traçar uma linha imaginária desse feixe. Identificar a clavícula e traçar-lhe uma linha imaginária. Com a união das duas linhas imaginárias, traçar sua bissetriz (Figura 12.2 A), o local de inserção da agulha será onde essa bissetriz encostar na margem lateral do feixe clavicular do músculo esternocleidomastóideo. Palpar esse ponto e verificar a posição da artéria carótida. Introduzir a agulha em um ângulo de 30° em relação à pele, avançando caudalmente e por baixo do feixe clavicular do músculo esternocleidomastóideo. Direcionar a agulha para a fúrcula esternal. Manter aspiração na seringa
    - Identificar a margem lateral do músculo esternocleidomastóideo. O ponto de punção deve estar aproximadamente 5 cm acima da clavícula ou exatamente acima do ponto no qual a veia jugular externa cruza o músculo. Palpar esse ponto e verificar a posição da artéria carótida. Introduzir a agulha em um ângulo de 30° em relação à pele, avançando caudalmente. Direcionar a agulha para a fúrcula esternal. Manter aspiração na seringa
  - Via central:
    - Identificar a inserção clavicular e esternal do músculo esternocleidomastóideo. Assinalar o ápice do triângulo formado pelas duas inserções, que deve estar aproximadamente 3 cm acima da clavícula. Palpar a artéria carótida medialmente a esse ponto para verificar sua posição. Introduzir a agulha em um ângulo de 30° com a pele, dirigindo-a ao mamilo homolateral, avançando caudalmente
- Subclávia:
  - Infraclavicular:
    - Introduzir a agulha 1 a 2 cm caudalmente à clavícula e um pouco medialmente a seu ponto médio, de modo que ela possa passar sob a clavícula (Figura 12.4 A). Avançar com a agulha paralelamente à parede anterior do tórax e o mais próximo possível da borda inferior da clavícula, em direção à fúrcula esternal
  - Supraclavicular:
    - Inserir a agulha na fossa supraclavicular 1 cm lateral à inserção clavicular do músculo esternocleidomastóideo e 1 cm posterior à clavícula. A agulha deve ser orientada a 45° do plano sagital e 10 a 15° acima do plano horizontal, direcionando-se ao mamilo contralateral (Figura 12.5)
- Femoral:
  - Identificar o pulso femoral e inserir a agulha medialmente a esse pulso, em uma angulação de 45° e em direção cefálica.

Indicações

- Administrar rapidamente líquidos em pacientes hipovolêmicos
- Nutrição parenteral prolongada
- Acesso venoso quando não houver possibilidade de obter um acesso periférico
- Acesso venoso quando as extremidades estiverem comprometidas por trauma, frio intenso, queimaduras ou lesões cutâneas extensas, infectadas ou não
- Marca-passo cardíaco provisório
- Cateter de Swan-Ganz
- Hemodiálise ou plasmaférese
- Administrar medicamentos que não possam ser ministrados perifericamente, como fármacos vasoativos e soluções irritantes ou hiperosmolares.

Contraindicações

- Terapia anticoagulante ou fibrinolítica
- Deformidades por cirurgia prévia ou queimaduras que alterem a região a ser puncionada
- Impossibilidade de tolerar um pneumotórax por pneumopatia. Risco maior de pneumotórax nos pacientes em ventilação mecânica ou com pressão expiratória final positiva (PEEP).

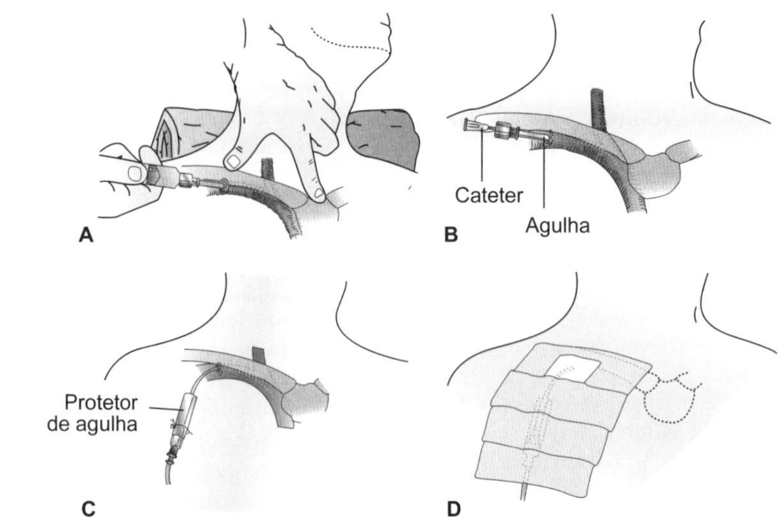

Figura 12.4 Via infraclavicular. A. Introdução da agulha pouco medianamente ao ponto médio da clavícula e 1 a 2 cm caudalmente, passando sob a clavícula. B. Introdução do cateter e retirada da agulha. C. Colocação do protetor de agulha e fixação do cateter. D. Curativo oclusivo.

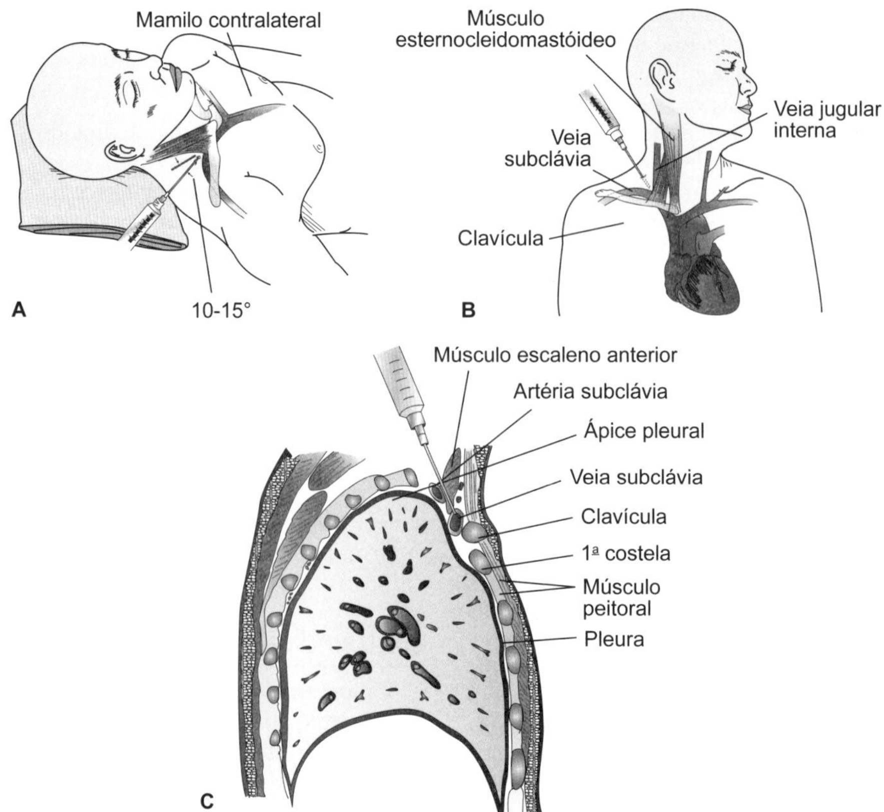

Figura 12.5 A e B. Acesso à veia subclávia via supraclavicular. C. Corte sagital evidenciando a relação anatômica da veia subclávia com importantes estruturas próximas. O conhecimento dessa área é essencial para minimizar as complicações da técnica. A veia subclávia é separada da artéria pelo músculo escaleno anterior.

Material

- Principal:
  - Agulha de punção
  - Cateter (Figuras 12.6 e 12.10 A)
  - Dilatador
  - Fio-guia (Figura 12.10 B e C)
  - Lâmina nº 11 (opcional)
  - Seringa
  - Fio de sutura (náilon 3-0)
  - Porta agulha
  - Tesoura
- Assepsia:
  - Gazes estéreis
  - Polivinilpirrolidona-iodo (PVP-I; Povidine®) ou clorexidina
  - Máscara
  - Gorro
  - Avental
  - Luvas estéreis
  - Campos esterilizados
- Anestesia:
  - Seringa
  - Agulha
  - Lidocaína a 1% (10 mℓ)
- Infusão:
  - Soro fisiológico a 0,9%
  - Equipo estéril
  - Suportes
- Curativo:
  - Gazes estéreis
  - Tintura de benjoim
  - Esparadrapo ou Micropore®.

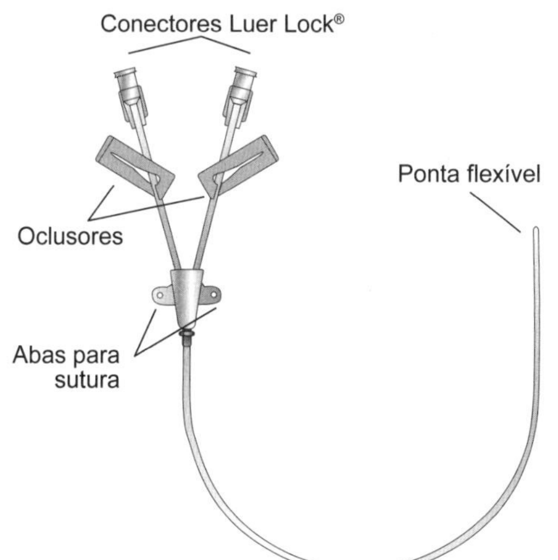

Figura 12.6 Cateter de duplo-lúmen que, diferentemente do cateter de lúmen único, não é inserido através de agulha, mas, sim, pelo fio-guia.

Avaliação e preparo do paciente

Explicar o procedimento ao paciente e aos familiares, relatando suas complicações potenciais. Deve-se obter consentimento por escrito do paciente ou responsável, se possível. A avaliação abrange:

- Exame clínico à procura de deformidades locais
- Tempos de protrombina, tromboplastina parcial ativada e contagem de plaquetas
- Determinar se o paciente tolera a posição de Trendelenburg, que por si só aumenta a pressão venosa.

Técnica

- Posicionar o paciente, dependendo do local a ser puncionado. Em caso de jugulares e subclávias, o paciente deve estar em posição de Trendelenburg e com a cabeça rodada para o lado oposto. Utilizar coxim no nível dos ombros para os acessos supraclavicular e infraclavicular
- Realizar assepsia e colocar os campos estéreis
- Introduzir a agulha no vaso, com o bisel apontado para o lado em que se deseja introduzir o cateter (ou fio-guia), a 45° do plano (Figuras 12.7 e 12.8). A punção venosa central deve ser feita com uma seringa com soro fisiológico conectada à agulha. A introdução da agulha deve ser feita com pressão negativa, aspirando-se a seringa constantemente. Enquanto na punção arterial, o sangue fluirá pela agulha; na punção venosa, o sangue se misturará ao soro fisiológico
- Passar o fio-guia flexível através da agulha, ultrapassando sua extensão com folga (Figura 12.9). A ponta do fio-guia é curvada em "J" para evitar lesões da íntima do vaso (Figura 12.10); para a introdução do fio-guia, utilizar a ponteira "retificadora", uma pequena ponta de plástico que facilita o uso do fio-guia, "retificando" a ponta em "J". Também é possível retificar o fio-guia em "J" fazendo uma manobra com a mão não dominante: prender

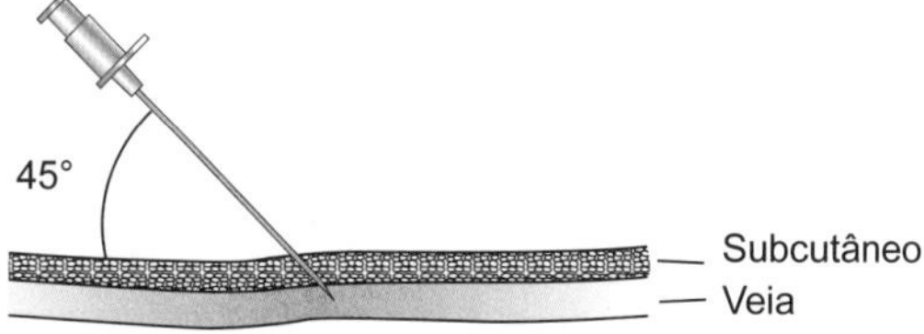

Figura 12.7 Introdução da agulha a 45° do vaso.

o fio com os 3º, 4º e 5º dedos e utilizar polegar e indicador como pinça, para esticá-lo. Essa manobra pode ser realizada longe da ponta do fio, pois este é composto de uma "alma" e um revestimento que, ao serem esticados, mesmo a distância, retificam a ponta em "J"

- Retirar a agulha, sem retirar o fio-guia (Figura 12.11). Atenção: em nenhum momento, deve-se retirar o fio-guia sem retirar a agulha
- Aumentar a incisão da punção com uma lâmina nº 11 (opcional; Figura 12.12)
- Passar o dilatador pelo fio-guia, com movimentos rotatórios (Figura 12.13)
- Retirar o dilatador, com compressão do local para evitar hematomas e sangramentos
- Passar o cateter pelo fio-guia
- Retirar o fio-guia, deixando o cateter no local (Figura 12.14).

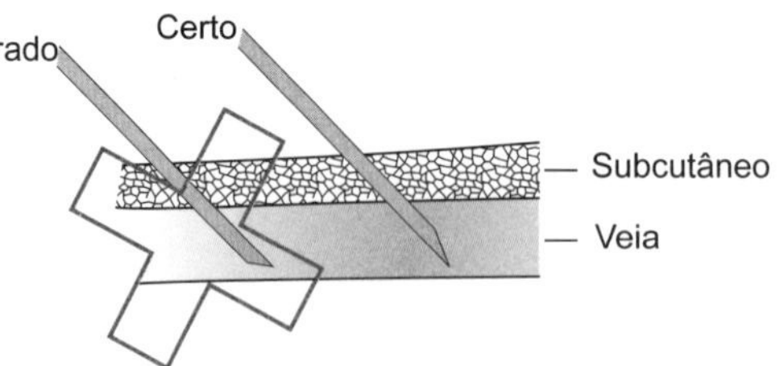

Figura 12.8 O bisel dever estar apontado para o lado em que se deseja introduzir o cateter (ou fio-guia).

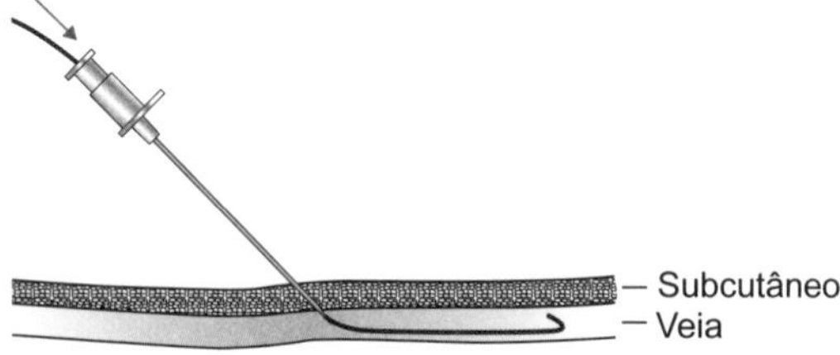

Figura 12.9 Introdução do fio-guia em "J" além da ponta da agulha.

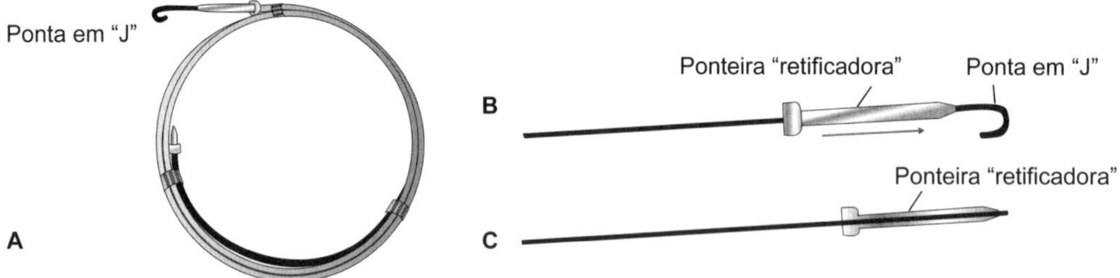

Figura 12.10 A. Fio-guia armazenado. B. Ponta em "J" atraumática do fio-guia e sua ponteira retificadora. C. Ao mover a ponteira, a ponta em "J" é retificada.

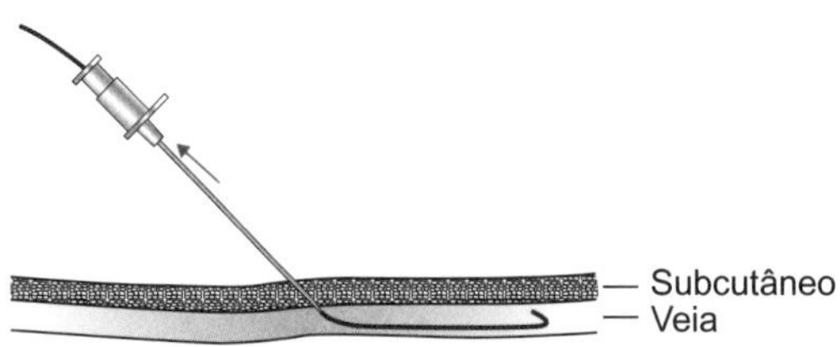

Figura 12.11 Manter o fio-guia no local e retirar apenas a agulha de punção.

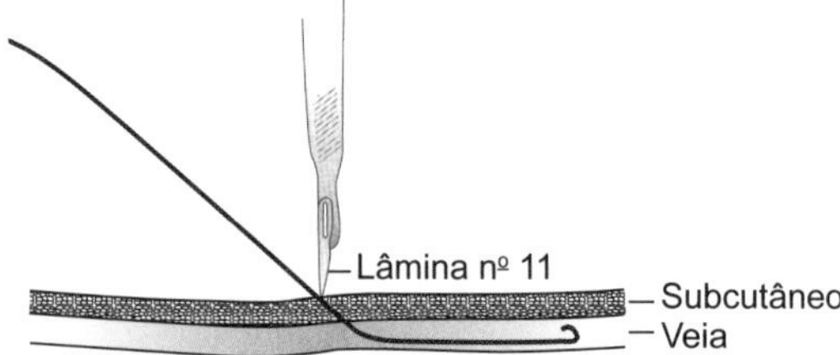

Figura 12.12 Pequena incisão no local da punção para facilitar a passagem do dilatador.

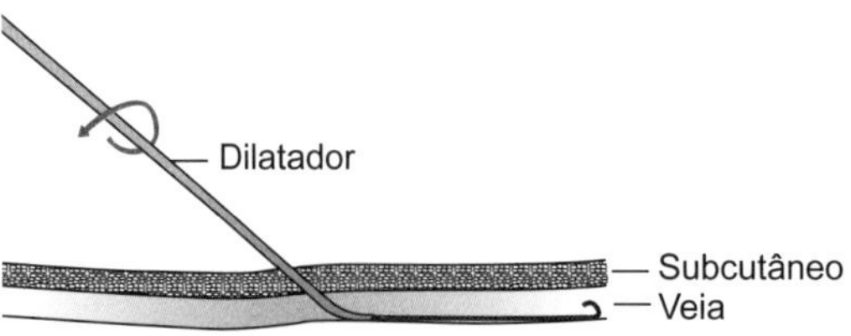

Figura 12.13 Introduzir o dilatador fazendo movimento de rotação.

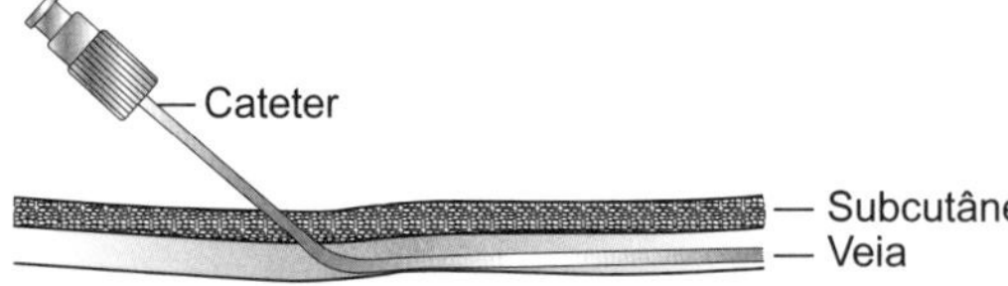

Figura 12.14 Retirar o fio-guia e deixar o cateter no local.

Cuidados após o procedimento

Os cuidados dependem do local de punção, mas, no geral, deve-se:

- Auscultar o tórax para verificar se os ruídos respiratórios são simétricos
- Solicitar exame radiológico do tórax para confirmar a posição exata do cateter e excluir a possibilidade de pneumotórax (Figura 12.15). É possível realizá-lo no momento do procedimento, se houver disponibilidade de uma fluoroscopia em arco em "C"
- Retirar, examinar e trocar o curativo diariamente. Se o cateter for utilizado como via de hiperalimentação, trocar o curativo apenas 3 vezes/semana
- Em caso de febre, fazer cultura de sangue periférico e do cateter. Na impossibilidade de detectar outro foco infeccioso, retirar o cateter
- Evitar o uso do mesmo cateter para diversas finalidades e conexões em "Y".

Complicações

- Hemorragia:
  - Hematoma no local de punção
  - Hemorragias vultosas: lesões em vasos de grande calibre, nos pacientes com alteração da crase sanguínea, ou em locais em que a compressão é difícil

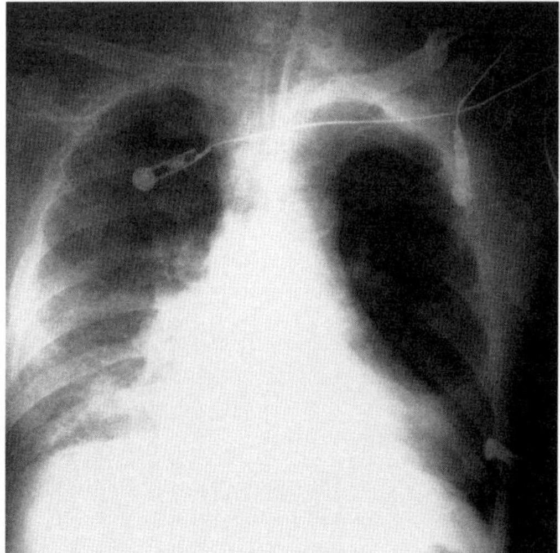

Figura 12.15 Radiografia de tórax evidenciando cateter na jugular interna direita e posicionado no átrio direito.

- Perfuração de órgão próximo:
  - Pneumotórax
  - Perfuração do miocárdio
- Infecção: consequente à contaminação local durante a passagem do cateter ou nas trocas de curativos. Pode associar-se a bacteriemias. O cateter contaminado deve ser retirado imediatamente
- Flebite e trombose: pouco frequente em vasos calibrosos. A osmolaridade da substância infundida deve ser compatível com o calibre do vaso
- Estenose em veias centrais: 40% dos pacientes com cateteres em veia subclávia, e 10% dos pacientes com cateteres em veia jugular desenvolvem obstrução venosa
- Embolia gasosa: pode-se diminuir essa complicação, colocando o paciente em posição de Trendelenburg ao prepará-lo para o procedimento
- Secção de cateter e embolia
- Infusão de líquido no mediastino ou hidrotórax. Verificar sempre se há refluxo de sangue pelo equipo:
  - Hemotórax
- Punção de vaso não desejado
- Progressão do cateter por trajeto não desejado.

Retirada do cateter

- Utilizar luvas de procedimento
- Remover todo o esparadrapo e os pontos de segurança
- Pedir ao paciente para inspirar profundamente, expirar e segurar
- Remover o cateter em um só movimento, sem força, enquanto o paciente estiver segurando a respiração. Se houver dificuldade, tentar rodar o cateter
- Pressionar o local por, no mínimo, 5 min, para evitar sangramento
- Fazer curativo oclusivo.

Bibliografia

ANAESTHESIA UK. The Seldinger technique – flash animation. 2004. Disponível em: http://www.frca.co.uk/article.aspx?articleid=100029.

GIBSON, R. S. Cateterização da veia subclávia. In: SURATT, P. M.; GIBSON, R. S. Manual de procedimentos médicos. São Paulo: Roca; 2007. p. 23-29.

GREITZ, T. Sven-Ivar Seldinger. American Journal of Neuroradiology, v. 20, p. 1180-1181, 1999. Disponível em: http://www.ajnr.org/cgi/content/full/ 20/6/1180.

KISTNER, J. R.; GIBSON, R. S. Cateterização da veia jugular interna. In: SURATT, P. M.; GIBSON, R. S. Manual de procedimentos médicos. São Paulo: Roca; 2007. p. 17-22.

MICKIEWICZ, M.; DRONEN, S. C.; YOUNGER, J. G. Central venous catheterization and central venous pressure monitoring. In: ROBERTS, J. R.; HEDGES, J. R. Clinical procedures in emergency medicine. 4. ed. Philadelphia: Saunders-Elsevier; 2004. p. 413-446.

PITTA, G. B. B.; ANDRADE, A. R. T.; CASTRO, A. A. Acesso venoso central para hemodiálise. Disponível em: http://www.lava.med.br/livro/pdf/guilherme_hemodialise.PDF.

Punção Vascular Ecoguiada

Alexandre Campos Moraes Amato

Considerações gerais

Frequentemente, é necessário realizar acesso vascular em paciente grave, que não suportaria clinicamente uma complicação como pneumotórax ou uma punção acidental arterial. Muitas vezes, comorbidades dificultam o acesso por meio de referências anatômicas, como anasarca, feridas operatórias e múltiplos acessos. A punção vascular guiada por ultrassom revolucionou a técnica, minimizando complicações e consequentemente aumentando a segurança do procedimento. O benefício da técnica varia conforme o executante do procedimento e o local da punção. Além de guiar o posicionamento da agulha, também permite verificar a perviedade do vaso previamente ao procedimento.

Considerações anatômicas

A ultrassonografia pode ser utilizada em todas as punções vasculares, independentemente do vaso escolhido. Porém estruturas ósseas podem dificultar a visualização e a utilização da área para punção. O conhecimento anatômico visa evitar dificuldades e auxilia na escolha do melhor local de punção. A veia subclávia oferece uma janela de visualização ecográfica pior do que a veia jugular e a veia femoral. Os pontos de referência externos (ver Capítulo 12 – Acesso Venoso Central) devem ser utilizados para iniciar a insonação. Quando vistos no modo B, os vasos aparecem como estruturas anecoicas (escuras) e tubulares, circundadas de tecidos cinza. As veias têm paredes mais finas, são facilmente compressíveis e não são pulsáteis. Em manobras de mudança de retorno venoso, como Valsalva, torniquete ou Trendelenburg, costumam aumentar consideravelmente de diâmetro, enquanto as artérias pouco mudam com essas manobras. A mudança de posição do paciente ou do transdutor pode melhorar a imagem e evidenciar o vaso desejado. Se, apesar de todas essas características, não for possível elucidar um vaso, o acréscimo do Doppler pode aumentar sua segurança: as artérias têm fluxo trifásico, pulsátil, enquanto as veias têm fluxo contínuo com fasicidade respiratória e são progressivamente mais pulsáteis próximo ao coração. As cores do Doppler, vermelho e azul, correspondem apenas à direção do fluxo, e não ao tipo do vaso, e podem ser alteradas com o apertar de um botão.

Veia jugular interna. O uso de ultrassonografia permite a localização da veia jugular interna e sua relação espacial com a artéria carótida durante a inserção da agulha.

Veia femoral. A ultrassonografia oferece melhores resultados, com maior taxa de sucesso na primeira tentativa e menor tempo de procedimento.

Veia subclávia. Os benefícios da ultrassonografia para punção infraclavicular de veia subclávia não foram evidentes em adultos, visto que há um aumento considerável do tempo do procedimento e a janela de visualização não é boa. A proximidade com a clavícula dificulta o acesso.

Periférico. A ultrassonografia pode ser utilizada na passagem de cateter central de inserção periférica (PICC), oferecendo maior taxa de êxito. O local mais comum é a fossa antecubital, e para expor essa área o membro superior deve estar estendido. A técnica de punção ecoguiada periférica venosa é largamente utilizada na termoablação por *laser* de safenas (ver Capítulo 30 – Termoablação com *Laser* de Safenas), técnica minimamente invasiva para o tratamento da insuficiência venosa.

Crianças. A ultrassonografia é utilizada frequentemente para guiar punção de veia braquial ou basílica, mas pode ser dificultada pela movimentação do paciente.

Orientação do transdutor

É importante saber a orientação do transdutor antes e durante o procedimento. Por convenção, as estruturas abaixo da parte esquerda do transdutor devem ser representadas na parte esquerda da tela, para isso há uma marcação em relevo no canto do transdutor, que deve corresponder à marcação no monitor. Movimentar o transdutor da esquerda para a direita ou colocar o dedo no canto do transdutor pode confirmar a localização.

O transdutor curvilíneo, por ser de baixa frequência (2 a 5 MHz), é usado para avaliar estruturas abdominais. O transdutor linear tem alta frequência (6 a 13 MHz) e é usado para avaliar tecidos superficiais, vasos, estruturas subcutâneas e presença de corpos estranhos.

Visualização

Existem duas maneiras de visualizar um vaso na ultrassonografia: transversal e longitudinal (Figuras 13.1 a 13.3). Para obter uma visão transversal ao vaso, colocar o transdutor em um ângulo de 90° no trajeto do vaso. Nessa posição, o vaso aparecerá como uma estrutura oval no monitor, um corte axial dele. A canulação pela técnica transversal em vasos mais proximais é mais fácil, pois permite distinguir a veia da artéria com uma compressão leve e a correção do trajeto da agulha durante a inserção. No entanto, a agulha é vista como um ponto, e não acima e abaixo do corte, sendo necessárias manobras para estimar seu trajeto.

A visão longitudinal só é conseguida após uma identificação bem-sucedida do vaso no eixo transversal. Assim que identificada transversalmente, deve-se rotacionar o transdutor delicadamente, mantendo a imagem ovalada no centro da tela. Essa visão permite o acompanhamento direto da agulha em todo o seu trajeto. Considera-se uma visão mais adequada para vasos mais periféricos, porém há a dificuldade de mais facilmente tangenciar o vaso com a agulha e não acertar seu lúmen. Existem *kits* de guia de agulha próprios para punção ecoguiada, em que na tela do aparelho é demonstrado o trajeto esperado da agulha.

Indicações

O uso para procedimentos ecoguiados deve ser considerado em pacientes que necessitam de punção venosa periférica, mas que não têm as veias dos membros superiores visíveis ou palpáveis. Além disso, a ultrassonografia deve ser realizada em qualquer paciente que passou por uma série de tentativas fracassadas, usando a abordagem padrão. A ultrassonografia pode ser considerada a primeira linha em pacientes que têm alta probabilidade de falha pelo método tradicional, como, por exemplo: usuários de drogas por via venosa, obesos e pacientes que tiveram múltiplos cateteres anteriores.

As indicações são:

- Todos os pacientes que necessitam de acesso venoso central via jugular ou femoral e na existência de equipamento e profissional qualificado
- Falha e dificuldade em punções prévias
- Nutrição parenteral prolongada
- Acesso venoso, quando não houver a possibilidade de obter um acesso periférico
- Acesso venoso, quando as extremidades estiverem comprometidas por trauma, frio intenso, queimaduras ou lesões cutâneas extensas, infectadas ou não
- Marca-passo cardíaco provisório
- Cateter de Swan-Ganz (ver Capítulo 32 – Implante de Cateter de Swan-Ganz)
- Hemodiálise ou plasmaférese
- Administrar medicamentos que não possam ser ministrados perifericamente, como drogas vasoativas e soluções irritantes ou hiperosmolares.

Contraindicações

- Emergência no procedimento: o tempo necessário para montar o equipamento e realizar a punção não pode se sobrepor ao acesso intraósseo em situações de emergência, quando a punção por referências anatômicas não foi rapidamente realizada
- Obesos mórbidos: podem oferecer uma dificuldade extra ao procedimento
- Avaliação com Doppler: requer fluxo sanguíneo e pode ser dificultada em situações de baixo fluxo, como choque
- Terapia anticoagulante ou fibrinolítica: pode ser considerada contraindicação relativa.

Material

- Principal:
  - *Kit*: agulha de punção, cateter e introdutor
  - Seringa de 3 ou 5 mℓ

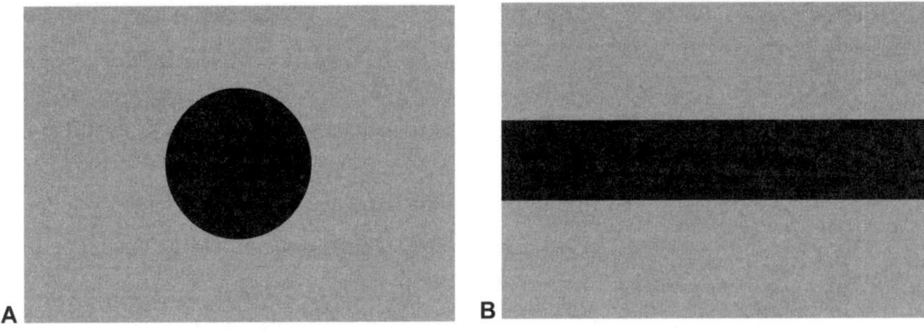

Figura 13.1 Visualizações transversal (A) e longitudinal (B).

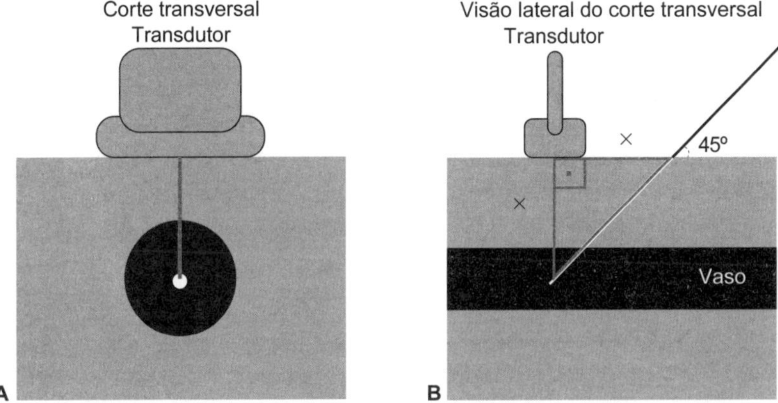

Figura 13.2 A. O corte transversal mostra o ponto central do vaso, o alvo ideal atingido pela ponta da agulha e a imagem vista ao fazer a punção com o corte transversal. B. Na visão lateral do corte transversal, o transdutor continua fazendo o corte transversal, apenas para fins explanatórios a imagem é mostrada longitudinalmente. De acordo com a regra de Pitágoras, sabe-se a distância exata entre a superfície e o centro do vaso e, ao utilizar essa mesma distância na superfície da pele e o ângulo de entrada da agulha for a 45° em direção ao centro do vaso, atinge-se o ponto ideal mostrado no corte transversal.

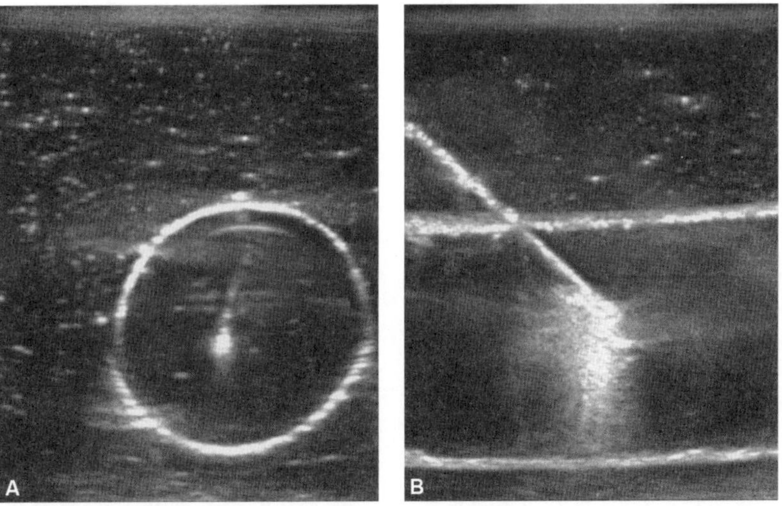

Figura 13.3 Imagens transversal (A) e longitudinal (B) da veia e da agulha.

  - Agulha
  - Torniquete
- Assepsia:
  - Luvas estéreis
  - Polivinilpirrolidona-iodo (PVP-I) ou clorexidina
  - Gaze
  - Capa estéril tubular tipo "manga" para transdutor (capa utilizada em câmera de videolaparoscopia)
  - Elástico ou segmento cortado de dedo de luva
- Equipamento:
  - Ultrassonografia (modo B + Doppler):
    - Modo B refere ao brilho, à imagem bidimensional branca e preta do tecido
    - Doppler é a avaliação dinâmica do fluxo sanguíneo
  - Transdutor
  - Gel de ultrassonografia
  - Gel estéril.

Avaliação e preparo do paciente

- Explicar o procedimento, se o paciente estiver consciente
- Solicitar termo de consentimento assinado, se possível
- Colocar o paciente em posição adequada à punção, sob meia iluminação
- Preparar para um acesso venoso central (ver Capítulo 12 – Acesso Venoso Central)
- Avaliar a perviedade dos vasos a serem puncionados com exame prévio ou com o próprio eco-Doppler
- Preparar o aparelho de ultrassonografia: ligar e colocar os dados do paciente
- Escolher o *preset* adequado (venoso ou vascular para veias e arterial ou carótidas para artérias):
  - Configuração venosa: frequência de repetição do pulso (PRF) baixa
  - Configuração arterial: PRF alta
- Escolher o transdutor adequado: é essencial para o bom resultado, sendo os transdutores lineares de alta frequência (5 a 12 MHz) ideais para estruturas superficiais, já os transdutores curvos com baixa frequência podem ser necessários em pacientes obesos. Existem transdutores próprios para punção ecoguiada, com *kit* para fixação de guia da agulha
- Aplicar gel no transdutor
- Fazer avaliação do vaso a ser puncionado, certificar-se de sua perviedade local e, se possível, proximal e distal
- Ajustar parâmetros como brilho, profundidade e zona focal até que o vaso ocupe o máximo da tela, permitindo a visualização das suas paredes anterior e posterior, pois, após estéril, caso não tenha um auxiliar, será mais difícil fazer os ajustes
- Escolher o local para punção.

Técnica

- Realizar antissepsia e assepsia e colocar campos estéreis
- Esterilizar o transdutor: aplicar gel de ultrassom no transdutor, colocar o transdutor em plástico estéril "manga", retirar bolhas e ar que prejudicam a qualidade da imagem, fixar o plástico com elástico estéril ou dedo de luva cortado, de modo que fique apertado, sem sobras, aplicar externamente meio condutivo estéril, de preferência gel estéril (mais comum em nosso meio é a xilocaína gel estéril) entre o transdutor encapado e a pele
- Segurar a seringa com a mão dominante e o transdutor com a mão não dominante
- Centralizar a veia-alvo no modo transversal ou longitudinal, certificando-se de ser o vaso escolhido
- Anestesiar o local de punção com lidocaína, que pode ser ecoguiada, para evitar punção inadvertida de vaso ou estrutura importante ou mesmo a infusão exagerada que possa distorcer a anatomia local
- Fazer pequeno corte na pele com bisturi lâmina nº 11 no local de punção
- Realizar punção com a agulha apropriada, mantendo a pressão negativa:
  - Deve-se ter cuidado para não aplicar muita pressão no transdutor e colabar a veia a ser puncionada
  - Durante a visualização transversal, é possível movimentar a agulha para cima e para baixo, identificando o seu trajeto. Embora a ponta da agulha não necessariamente seja vista, a movimentação do tecido ao seu redor e a profundidade do vaso podem ser calculadas com a escala lateral e ajudar a guiar a agulha. Pode-se utilizar a regra de Pitágoras para facilitar a escolha do local de punção (Figura 13.2). Ao identificar o centro do vaso, é possível medir sua distância da superfície, e se utilizar essa mesma distância do introdutor como ponto inicial da punção e colocar a agulha a 45°, o ponto final da inserção da agulha será o centro do vaso

  - Na visualização longitudinal, a agulha deve ser vista perfurando o vaso no monitor. Pode ser necessário mover a agulha lateralmente para acertar o vaso e não tangenciá-lo. É importante se concentrar na ponta da agulha e não somente no seu corpo, caso contrário, pode-se inserir a agulha mais profundamente do que o necessário
- Após o puncionamento do vaso, colocar o introdutor e o cateter conforme a técnica tradicional de Seldinger (ver Capítulo 12 – Acesso Venoso Central)
- À medida que a ponta da agulha se aproxima do vaso, ela pode empurrar a parede do vaso e formar uma imagem de tenda, até que, ao perfurar o vaso, o refluxo é visto.

Cuidados após o procedimento

Os cuidados dependem do local de punção:

- Auscultar o tórax para verificar se os ruídos respiratórios são simétricos
- Solicitar exame radiológico do tórax para confirmar a posição exata do cateter e excluir a possibilidade de pneumotórax. É possível realizá-lo no momento do procedimento, se houver disponibilidade de uma fluoroscopia em arco em "C"
- Retirar, examinar e trocar o curativo diariamente. Se o cateter estiver sendo utilizado como via de hiperalimentação, trocar o curativo apenas 3 vezes/semana
- Havendo febre, fazer cultura de sangue periférico e do cateter. Na impossibilidade de detectar outro foco infeccioso, retirar o cateter
- Evitar o uso do mesmo cateter para diversas finalidades e conexões em "Y".

Complicações

Os riscos são inerentes à punção e não ao uso da ultrassonografia, e são minimizados em frequência e gravidade com uso da tecnologia, são eles:

- Hemorragia:
  - Hematoma no local de punção
  - Hemorragias vultosas: lesões em vasos de grande calibre, em pacientes com alteração da crase sanguínea ou em locais em que a compressão é difícil
- Perfuração de órgão ou estrutura próxima:
  - Pneumotórax
  - Perfuração do miocárdio
  - Nervo
- Infecção: consequente à contaminação local durante a passagem do cateter ou nas trocas de curativos. É necessário isolamento estéril do equipamento de forma minuciosa. Cateter contaminado deve ser retirado imediatamente
- Flebite e trombose: pouco frequente em vasos calibrosos. A osmolaridade da substância infundida deve ser compatível com o calibre do vaso
- Embolia gasosa: pode-se diminuir essa complicação, colocando o paciente em posição de Trendelenburg ao prepará-lo para o procedimento
- Secção de cateter, fio-guia e, consequentemente, embolia
- Infusão de líquido no mediastino ou hidrotórax: verificar sempre se há refluxo de sangue pelo equipo
- Hemotórax
- Punção de vaso não desejado
- Progressão do cateter por trajeto não desejado.

Bibliografia

AMATO, A. C. M.; FREITAS, S. L.; VELOSO, P. M.; CORREIA, T. C. V.; SANTOS, R. V.; AMATO, S. J. T. A. Treinamento de punção ecoguiada em modelo de gelatina. Jornal Vascular Brasileiro, v. 14, n. 3, p. 200-204, 2015.

BAGLEY, W. H.; LEWISS, R. E.; SAUL, T.; TRAVNICEK, P. Focus on: Dynamic ultrasound-guided peripheral intravenous line placement. Retrieved. Jul 2010. Disponível em: http://www.acep.org/Content.aspx?id=46060.

MITCHELL, E.; AVERILL, L. W. Principles of ultrasound-guided venous access. UpToDate. 2013. Disponível em: http://www.uptodate.com/contents/principles-of-ultrasound-guided-venous-access.

Site indicado

AMATO, A. C. M. Cirurgia Vascular e Endovascular. Punção ecoguiada da UNISA. Disponível em: http://vascular.cc/modelo.html.

Acesso Vascular por Dissecção Venosa

Alexandre Campos Moraes Amato

Considerações gerais

A dissecção venosa assegura acesso para o sistema vascular. É uma técnica segura e confiável para administração de líquidos. Quando realizada por médicos treinados, é um procedimento rápido que pode ser utilizado em casos de emergência. É preferível em situações de coagulopatia, nas quais o acesso a veias centrais por punção é feito às cegas e, consequentemente, muito perigoso.

Considerações anatômicas

- A veia safena magna (também chamada de veia safena interna ou longa) começa na veia marginal medial do pé, medianamente, e termina na veia femoral abaixo do ligamento inguinal. Ela pode ser ocasionalmente encontrada duplicada abaixo do joelho
- A escolha preferencial, em caso de trauma, é a safena magna na altura do tornozelo, em que ela passa 2 cm acima e na frente do maléolo medial (Figuras 14.1 e 14.2)
- A veia basílica origina-se na face ulnar da rede venosa dorsal da mão, seguindo um trajeto subcutâneo no lado dorsal do antebraço, movendo-se para frente em direção à superfície ventral. Está unida à veia cefálica pela veia cubital mediana e ascende entre os músculos bíceps e pronador redondo. No nível do ombro, ela perfura a fáscia profunda, continuando como veia axilar. A veia basílica medial antecubital é outra opção para dissecções venosas, preferencialmente em situações eletivas. O melhor acesso é 2,5 cm para fora do epicôndilo medial do úmero na prega de flexão do cotovelo, até 2 a 3 cm acima do epicôndilo (Figura 14.3).

Indicações

- Quando as técnicas percutâneas não foram bem-sucedidas e necessita-se de um acesso ao sistema venoso, para infusão de volume, medicamentos ou para a coleta de sangue para exames laboratoriais
- Coagulopatia associada à necessidade de acesso venoso e impossibilidade de acesso percutâneo periférico.

Contraindicações

- Flebite, trombose prévia ou lesão venosa na área escolhida para dissecção
- Insuficiência arterial local (isquemia)
- Safenectomizados
- Úlceras na perna com grandes cicatrizes decorrentes de insuficiência venosa crônica

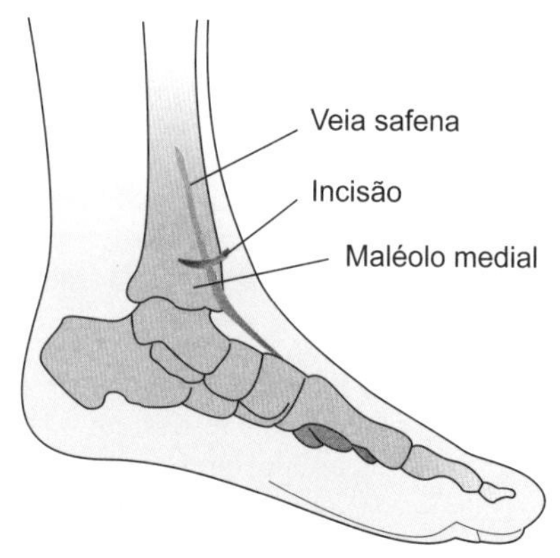

Figura 14.1 Vista medial mostrando as relações anatômicas da veia safena magna e o local ideal para incisão, no caso de traumas.

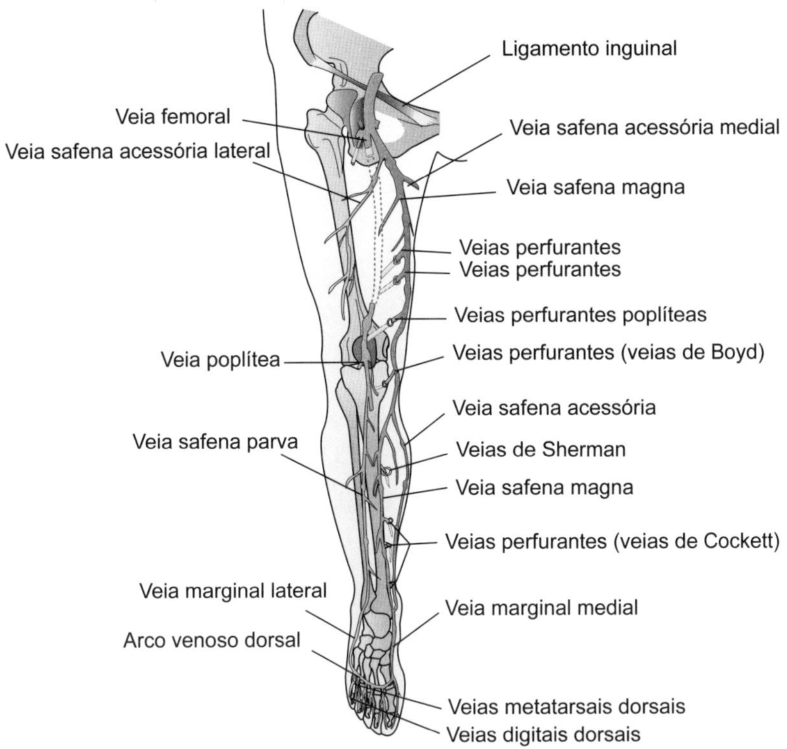

Figura 14.2 Vista anterior do membro inferior direito ilustrando os sistemas venosos superficial e profundo.

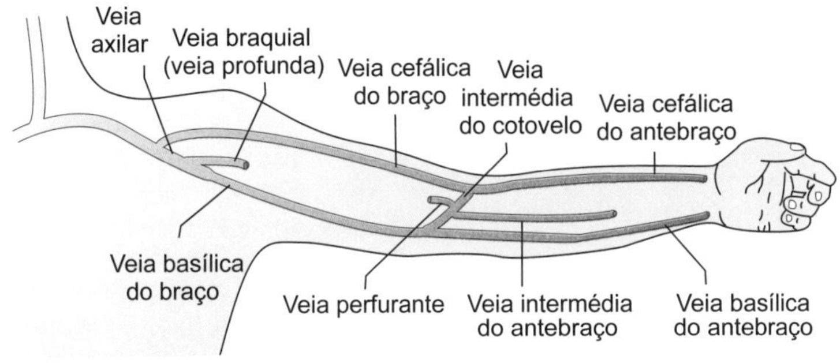

Figura 14.3 Drenagem venosa do membro superior.

- Relativas:
  - Homens com mais de 50 anos
  - Mulheres com mais de 60 anos.

Material

- Principal:
  - Garrote
  - Bisturi com lâminas nºs 11 e 15
  - Fio de sutura (náilon 3-0 agulhado e algodão 2-0 simples)
  - Duas pinças Kelly retas e curvas
  - Dois afastadores delicados e pequenos
  - Tesoura Metzenbaum
  - Porta-agulhas de Hegar pequeno
  - Cateter de silicone Silastic® ou Surg-i-loop®, cateter para pressão venosa central, cateter uretral
- Assepsia:
  - Assepsia e campo estéril: solução antisséptica (polivilnilpirrolidona-iodo ou clorexidina)

- Gazes estéreis
- Luvas, máscara e avental estéreis
- Campos estéreis e fixadores para os campos
- Anestesia:
  - Lidocaína a 1% (10 mℓ), seringa (10 mℓ) e agulha
- Infusão:
  - Soro fisiológico a 0,9%, equipo e suporte
- Curativo/fixação:
  - Tintura de benjoim (opcional)
  - Esparadrapo ou Micropore®
  - Gazes estéreis.

Avaliação e preparo do paciente

O procedimento é realizado em urgência, frequentemente em paciente inconsciente; portanto, pode não haver tempo para explicar-lhe o procedimento. Se houver, porém, deve-se solicitar termo de consentimento assinado.

Técnica

- Identificar o local escolhido para dissecção venosa:
  - A veia basílica normalmente encontra-se 2 a 3 cm acima do epicôndilo e corre paralelamente à goteira bicipital. Prefere-se a basílica, pois a cefálica termina em ângulo reto na veia subclávia, e esta é a continuação anatômica da basílica (Figura 14.4 A)
  - Abduzir o tornozelo e imobilizar a perna. A veia safena localiza-se anteriormente ao maléolo medial e a incisão deve ser transversal, discretamente anterior e superior ao maléolo
- Realizar a técnica asséptica: antissepsia local e colocação de campos estéreis
- Infiltrar a pele sobre a veia escolhida com lidocaína a 1%, utilizando seringa e agulha
- Realizar incisão cutânea transversa com 2,5 cm de extensão na área previamente anestesiada, com bisturi lâmina nº 15
- Prosseguir com dissecção romba, paralela ao trajeto da veia, com pinça hemostática curva (Kelly, Mixter), identificando e separando a veia das estruturas próximas. Na safena magna, na altura do maléolo medial (Figura 14.5), é possível introduzir um mosquito curvo no ângulo anterior da incisão e empurrar firmemente de encontro ao periósteo, inclinar o mosquito posteriormente, com movimentos de varredura, passando-o por baixo da veia e elevando-a em seguida
- Certificar-se de que a estrutura isolada é a veia desejada:
  - Isolar o vaso proximal e distalmente, com um fio, retirar seu conteúdo entre os dois fios, liberar o fio distalmente e observar se o vaso é preenchido por sangue. Repetir o procedimento, liberando o fio proximal. Caso o vaso se encha apenas com a liberação do fio distal, considerar que seja uma veia
  - A gasometria sanguínea pode identificar se o sangue que passa pelo vaso é arterial ou venoso, levando em consideração possíveis distúrbios metabólicos que o paciente possa apresentar
- Elevar e dissecar a veia em um segmento de 2 cm, aproximadamente, para liberá-la de seu leito
- Ligar a veia distalmente, com fio de algodão, deixando-o sem cortar, de modo que possa ser tracionado
- Passar o fio proximalmente em torno da veia (Figura 14.4 B):
  - Fazer pequena venotomia transversa e dilatá-la com a pinça hemostática fechada (Figura 14.6)
  - A venotomia transversa pode ser feita com uma lâmina nº 11 (Figura 14.4 C) sobre um anteparo metálico (p. ex., cabo da pinça), para facilitar e evitar sua transfixação
- Introduzir o cateter plástico (ou de silicone) previamente lavado com soro fisiológico, através da venotomia (Figuras 14.4 D e 14.7)
- Aspirar o cateter e verificar a presença de sangue. Em seguida, infundir soro fisiológico para evitar a coagulação sanguínea dentro do cateter
- Fixar o cateter amarrando o fio proximal ao redor da veia e do cateter, observando se a infusão de líquido não fica prejudicada
- Se desejar, para diminuir o risco de infecção, na fossa antecubital é possível exteriorizar o cateter através de contraincisão. Abrir uma incisão com 1,5 a 2 cm de distância da incisão principal, distalmente, com 0,5 cm de extensão. Passar o cateter através dessa contraincisão, certificando-se de que não há dobras no cateter
- Conectar o equipo intravenoso ao cateter
- Fechar a incisão com pontos separados
- Fazer curativo oclusivo com gaze.

Cuidados após o procedimento

- Fixar o cateter para evitar tração
- Evitar o uso de soluções irritantes
- Remover, examinar e trocar diariamente o curativo estéril.

Complicações

- Infecção: o cateter deve ser retirado
- Hematoma: pode comprometer o suprimento sanguíneo arterial das extremidades por compressão
- Flebite e trombose: quanto mais prolongada a permanência do cateter, maior o risco de flebite
- Perfuração da parede posterior da veia ou cateterização inadequada: revisão do procedimento
- Lesões em estruturas nervosas, vasculares ou linfáticas adjacentes
- Cateterização inadvertida de artéria.

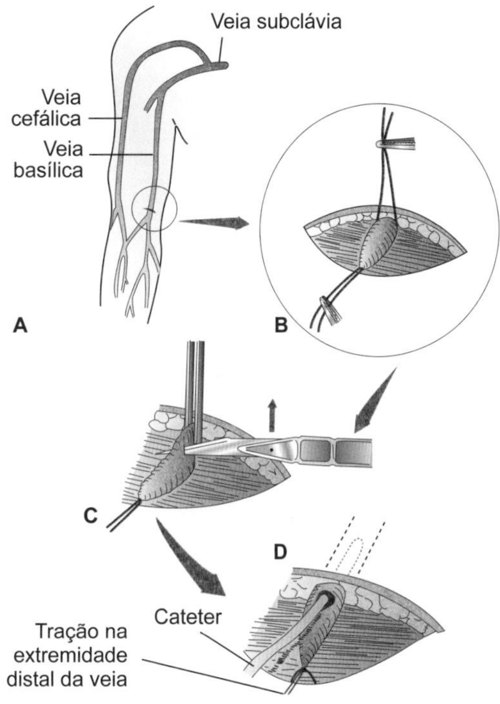

Figura 14.4 A. Identificação do melhor local para dissecção de veia em membro superior. B. Ligadura distal e reparo proximal de veia. C. Venotomia transversa. D. Cateterização de veia.

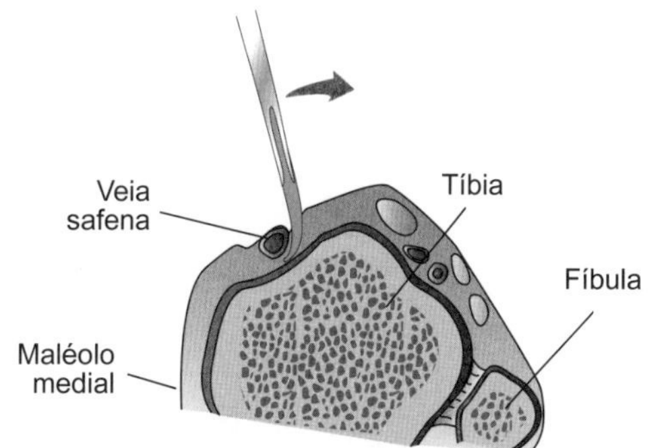

Figura 14.5 Secção transversal da perna na altura do maléolo medial, indicando a posição anatômica da veia safena magna e o movimento necessário para realizar seu fácil isolamento.

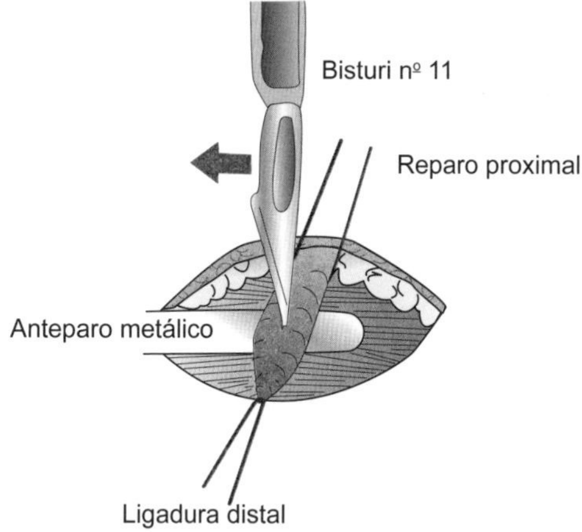

Figura 14.6 Venotomia transversa com lâmina nº 11 sobre anteparo metálico: seccionar apenas 50% da circunferência do vaso.

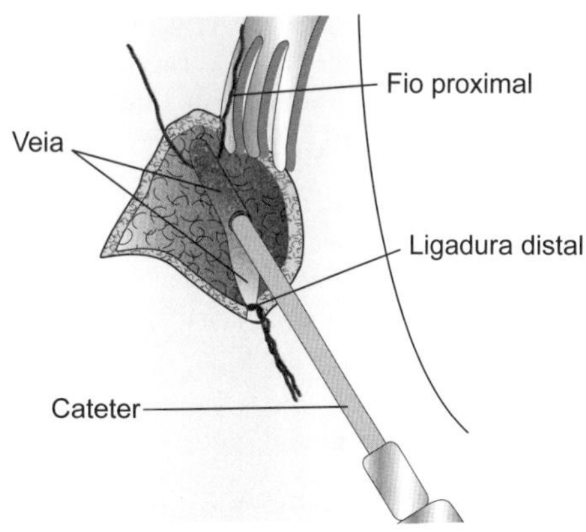

Figura 14.7 Ligadura distal de veia, com inserção de cateter por venotomia transversa.

Bibliografia

COLÉGIO AMERICANO DE CIRURGIÕES. Comitê de trauma. ATLS. Manual do curso para alunos. 7. ed. Barueri: Prol; 2004.

GIBSON, R. S. Dissecção venosa. In: SURATT, P. M.; GIBSON, R. S. Manual de procedimentos médicos. São Paulo: Roca; 2004. p. 17-22.

Medida da Pressão Venosa Central

Alexandre Campos Moraes Amato

Considerações gerais

A pressão venosa central é exercida pelo sangue na parede da veia cava torácica e reflete a pressão do sangue que retorna ao átrio direito. É importante, pois determina o enchimento cardíaco na diástole e, portanto, seu rendimento. Também determina a pressão que se opõe ao retorno venoso periférico.

Considerações anatômicas

Considerando o risco de perfuração, se o cateter for colocado direto no átrio, é preferível o acesso em qualquer uma das grandes veias sistêmicas torácicas, que têm pressão semelhante à obtida no átrio.

Indicações

- Falência circulatória aguda
- Suspeita de tamponamento cardíaco
- Reposição volêmica em paciente com sistema cardiovascular comprometido.

Contraindicações

Quando qualquer outro procedimento diagnóstico ou terapêutico de reanimação tiver prioridade sobre acesso venoso.

Material

- Principal:
  - Equipo de pressão venosa central
  - Manômetro graduado em centímetros de água ou coluna manométrica
  - 500 mℓ de soro fisiológico a 0,9%
  - Cateter venoso central já instalado (ver Capítulo 12 – Acesso Venoso Central)
- Assepsia:
  - Luvas de procedimento
- Curativo/fixação:
  - Tintura de benjoim (opcional)
  - Esparadrapo ou Micropore®.

Avaliação e preparo do paciente

- Explicar o procedimento para o paciente
- Solicitar termo de consentimento assinado, se possível.

Técnica

- A medida da pressão venosa central pode ser determinada por uma coluna d'água ou um aparelho eletrônico de medida de pressão
- Acessar uma veia central com cateter, seguindo a técnica modificada Seldinger, descrita nos Capítulos 12 – Acesso Venoso Central e 13 – Punção Vascular Ecoguiada
- Via coluna d'água:
  - Conectar o cateter a um equipo, e este a uma torneira de três vias, que se conecta à coluna manométrica. A última via é conectada a um soro fisiológico (Figura 15.1)
  - Retirar as bolhas do sistema
  - Conectar o sistema ao cateter venoso central do paciente
  - Inicialmente, direcionar o fluxo do soro para o paciente: essa é a posição para manter o cateter pérvio (Figura 15.2)
  - Direcionar o fluxo do soro para a coluna d'água e preencher até 25 cm de água (Figura 15.3)
  - Direcionar o fluxo da coluna d´água para o paciente (Figura 15.4) e esperar que a coluna caia e se estabilize para anotar a pressão

indicada. A marca do zero é alinhada horizontalmente no nível da valva atrioventricular direita ou da linha axilar média no paciente em decúbito dorsal

- Via dispositivo eletrônico:
  - Diferentemente da coluna d´água, a torneira de três vias está conectada antes do transdutor, para facilitar a limpeza do sistema e a calibração do dispositivo. O soro está conectado diretamente ao transdutor, por uma válvula
  - Retirar as bolhas do sistema
  - Conectar o sistema ao cateter venoso central do paciente

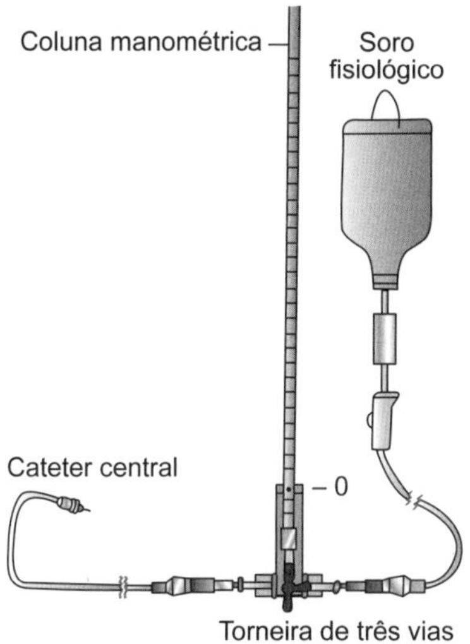

Figura 15.1 Configuração do equipamento necessário para medida da pressão venosa central.

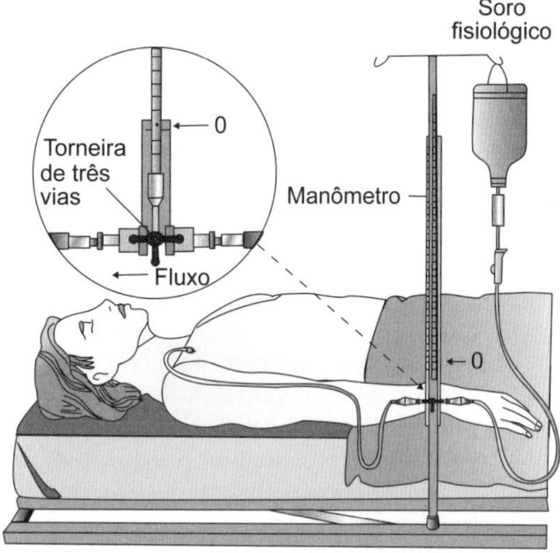

Figura 15.2 Direcionamento do fluxo do soro fisiológico ao paciente, para manter o cateter pérvio. O ponto "zero" é definido pela linha axilar média.

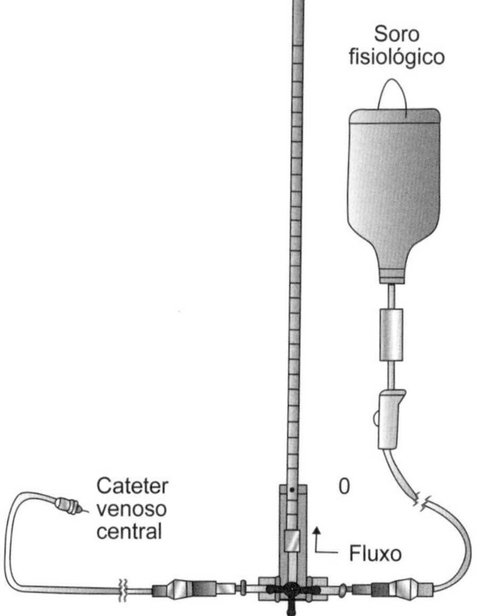

Figura 15.3 Direcionamento do fluxo à coluna d'água para preenchê-la até 25 cm.

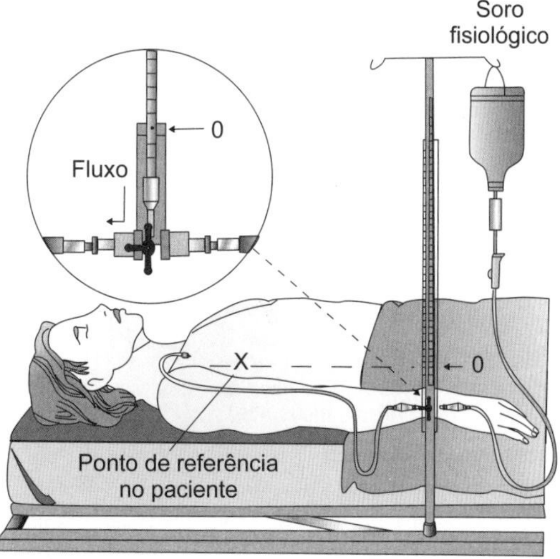

Figura 15.4 Direcionamento do fluxo da coluna d'água ao paciente, para aferir a pressão venosa central.

  - Calibrar o transdutor
  - Manter o transdutor em contato direto com o cateter, para poder medir continuamente a pressão (Figura 15.5)
- A medida ideal, em pacientes com ventilação espontânea, é no final da inspiração. Em pacientes com ventilação positiva, a medida deve ser no final da expiração.

Interpretação

A terapêutica correta depende da interpretação detalhada, considerando possíveis erros de interpretação e artefatos (Tabela 15.1).

- Erros e artefatos comuns:
  - Flutuações respiratórias
  - A inércia da coluna d'água impede variações bruscas, portanto, nesse caso, há um valor médio
  - Ressonância por movimentação excessiva da ponta do cateter dentro da artéria pulmonar
  - Amortecimento causado por bolha de ar no sistema, provocando pressão sistólica falsamente baixa e diastólica erroneamente elevada
  - Localização imprópria da ponta do cateter no coração
- Baixa: < 6 cm de água
- Normal: 6 a 12 cm de água. Em caso de gravidez: 5 a 8 cm de água
- Alta: > 12 cm de água.

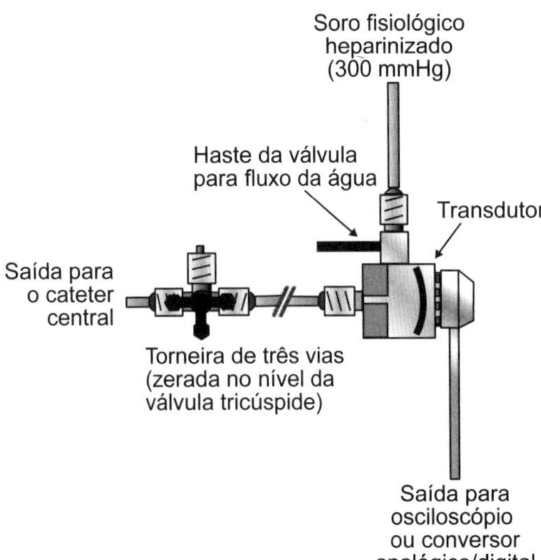

Figura 15.5 Configuração do dispositivo eletrônico para medida da pressão venosa central.

Cuidados após o procedimento

- Controlar a diurese e a hidratação do paciente
- Checar se o nível do transdutor de pressão está na altura do átrio direito antes de cada medida. Verificar o ponto zero, abrindo o transdutor à pressão atmosférica
- Confirmar a posição da válvula de pressão, do ponto zero e calibrar sempre que ocorrer uma alteração brusca e antes de qualquer terapêutica potencialmente prejudicial ao paciente
- Fatores que podem alterar a leitura da pressão:
  - Aumento da pressão intratorácica (tosse, ventilação positiva)
  - Ponto de referência errado
  - Cateter mal posicionado
  - Obstrução do cateter ou efeito de válvula no cateter
  - Bolhas de ar
  - Leitura no momento errado da ventilação
  - Leitura por examinadores diferentes
  - Fármacos vasopressores.

Complicações

As complicações referem-se à introdução do cateter venoso central e à terapêutica inadequada à interpretação correta.

- Hemorragia:
  - Hematoma no local de punção
  - Hemorragias vultosas: lesões em vasos de grande calibre, em pacientes com alteração da crase sanguínea, ou em locais em que a compressão é difícil
- Perfuração de órgão próximo:
  - Pneumotórax
  - Perfuração do miocárdio
- Infecção: consequente à contaminação local durante a passagem do cateter ou nas trocas de curativos. Pode-se associar a bacteriemias. O cateter contaminado deve ser retirado imediatamente
- Flebite e trombose: pouco frequentes em vasos calibrosos. A osmolaridade da substância infundida deve ser compatível com o calibre do vaso
- Embolia gasosa: pode-se diminuir essa complicação colocando o paciente em posição de Trendelenburg ao passar o cateter
- Secção de cateter e embolia
- Infusão de líquido no mediastino ou hidrotórax: verificar sempre se há refluxo de sangue pelo equipo:
  - Hemotórax

Tabela 15.1 Interpretação da medida da pressão venosa central no paciente hipotenso.

Leitura	Outros sinais/sintomas	Considerar diagnóstico	Tratamento
Baixa	Taquicardia Pressão arterial normal ou baixa Oligúria Perfusão periférica capilar diminuída	Hipovolemia	Reposição hídrica até que a pressão venosa central aumente e não caia novamente. Se a PVC aumentar e se mantiver alta sem haver diurese ou se a pressão arterial não melhorar, considerar o uso de inotrópicos*
Baixa, normal ou alta	Taquicardia Sinais de infecção Febre Vasodilatação/constrição	Sepse	Garantir hidratação adequada e considerar o uso de vasoconstritores e inotrópicos
Normal	Taquicardia Oligúria Perfusão periférica capilar diminuída	Hipovolemia	Garantir hidratação adequada e considerar o uso de vasoconstritores e inotrópicos; venoconstrição pode ocasionar PVC normal. Oferecer líquidos* e observar o resultado
Alta	Murmúrio vesicular unilateral Movimento torácico assimétrico Hipertimpanismo torácico com desvio de traqueia Taquicardia	Pneumotórax hipertensivo	Toracocentese e drenagem torácica
	Dispneia 3ª bulha cardíaca Edema pulmonar Edema	Falência cardíaca	Oxigênio, diuréticos, posição sentada, considerar inotrópicos
Muito alta	Taquicardia Bulhas cardíacas abafadas	Tamponamento pericárdico	Pericardiocentese e drenagem

* Teste terapêutico (*fluid challenge*): em hipotensão associada a PVC normal, repor *bolus* intravenoso de líquidos (250 a 500 mℓ). Observar o efeito em PVC, pressão arterial, pulso, débito urinário e perfusão capilar periférica. Repetir o procedimento até que a PVC mostre um aumento sustentável e/ou outro parâmetro cardiovascular volte ao normal. Com perda sanguínea maciça, será necessária uma transfusão, após o coloide e o cristaloide usados na reanimação inicial.
PVC = pressão venosa central.

- Punção de vaso não desejado
- Progressão do cateter por trajeto não desejado.

Retirada do cateter

- Utilizar luvas de procedimento
- Remover todo o esparadrapo e os pontos de segurança
- Pedir ao paciente para inspirar profundamente, expirar e segurar
- Remover o cateter em um só movimento, sem força, enquanto o paciente estiver segurando a respiração. Se houver dificuldade, tentar rodar o cateter
- Pressionar o local por, no mínimo, 5 min para evitar sangramento
- Fazer curativo oclusivo.

Bibliografia

KISTNER, J. R.; GIBSON, R. S. Monitorização da pressão. In: SURATT, P. M.; GIBSON, R. S. Manual de procedimentos médicos. São Paulo: Roca; 2004. p. 10-16.

MICKIEWICZ, M.; DRONEN, S. C.; YOUNGER, J. G. Central venous catheterization and central venous pressure monitoring. In: ROBERTS, J. R.; HEDGES, J. R. Clinical procedures in emergency medicine. 4. ed. Philadelphia: Saunders-Elsevier; 2004. p. 413-443.

Acesso Venoso em Pediatria

Rogério Fortunato de Barros e Nilton Crepaldi Vicente

Acesso venoso em recém-nascido

Veia e artérias umbilicais

O acesso por veia e artéria umbilicais é um procedimento indispensável à condução do paciente pediátrico. É importante para administração de fluidos e drogas, monitoramento hemodinâmico, obtenção de amostras de sangue e nutrição parenteral.

Apesar de não existir um protocolo ideal para o acesso venoso, "veia boa é veia pega". Deve-se levar em consideração a experiência e a capacitação do profissional de saúde, o peso da criança, as condições locais, o tipo de cateter, a situação de urgência, entre outros fatores.

Deve-se tentar seguir a ordem de punção por menor morbidade. O acesso umbilical, os acessos periféricos realizados com Abocath® e o cateter central de inserção periférica (PICC, do inglês, *peripherally inserted central catheter*) são considerados a primeira opção de acesso venoso, quando disponíveis. Por vezes, o acesso necessário é o central e, na ausência de PICC, a locação correta do cateter na entrada do átrio direito pode ser obtida de duas maneiras: via percutânea ou flebotomia.

Em pacientes neonatais, os vasos umbilicais podem ser utilizados nos primeiros dias de vida, e por vezes é necessária sua dissecção após alguns dias.

Existem, no coto umbilical, duas artérias e uma veia (geralmente localizada a 12 h). Os neonatologistas costumam utilizar uma artéria umbilical para monitoramento da pressão arterial média, coleta de exames e infusão de fluidos. A veia umbilical, por sua vez, pode ser empregada para aferição da pressão venosa central, coleta de exames e infusão de fluidos e medicamentos.

Via percutânea

A via percutânea pode ser conseguida com o método de Seldinger se o cateter for do tipo duplo-lúmen ou pela passagem do Intracath® simples, como descrito no Capítulo 12 – Acesso Venoso Central. Em pacientes pediátricos, pode ser realizada com cateteres simples pediátricos ou neonatais. Com pacientes abaixo de 2,5 kg, deve-se ter muita cautela e, havendo dificuldade técnica para a punção, optar pela flebotomia, reduzindo a morbidade. A ultrassonografia para identificação e punção guiada de veias profundas para a inserção de cateter central tem se tornado o padrão ouro. Sua técnica está detalhada no Capítulo 13 – Punção Vascular Ecoguiada.

A veia jugular interna é a mais utilizada para punção percutânea e colocação de cateter central, pois é a mais segura também em crianças. Como segunda opção, principalmente em crianças com menos de 6 anos, a punção da veia femoral tem se tornado uma boa via de acesso, pela baixa morbidade. As veias subclávias e jugular externa são outras opções. Para uma punção segura, é importante um exame de coagulograma e plaquetas dentro ou próximo da normalidade, evitando complicações.

Flebotomia

A flebotomia é a passagem de um cateter através de dissecção da veia, sob visão direta com a introdução do cateter do tipo Venocath® ou, na ausência deste, Intracath®. Esse procedimento dispensa coagulograma normal.

A dissecção normal venosa é mais laboriosa e demorada, requerendo conhecimento anatômico e treinamento técnico com a manipulação dos tecidos delicados. O procedimento deve ser feito em centro cirúrgico, exceto em crianças em estado grave em unidade de terapia intensiva (UTI).

O material específico para o procedimento deve ser rigorosamente verificado antes, assim como a disponibilidade de cateter de tamanho adequado e a imobilização com sedação.

A dissecção venosa permite, na maioria das vezes, o emprego de cateteres mais calibrosos, o que facilita a administração rápida de volume e até a exsanguineotransfusão. Os cateteres mais recomendados são os de silicone, por apresentarem menor reação tecidual, baixo depósito de fibrina (responsável por sua obstrução) e fácil manipulação, por serem flexíveis.

Os cateteres de duplo-lúmen podem ser utilizados em dissecção venosa. O advento e a evolução da quimioterapia oncológica de longa duração e a necessidade daqueles pacientes com terapia prolongada favoreceram o desenvolvimento de cateteres de longa permanência semi-implantáveis (Rickman e Broviac) ou totalmente implantáveis (Portocath®), como visto nos Capítulos 12 – Acesso Venoso Central e 23 – Cateteres de Trajeto Subcutâneo para Hemodiálise.

Técnica para artéria umbilical (Figura 16.1)

- Posicionar em decúbito dorsal e imobilizar o paciente
- Realizar a assepsia e colocar campos, aventais e luvas estéreis
- A criança deve estar aquecida adequadamente, ou sob fonte de calor e envolta em algodão ortopédico ou crepom
- Verificar todo o equipamento necessário. Colocar solução de heparina na seringa, obedecendo a proporção de 1 U/mℓ de soro fisiológico. Conectar a seringa com a solução à torneira de três vias e ao cateter e retirar todo o ar, injetando a solução em seu interior
- Solicitar ao assistente que levante o coto umbilical e fazer uma boa assepsia com solução antisséptica, não só no umbigo, como na parede abdominal, com movimentos circulares
- Colocar os campos no umbigo. Amarrar a base do umbigo com um fio, dando um nó simples (previne o sangramento durante a passagem do cateter). O cordão é cortado horizontalmente, 0,5 a 1 cm da base. Caso exista sangramento, o nó pode ser apertado
- Limpar com uma gaze o sangue proveniente do corte e identificar os vasos umbilicais: uma veia, com paredes finas e elípticas e as artérias, com paredes grossas e arredondadas
- Segurar com uma das mãos ou com uma pinça hemostática o coto umbilical, fazendo uma leve eversão de sua face. Evitar o pinçamento do vaso
- Introduzir um estilete oftalmológico na luz da artéria, com leves movimentos circulares até atingir a distância de 0,5 cm
- Manter o estilete na luz por 30 s e depois retirá-lo. Repetir esse movimento até que a artéria esteja suficientemente dilatada para aceitar o cateter
- Segurar o cateter a 1 cm da extremidade com uma pinça ou com polegar/indicador e inseri-lo na luz da artéria. Aplicar delicada pressão, com movimentos rotatórios, para avançar o cateter na distância necessária
- Aspirar sangue e introduzi-lo novamente, para atestar a posição intraluminal do cateter
- O cateter deve ser fixado com a formação de uma "bolsa" ao redor do coto umbilical. Também pode ser feita uma fixação simples. De preferência, antes da fixação a posição do cateter deve ser verificada com radiografia.

Técnica para veia umbilical

- Posicionar em decúbito dorsal e imobilizar o paciente
- Realizar a assepsia e colocação de campos, aventais e luvas estéreis
- A criança deve estar aquecida adequadamente, ou sob fonte de calor e envolta em algodão ortopédico ou crepom
- Mensurar devidamente a distância ombro-umbigo ou a medida corporal total, para o cálculo do tamanho do cateter a ser inserido. A medida de 2/3 da distância ombro-umbigo geralmente é apropriada
- As posições dos cateteres são obtidas em função do peso, gráficos e fórmulas para a instalação do cateter umbilical em recém-nascido (Tabela 16.1):
  - Artéria umbilical: ponta localizada entre T6 e T10
  - Veia umbilical: ponta com posicionamento acima do diafragma, na veia cava inferior ou no átrio direito

- Equações utilizadas para comprimento dos cateteres:
  - Artéria umbilical: 2,5 × peso + 9,7
  - Veia umbilical: 1,5 × peso + 5
  - O peso é expresso em quilos, e o tamanho, em centímetros
- A canulação venosa é basicamente a mesma da canulação arterial, sendo o tamanho dos cateteres de 5F para uma criança abaixo 3,5 kg e 8F para crianças acima desse peso.

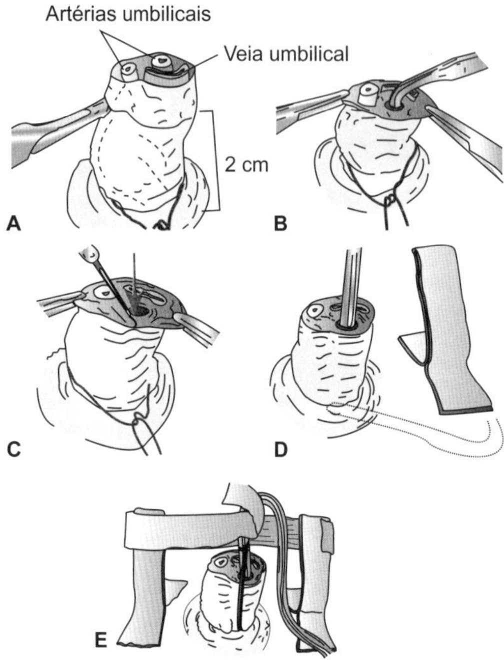

Figura 16.1 A a E. Cateterização de artéria umbilical.

Se houver resistência 2 a 3 cm, o cordão deve ser puxado caudalmente. Essa movimentação gera uma retificação dos tortuosos vasos, facilitando a penetração do cateter. Se não houver refluxo após penetração de 2 a 3 cm, pode existir um coágulo. Uma leve sucção com a seringa deve ser aplicada, enquanto o cateter é retirado. Essa manobra facilita a saída do coágulo. O cateter, então, deve ser reinserido.

Cateter central de inserção periférica

O cateter central de inserção periférica (PICC) representa um grande avanço da terapia intravenosa. Sua utilização vem crescendo como alternativa de escolha para manter acesso venoso central e prolongado em crianças e recém-nascidos, evitando expô-los às punções periféricas de repetição e dissecções venosas. A técnica requer do profissional habilidade e experiência em punção venosa periférica, conhecimento de anatomia e fisiologia da rede vascular, adoção de medidas antissépticas e critérios rigorosos em indicação, manutenção e retirada, assim como o conhecimento das possíveis complicações em crianças (Figura 16.2).

De acordo com a Resolução do Conselho Federal de Enfermagem (Cofen) nº 258, de 2001, o enfermeiro será considerado apto a implantar o PICC desde que tenha curso específico de capacitação técnica.

Acesso venoso em pacientes pediátricos

Veias periféricas

O acesso vascular é vital para administração de drogas e fluidos, mas o acesso venoso pode ser de difícil obtenção em pacientes pediátricos.

Tabela 16.1 Posição do cateter umbilical após inserção.

Distância ombro-umbigo (cm)	Distância inserção-cateter (cm)		
	Posição baixa artéria umbilical	Posição alta artéria umbilical	Linha venosa
9	5	9	5,7
10	5,5	10,5	6,5
11	6,3	11,5	7,2
12	7	13	8
13	7,8	14	8,5
14	8,5	15	9,5
15	9,3	16,5	10
16	10	17,5	10,5
17	11	19	11,5
18	12	20	12,5

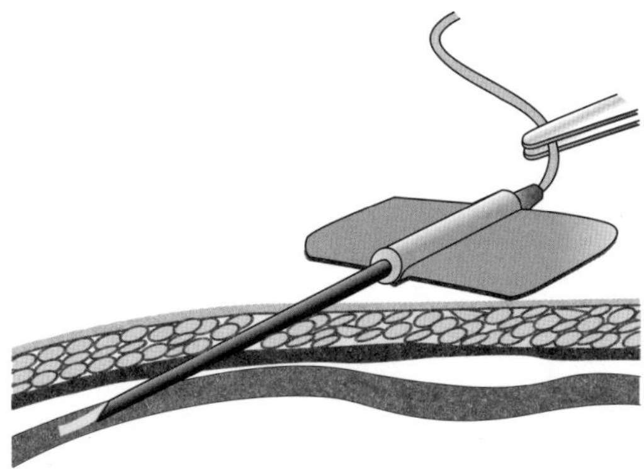

Figura 16.2 Punção de veia periférica para passagem do cateter central de inserção periférica.

Durante a reanimação cardiopulmonar, o acesso intravenoso preferível é a veia maior e mais acessível, que não implique na interrupção das manobras de reanimação. Se as veias periféricas forem de rápida visualização, deve-se tentar essa via antes de outras formas de acesso vascular. A punção venosa periférica oferece uma via satisfatória para rápida administração de fluidos ou drogas, desde que seja obtida em poucos minutos.

A punção venosa periférica pode ser executada em veias dos braços, mãos, pés, pernas, pescoço e couro cabeludo. Optam-se primeiramente pelas veias mais distantes das vias respiratórias se esse espaço estiver sendo utilizado pela equipe de reanimação. Por vezes, pode ser necessária a tentativa de inserção às cegas, baseando-se apenas na localização habitual dessa veia, como no caso das veias antecubital, mediana do cotovelo e safena magna (Figura 16.3).

As complicações são raras e incluem formação de hematomas, celulite, trombose, flebite, embolia gasosa, embolia por fragmento do cateter, infiltração do subcutâneo e tromboembolia pulmonar. Alguns medicamentos, como dopamina, epinefrina e cálcio, devem ser administrados em veias centrais ou de grande calibre, diminuindo o risco de vasculite.

Via intraóssea

A via intraóssea permite a infusão de medicamentos, fluidos e derivados sanguíneos. É uma alternativa confiável em lactentes e crianças em choque ou parada cardiopulmonar, quando não se obteve o acesso venoso periférico em alguns minutos. A via intraóssea oferece acesso a uma rede de capilares não colapsáveis na medula óssea e, habitualmente, pode ser obtida em alguns segundos. A tíbia proximal é o lugar preferido para a inserção da agulha intraóssea em lactentes e crianças abaixo de 6 anos. A principal contraindicação à punção intraóssea é fratura na pelve ou extremidade proximal ou no próprio osso escolhido para punção.

Estudos animais mostram que os efeitos locais da infusão intraóssea na medula e os efeitos a longo prazo sobre o crescimento são mínimos. A embolia pulmonar microscópica por gordura ou material da medula óssea foi descrita, mas parece não ter importância clínica. Há descritas, como complicações também, a fratura de tíbia, a síndrome compartimental, a necrose da pele e a osteomielite. Apesar de incomuns, tais complicações podem ser graves. Por isso, esse acesso deve ser reservado aos doentes criticamente enfermos como medida temporária até que sejam obtidos outros acessos venosos.

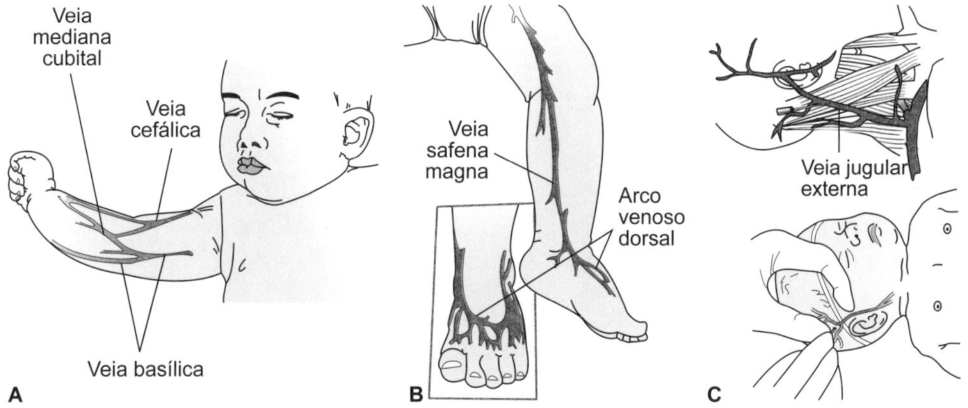

Figura 16.3 A a C. Veias periféricas mais utilizadas.

A agulha geralmente utilizada é a de aspiração de medula óssea tipo Jamshidi®. As drogas administradas por via intraóssea devem ser seguidas por uma infusão de soro estéril de pelo menos 5 mℓ, para garantir que cheguem à circulação central. Os fluidos devem ser administrados sob pressão, utilizando-se uma bomba de infusão ou pressão manual com seringa (Figura 16.4).

Técnica

- Posicionar e imobilizar o paciente
- Realizar assepsia e colocar campos, aventais e luvas estéreis
- Localizar a tuberosidade da tíbia, sendo o local da punção 1 a 3 cm abaixo da tuberosidade, na superfície medial. Nesse local, a tíbia está logo sob a pele
- Verificar a agulha e certificar-se de que os biséis das agulhas externa e interna estão alinhados
- Segurar firmemente a coxa e o joelho acima e lateralmente ao ponto de punção com a palma da mão não dominante. Estabilizar a tíbia proximal sem permitir que qualquer porção de sua mão permaneça por trás do ponto de inserção. A perna deve estar apoiada em superfície firme
- Inserir a agulha através da pele acima da superfície plana anteromedial da tíbia, já identificada
- Avançar a agulha perpendicularmente (90°) ao eixo longo do osso, aplicando um movimento delicado, mas firme, perfurando em espiral
- Parar de avançar a agulha quando sentir uma súbita diminuição na resistência à progressão da agulha, indicando a entrada no canal medular. É possível aspirar conteúdo medular nesse ponto. Qualquer aspiração de medula óssea deve se seguir de infusão de líquido, para prevenir a obstrução da agulha
- Desenroscar e remover o estilete da agulha
- Fixar a agulha intraóssea e injetar vagarosamente 10 mℓ de soro fisiológico, atentando para qualquer aumento da resistência à infusão e do volume ou da consistência dos tecidos moles adjacentes
- Se a punção-teste for bem-sucedida, desconectar a seringa, esvaziar qualquer ar remanescente no equipamento e adaptar uma infusão à agulha. Fixar a agulha com fita adesiva e sustentá-la com curativo volumoso
- Se a infusão-teste não obtiver êxito (ou seja, se houver infiltração de soro em tecidos moles da perna), remover a agulha e tentar o mesmo procedimento na outra perna.

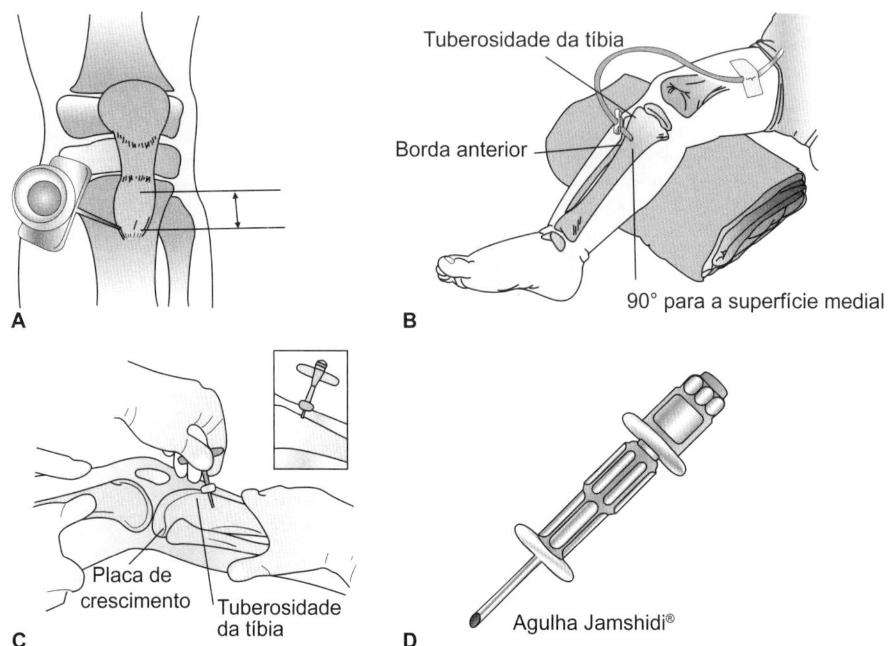

Figura 16.4 A a D. Punção intraóssea.

Flebotomia

Considerações anatômicas

A técnica pode ser aplicada nas mais diversas localizações do corpo humano em que se consiga isolar um vaso de calibre considerável. Utilizam-se mais as veias safena magna, axilar e facial, mas, como já mencionado, deve-se levar em conta a experiência e a capacitação do profissional da saúde, o peso da criança, as condições locais, o tipo de cateter, a situação de urgência e outros fatores.

Considerações locorregionais detalhadas serão apresentadas adiante.

Indicações

- Administração rápida de fluidos em pacientes hipovolêmicos
- Nutrição parenteral prolongada
- Controle da pressão venosa central
- Infusão de drogas (antibióticos, drogas vasoativas etc.)
- Exsanguineotransfusão
- Quimioterapia
- Impossibilidade de obter acesso venoso por PICC ou Intracath®.

Contraindicações

- Deformidades por cirurgia prévia na região a ser dissecada
- Queimaduras ou infecção (dermatites) na região a ser dissecada.

Avaliação e preparo do paciente

- Exame clínico à procura de deformidades ou infecção no local da incisão
- Técnica de contenção apurada com boa exposição da área a ser incisada, com sedação e anestesia local suficientes para obter imobilidade total do paciente durante o procedimento
- Explicar o procedimento aos pais e/ou responsáveis, relatando complicações potenciais e obtendo consentimento por escrito, se possível.

Material

- Principal:
  - Venocath® 18 ou 16 ou Certofix® 16, 18 ou 22 G
  - Lâmina nº 11
  - Duas seringas de 3 mℓ
  - Fio de algodão 3-0 sem agulha
  - Fio de sutura de náilon ou Vicryl®
  - Porta-agulhas
  - Tesoura Íris
  - Pinças Kelly
  - Sonda para aspiração traqueal nº 8
  - Lidocaína a 1%
- Assepsia:
  - Gazes estéreis
  - Polivinilpirrolidona-iodo (PVP-I) ou clorexidina
  - Máscara
  - Gorro
  - Avental estéril
  - Campos esterilizados
  - Luvas estéreis
- Anestesia:
  - Seringa de 3 mℓ
  - Agulha
  - Lidocaína a 1% sem vasoconstritor
- Infusão:
  - Soro fisiológico a 0,9%
  - Equipo estéril
  - Suportes
- Curativo:
  - Gazes estéreis
  - Tintura de benjoim
  - Micropore®.

Técnica (*lato sensu*; Figura 16.5)

- Posicionar o paciente, dependendo do local a ser dissecado
- Realizar assepsia e colocação de campos, aventais e luvas estéreis
- Promover anestesia local, não se esquecendo da área da contra-abertura
- Realizar incisão de cerca de 1 cm e dissecção cuidadosa por planos, sempre perpendicularmente ao trajeto do vaso
- Identificar a veia a ser cateterizada e realizar dois reparos de algodão 3-0 sem agulha
- Realizar secção de uma sonda de aspiração traqueal nº 8 a 2 cm da conexão e introdução do Venocath® na sonda
- Fazer a contra-abertura e a passagem do cateter com sua posterior medição até o apêndice xifoide, para que ele fique no nível do átrio direito
- Retirar o fio-guia e testar o cateter
- Realizar a secção do cateter "biselando" em um ângulo de cerca de 45°, tomando cuidado para não deixar a ponta radiopaca na ponta do bisel, visto que pode lesar o endotélio e até fazer falso trajeto

- Proceder à venotomia com tesoura íris ou lâmina nº 11, segurando cuidadosamente os dois reparos com a mão não dominante
- Introduzir cuidadosamente o cateter, soltando o reparo proximal e segurando o distal. A força empregada deve ser suficiente para progredir o cateter, porém sob medida para não romper a veia
- Testar o fluxo de entrada e o refluxo de sangue na pressão negativa com uma seringa de 3 mℓ e fixar o cateter com duas ligaduras proximais
- Realizar pontos de fixação na pele e na sonda traqueal para evitar tração do cateter
- Utilizar Micropore® entre o Venocath® e a sonda de aspiração traqueal, para evitar sua tração inadvertida
- Fazer curativo oclusivo com gaze e Micropore®.

Cuidados após o procedimento

- Solicitar exame radiológico do tórax para confirmar a posição exata do cateter e excluir a possibilidade de pneumotótax, hemotórax, falso trajeto ou posição errada. É possível realizar a fluoroscopia com o arco em C, se disponível
- Retirar, examinar e trocar o curativo diariamente, observando extravasamento de líquido, serosidade, nutrição parenteral prolongada etc.
- Se houver febre, colher hemocultura de sangue periférico e pelo cateter. Na impossibilidade de detectar outro foco infeccioso, retirar o cateter
- Evitar o uso do mesmo cateter para diversas finalidades ou a utilização de diversas conexões em "Y".

Complicações

Agudas

- Pneumotórax (é a complicação mais comum, 5% dos casos)
- Punção arterial com hematoma
- Perfuração cardíaca com tamponamento
- Embolia gasosa
- Localização aberrante do cateter
- Extravasamento ou infiltração local
- Quilotórax

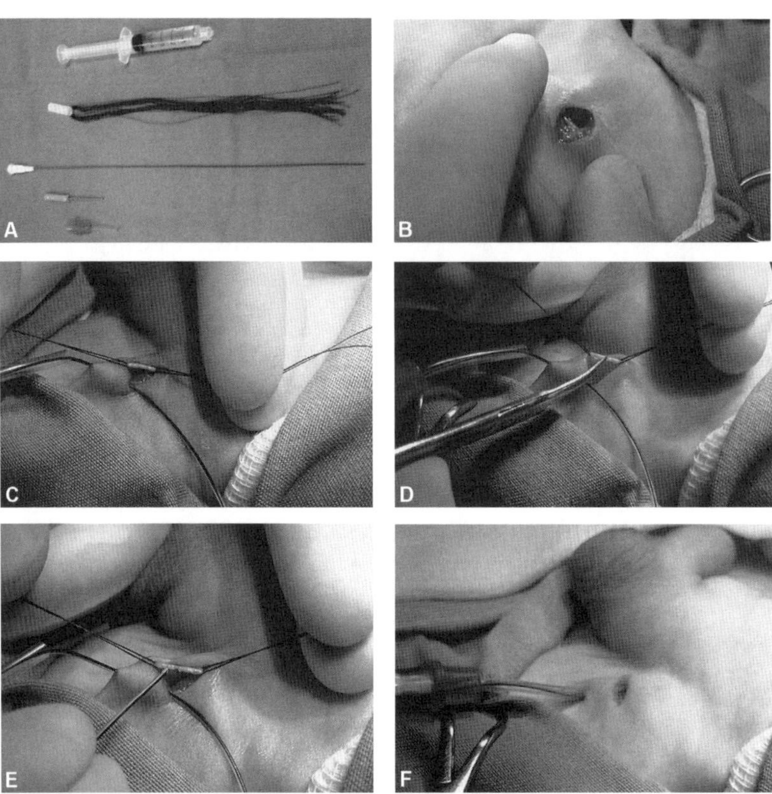

Figura 16.5 A a **F**. Flebotomia (*lato sensu*).

- Transecção de nervo
- Fístula arteriovenosa
- Embolia pelo cateter.

Tardias

- Infecção (20% dos casos)
- Oclusão do cateter por trombo
- Embolia pulmonar
- Síndrome da veia cava superior
- Trombose atrial
- Migração do cateter e extravasamento de líquido
- Trombose venosa
- Erosão da pele por cateter totalmente implantável.

Veias mais utilizadas

Veia safena magna

Sua dissecção, em recém-nascidos, é na croça da safena 2 cm abaixo do ligamento inguinal na região do forame oval, com incisão transversa e posterior localização da veia no subcutâneo superficialmente à fáscia muscular (Figura 16.6 A e B).

A dissecção é realizada, em emergências ou em politraumatizados, mais abaixo, na porção justamaleolar, anterior ao maléolo tibial. Por causa da grande quantidade de válvulas do coração, o cateter não pode ser colocado centralmente. É de fácil obtenção e boa eficácia em crianças maiores (Figura 16.6 C).

Veia facial

A veia facial corresponde a um tronco venoso profundo da região cervical, tributário direto da veia jugular interna, formado pelas veias tireóidea superior, lingual e facial. Possibilita o cateterismo central em boa parte dos casos, principalmente à direita, em que a veia jugular interna tem o trajeto em linha reta para o átrio direito. O retorno venoso fica garantido por extensa rede de veias colaterais (Figura 16.7).

Veia jugular externa

A veia jugular externa tem localização superficial. Existe grande possibilidade de se obter acesso venoso central, visto que seu calibre é considerável. A utilização de cateter fino e maleável diminui a chance de insucesso em crianças maiores (Figura 16.8).

Veia jugular interna

Apesar da localização superficial da veia jugular externa, nem sempre se consegue acesso venoso central pela dificuldade de progressão do cateter. A veia facial também pode ser de pequeno calibre, sendo necessária, após tentativas frustradas nessas veias e já com a incisão aberta, a canulação da veia jugular interna, principalmente em recém-nascidos de extremo baixo peso (Figura 16.9).

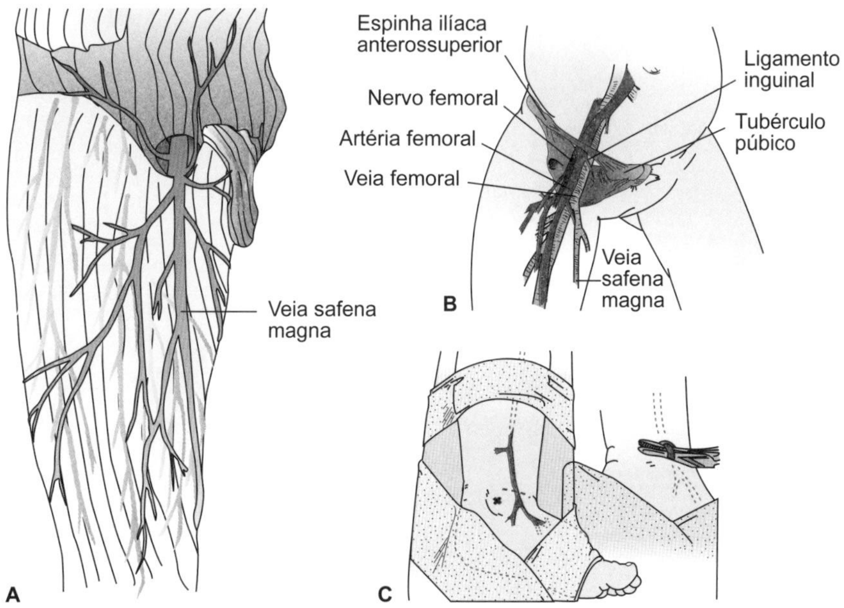

Figura 16.6 A a C. Anatomia da veia safena magna.

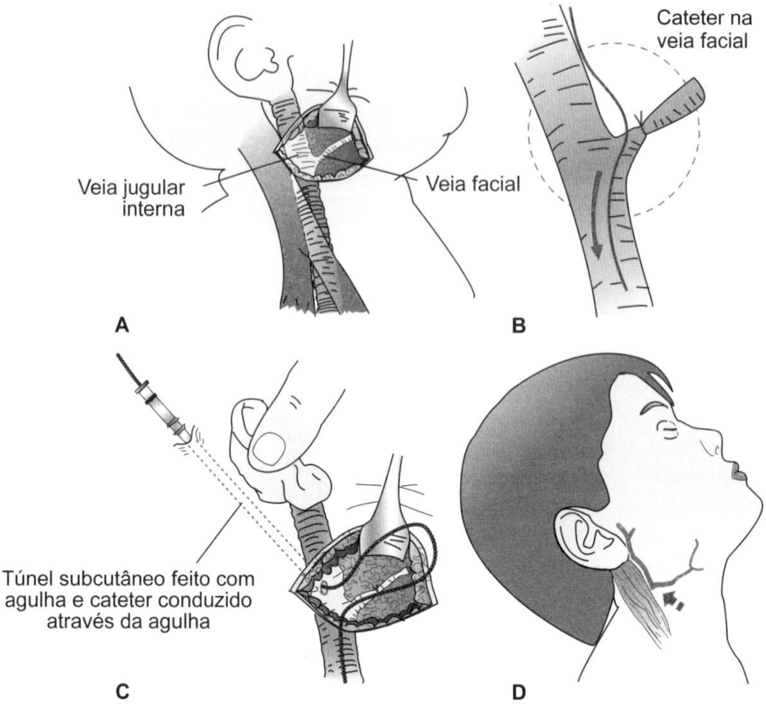

Figura 16.7 A a D. Cateterização da veia facial, com o objetivo de alimentação parenteral prolongada.

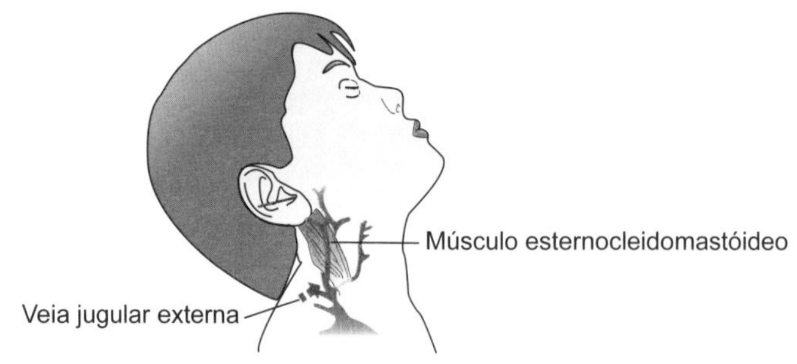

Figura 16.8 Anatomia da veia jugular externa.

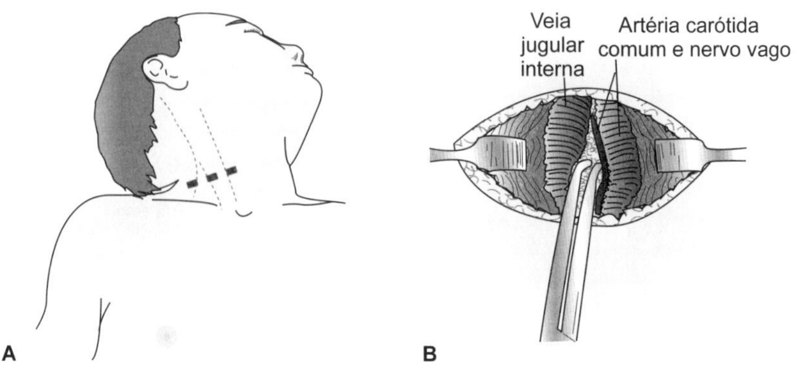

Figura 16.9 A e B. Acesso à veia jugular interna.

Veia axilar

A veia axilar é calibrosa e superficial, e sua dissecção não apresenta grandes dificuldades. A desvantagem é o possível comprometimento do retorno venoso do membro superior. Além disso, estruturas nobres adjacentes podem ser lesadas, como nervos do plexo braquial e artéria axilar, sendo que a lesão, a ligadura ou mesmo o vasospasmo desta última podem determinar grave comprometimento isquêmico do membro superior (Figura 16.10).

Veias basílicas ou cefálicas

As veias basílicas ou cefálicas são muito utilizadas em adultos, mas devem ser evitadas em crianças muito pequenas. São veias profundas de pequeno calibre e difícil identificação, e o cateter raramente chega ao coração.

Flebotomias alternativas

O início da nutrição parenteral prolongada mudou drasticamente os cuidados cirúrgicos em pacientes de baixo peso. Ocasionalmente, as terapias parenterais requerem longo prazo de tratamento e os pacientes costumam ter todas as veias possíveis do pescoço e das extremidades superiores e inferiores ligadas ou trombosadas, devido ao processo de terapia intravenosa prolongada. Nessas circunstâncias, rotas alternativas de acesso venoso central tiveram de ser estudadas. Algumas alternativas estão descritas a seguir.

Veia intercostal

Às vezes, as veias cavas inferior e superior encontram-se trombosadas. A locação de acesso central nessa circunstância torna-se um grande obstáculo.

O acesso ao sistema ázigos pela primeira, segunda ou terceira veia intercostal por toracotomia, e o acesso extrapleural pela via de Marchese, com cateterização e utilização da fluoroscopia ou radiograma de tórax no intraoperatório para checar a posição do cateter, têm sido descritos com baixa morbidade e satisfatória vida útil do cateter.

Não havendo lesão pleural durante a dissecção, não é necessária a introdução de dreno tubular. Deve-se, portanto, preservar com cuidado a integridade da pleura parietal (Figuras 16.11 a 16.13).

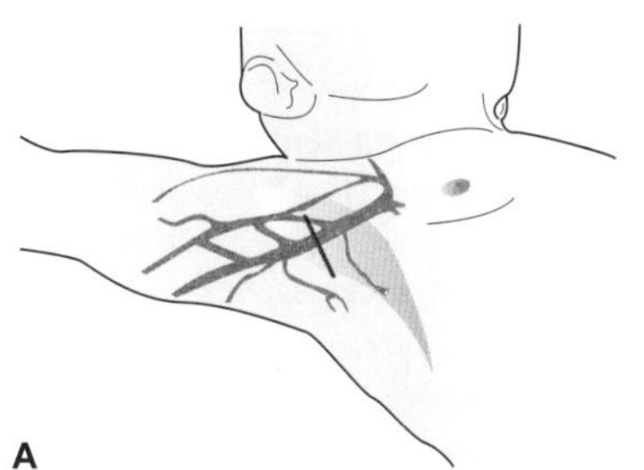

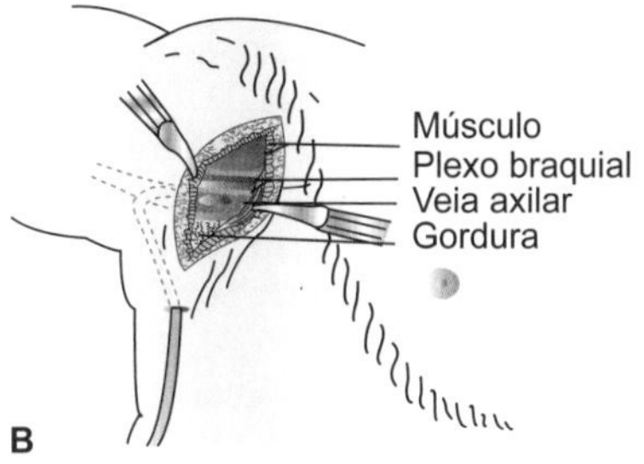

Figura 16.10 A e B. Acesso à veia axilar.

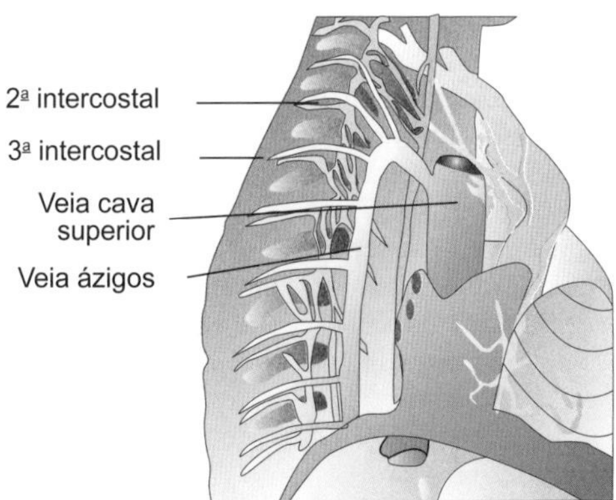

Figura 16.11 Anatomia do sistema ázigos.

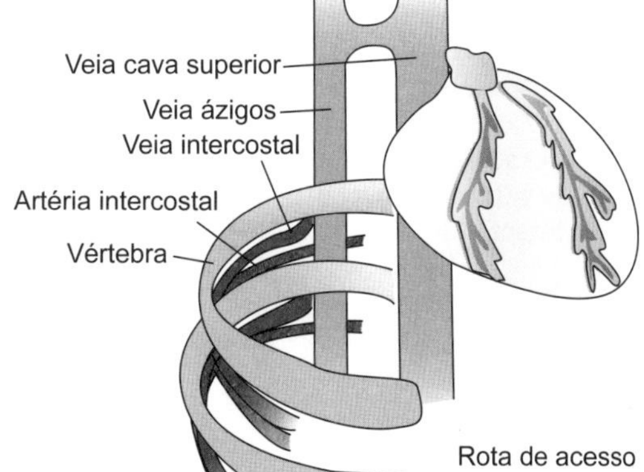

Figura 16.12 Dissecção do feixe neurovascular intercostal com cateterização da veia.

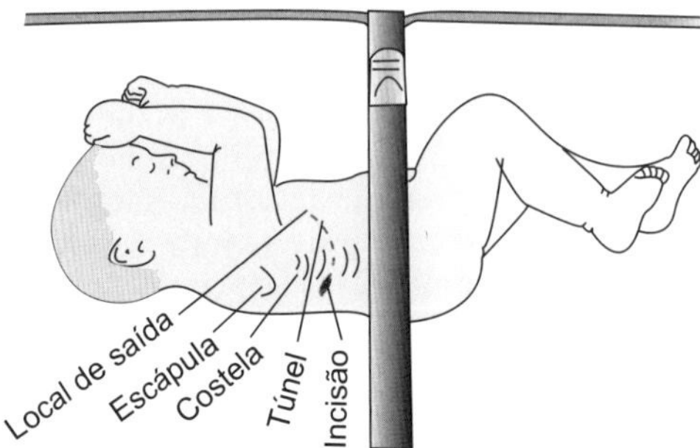

Figura 16.13 Posição do paciente para o procedimento.

Técnica

- Colocar o paciente em decúbito lateral esquerdo, sob anestesia geral
- Realizar assepsia do tórax e colocar campos, aventais e luvas estéreis
- Realizar toracotomia posterior transversa de cerca de 4 cm no quarto espaço intercostal direito. Fazer dissecção de subcutâneo adjacente à borda superior da 5ª costela, seguindo o espaço extrapleural
- Afastar o pulmão inferior e medialmente, mantendo a pleura parietal íntegra, se possível, com posterior identificação de veia ázigos e veias intercostais tributárias
- Passar o cateter por contra-abertura (túnel), venotomia, dilatação da veia, se necessário, e introduzir o cateter até o átrio direito
- Verificar a posição do cateter com radioscopia ou radiograma
- Drenar o tórax em selo d'água, se houver abertura de pleura parietal
- Fechar a incisão e fixar o cateter.

Veia mamária interna

A veia mamária interna é formada pela junção das veias frênicas e veia epigástrica superior, atrás da sexta cartilagem costal. Seu acesso à direita garante o acesso central alcançando a veia cava superior. À esquerda, a veia mamária interna é tributária da veia braquiocefálica esquerda ou veia jugular interna, dificultando o acesso por esse lado.

Técnica

- Colocar o paciente em posição supina, sob anestesia geral
- Realizar assepsia do tórax e colocar campos, aventais e luvas estéreis
- Fazer incisão transversa de 2 cm no segundo espaço intercostal direito, seguindo o bordo esternal
- Fazer dissecção do músculo intercostal até identificar a veia mamária interna direita e reparo da veia
- Passar o cateter por contra-abertura (túnel), venotomia, dilatação da veia, se necessário, e introduzir o cateter até o átrio direito
- Verificar a posição do cateter com radioscopia ou radiograma
- Fechar a incisão e fixar o cateter (Figura 16.14).

Veia epigástrica inferior

Na ausência de rotas usuais de flebotomia, outra opção é o acesso por inguinotomia clássica e cateterização da veia epigástrica inferior. Esta cursa abaixo do músculo reto abdominal, fazendo uma curva em direção à veia ilíaca externa no nível do ligamento de Poupart, no anel inguinal interno. Abre-se o anel inguinal externo como em uma cirurgia de herniorrafia e visualizam-se duas veias e uma artéria abaixo dos elementos do cordão e da fáscia transversal. Cateteriza-se a maior dessas duas veias e confirma-se a posição do cateter na veia cava inferior com radiograma de abdome. A contra-abertura é feita acima da linha da fralda, conseguindo-se uma boa mobilidade para a criança e baixo índice de infecção.

Técnica (Figuras 16.15 e 16.16)

- Colocar o paciente em posição supina, sob anestesia geral
- Realizar assepsia de abdome e região inguinal e colocar campos, aventais e luvas estéreis
- Fazer incisão transversa inguinal de cerca de 2 cm (a mesma para herniorrafia inguinal)
- Realizar exposição e abertura do anel inguinal externo e exposição do anel inguinal interno, com mobilização lateral dos elementos do cordão em meninos
- Os vasos epigástricos inferiores, geralmente duas veias e uma artéria, situam-se medialmente à emergência dos elementos no anel inguinal interno
- Fazer a dissecção dos vasos e isolar a veia mais calibrosa
- Passar o cateter por contra-abertura (túnel) superior e lateralmente, venotomia e introduzir o cateter cefalicamente, deixando-se sua extremidade até a veia cava superior ou o átrio direito
- Checar a posição do cateter com radioscopia ou radiograma
- Repor os elementos, evitando angulação do cateter
- Fechar a incisão e fixar o cateter.

Veia gonadal direita

A veia gonadal direita é outra via alternativa. O paciente é submetido à anestesia geral e deixado em decúbito dorsal posterior com coxim no flanco direito. Faz-se uma incisão oblíqua na fossa ilíaca direita e disseca-se o plano retroperitoneal com divulsão simples da musculatura abdominal na direção das fibras musculares. O peritônio é rebatido do psoas e encontra-se a veia gonadal direita, que nesses casos está dilatada pela trombose das veias ilíacas e cava superior. Nota-se, na Figura 16.17, que a veia gonadal direita desemboca na veia cava inferior, e a esquerda, na veia renal esquerda. Sendo assim, consegue-se a localização correta na entrada do átrio direito mais facilmente à direita.

Técnica

- Colocar o paciente em posição supina, sob anestesia geral
- Realizar assepsia de abdome e região inguinal e colocar campos, aventais e luvas estéreis
- Fazer incisão oblíqua inguinal de cerca de 2 a 4 cm e dissecção retroperitoneal com divulsão das fibras musculares
- Identificar a veia gonadal direita
- Passar o cateter por contra-abertura, venotomia e introduzir o cateter cefalicamente, deixando-se sua extremidade até a veia cava superior ou o átrio direito
- Verificar a posição do cateter com radioscopia ou radiograma

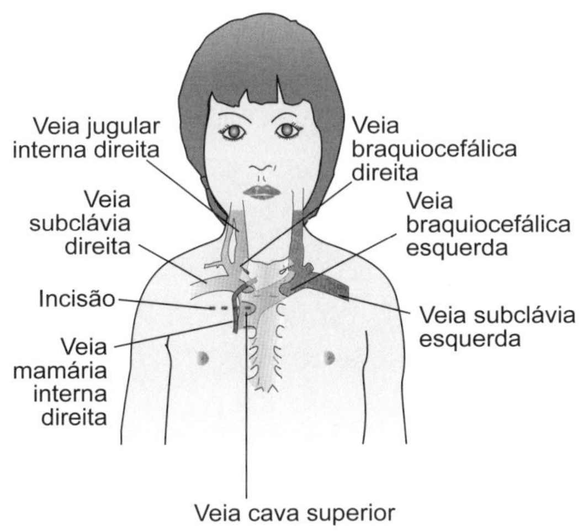

Figura 16.14 Local da incisão para dissecção da veia mamária interna direita.

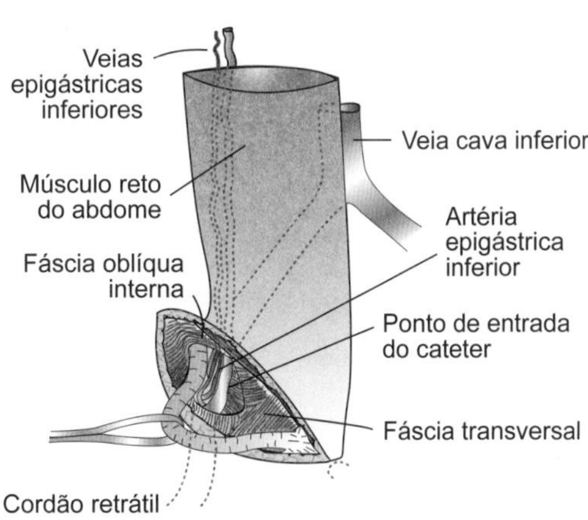

Figura 16.15 Retração dos elementos do cordão e identificação das veias epigástricas.

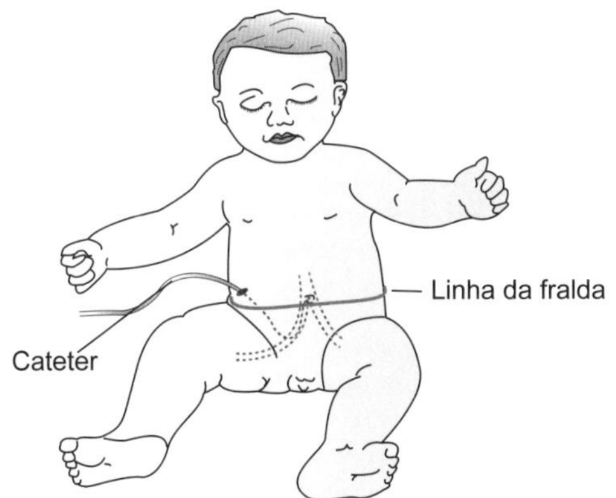

Figura 16.16 Túnel subcutâneo acima da linha da fralda entrando na veia ilíaca interna.

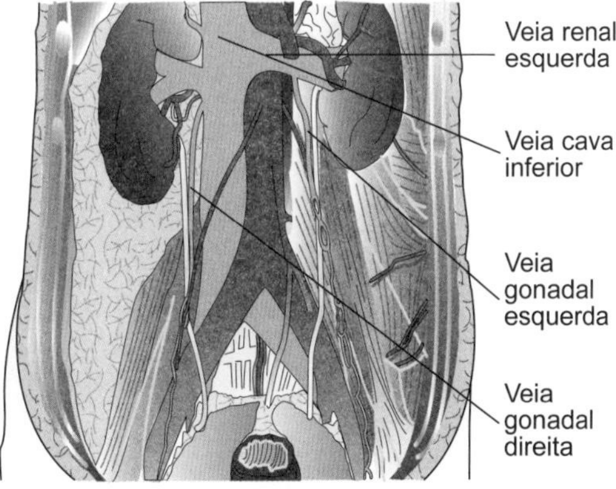

Figura 16.17 Anatomia das veias gonadais.

- Repor os elementos, evitando angulação do cateter
- Fechar a incisão e fixar o cateter.

Bibliografia

AHN, W. S.; KANG, J. S. An easy technique for long-term central venous catheterization and subcutaneous tunneling of the silastic catheter in neonates and infants. J. Pediatr. Surg., v. 21, n. 4, 1986, p. 344-347.

DONAHOE, P. K.; KIM, S. H. The inferior epigastric vein as an alternate site for central venous hyperalimentation. J. Pediatr. Surg., v. 15, n. 6, 1980, p. 737-738.

EICHELBERG, M. R.; ROUS, P. G.; HOELZER, D. J.; GARCIA, V. F.; KOOP, C. E. Percutaneuos subclavian venous catheters in neonates and children. J. Pediatr. Surg., v. 16, n. 4, suppl. 1, 1981, p. 547-553.

GAUDERER, M. W. L. Vascular access techniques and devices in the pediatric patient. Surg. Clin. of North Am., v. 72, n. 6, 1992.

LOEFF, D. S.; MATLAK, M. E.; BLACKR, E.; OVERALL, J. C.; DOLCOURT, J. L.; JOHSON, D. G. Insertion of a small central venous catheter in neonates and young infants. J. Pediatr. Surg., v. 17, n. 6, p. 944-949, dec. 1982.

NEWMAN, B. M.; COONEY, D. R.; KARP, M. P.; JEWETT, T. C. The intercostal vein: an alternate route for central venous alimentation. J. Pediatr. Surg., v. 18, n. 6, 1983, p. 732-733.

PALS. Suporte Avançado de Vida em Pediatria. 1997.

SHANKAR, K. R.; ANBU, A. T.; LOSTY, P. D. Use of the gonadal vein in children with difficult central venous access – a novel technique. J. Pediatr. Surg., v. 36, n. 6, 2001.

SINGH, S. J.; MARTIN, H. C. O. Insertion of implantable venous access device in the groin using inferior epigastric vein. J. Pediatr. Surg., v. 36, n. 4, 2001, p. 579-581.

SMITH, R.; DAVIS, N.; BOUAMRA, O.; LECKY, F. The utilization of intraosseus infusion in the resuscitation of pediatric major trauma patients. Injury Int. J. Care Inj., v. 36, 2005, p. 1034-1038.

SOLIS, E. J.; ORTEGA, M. A.; ESPINOSA, J. M. The internal mammary vein: an alternate route for central venous access an implantable port. J. Pediatr. Surg., v. 29, n. 10, 1994, p. 1328-1330.

STEPHENS, B. L.; LELLI, J. L.; ALLEN, D.; SNYDER, M. E.; COBB, L. M. Silastic catheterization of the axillary vein in neonates: an alternative to the internal jugular vein. J. Pediatr. Surg., v. 28, n. 1, 1993, p. 31-35.

STOVROFF, M.; TEAGUE, G. Intravenous access in infants and children. Ped. Clin. of North Am., v. 45, n. 6, 1998.

Monitoramento Invasivo da Pressão Arterial

Rogério Fortunato de Barros, Alexandre Campos Moraes Amato e Nilton Crepaldi Vicente

Considerações gerais

A canulação arterial para aferição contínua da pressão arterial e controle dos gases sanguíneos é necessária em casos de cirurgias de grande porte e morbidade. Existem dois métodos de medida de pressão intravascular: um utiliza manômetro de água, e o outro, transdutor de distensão eletrônico. Para aferir a pressão arterial, a coluna de água é satisfatória, pois, em razão da inércia do líquido, tende a apresentar a pressão média. Quando for necessária medida mais contínua e precisa, recomenda-se o uso do transdutor. Em crianças menores, o teste de Allen pode não ser confiável e a realização de ultrassom com Doppler ou Doppler contínuo para verificar bom fluxo de artéria ulnar diminui as complicações isquêmicas, pois em crianças menores de 3 kg, a artéria radial muitas vezes tem que ser ligada ou o cateter obstrui a luz total da artéria.

Considerações anatômicas

Existem vários locais para o acesso arterial, os mais comuns são as artérias axilares, femorais, tibiais posteriores, pediosas e radiais. O vaso escolhido deve ser calibroso o suficiente para aferição acurada da pressão sem oclusão e deve haver adequada circulação colateral. Deve também ser de fácil manipulação pela equipe de enfermagem e apresentar baixo risco de infecção.

Portanto, o local mais frequente de canulação arterial é a artéria radial, na qual o fluxo colateral adequado é avaliado pela prova de Allen (ver Figura 18.3) antes da canulação arterial.

Indicações

- Pacientes criticamente hipotensos, hipertensos ou instáveis
- Retirada frequente de amostras sanguíneas.

Contraindicações

- Síndrome de Raynaud
- Circulação sanguínea inadequada na extremidade
- Doença de Buerger (tromboangiite obliterante)
- Queimaduras extensas ou parciais no local
- Cirurgia prévia no local
- Vigência de anticoagulação
- Coagulopatia
- Infecção no local de punção
- Aterosclerose
- Circulação colateral inadequada
- Queimaduras parciais.

Material

- Principal:
  - Equipo de soro
  - Monitor com transdutor eletrônico calibrado
  - Cateter sobre agulha (Jelco® ou Angiocath®) de 18 a 20 G com 2,5 a 5 cm de comprimento, ou cateter com fio-guia
  - 500 mℓ de soro fisiológico a 0,9%
  - Torneira de três vias
  - Suporte para braço
  - Gaze
  - Fio de náilon 3-0
  - Porta-agulhas
  - Tesoura
  - Lupa cirúrgica

- Assepsia:
  - Máscara
  - Luvas e campos estéreis
  - Solução antisséptica: polivinilpirrolidona-iodo (PVP-I) ou clorexidina
- Anestesia local:
  - Lidocaína a 1% sem epinefrina
  - Seringa de 5 mℓ
  - Agulha de 25 G
- Curativo/fixação:
  - Tintura de benjoim (opcional)
  - Esparadrapo ou Micropore®.

Avaliação e preparo do paciente

- Explicar o procedimento para o paciente
- Solicitar termo de consentimento assinado
- Realizar anamnese e exame físico focados: manobra de Allen.

Técnica

- Colocar a mão e o antebraço com a face anterior voltada para cima, apoiada em suporte próprio e imobilizada. Colocar um coxim (compressa dobrada) sob o punho para manter a extensão (Figura 17.1)
- Palpar a região mais proximal da artéria radial na dobra do punho
- Limpar a pele no local da punção com gaze embebida na solução antisséptica escolhida e colocar campo fenestrado
- Fazer um pequeno botão anestésico no local da punção, com agulha de 25 G, e infiltrar em ambos os lados da artéria, com cuidado para não infundir anestésico intra-arterialmente
- A agulha deve entrar paralelamente ao vaso, fazendo um ângulo de 30 a 60° com a pele, para perfurar a artéria em posição oblíqua, facilitando, depois, a hemostasia natural pelas fibras musculares da parede arterial (Figura 17.2)
- Ao alcançar a luz da artéria, observar o fluxo sanguíneo:
  - Se a punção transfixar a artéria, a agulha deve ser retirada vagarosamente, até que a sua ponta alcance o lúmen do vaso, quando se estabelecerá o fluxo sanguíneo
  - Se o vaso não for penetrado, retira-se a agulha, altera-se discretamente o local ou o ângulo de entrada e tenta-se nova inserção. Para prevenir a laceração do vaso, nunca alterar a posição sem retirar a agulha por completo
- Quando se obtiver retorno sanguíneo pulsátil, inserir fio-guia delicadamente através e além da agulha, retirá-la, fazer uma pequena incisão na pele com bisturi nº 11, inserir dilatador para facilitar a entrada do cateter e inserir o cateter através do fio-guia, retirando-o em seguida. Também é possível acanular a artéria radial por um dispositivo cateter sobre agulha, tipo Jelco®: quando o fluxo sanguíneo for visualizado, avança-se o cateter 2 a 3 mm sobre a agulha, estabiliza-se e se remove a agulha (Figura 17.3)
- Conectar o cateter ao tubo de monitoramento previamente preparado com fluido e conectado ao transdutor de pressão e ao dispositivo de lavagem (ver Capítulo 15 – Medida da Pressão Venosa Central)
- Lavar o cateter para evitar sua oclusão por coagulação sanguínea
- Verificar onda de pressão no monitor acoplado ao sistema
- Fixar o cateter e fazer curativo oclusivo
- Em casos em que a punção está muito difícil, sobretudo em população pediátrica, pode-se realizar o procedimento sob visão direta, após dissecção e visualização direta da artéria radial.

Cuidados após o procedimento

- O cateter deve ser conectado ao transdutor de pressão e o dispositivo de lavagem continua com o tubo de baixa complacência

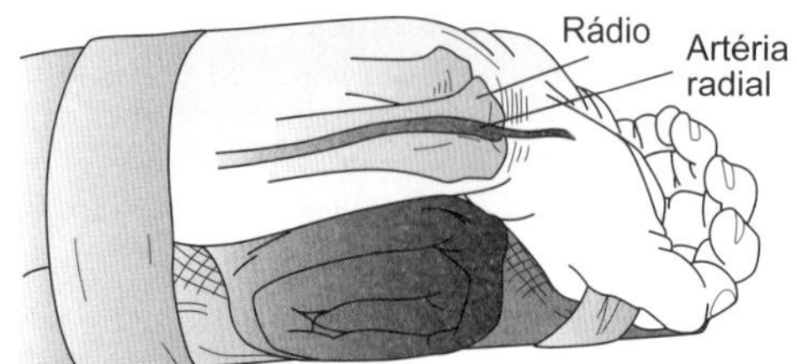

Figura 17.1 Posição ideal para realização de punção da artéria radial.

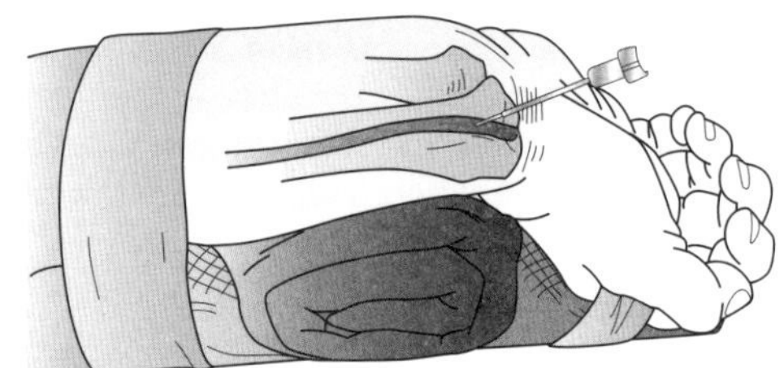

Figura 17.2 Posição da agulha em ângulo de 30 a 60° com a pele, perfurando a artéria em posição oblíqua.

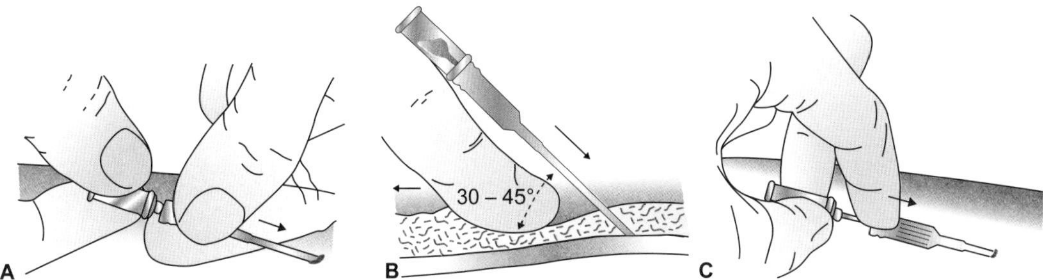

Figura 17.3 Introdução de cateter sobre agulha (A), simultaneamente. Após visualização de fluxo sanguíneo (B), inserir somente o cateter (C).

- Ajustar a altura da interface ar-fluido do zero da torneira do transdutor no nível médio do tórax
- Calibrar o sistema de acordo com as instruções do fabricante
- Imobilizar a extremidade para impedir movimentações bruscas e, principalmente, a flexão local
- Verificar frequentemente a extremidade e o pulso distal e retirar o cateter se houver evidência de insuficiência arterial (palidez, parestesia, paralisia, diminuição da temperatura, ausência de pulso e dor)
- Verificar diariamente o local da punção e, sempre que necessário, administrar heparina suficiente apenas para preencher o cateter e evitar coagulação sanguínea e oclusão
- Manipular o sistema o mínimo possível e, quando essencial, fazê-lo de maneira asséptica
- Trocar o equipo e os fluidos a cada 48 h
- Lavar o cateter por aproximadamente 1 s, enquanto o operador observa uma forma de onda quadrada no monitor, durante o fluxo, seguida de um breve período de oscilação amortecida (Figura 17.4 A). A falta de oscilação indica superamortecimento (Figura 17.4 B) e oscilação excessiva (em anel) indica subamortecimento, ou frequência ressonante subótima (Figura 17.4 C). Uma forma de onda superamortecida produz leituras de pressão sistólica artificialmente baixas e uma forma de onda subamortecida produz medidas falsamente elevadas. Um sistema hiper-ressonante, subamortecido (Figura 17.4 B), pode ser provocado por: uso de cateteres de pequeno calibre, número excessivo de conexões, tubo de conexão excessivamente longo ou curto e causas clínicas, como taquicardia intensa, vasculatura não complacente e aumento do estado inotrópico. Superamortecimento pode ser causado por: bolhas de ar no sistema, dobra no cateter ou no tubo de conexão, número excessivo de torneiras, tubo de alta em vez de baixa complacência, coágulos sanguíneos no sistema, ou tubos excessivamente longos
- Retirar o cateter assim que não for mais necessário.

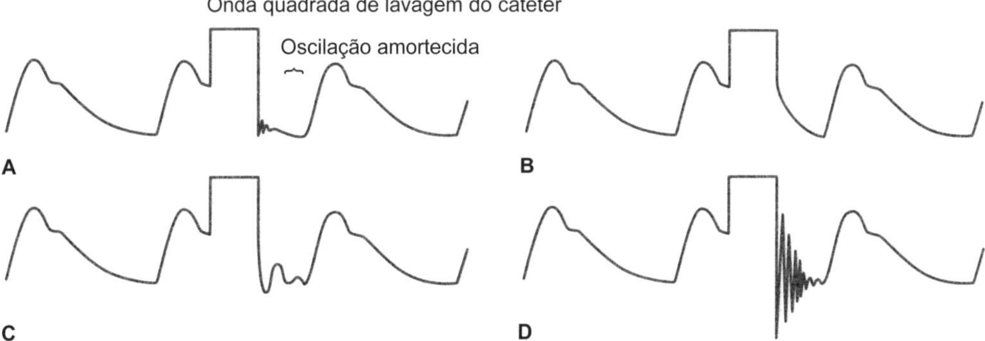

Figura 17.4 Ondas de avaliação da resposta dos sistemas de monitoramento da pressão arterial. A. Resposta dinâmica ótima. B. Sistema superamortecido. C. Frequência de ressonância baixa. D. Sistema subamortecido e hiper-ressonante.

Complicações

- Hematoma
- Sangramento
- Infecção
- Celulite
- Flebite
- Sepse
- Isquemia
- Espasmo arterial
- Trombose
- Fístula arteriovenosa
- Pseudoaneurisma
- Oclusão do cateter
- Necrose de pele
- Embolização.

Interpretação

A pressão sistólica é definida como pico máximo de pressão; a diastólica é o mínimo de pressão alcançado; a pressão arterial média (PAM) é a média durante um ciclo, calculada pela área. A pressão média é estimada pela fórmula: pressão diastólica + 1/3 pressão sistólica (Figura 17.5).

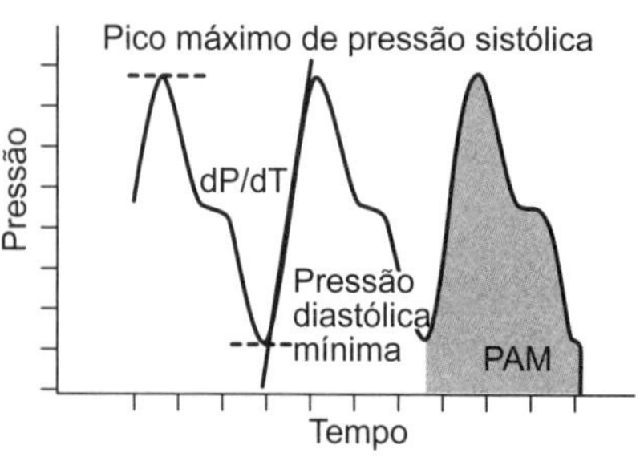

Figura 17.5 Formato da onda de pressão. dP/dT = variação de pressão no tempo (1ª derivada temporal da pressão ventricular); PAM = pressão arterial média.

Bibliografia

KRUSE, J. A.; CLARK, V. L. Monitorização da pressão arterial sanguínea. In: KRUSE, J. A.; PARKET, M. M.; CARLSON, R. W. et al. Manual dos princípios e práticas de terapia intensiva. São Paulo: Roca; 1998.

MARBAS, L. L.; CASE, E. Blueprints: clinical procedures. Boston: Blackwell; 2004. p. 93-96.

MILLER, R.D. Miller's Anesthesia. 6. ed. New York: Churchill Livingstone; 2004.

Gasometria Arterial

Alexandre Campos Moraes Amato

Considerações gerais

A gasometria arterial é o exame que avalia a composição ácido-base sanguínea, essencial ao atendimento de pacientes que apresentam insuficiência respiratória. É necessário sangue arterial periférico, que pode ser obtido, mais comumente, por punção radial ou femoral.

Considerações anatômicas

O procedimento pode ser feito nas artérias radiais, braquiais e femorais, dependendo das condições do paciente e da destreza de quem realiza o procedimento. Prefere-se a artéria radial por ser mais superficial, fácil de ser localizada e passível de ser comprimida contra a estrutura óssea, além da existência da circulação colateral pela artéria ulnar e menor índice de complicações. A artéria femoral é fácil de ser palpada em hipotensos, embora a arteriosclerose possa atrapalhar a punção (Figuras 18.1 e 18.2).

Indicações

- Avaliação de distúrbios ácido-base:
  - Choque:
    - Hipovolemia
    - Choque séptico
  - Cetoacidose diabética
  - Intoxicações exógenas
  - Insuficiência renal
- Estados de perfusão tecidual inadequada
- Insuficiência respiratória aguda ou crônica:
  - Taquipneia
  - Dispneia
  - Embolia pulmonar
  - Ventilação mecânica
  - Inalação de fumaça
- Taquicardia
- Queimaduras
- Avaliação pré-operatória e observação pós-anestésica
- Investigação clínica:
  - Insônia
  - Ansiedade
- Confusão mental, que pode ser secundária à hipoxia ou hipovolemia
- Cateter de Swan-Ganz (ver Capítulo 32 – Implante de Cateter de Swan-Ganz)
- Determinação de oxigênio liberado e consumido.

Contraindicações

- Manobra de Allen anormal (Figura 18.3), indicando um arco palmar incompleto
- Infecção no local da punção
- Coagulopatia
- Anomalias arteriais no local de punção, como diminuição do pulso, sopro, aneurisma ou arterite.

Material

- Principal:
  - Seringas de 3 e 5 mℓ
  - Heparina 10.000 UI/mℓ
  - Coxim (compressa dobrada ou enrolada)
  - Álcool
  - Duas agulhas de 26 ½ G 0,45×13 (insulina) ou de 22 ½ G 0,70×30 (cinza)
  - Recipiente com água gelada para acondicionamento da amostra
- Assepsia:
  - Gazes estéreis
  - Polivinilpirrolidona-iodo (PVP-I; Povidine®) ou clorexidina
  - Luvas estéreis
  - Campo fenestrado esterilizado
  - Algodão

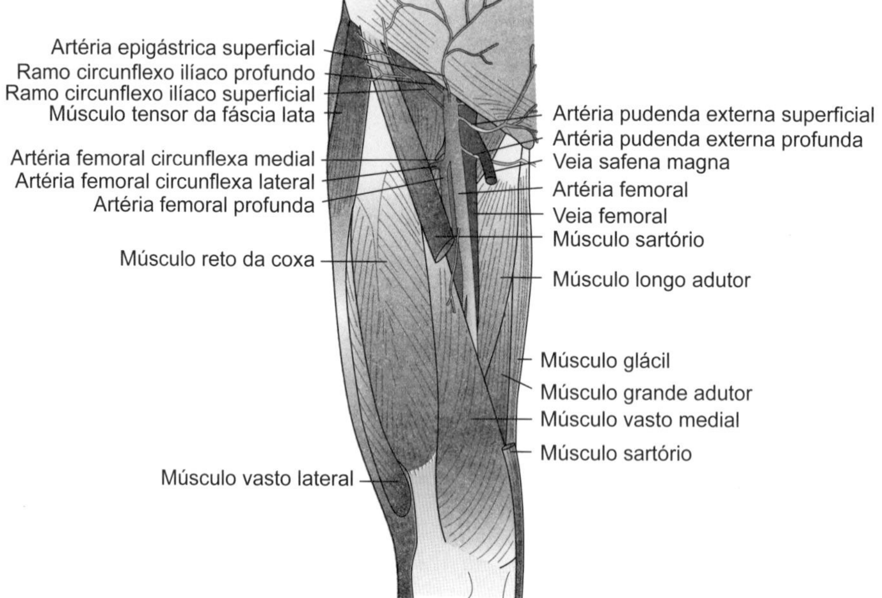

Figura 18.1 Artérias de membro inferior e suas relações anatômicas.

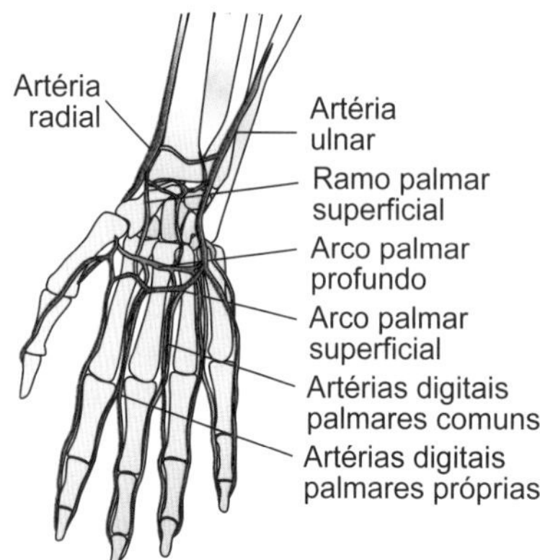

Figura 18.2 Artérias da mão e suas relações anatômicas.

- Anestesia:
  - Seringa de 10 mℓ
  - Lidocaína a 1% sem vasoconstritor
- Curativo/fixação:
  - Tintura de benjoim (opcional)
  - Esparadrapo ou Micropore®.

Avaliação e preparo do paciente

- Solicitar avaliação laboratorial da coagulação, se o paciente apresentar suscetibilidade a sangramentos
- Explicar o procedimento, se o paciente estiver consciente
- Solicitar termo de consentimento assinado, se possível
- Colocar o paciente em posição confortável, sentado ou em decúbito dorsal; evitar decúbito lateral.

Técnica

Colocar 0,5 mℓ de heparina na seringa de 3 mℓ. Apontar a seringa para cima, retirar o ar e a heparina. A heparina que ficar na agulha é suficiente para manter o sangue anticoagulado sem baixar o pH. O excesso de heparina pode alterar o resultado.

Radial

- Fazer a prova de Allen (Figura 18.3)
- Puncionar a artéria radial na altura do punho
- Posicionar a mão do paciente espalmada para cima, mantendo o punho em extensão ampla, para facilitar a palpação da artéria
- Palpar a artéria radial
- Manter a posição com apoio sobre um coxim, conforme a Figura 18.4
- Limpar a pele no local da punção com gaze embebida na solução antisséptica escolhida e colocar o campo fenestrado

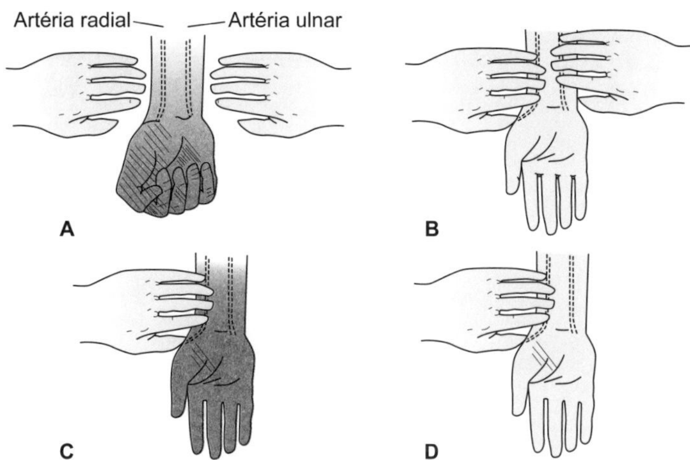

Figura 18.3 Prova de Allen: exame para avaliar a permeabilidade da artéria radial ou da ulnar. Paciente com a palma das mãos voltadas para frente. Comprimir ambas as artérias e solicitar ao paciente que abra e feche as mãos rapidamente, durante 15 s (A), deixando pálida a mão a ser examinada (B). Soltar a compressão da artéria radial e verificar a coloração da mão, em comparação com a mão contralateral. Repetir o exercício soltando a compressão da artéria ulnar. Resultado negativo: as duas mãos permanecem com a mesma coloração (C). Resultado positivo: maior palidez da mão cujas artérias foram comprimidas (D) significa obstrução da artéria liberada, não permitindo livre passagem do sangue para o território solicitado.

- Fazer um pequeno botão anestésico no local da punção, com agulha de 25 G, permitindo várias tentativas sem produzir dor no local (opcional)
- Palpar a artéria com a mão não dominante, com os dedos indicador e médio, enquanto a mão dominante empunha a seringa com agulha de 20 ou 21 G; ao encontrar o pulso, separar os dedos
- A agulha deve entrar em direção ao pulso, fazendo um ângulo de 30 a 60° com a pele, para perfurar a artéria em posição oblíqua, facilitando, posteriormente, a hemostasia natural pelas fibras musculares da parede arterial (Figura 18.4)

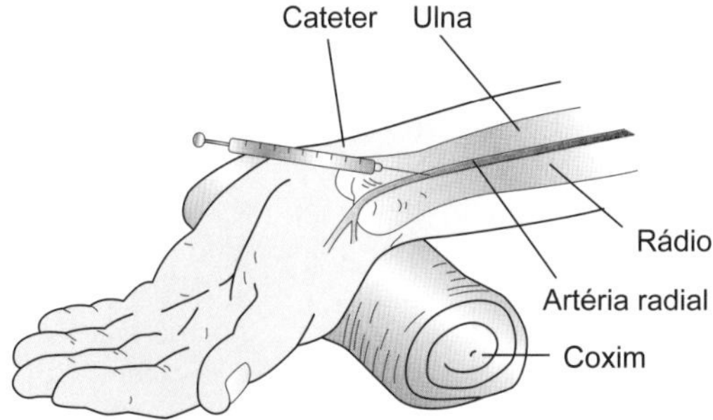

Figura 18.4 Posicionamento do paciente e da seringa para a punção.

- Ao alcançar o lúmen da artéria, observar o fluxo sanguíneo no interior da seringa que, em geral, empurra o êmbolo, o que ocorre mais facilmente quando se usam seringas de vidro e não de plástico, por causa do menor atrito. Com seringas plásticas, costuma ser preciso fazer pressão negativa, puxando levemente o êmbolo para estabelecer o fluxo sanguíneo no interior da seringa:
  - Se a punção transfixar a artéria, a agulha deverá ser retirada vagarosamente, até que a ponta alcance o lúmen do vaso, quando se estabelecerá o fluxo sanguíneo
  - A aspiração vigorosa com o êmbolo favorece a entrada de ar na amostra e deve ser evitada. Quando necessário, aspirar o sangue suavemente
  - A punção em crianças pequenas deve ser feita com um escalpelo fino (calibre 21), não adaptado à seringa, para permitir o livre fluxo do sangue (Figura 18.5). Um auxiliar deve conectar a seringa e aspirar a amostra quando o escalpelo estiver cheio. Punção em crianças requer mais experiência com a técnica, embora as linhas gerais do procedimento sejam as mesmas. Pode ser preciso empregar as técnicas de contenção descritas no Capítulo 2 – Técnicas de Contenção em Pediatria

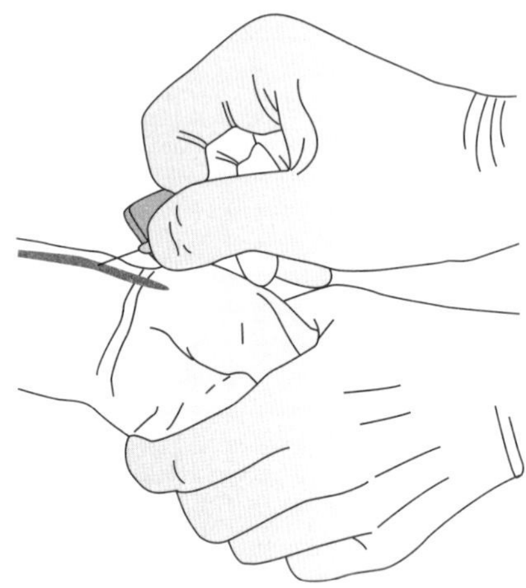

Figura 18.5 Punção de artéria radial com escalpelo fino em crianças.

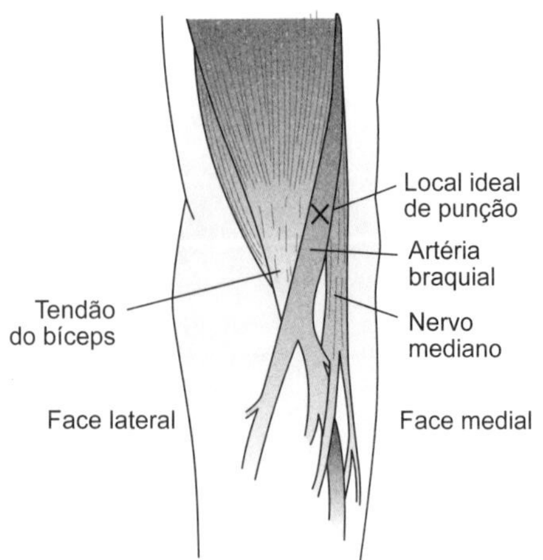

Figura 18.6 Punção de artéria braquial: referências anatômicas para o local ideal de punção.

- Após coletar 2 mℓ de sangue, retirar a agulha e comprimir o local da punção com algodão embebido em álcool ou álcool-iodado, por 5 min, para evitar a formação de hematomas. Equipamentos modernos podem efetuar a análise com menos de 2 mℓ; portanto, é prudente conhecer o limite do equipamento existente no serviço
- Remover o ar da amostra e agitá-la delicadamente, para evitar coagulação. Encapar a agulha, por segurança
- Nomear a amostra, com identificação completa do paciente
- Colocar curativo oclusivo compressivo
- Encaminhar a amostra para gasometria em recipiente apropriado.

Braquial

- Estender totalmente o braço do paciente
- Localizar a artéria braquial proximalmente à dobra do cotovelo e medialmente ao tendão do bíceps (Figura 18.6)
- Limpar a pele no local da punção com gaze embebida na solução antisséptica escolhida e colocar campo fenestrado
- Fazer um pequeno botão anestésico no local da punção, com agulha de 25 G, permitindo várias tentativas sem produzir dor no local (opcional)
- Palpar a artéria com uma das mãos (não dominante), com os dedos indicador e médio, enquanto a mão dominante empunha a seringa com agulha de 20 ou 21 G; ao encontrar o pulso, separar os dedos
- A agulha deve entrar em direção ao pulso, fazendo um ângulo de 30 a 60° com a pele, para perfurar a artéria em posição oblíqua, facilitando, posteriormente, a hemostasia natural pelas fibras musculares da parede arterial
- Ao alcançar a luz da artéria, observar o fluxo sanguíneo no interior da seringa, que costuma empurrar o êmbolo e ocorre mais facilmente quando se usam seringas de vidro e não de plástico, pelo menor atrito. Com seringas plásticas, é preciso fazer pressão negativa, puxando levemente o êmbolo para estabelecer o fluxo sanguíneo no interior da seringa:
  - Se a punção transfixar a artéria, a agulha deverá ser retirada vagarosamente, até que a ponta alcance a luz do vaso, quando se estabelecerá o fluxo sanguíneo
  - A aspiração vigorosa com o êmbolo favorece a entrada de ar na amostra e deve ser evitada. Quando necessário, aspirar o sangue suavemente
- Após coletar 2 mℓ de sangue, retirar a agulha e comprimir o local da punção com algodão embebido em álcool ou álcool-iodado, por 5 min, para evitar a formação de hematomas. Equipamentos modernos podem efetuar a análise com menos de 2 mℓ; portanto, é prudente conhecer o limite do equipamento existente no serviço
- Remover o ar da amostra e agitá-la delicadamente, para evitar coagulação. Encapar a agulha, por segurança
- Nomear a amostra, com identificação completa do paciente

- Colocar curativo oclusivo compressivo
- Encaminhar a amostra para gasometria em recipiente apropriado.

Femoral

- Colocar o paciente em posição de decúbito dorsal
- Limpar a pele no local da punção com gaze embebida na solução antisséptica escolhida e colocar o campo fenestrado
- Palpar o pulso femoral
- Fazer um botão anestésico superficial no local da punção, com agulha de 25 G, permitindo várias tentativas sem produzir dor no local (opcional)
- Palpar a artéria com a mão não dominante, usando os dedos indicador e médio, enquanto a mão dominante empunha a seringa com agulha. Ao achar o pulso, afastar os dedos
- Inserir a agulha, com a mão dominante, em um ângulo de 60°, entre seus dedos indicador e médio
- Avançar a agulha em direção ao pulso palpado
- Ao alcançar o lúmen da artéria, observar o fluxo sanguíneo no interior da seringa que, em geral, empurra o êmbolo:
  - Se a punção transfixar a artéria, a agulha deverá ser retirada vagarosamente, até que a ponta alcance o lúmen do vaso, quando se estabelecerá o fluxo sanguíneo
  - A aspiração vigorosa com o êmbolo favorece a entrada de ar na amostra e deve ser evitada. Quando necessário, aspirar o sangue suavemente
- Após coletar 2 mℓ de sangue, retirar a agulha e comprimir o local da punção com algodão embebido em álcool ou álcool-iodado, por 15 min, para evitar a formação de hematomas ou pseudoaneurismas
- Remover o ar da amostra e agitá-la delicadamente para evitar coagulação. Encapar a agulha, por segurança
- Marcar a amostra com identificação completa do paciente
- Colocar curativo oclusivo compressivo
- Encaminhar a amostra para gasometria em recipiente apropriado.

Cuidados após o procedimento

- Verificar o local de punção após 15 min; se houver formação de hematoma, comprimir novamente, por 10 min
- Verificar pulsação radial e ulnar e também a perfusão capilar.

Complicações

- Espasmo ou oclusão da artéria radial ou da femoral
- Hematoma
- Embolização de ar, coágulo ou placa aterosclerótica
- Fístula arteriovenosa
- Pseudoaneurisma
- Isquemia e gangrena
- Celulite
- Flebite
- Bacteriemia e sepses.

Interpretação

Para definir o distúrbio ácido-base do paciente, primeiramente devem-se analisar o pH, a pressão parcial de dióxido de carbono (CO_2) e o bicarbonato (HCO_3). O bicarbonato é calculado indiretamente pela fórmula de Henderson-Hasselbalch, e obtém-se um valor mais preciso com a análise do dióxido de carbono venoso total.

A interpretação do resultado da gasometria de sangue venoso pode evidenciar pH menor (0,05 unidade menor), PCO_2 maior (6 mmHg maior) e PO_2 por volta de 50% (35 a 50 mmHg).

Os distúrbios do equilíbrio ácido-base ativam os mecanismos de compensação. Dessa maneira, quando os distúrbios se prolongarem, os exames poderão mostrar também o resultado da ação dos mecanismos compensadores.

O resultado dos exames laboratoriais representa o distúrbio primário e as tentativas de compensação do organismo. Por essa razão, quando a alteração primária tem duração suficiente, os exames podem expressar a resultante da compensação do distúrbio.

Esses distúrbios são chamados de compensados ou parcialmente compensados.

Nas fases agudas, comumente em unidades de pronto-socorro e terapia intensiva, a compensação é rara, pelo menos a ponto de mascarar o resultado dos exames.

Valores normais

- pH: 7,35 a 7,45
- PCO_2: 35 a 45 mmHg
- HCO_3: 22 a 26 mmol/ℓ
- PO_2: 80 a 100 mmHg
- Excesso de base (BE): –2 a + 2
- Saturação: 90 a 100%.

Distúrbio simples

- 1º passo – pH:
  - Valor de referência: 7,40
  - Alcalose: 7,45
  - Acidose: 7,35
- 2º passo – avaliar comportamento respiratório:
  - Ácido carbônico (PCO_2) normal: valor de referência = 40 mmHg
  - Acidose respiratória (retém CO_2): > 45 mmHg
  - Alcalose respiratória (eliminação excessiva de CO_2): < 35 mmHg
- 3º passo – metabolismo:
  - Bicarbonato (HCO_3): valor de referência = 25 mmol/ℓ
  - Alcalose metabólica: > 28 mmol/ℓ
  - Acidose metabólica: < 22 mmol/ℓ (reserva de bases consumidas)
  - Excesso de base (BE): valor de referência = 0
  - Alcalose metabólica: excesso de base > + 2
  - Acidose metabólica: déficit de base < –2
- 4º passo – determinar distúrbios primários e compensatórios:
  - Determinar o distúrbio primário baseado no pH. Considerar o valor médio 7,4 e, se estiver abaixo, o distúrbio primário é acidose respiratória (PCO_2 45 mmHg) ou metabólica (HCO_3 < 22). Se estiver acima, o distúrbio primário é alcalose respiratória (PCO_2 ↑ 35 mmHg) ou metabólica (HCO_3 > 28). O princípio dessa regra é que o organismo não consegue compensar completamente um distúrbio ácido-base.

Distúrbios mistos

- Calcular o *ânion gap* com valores em mmol/ℓ séricos: $[(Na^+)] - [(Cl^-) + (HCO_3^-)]$. O normal é 12 ± 2 mmol/ℓ. Se o *ânion gap* estiver maior ou igual a 20 mmol/ℓ, existe acidose metabólica independentemente do pH ou da concentração sérica de bicarbonato. O princípio dessa regra é que o organismo não cria um grande *ânion gap* para compensar nem mesmo uma alcalose crônica; portanto, aumento significativo nos ânions não medidos indica distúrbio primário. Quanto maior o *ânion gap*, maior a probabilidade de existir acidose metabólica
- Calcular o excesso do *ânion gap*: (*ânion gap*) – (*ânion gap* normal: 12) + $[(HCO_3)]$. O valor da concentração de bicarbonato deve ser pelo dióxido de carbono venoso total e não pela fórmula de Henderson-Hasselbalch. Se esse valor for maior que o valor normal de concentração sérica de bicarbonato (23 a 30 mmol/ℓ), existe alcalose metabólica independentemente do valor do pH ou medida da

Tabela 18.1 Distúrbios ácido-base e suas prováveis causas.

Distúrbio	Causas
Alcalose respiratória aguda	Ansiedade; hipoxia; doença pulmonar com ou sem hipoxia; doença do sistema nervoso central; uso de drogas – salicilatos, catecolaminas, progesterona; gravidez; sepse, encefalopatia hepática; ventilação mecânica
Acidose respiratória aguda	Depressão do sistema nervoso central (drogas ou doença); distúrbios neuromusculares (miopatias, neuropatias); obstrução aérea (laringospasmo, broncospasmo); pneumonia grave ou edema pulmonar; restrição do movimento pulmonar (hemotórax, pneumotórax); lesão torácica; disfunção ventilatória
Acidose respiratória crônica com compensação metabólica	Doença pulmonar crônica (obstrutiva ou restritiva); doença neuromuscular crônica; depressão crônica do sistema nervoso central (hipoventilação central)
Alcalose metabólica com compensação respiratória	Cloreto urinário baixo: vômitos; sonda nasogástrica; diurético utilizado anteriormente Cloreto urinário normal ou alto: atividade mineralocorticoide (síndrome de Cushing, síndrome de Conn, esteroides exógenos, síndrome de Bartter); excesso de administração de álcalis; alcalose de realimentação; diurético utilizado recentemente
Acidose metabólica com compensação respiratória	Sem *gap*: perda gastrintestinal (diarreia); perda renal de bicarbonato (acidose renal tubular, início de falência renal, inibidores da anidrase carbônica, inibidores de aldosterona); administração de ácido hidroclorídrico; alcalose respiratória crônica corrigida muito rapidamente *Ânion gap*: cetoacidose (diabética, alcoólica); falência renal; acidose láctica; rabdomiólise; toxinas (metanol, etilenoglicol, para-aldeído, salicilatos)

concentração de bicarbonato. Se o valor for menor que o valor normal de concentração sérica de bicarbonato, existe acidose metabólica sem *gap*.

Os distúrbios ácido-base devem orientar o tratamento da causa do distúrbio e não simplesmente sua consequência (Tabela 18.1).

Bibliografia

HILL, A. R. Punção arterial. In: SURATT, P. M.; GIBSON, R. S. Manual de procedimentos médicos. São Paulo: Roca; 2000. p. 247-253.

SILVA, A. C. S. Gasometria: interpretação e quando intervir. UFMG. Disponível em: http://www.medicina.ufmg.br/edump/ped/impgaso.htm.

Holter | Monitoramento Ambulatorial do Eletrocardiograma

Marisa Campos Moraes Amato e Marcos Galan Morillo

Considerações gerais

Idealizado por Norman J. Holter, em 1961, o monitoramento com Holter é a técnica de gravar o eletrocardiograma (ECG) por longos períodos, durante as atividades habituais dos pacientes.

Indicações

- Esclarecimento de sintomas provavelmente relacionados com alterações no ritmo cardíaco
- Diagnóstico de isquemia
- Avaliação do risco de eventos cardíacos futuros:
  - Arritmia cardíaca
  - Variabilidade da frequência cardíaca
  - Isquemia miocárdica
- Avaliação terapêutica:
  - Drogas
  - Cirurgia
  - Ablação por cateteres
  - Marca-passos
  - Cardiodesfibriladores implantáveis.

Contraindicações

O exame não deve ser usado para o diagnóstico de isquemia em grandes populações ou para avaliação geral de dor torácica.

Preparo do paciente

O paciente deve ser orientado a tomar banho antes de instalar o aparelho, pois a duração do exame é de, no mínimo, 24 h.

A região precordial, quando há excesso de pelo, deve ser tricotomizada e, em seguida, limpa com éter, para retirar a gordura de pele. Podem-se instalar 5, 7 ou 10 eletrodos, de acordo com o exame. Os aparelhos atuais são capazes de gravar em 3 ou 12 canais simultaneamente, apesar de serem equipamentos pequenos e leves (Figura 19.1).

O paciente deve ser orientado a preencher um diário indicando todas as suas atividades, bem como o horário de remédios e eventuais sintomas.

Material

O equipamento é composto de gravador, cabos, eletrodos, sistema de análise com módulo de transferência da gravação, placa de tratamento dos sinais gravados e *software* de análise específico (Figura 19.2).

Antigamente, era gravado em fita magnética e processado analogicamente. Atualmente, as gravações são digitalizadas em cartões de memória, o que permite a construção de gravadores pequenos, com baixo consumo de energia e sem partes móveis, com sistemas de análise mais precisos e rápidos, que oferecem maior quantidade de parâmetros analisados.

Os programas de um fabricante não se comunicam com os dos outros, assim como os arquivos gerados só podem ser avaliados pelo programa de análise daquele fabricante.

Esses sistemas possibilitam a reprodução completa dos batimentos, sem interrupção da gravação, fornecem uma pré-análise do eletrocardiograma,

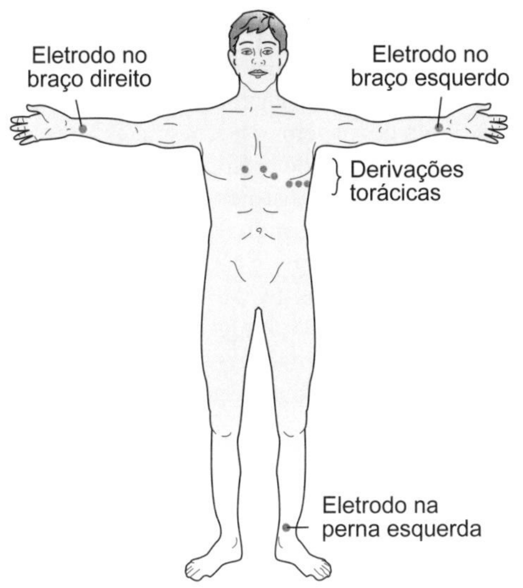

Figura 19.1 Posicionamento correto dos eletrodos em eletrocardiograma.

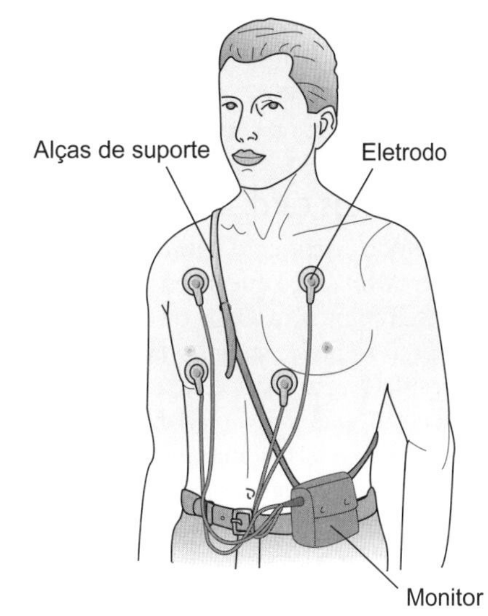

Figura 19.2 Ilustração de paciente com o Holter instalado.

com quantificação dos batimentos e admitem uma completa interação com o analista. Os dados são apresentados na forma de gráficos e tabelas, e os segmentos mais significativos do ECG são impressos em tiras com diversas durações e ampliações (Figura 19.3).

Análise do exame

Isquemia

A isquemia transitória no ECG é caracterizada por infradesnivelamento do segmento ST, também transitório, igual ou maior que 1 mm, com morfologia horizontal ou descendente. Considera-se um episódio isquêmico quando ele tem duração mínima de 1 min e está separado de outro por, no mínimo, 1 min. As variações da onda T não são tidas como diagnósticas.

A suspeita de isquemia vasoespástica é a principal indicação para gravação com Holter. Em pacientes com doença coronariana crônica, o esclarecimento de sintomas inespecíficos que não foram diagnosticados por outros métodos também ocupa lugar de destaque.

O paciente diabético com aterosclerose de membros inferiores e claudicação intermitente é um potencial portador de isquemia silenciosa. Algumas publicações sugerem que um tratamento mais agressivo dessa isquemia pode melhorar o prognóstico, portanto, a indicação desse exame está justificada.

Em pacientes com angina instável, a identificação de isquemia espontânea está associada a alto risco, porém isso pode não ter boa correlação custo-benefício com outros métodos diagnósticos mais específicos.

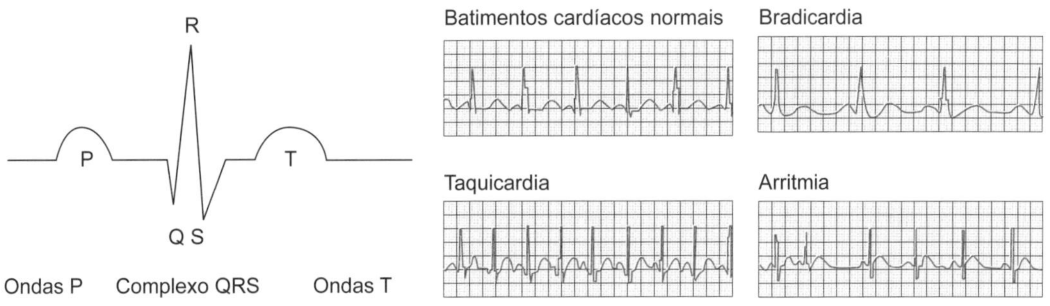

Figura 19.3 Ilustração de segmentos do eletrocardiograma.

No pós-infarto agudo do miocárdio, a recorrência de isquemia identifica pacientes de maior risco e o monitoramento com Holter ajuda tanto no diagnóstico quanto no controle terapêutico.

Risco de eventos cardíacos futuros

Entre os métodos eletrocardiográficos não invasivos, o Holter talvez seja o que investiga o maior número de variáveis na ocorrência de eventos cardíacos adversos, pois pode estudar o fator disparador das taquicardias (extrassístoles), a atividade do sistema nervoso autônomo (variabilidade da frequência cardíaca) e a isquemia miocárdica transitória, principalmente quando assintomática.

Arritmia cardíaca

Extrassístoles, tanto atriais quanto ventriculares, são eventos comuns nas gravações com Holter, inclusive em indivíduos sem doença cardíaca. As arritmias ventriculares são consideradas fatores de risco quando associadas à doença cardíaca.

A literatura pertinente contém diversas publicações relatando extrassístoles ventriculares frequentes (> 10/h em 24 h) e repetitivas (pares ou episódios de taquicardia ventricular) como fator independente de risco, quando associadas à presença de doença cardíaca, coronariana ou cardiomiopatia. Entretanto, todas as publicações que estudaram o assunto chamam a atenção para a relevância da disfunção ventricular como fator fundamental para a pior evolução dos pacientes.

Independentemente da questão do risco, a gravação com Holter permite conhecer a distribuição das arritmias nas 24 h e suas relações com a frequência cardíaca, as atividades do paciente, uso de medicação e sintomatologia.

Variabilidade da frequência cardíaca

As medidas da variabilidade da frequência cardíaca (VFC) podem ser determinadas tanto em períodos de 5 min quanto em gravações de 24 h, fazendo parte dos programas de análise de Holter.

Artefatos, extrassístoles atriais ou ventriculares, portadores de marca-passo artificial, fibrilação atrial e bloqueio atrioventricular constituem fatores limitantes ao uso da técnica, assim como a terapia com algumas drogas, como propafenona, procainamida e mexiletina.

O estudo da VFC é feito em muitas doenças cardíacas e não cardíacas, objetivando avaliar o risco e estudar o equilíbrio anatômico. Foram desenvolvidas várias técnicas, e as mais importantes são as paramétricas (no domínio do tempo e da frequência) e as não paramétricas (geométricas, gráficos de Poincaré, turbulência espectral etc.). Dentro de cada técnica, foram criados diversos índices.

Relevância do exame (Tabela 19.1)

A importância desse exame está na possibilidade de registrar alterações eletrocardiográficas nas diversas horas do dia, independentemente da presença ou não de sintomas. Até hoje não se tem os medicamentos ideais para arritmias, assim sendo, seu tratamento precisa ser otimizado e controlado, porque essas dorgas, além de não controlarem a arritmia, podem, às vezes, causar outros tipos de alterações do ritmo cardíaco. Essas condições fazem do Holter a ferramenta ideal para avaliação terapêutica.

Limitações do exame

O registro eletrocardiográfico de episódios isquêmicos com Holter tem muitas limitações:

Tabela 19.1 Situações que podem ser observadas durante o monitoramento com Holter.

Paciente	Holter	Interpretação
Com sintoma	Com arritmia concomitante	Existe relação de causa e efeito entre a arritmia e os sintomas
	Sem arritmia	Os sintomas estarão provavelmente relacionados com outras causas
	Com arritmia e sem relação	Não existe correlação direta entre a arritmia e os sintomas A arritmia é irrelevante e deve-se procurar outra causa para os sintomas A arritmia é potencialmente indicativa de sintomas
	Sem arritmia	Repetir a gravação, se possível, até a ocorrência de sintomas
Sem sintoma	Com arritmia	Repetir a gravação, se possível, até a ocorrência de sintomas A arritmia é irrelevante e deve-se procurar outra causa para os sintomas A arritmia é potencialmente indicativa de sintomas

- De ordem técnica: preparação inadequada da pele e má fixação dos eletrodos, uso de derivações impróprias, presença de grandes variações na amplitude do complexo QRS e variações posturais
- De natureza médica: distúrbios eletrolíticos, uso de drogas cardioativas (principalmente digitálicos e antiarrítmicos), síndrome de Wolff-Parkinson-White, distúrbios de condução intraventriculares (particularmente o bloqueio completo do ramo esquerdo), hipertrofia ventricular esquerda com alterações secundárias de ST/T, prolapso valvar mitral, infarto do miocárdio com extensa zona de necrose, alterações autonômicas e complexos QRS de baixa amplitude.

Bibliografia

ACC/AHA. Clinical competence statement on eletrocardiography and ambulatory eletrocardiography. A Report of the ACC/AHA/ACP-ASIM Task Force on Clinical Competence (ACC/AHA Committee to Develop a Clinical Compentence Statement on Eletrocardiography and Ambulatory Eletrocardiography) Endorsed by the International Society for Holter and Non Invasive Eletrocardiography. JHACC, v. 38, n. 7, 2001.

ATTUEL, P. Le Holter in 2000. Arch Mal Coeur Vaiss, v. 94, Spec n. 2, p. 31-38. 2001.

BOUDET, G.; CHAMOUX, A. Heart bate monitors and abnormal heart rhythm detection. Arch. Physiol. Bioch., v. 108, p. 371-379, 2000.

BRITO, F. S. Eletrocardiografia Dinâmica – Sistema Holter. Principais indicações e importância do método. Arq. Bras. Cardiol., v. 33, p. 197-205, set. 1979.

PASTORE, C. A.; GRUPI, C. J.; MOFFA, P. J. Eletrocardiologia atual – Curso do Serviço de Eletrocardiologia do InCor. v. 1, São Paulo: Atheneu; 2006, p. 377.

SOCIEDADE BRASILEIRA DE CARDIOLOGIA. Diretriz para avaliação e tratamento de pacientes com arritmias cardíacas. Arq. Bras. Cardiol., v. 79, supl. V, 2002.

ZIPES, D. P. Gênese das arritmias cardíacas: considerações eletrofisiológicas. In: BRAUNWALD, E. Tratado de medicina cardiovascular. 4. ed. São Paulo: Roca; 1999.

Monitoramento Ambulatorial da Pressão Arterial

Marcos Galan Morillo

Considerações gerais

O monitoramento ambulatorial da pressão arterial (MAPA) registra as medidas da pressão na artéria braquial durante as 24 h do dia, enquanto o paciente está envolvido com as atividades habituais e reproduz com precisão a variação circadiana dos níveis pressores. A análise da média pressórica de 24 h é um parâmetro superior à pressão arterial de consultório para controle e prognóstico da doença hipertensiva.

Indicações

- Suspeita de hipertensão do avental branco
- Avaliação da eficácia terapêutica anti-hipertensiva:
  - Quando a pressão arterial (PA) casual permanece elevada apesar da otimização do tratamento, possível diagnóstico de hipertensão arterial resistente
  - Quando ocorre progressão da lesão dos órgãos-alvo, apesar do controle efetivo da PA
- Avaliação de normotenso que evoluiu com lesões de órgãos-alvo, possível hipertensão arterial mascarada
- Avaliação de sintomas sugestivos de hipotensão.

Utilidades do MAPA

- Diagnóstico de hipertensão limítrofe sem lesões de órgãos-alvo
- Avaliação de hipertensão episódica
- Decisão sobre tratamento de hipertensão arterial em idosos
- Identificação de hipertensão noturna
- Manejo da hipertensão na gravidez.

Contraindicações

- Braços que não permitam ajuste adequado do manguito
- Valores muito elevados de pressão arterial sistólica (PAS)
- Situações clínicas associadas a distúrbios de movimento, como a doença de Parkinson
- Pulsos muito irregulares (fibrilação e *flutter* atriais)
- Hiato auscultatório, quando empregado o método auscultatório (principalmente em idosos).

Avaliação e preparo do paciente

- Agendar o exame para dia com atividades habituais do paciente
- Manter a medicação de acordo com a orientação do médico que solicitou o exame
- Não recomendar a prática de exercícios físicos na véspera do exame
- Trazer lista de fármacos com dose e horários preconizados
- Não permitir banho durante o exame
- Informar que o monitor pode ser fixado na cintura por um cinto.

Instalação

O aparelho pode ser instalado por um profissional não médico treinado (Figura 20.1).

- Realizar o exame em um dia de atividades habituais
- Instalar um manguito adequado à medida da circunferência do braço
- Medir com esfigmomanômetro a pressão arterial na posição sentada após 5 min de repouso. Em idosos, deve-se medir também na posição ortostática
- Instalar o manguito no braço não dominante

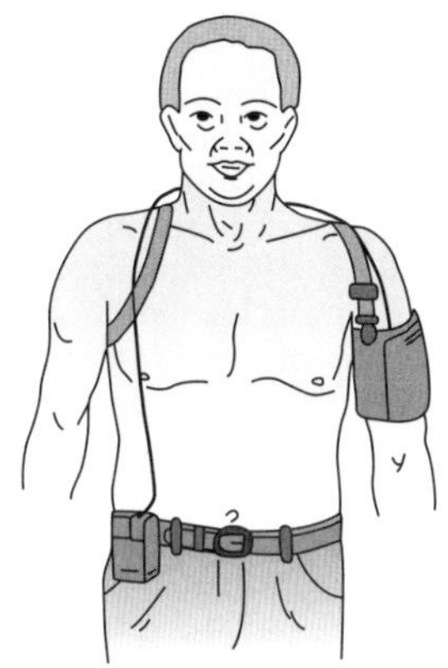

Figura 20.1 Instalação do aparelho de monitoramento ambulatorial da pressão arterial (MAPA).

- Se a diferença da pressão arterial sistólica entre os braços for superior a 10 mmHg, instalar no membro no qual a pressão esteja mais elevada
- Posicionar o manguito 2 a 3 cm acima da fossa cubital
- Medir peso e estatura corpórea, especialmente em crianças e adolescentes
- Fazer duas medidas de teste com a MAPA e compará-las com a do esfigmomanômetro
- Orientar sobre manutenção da medicação em uso
- Programar o horário de vigília e sono conforme orientação do paciente.

Material

Utilizar aparelhos validados por sociedades[1,2], como a British Hypertension Society ou a Association Advancement of Medical Instrumentation (AAMI).

Recomendações ao paciente durante o exame

- Orientar o paciente a manter o membro superior imóvel, pendente junto ao corpo e relaxado durante a insuflação do manguito

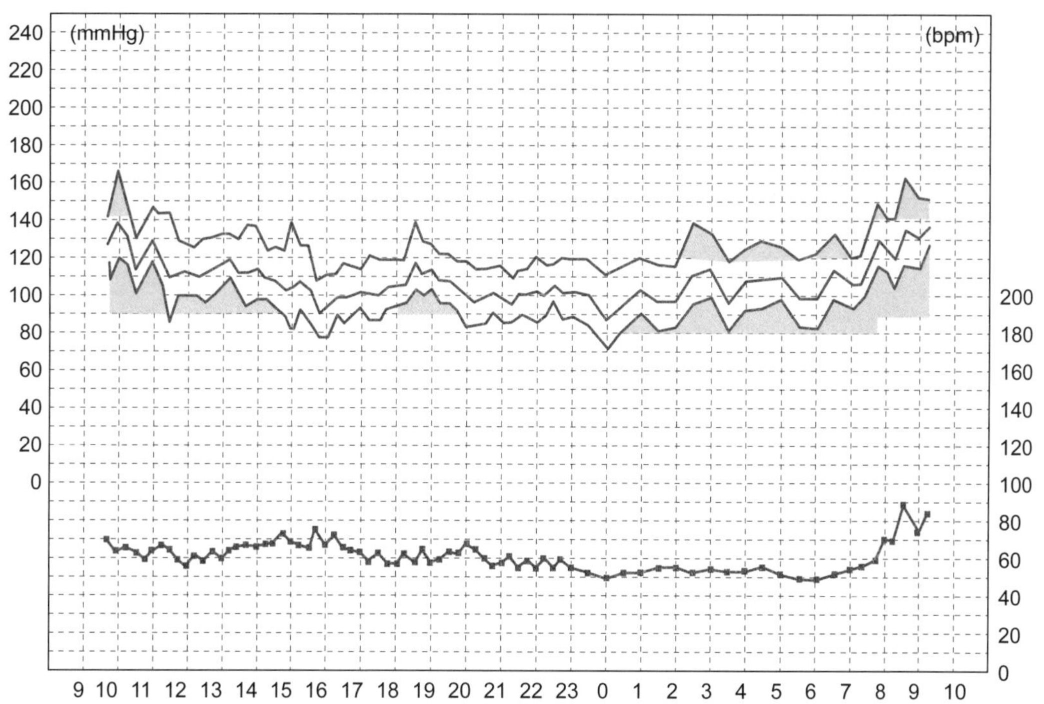

Figura 20.2 Gráfico das pressões de monitoramento ambulatorial da pressão arterial.

- Preencher o diário detalhando: nome e horário da medicação, horário e qualidade do sono e presença de sintomas
- Manter as atividades cotidianas, exceto tomar banho
- Não desconectar o manguito e não deitar sobre ele.

Retirada do aparelho

- Checar o preenchimento do diário e completar, com o paciente, as informações não anotadas
- Avaliar se ocorreu o registro de, no mínimo, 16 medidas válidas no período da vigília e oito durante o sono. Caso contrário, repetir o exame (Figura 20.2)
- Gravar o exame para emissão do laudo de acordo com as diretrizes nacionais. O laudo deve ser elaborado exclusivamente por médico especializado no método.

Referências bibliográficas

1. DABL® EDUCATIONAL TRUST. Sphygmomanometers for ambulatory blood pressure measurement. Disponível em: www.dableducational.com/sphygmomanometers/devices_3_abpm.html.
2. EUROPEAN SOCIETY OF HYPERTENSION. www.eshonline.org.

Bibliografia

MANCIA, G.; DE BACKER, G.; DOMINICZAK, A. et al. 2007 Guidelines for the Management of Arterial Hypertension: The Task Force for the Management of Arterial Hypertension of the European Society of Hypertension (ESH) and of the European Society of Cardiology (ESC). J. Hypertens., v. 25, n. 1105, 2007.

SOCIEDADE BRASILEIRA DE CARDIOLOGIA. V Diretrizes Brasileiras para Monitorização Ambulatorial da Pressão Arterial. Arquivos Brasileiros de Cardiologia. v. 97, n. 3, 2011. Disponível em: http://publicacoes.cardiol.br/consenso/2011/diretriz_mapa_mrpa.pdf.

Teste Ergométrico

Marisa Campos Moraes Amato

Considerações gerais

Desde que foi introduzido no Brasil, em 1972, pelos professores Josef Feher e Helio Magalhães, o teste ergométrico (TE) ampliou sua aplicação. Trata-se de um método importante e razoavelmente barato de diagnóstico, que passou a ser utilizado na rotina de diversos serviços em todo o país.

O TE tem por objetivo submeter o paciente ao estresse físico programado e personalizado para avaliar as respostas clínica, hemodinâmica, eletrocardiográfica e metabólica ao esforço. Esse teste possibilita:

- Detecção de isquemia miocárdica, arritmias cardíacas e distúrbios hemodinâmicos esforço-induzidos
- Avaliação da capacidade funcional
- Avaliação diagnóstica e prognóstica das doenças cardiovasculares
- Prescrição de exercícios
- Avaliação objetiva dos resultados de intervenções terapêuticas
- Demonstração ao paciente e seus familiares de suas reais condições físicas e perícia médica.

Consideração anatômica

O TE estuda a atividade elétrica do coração em exercício.

Indicações

O TE é de grande utilidade no estabelecimento do diagnóstico e na orientação das condutas a serem adotadas, participando especialmente do processo de prevenção primária e secundária da doença das artérias coronárias (DAC) obstrutiva. É de particular importância na avaliação da doença das artérias coronárias, em assintomáticos ou atletas, hipertensos, valvopatas, pacientes com insuficiência cardíaca e cardiomiopatia, pacientes com bradiarritmias e marca-passo, entre outros.

Doença das artérias coronárias

- Grau A:
  - Avaliação de homens ou mulheres com dor torácica típica (nível 1)
  - Avaliação pós-infarto agudo do miocárdio em evolução precoce e tardia, não complicada (nível 1)
  - DAC crônica com modificações no quadro clínico e/ou do eletrocardiograma (ECG), desde que estáveis (nível 1)
- Grau B1:
  - Pré-angioplastia coronária (nível 1)
  - Pré-cirurgia de revascularização miocárdica (nível 1)
  - Estratificação de risco de dor torácica na sala de emergência, com protocolos específicos (nível 2)
  - Avaliação seriada de pacientes com DAC em programas de reabilitação cardiovascular (nível 2)
  - Avaliação de indivíduos assintomáticos com mais de dois fatores de risco (nível 2)
  - Avaliação de terapêutica farmacológica (nível 2)
- Grau B2:
  - Avaliação pós-angioplastia coronária (nível 2)
  - Avaliação após cirurgia de revascularização miocárdica (nível 2)
  - Avaliação prognóstica e evolutiva de DAC, anual, de acordo com a condição clínica (nível 2)

- Investigação de alterações de repolarização ventricular no eletrocardiograma de repouso (nível 2)
- Complementação de outros métodos que tenham evidenciado suspeita de DAC (nível 2)
- Avaliação de risco em cirurgia não cardíaca, em pacientes com fator de risco cardiovascular (nível 2)
- Perícia médica: pesquisa de DAC obstrutiva para fins trabalhistas ou de seguro (nível 3)

- Grau C:
  - Diagnóstico de DAC em pacientes com bloqueio de ramo esquerdo (BRE), síndrome de Wolff-Parkinson-White (WPW) ou ritmo de marca-passo (MP; nível 2)
  - Angina instável progressiva ou de repouso, não estabilizada (nível 3)
  - Infarto agudo do miocárdio (IAM) em evolução ou com complicações (nível 3)
  - Lesão significativa de tronco de coronária esquerda ou equivalente conhecida (nível 2).

Pacientes assintomáticos ou atletas

- Grau A:
  - Avaliação de indivíduos com histórico familiar de DAC precoce ou de morte súbita (nível 2)
- Grau B1:
  - Avaliação de candidatos a programas de exercício (homem > 40 anos e mulher > 50 anos; nível 3)
  - Avaliação de indivíduos com ocupações especiais, responsáveis pela vida de outros (nível 3)
  - Avaliação de candidatos a programas de exercício com mais de uma resposta positiva no PAR-Q (nível 3)
- Grau B2:
  - Avaliação inicial de atletas de competição (nível 2)
  - Avaliação funcional seriada de atletas, para ajustes de prescrição do exercício (nível 2).

Deve-se ressaltar que os objetivos principais nessa população são:

- Avaliação funcional
- Motivação para mudança de hábitos de vida
- Programação de exercícios físicos
- Complementação de avaliação clínica rotineira
- Identificação de indivíduos sob risco de morte súbita em atividade desportiva.

Hipertensão

Sendo a hipertensão arterial sistêmica (HAS) um fator de risco para DAC, o teste ergométrico permite confirmar o diagnóstico em pacientes com sintomas sugestivos de isquemia miocárdica. Entretanto, em hipertensos com alterações no ECG de repouso compatíveis com sobrecarga ventricular esquerda (SVE), o valor preditivo positivo do teste pode ser prejudicado, por causa da maior incidência de infradesnível do segmento ST, mesmo na ausência de DAC obstrutiva.

Por outro lado, o alto valor preditivo negativo nessa população torna o exame ideal para rastreamento inicial de DAC, uma vez que na presença de teste inicial negativo, a probabilidade da existência de DAC torna-se reduzida (betabloqueadores, bloqueadores dos canais de cálcio e nitratos):

- Grau A:
  - Investigação de DAC em indivíduos hipertensos com mais de um fator de risco (nível 1)
- Grau B1:
  - Estudo do comportamento da pressão arterial ante exercício em indivíduos com história familiar de hipertensão arterial ou com suspeita de síndrome plurimetabólica (nível 2)
- Grau B2:
  - Investigação de HAS em pacientes com evidência de comportamento anômalo (nível 2)
  - Diagnóstico de DAC em pacientes com HAS e SVE no eletrocardiograma (nível 2)
  - Diagnóstico de DAC em pacientes com HAS e uso de drogas que alterem a resposta cardiovascular – betabloqueadores, bloqueadores do canal de cálcio e nitratos (nível 2)
- Grau C:
  - Avaliação de pacientes com HAS descompensada (PA > 240/120 mmHg; nível 3).

Valvopatias

A quantificação da classe funcional é fundamental para a decisão na maioria dos casos, mas em pacientes com sintomas atípicos ou que limitam naturalmente sua atividade física, a quantificação objetiva da classe funcional por meio do teste ergométrico pode ser de grande utilidade.

As valvopatias também podem ser investigadas quando associadas à suspeita clínica de cardiopatia isquêmica:

- Grau A:
  - Avaliação da capacidade funcional e de sintomas em pacientes com insuficiência valvar aórtica (IAo) e sintomatologia duvidosa ou de origem não esclarecida (nível 2)
- Grau B1:
  - Avaliação da capacidade funcional de pacientes com valvopatia leve a moderada para esclarecer sintomas, orientar atividade física ou auxiliar na indicação cirúrgica (nível 2)
  - Avaliação prognóstica antes da troca valvar em pacientes com IAo e insuficiência ventricular esquerda (IVE; nível 2)
  - Avaliação em pacientes com IAo para detectar piora na capacidade funcional (nível 2)
- Grau B2:
  - Quando associadas ao ecocardiograma, para avaliação de pacientes com estenose mitral leve (área entre 1,5 e 2 cm^2), sintomáticos (classe funcional II-IV; nível 2)
- Grau C:
  - Diagnóstico de DAC em pacientes com valvopatia (nível 2)
  - Avaliação da capacidade funcional em pacientes com estenose aórtica ou mitral grave (nível 2).

Insuficiência cardíaca e cardiomiopatia

Nas últimas décadas houve grande avanço no conhecimento da fisiopatologia do exercício em insuficiência cardíaca congestiva (ICC). O teste ergométrico tem especial utilidade no manejo de portadores de ICC, quando realizado simultaneamente com a análise dos gases expirados, na ergoespirometria. O método permite:

- Diagnóstico de isquemia como fator etiológico em ICC
- Avaliação objetiva da capacidade funcional
- Avaliação prognóstica para indicação de transplante cardíaco
- Avaliação para programas de exercícios
- Diagnóstico diferencial entre dispneia aos esforços.

A classificação da New York Heart Association (NYHA), obtida facilmente com a anamnese do paciente, permite avaliar a gravidade da insuficiência cardíaca, apesar da baixa reprodutibilidade. A classificação objetiva da capacidade funcional, por medida direta do VO_2 máximo na ergoespirometria, é fundamental quando implicar decisões importantes, como a indicação de transplante cardíaco:

- Grau A:
  - Investigação de DAC como causa da ICC em pacientes sem etiologia definida (nível 1)
  - Teste com análise de gases para seleção de pacientes para transplante cardíaco (nível 1)
  - Identificação de mecanismos fisiopatológicos e esclarecimento de sintomas (nível 2)
- Grau B2:
  - Elaboração da prescrição de exercício (nível 2)
  - Determinação do nível necessário de supervisão e monitoramento do programa de exercício (nível 2)
  - Avaliação da resposta a intervenções terapêuticas (nível 2)
- Grau C:
  - Miocardite e pericardite aguda (nível 2)
  - Seleção para transplante cardíaco, com base nos valores de VO_2 obtidos indiretamente (nível 2)
  - Diagnóstico de insuficiência cardíaca (nível 3).

Taquiarritmias

Durante o exercício físico, ocorrem atenuação da atividade parassimpática, aumento da atividade simpática e do consumo de oxigênio miocárdico e respostas fisiológicas que podem favorecer o aparecimento de taquiarritmias. A reprodutibilidade do desencadeamento de arritmias com o exercício é baixa. O teste ergométrico pode identificar pacientes que necessitam de maior investigação, como nos casos de trombose venosa relacionados com displasia arritmogênica do ventrículo direito ou de síndrome do QT longo. Em pacientes com a síndrome WPW, o teste ergométrico pode auxiliar quando o objetivo é estratificar o risco para aparecimento de taquicardia supraventricular (TSV) com alta resposta ventricular. Finalmente, em pacientes com fibrilação arterial, o teste pode ser útil para avaliar os efeitos das medicações para controle da resposta ventricular ao exercício:

- Grau A:
  - Recuperados de parada cardiorrespiratória, para identificação de DAC ou de arritmias esforço-induzidas (nível 2)
- Grau B1:
  - Estabelecimento de correlação entre sintomas e arritmias desencadeados pelo esforço (nível 2)

- Estudo da reprodutibilidade e comportamento das arritmias ante esforço (nível 2)
- Avaliação da terapêutica em arritmias desencadeadas ou agravadas pelo esforço (nível 2)
- Estratificação de risco para desenvolvimento de arritmias na síndrome WPW (nível 2)
- Detecção de arritmias em portadores de cardiomiopatia hipertrófica não obstrutiva (nível 2)

- Grau B2:
  - Avaliação de pacientes com arritmias em programas de condicionamento físico (nível 2)
  - Síndrome do QT longo, com antecedentes ou histórico familiar de síncope ou morte súbita (nível 2)
- Grau C:
  - Arritmias paroxísticas em crise (nível 2)
  - Arritmias ventriculares complexas não controladas (nível 2).

Bradiarritmias e marca-passo

O teste ergométrico pode ser utilizado para avaliar a resposta do nó sinusal. Tal estratégia visa o melhor planejamento quanto à necessidade de implante de eletrodo atrial, assim como ao tipo de estimulação:

- Grau A:
  - Avaliação da resposta cronotrópica ao exercício em portadores de bloqueio atrioventricular total congênito (nível 2)
  - Avaliação da resposta cronotrópica ao exercício em portadores de doença do nó sinusal (nível 2)
- Grau B1:
  - Avaliação funcional em pacientes com marca-passo e resposta variável à frequência cardíaca predeterminada ou dependente de biossensores (nível 2)
- Grau C:
  - Avaliação de pacientes em uso de marcapasso com frequência fixa (nível 2)
  - Bloqueio atrioventricular (BAV) de grau elevado e baixa frequência ventricular (nível 2).

Outros

- Cardiopatias congênitas ou acompanhamento pós-operatório
- Doenças não cardíacas
- Crianças com sopro ou com disfunções leves e arritmias.

Contraindicações

Absolutas

- Embolia pulmonar
- Enfermidade aguda, febril ou grave
- Limitação física ou psicológica
- Intoxicação medicamentosa.

Relativas

- Dor torácica aguda, exceto quando seguidos os protocolos disponíveis em unidades de dor torácica
- Estenoses valvares moderadas
- Insuficiências valvares graves
- Taquiarritmias, bradiarritmias e arritmias ventriculares complexas
- Distúrbios hidroeletrolíticos e metabólicos
- Afecções não cardíacas, como infecções, hipertireoidismo, insuficiência renal, hepática ou respiratória, obstrução arterial periférica, lesões musculares, ósseas ou articulares, deslocamento da retina e afecções psiquiátricas.

Condições de alto risco

O teste ergométrico deve ser realizado em ambiente hospitalar, obedecendo-se a cuidados especiais e observando-se a relação risco-benefício, após adequado esclarecimento do paciente e/ou de seus responsáveis sobre a indicação do exame:

- IAM não complicado
- Angina instável estabilizada
- Dor torácica aguda em sala de emergência após seriamento de ECG e enzimas cardíacas
- Lesão conhecida e tratada de tronco de coronária esquerda ou equivalente
- Arritmias ventriculares complexas
- Arritmias com repercussões clínicas e hemodinâmicas sob controle
- Síncopes por provável etiologia arritmogênica BAV avançado
- Presença de desfibrilador implantável
- Insuficiência cardíaca compensada avançada (classe III NYHA)
- Lesões valvares estenóticas moderadas ou insuficiências graves
- Hipertensão pulmonar
- Cardiomiopatia hipertrófica
- Insuficiência respiratória, renal ou hepática.

Avaliação e preparo do paciente

O paciente precisa ser orientado pelo médico solicitante quanto ao motivo do exame e a manutenção ou suspensão dos medicamentos, inclusive por qual período. Deve ser lembrado de levar tênis e calça para ginástica para fazer o exame confortavelmente.

No momento do exame, o paciente precisa ser avaliado quanto às condições clínicas para sua realização. Os motivos mais frequentes que levam à suspensão do exame são o aparecimento de febre e a elevação da pressão arterial.

O preparo é feito por um técnico devidamente treinado a instalar os eletrodos no tórax, após a devida limpeza e eventual tricotomia.

Metodologia

O médico é o responsável pela condução da prova e pode ser auxiliado por pessoal técnico, especificamente treinado em teste ergométrico e em eventual atendimento de emergência.

Área física

Deve ter luminosidade, ventilação e dimensões suficientes para acomodação da aparelhagem necessária e circulação de pelo menos três pessoas, com temperatura ambiente entre 18 e 22°C.

Equipamentos

- Cicloergômetro de frenagem mecânica ou eletromagnética e/ou esteira rolante, com velocidade e inclinação variáveis. Ergômetro de manivela como alternativa
- Monitor para observação contínua e eletrocardiógrafo para registro do ECG e análise do comportamento da frequência cardíaca
- Esfigmomanômetro calibrado e estetoscópio
- Cronômetro.

Material e medicações para emergências

Todo o material incluído no suporte básico e avançado de vida estará disponível para o adequado tratamento de emergências, para o qual a equipe de apoio deve ser treinada.

Registros eletrocardiográficos

Os registros devem obedecer a uma sequência lógica, com a obtenção dos seguintes traçados: repouso, durante cada estágio de exercício ou a critério médico; recuperação; e ocorrência de arritmias, documentando e relatando a provável origem, a complexidade, a frequência e o momento de aparecimento.

Escolha do protocolo

Podem ser utilizados diferentes protocolos, de modo que a velocidade e a inclinação da esteira ou a carga da bicicleta possam ser aplicadas de acordo com a capacidade do paciente e o motivo do exame:

- Rampa: são protocolos que empregam pequenos incrementos na carga a cada estágio, permitindo mensuração mais acurada da capacidade funcional, especialmente quando aplicados individualmente, com base em questionários sobre a atividade física da vida diária do paciente. Além disso, tais protocolos possibilitam ao médico ajustá-los a uma duração ótima do teste, a qual deve variar idealmente entre 8 e 12 min
- Protocolos mais intensos podem ser usados em indivíduos fisicamente ativos e/ou jovens aparentemente saudáveis, sendo os de Bruce ou de Ellestad os mais aplicados
- Quando a população em teste apresenta limitações etárias e/ou funcionais, protocolos com incrementos menos intensos devem ser priorizados. Nessas situações, os de Naughton ou de Balke servem como exemplos.

Protocolos para cicloergômetro

As Diretrizes da Sociedade Brasileira de Cardiologia sugerem o protocolo de Balke para ser utilizado com o cicloergômetro, com incremento de cargas de 25W a cada 2 min. Para indivíduos jovens e sadios, recomenda-se iniciar com 50W. Para indivíduos limitados, deve-se iniciar com carga livre. Para os demais pacientes, deve-se começar com 25W. A estimativa da VO_2 máximo em cicloergômetro é calculada da seguinte maneira:

$$VO_2 \text{ máximo} = (12 \times \text{carga em watts}) + 300/\text{peso em kg}$$

Protocolos para esteira rolante

As Diretrizes da Sociedade Brasileira de Cardiologia sugerem o protocolo de Bruce com a esteira rolante, que apresenta aumentos progressivos da velocidade e da inclinação. Como o incremento de trabalho é grande (não linear), deve ser usado com prudência em indivíduos clinicamente limitados. É preferencialmente indicado ao estabelecimento de diagnóstico e/ou avaliação da capacidade funcional em indivíduos que tenham algum grau de condicionamento físico. A estimativa do VO_2 máximo em esteira rolante é calculada da seguinte maneira:

Homens - (2,9 × tempo em minutos) + 8,03

Outra sugestão para esteira é o protocolo de Ellestad, que tem aplicação semelhante ao de Bruce, mas com menor utilização na prática.

Cuidados após o procedimento

Ocasionalmente, indivíduos jovens e sadios exercitados até a exaustão podem desenvolver, no pós-esforço imediato, episódios de bradicardia sinusal e, eventualmente, progredir a pausas maiores até segundos de assistolia, resultado de reação vagal reflexa (síncope vasovagal). Na prática clínica, entretanto, a maior causa de interferência na resposta cronotrópica é atribuída à utilização de fármacos específicos na época do exame (betabloqueadores, bloqueadores do canal de cálcio, digitálicos etc.).

Complicações

O teste apresenta baixo risco com mínima morbimortalidade relatada nos índices epidemiológicos (ocorrência de IAM ou morte = 1/10.000 TE):

- Arritmias de diversos graus de gravidade
- Lipotimia
- Infarto agudo do miocárdio
- Parada cardíaca.

Bibliografia

AMATO, M. C. M. Avaliação dinâmica. In: Cardiopatias valvares. São Paulo: Roca; 1998. p. 40-47.

AMATO, M. C. M. Estenose aórtica assintomática: avaliação pelo esforço físico. Tese (Doutorado) - São Paulo: Faculdade de Medicina da Universidade de São Paulo; 1990. p. 56.

AMATO, M. C. M.; MOFFA, P. J.; WERNER, K. E.; RAMIRES, J. A. F. Treatment decision in asyntomatic aortic valve stenosis: role of exercise testing. Heart, v. 86, n. 4, 2001.

AMERICAN COLLEGE OF CARDIOLOGY. American Heart Association Task Force on Practice Guidelines (Committee on Exercise Testing). J. Am. Coll. Cardiol., v. 30, n. 1, p. 260-315, 1997.

ANDERSON, F. L.; TSAGARIS, T. J.; TIKOFF, G.; THORNE, J. L.; SCHMIDT, A. M. et al. Hemodynamic effects of exercise in-patients with aortic stenosis. Am. J. Med., v. 46, p. 872-885, 1969.

BASSAND, J. P.; DUCELLIER, D.; LUSSON, J. R.; PEYCELOU, P.; PAIVRE, R. et al. Adaptation of the left ventricular function parameters to dynamic exercise in aortic stenosis. Eur. Heart J., v. 9, p. 87-92, 1988.

BORER, J. S.; JASON, M.; DEVEREUX, R. B.; FISHER, J.; GREEN, M. V. S. L. et al. Function of the hypertrophied left ventricle at rest and during exercise. Am. J. Med., v. 75, n. 3A, p. 34-39, 1983.

BURWASH, I. G.; PEARLMAN, A. S.; KRAFT, C. D.; MIYAKE-HULL, C.; HEALY, N. L. et al. Flow dependence of measures of aortic stenosis severity during exercise. J. Am. Coll. Cardiol., v. 24, n. 5, p. 1342-1350, 1994.

IUNG, B.; GOHLKE-BÄRWOLF, C.; TORNOS, P.; TRIBOUILLOY, C.; HALL, R et al. Recommendations on the management of the asymptomatic patient with valvular heart disease. European Heart Journal, v. 23, n. 16, Ago 2002.

LEE, S. J. K.; JOHNSSON, B.; BEVERGARD, S.; KARLOF, I.; ASTROM, H. Hemodynamic changes at rest and during exercise in-patients with aortic stenosis of varying severity. Am. Heart J., v. 79, n. 3, p. 318-331, 1970.

LEGGET, M. E.; KUUSISTO, J.; HEALY, N. L.; FUJIOKA, M.; SCHWAEGLER, R. G. et al. Gender differences in left ventricular function at rest and with exercise in asymptomatic aortic stenosis. Am. Heart J., v. 131, n. 1, p. 94-100, 1996.

MARK, A. L.; KIOSCHOS, J. M.; ABBOUD, F. M.; HEISTAD, D. D.; SCHMID, P. G. Abnormal vascular response to exercise in patients with aortic stenosis. J. Clin. Invest., v. 52, p. 1138-1146, 1973.

MARTIN, T. W.; MOODY JR., J. M.; BIRD, J. J.; SLIFE, D.; MURGO, J. P. Effect of exercise on indices of valvular aortic stenosis. Cathet. Cardiovasc. Diagn., v. 25, p. 265-71, 1992.

RICHARDSON, J. W.; ANDERSON, F. L.; TSAGARIS, T. J. Rest and exercise hemodynamic study in-patients with isolated aortic stenosis. Cardiology, v. 64, p. 1-11, 1979.

ROMHILT, D. W.; ESTES JR., H. E. A point-score system for the ECG diagnosis of left ventricular hypertrophy. Am. Heart J., v. 75, p. 752-758, 1968.

SIEGEL, R. J.; ROBERTS, W. C. Electrocardiographic observations in severe aortic stenosis: correlative necropsy study of clinical, hemodynamic and ECG variables demonstrating relation of 12 - lead QRS amplitude to peak systolic transaortic pressure gradient. Am. Heart J., v. 103, p. 210-221, 1982.

SOCIEDADE BRASILEIRA DE CARDIOLOGIA. II Diretriz da Sociedade Brasileira de Cardiologia sobre teste ergométrico. Arq. Bras. Cardiol., v. 78, supl. II, 2002.

SOCIEDADE BRASILEIRA DE CARDIOLOGIA. Diretriz de técnicas e equipamentos para realização de exames em ergometria e ergoespirometria. Arq. Bras. Cardiol., v. 80, supl. IV, abr. 2003.

Fístula Arteriovenosa para Hemodiálise

Alexandre Campos Moraes Amato e
Salvador José de Toledo Arruda Amato

Considerações gerais

A fístula arteriovenosa é um método de acesso para instalação do aparelho de hemodiálise. É utilizado nos casos em que se planeja fazer hemodiálise em breve ou em pacientes que estejam em hemodiálise via cateter

Conforme se instalam novos acessos, restam menos opções.

Considerações anatômicas

No nível da borda inferior do músculo redondo maior, a artéria axilar passa a ser denominada artéria braquial. Na sua porção mais proximal, o nervo mediano é lateral, o nervo radial é posterior, e os nervos ulnar e cutâneo medial do braço são mediais. Esta é relativamente superficial no contorno medial do braço.

Na metade do braço, o nervo mediano cruza a braquial, vindo do contorno lateral para a medial. Na fossa antecubital, a artéria braquial situa-se medialmente ao tendão do bíceps e lateralmente ao nervo mediano, bifurcando-se em artérias radial e ulnar, responsáveis pela irrigação do antebraço. A artéria radial emite os ramos recorrente radial, palmar superficial e carpal palmar. A artéria ulnar emite os ramos recorrentes ulnar, interósseo comum e ramos carpais, palmar e dorsal (Figura 22.1). As veias superficiais situam-se no subcutâneo.

Do arco venoso dorsal emergem as duas veias superficiais mais importantes na realização da fístula arteriovenosa - as veias cefálica e basílica. A veia cefálica nasce no aspecto lateral do arco venoso dorsal, ascendendo lateralmente na face anterior do antebraço e braço, perfura a fáscia clavipeitoral, no nível do ombro, e termina na veia axilar. A veia basílica nasce medialmente no arco venoso dorsal e ascende medialmente na face anterior do antebraço, perfurando a fáscia profunda na metade do braço, passando a acompanhar a artéria braquial junto das veias braquiais e unindo-se a estas, no nível da borda do músculo redondo maior, para formar a veia axilar.

Na fossa antecubital, a veia intermédia do antebraço pode apresentar diversas variações. Ela une as veias basílica e cefálica, e recebe como tributária a veia intermédia do antebraço (Figura 22.2).

- Ordem de escolha:
  - Tabaqueira anatômica:
    - Vantagens:
      - Via imediatamente acima da artéria
      - A veia tem duas bifurcações
      - Não há necessidade de ligar artéria distalmente
    - Desvantagens:
      - Sujeita a traumatismos
      - Compressões extrínsecas
      - Fluxo menor e trombose
      - Lesão de nervo sensitivo do dorso do polegar
      - Requer cirurgião experiente na técnica
  - Radiocefálica no punho (padrão):
    - Vantagens:
      - Fístula relativamente fácil de ser feita
      - Excelente perviedade

- Baixa morbidade
- Preservação de grande segmento de veia para novos acessos
- Poucas complicações
- Desvantagem: baixo fluxo

- Braquiocefálica na fossa antecubital:
  - Vantagens:
    - Alto fluxo
    - Melhor aspecto cosmético (fácil de ocultar)
  - Desvantagens:
    - Dificuldade de confecção da fístula
    - Edema de membro superior
    - "Fenômeno" do roubo
- Superficialização de veia basílica:
  - Vantagens:
    - Menor número de variações
    - Menor taxa de infecções
    - Custo menor comparado ao uso de prótese
  - Desvantagens:
    - Dificuldade de punção
    - Roubo de fluxo arterial distal
    - Ligadura de um grande número de tributárias
- Colocação de enxerto arteriovenoso sintético (PTFE):
  - Vantagens:
    - Larga superfície de punção
    - Curto período de maturação (não menos que 14 dias, idealmente entre 3 e 6 semanas)
    - Facilidade de adequar a forma de construção da fístula

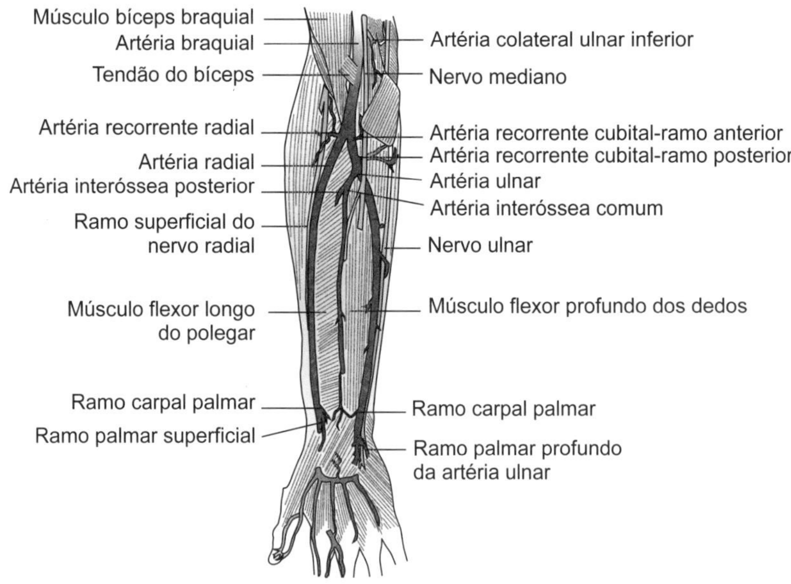

Figura 22.1 Artérias do membro superior e suas relações anatômicas.

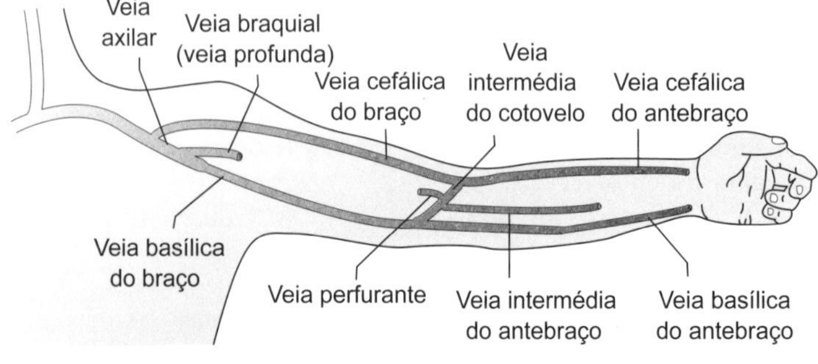

Figura 22.2 Veias do membro superior.

- Desvantagens:
  - Alto custo
  - Maior possibilidade de infecção
  - Maior morbidade
  - Possibilidade de desgaste do material da prótese PTFE
  - Duração de 3 a 5 anos
- Safena magna com a artéria tibial posterior no terço distal da perna
- Veia safena magna com artéria poplítea
- Veia safena magna em alça na coxa

- Outras opções (Figura 22.3):
  - Radiocefálica: terço médio do braço
  - Fístula retrógrada basílica braquial
  - Pontes com a veia safena magna no membro superior
  - Femorofemoral com prótese (derivação em "Bikini")
  - Superficialização da veia femoral
  - Áxilo-axilar cruzada, com prótese (derivação em "colar")
  - Alças com a veia safena magna no membro inferior
  - Derivação arteriofemoral-átrio direito
  - Derivação braquiojugular
  - Derivação axilo-poplítea.

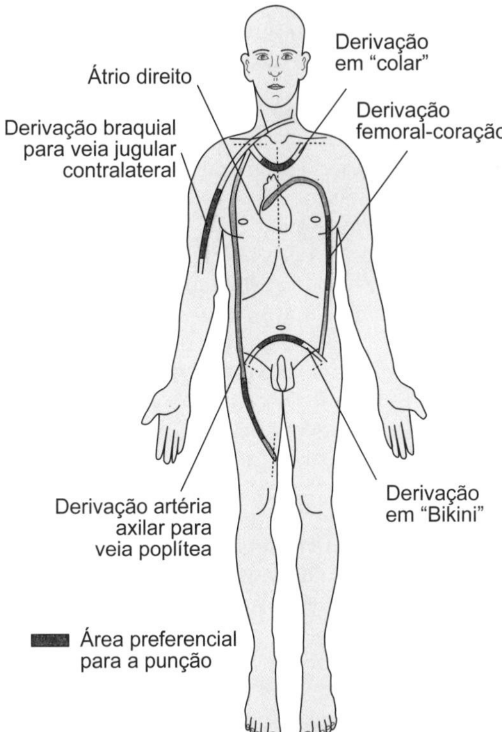

Figura 22.3 Exemplos incomuns de possíveis opções de fístula arteriovenosa, para pacientes com múltiplas fístulas e necessidade de novo acesso.

Indicações

- Depuração (*clearance*) de creatinina menor que 25 mℓ/min:
  - Determinação da creatinina no soro e na urina de 24 h apropriadamente coletada. *Clearance* = creatinina urinária × volume urinário por minuto/creatinina sérica, com correção do valor encontrado para a superfície corporal padrão de 1,73 m^2
  - Fórmula de Cockcroft-Gault:
    - Homens: GFR = [(140 – idade) × P]/(CrS × 72)
    - Mulheres: GFR = [(140 – idade) × P × 0,85]/(CrS × 72)
    - Em que GFR = taxa de filtração glomerular; idade = idade do paciente em anos; P = peso do paciente em kg; CrS = creatinina sérica em mg/dℓ
- Creatinina sérica maior que 4 mg/dℓ
- Previsão de necessidade de acesso vascular para hemodiálise em menos de 1 ano, para evitar o uso de cateter de hemodiálise.

Contraindicações

- Relativas:
  - Programação de transplante renal
  - Manobra de Allen anormal
  - Insuficiência cardíaca congestiva grave.

Material

- Instrumental:
  - Caixa para fístula arteriovenosa:
    - Três pinças Halsted mosquito
    - Uma pinça grande para assepsia (Cherron)
    - Uma tesoura de dissecção Metzenbaum
    - Uma pinça anatômica delicada
    - Uma pinça de pedículo pequena tipo Pops ou Lahey
    - Um par de afastadores de Senn-Müller
    - Duas pinças hemostáticas tipo Glover
    - Uma pinça tipo relojoeiro nº 11 ou nº 5
    - Um porta-agulhas de Castroviejo, Barraquer ou Jacobson de 14 cm
    - Um porta-agulhas de Cryle ou Mayo-Hegar de 14 cm

- Principal:
  - Três cintas de silicone (Silastic® ou Surg-i-loop®)
  - Uma agulha de ponta romba para irrigação
  - Lâminas de bisturi, uma nº 15 e outra nº 11
  - Cuba com solução de 5.000 UI de heparina para 100 mℓ de soro fisiológico a 0,9%
  - Cuba com soro fisiológico a 0,9%
  - Seringas, uma de 5 mℓ com agulha fina e uma de 10 mℓ sem agulha
  - Fio de algodão 2-0 não agulhado
  - Fio de náilon 4-0 agulhado
  - Fio de polipropileno 6-0 ou 7-0
  - Compressas
  - Caneta indelével
  - Torniquete
  - Bisturi elétrico
  - Lupa binocular > 2,5 vezes
- Assepsia:
  - Gazes
  - Campos estéreis e fenestrados
  - PVP-I (Povidine®) ou clorexidina
  - Luvas estéreis nº 8,5 (para o paciente)
- Anestesia local:
  - Cuba com 10 mℓ de lidocaína a 2% e 10 mℓ de bupivacaína a 0,5% (perfazendo lidocaína a 1% e bupivacaína a 0,25%)
- Infusão:
  - Seringa de 20 mℓ
  - Sonda Levine
  - Soro heparinizado (1 mℓ heparina para 100 mℓ de soro)
- Curativo/Fixação:
  - Gazes
  - Tintura de benjoim (opcional)
  - Esparadrapo ou Micropore®.

Avaliação e preparo do paciente

- Explicar o procedimento para o paciente
- Solicitar termo de consentimento assinado
- Realizar anamnese e exame físico focados:
  - Avaliar fístulas anteriores, punções prévias e comorbidades
  - No exame físico, estar atento a edema do membro avaliado (problema de retorno venoso), cicatrizes cirúrgicas prévias, colaterais túrgidas e abundantes (obstrução de segmento venoso troncular), cateterização venosa central prévia (estenose venosa), punções periféricas (destruição funcional venosa), evidências de trauma ou cirurgia em braço, tórax ou pescoço. Medir a pressão arterial em ambos os braços e comparar, se houver uma diferença > 10 mmHg, há estenose hemodinamicamente significativa em artéria inominada, subclávia, axilar ou braquial proximal
- Realizar a prova de Allen:
  - Palidez acentuada, cianose, dor e/ou diminuição de temperatura indicam dificuldade na perfusão, sugerindo outro local para realizar a fístula (Figura 22.4)
- Optar por região com pulso de maior amplitude
- Palpar a veia escolhida, após torniquete e mapeá-la com tinta indelével
- Preferências:
  - Considerar contraindicações e comorbidades (Tabela 22.1)
  - Membro não dominante
  - Mais distal possível
- Fazer estudo pré-operatório com o mapeamento dúplex com eco-Doppler
- Operar no dia em que o paciente não for fazer hemodiálise:
  - Evitar sangramentos decorrentes do uso de heparina
  - Podem ocorrer instabilidade hemodinâmica e trombose da anastomose.

Técnica

- Fístula radiocefálica no punho (Brescia-Cimino modificada):
  - Fazer tricotomia
  - Escolher os vasos no exame físico
  - Marcar superficialmente a veia e a artéria com caneta indelével
  - Fazer assepsia e antissepsia e colocar campos estéreis e luva estéril nº 8,5 no paciente
  - Infiltrar o local com lidocaína a 2% sem vasoconstritor:
    - Evitar infusão intravascular
  - Incisar a pele paralelamente à artéria por 3 a 4 cm. Pode ser necessária uma segunda incisão, para facilitar o acesso cirúrgico
  - Dissecar cuidadosamente a veia, evitando lesar sua parede ou lacerar tributárias, porém ligando-as
  - Dissecar a artéria, evitando lesar sua parede ou lacerar seus ramos
  - Se necessário, infundir mais anestésico para evitar estímulo do nervo radial
  - Após pinçamento distal da veia, seccioná-la totalmente. Ligadura do coto distal com algodão 2-0 ou 3-0

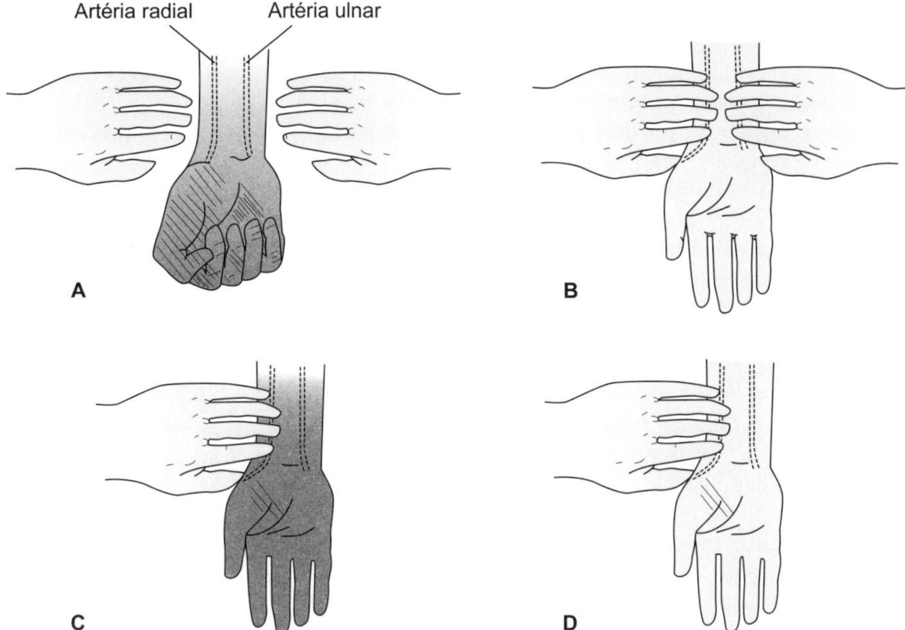

Figura 22.4 Prova de Allen: exame para avaliar a permeabilidade da artéria radial ou da ulnar. Paciente com a palma das mãos voltadas para frente. Comprimir ambas as artérias e solicitar ao paciente que abra e feche as mãos rapidamente, durante 15 s (A), deixando pálida a mão a ser examinada (B). Soltar a compressão da artéria radial e verificar a coloração da mão, em comparação com a mão contralateral. Repetir o exercício soltando a compressão da artéria ulnar. Resultado negativo: as duas mãos permanecem com a mesma coloração (C). Resultado positivo: maior palidez da mão cujas artérias foram comprimidas (D) significa obstrução da artéria liberada, não permitindo livre passagem do sangue para o território solicitado.

Tabela 22.1 Parâmetros para definir a melhor topografia do acesso.

Consideração	Relevância
Cateterização venosa central e uso de marca-passo percutâneo	Cateterização prévia pode estar associada à estenose venosa central
Braço dominante	Minimizar o impacto negativo na qualidade de vida do paciente, preferindo o braço não dominante
Insuficiência cardíaca congestiva grave	O acesso poderá agravar o débito cardíaco
Cateterização periférica venosa ou arterial	Poderá apresentar lesão arterial ou venosa significativa, com estenose ou oclusão dos vasos
Diabetes melito	Estar associada a alterações vasculares periféricas, além de apresentar maior risco de infecção
Histórico de terapia de anticoagulação ou distúrbios da coagulação	Trombose ou problemas com hemostasia
Acesso vascular ou manipulação prévia das estruturas a serem usadas	Fístulas prévias trombosadas, outras cirurgias ou dano vascular sacrificarão um possível território para a fístula

- Dilatar hidrostaticamente a veia com introdução de cateter de Levine e infusão de soro fisiológico. Importante palpar frêmito e pulso ao longo da veia durante a infusão de soro. Dessa maneira é possível identificar estenoses ou oclusões prejudiciais à fístula
- Após clampeamento proximal e distal da artéria, realizar arteriotomia longitudinal, estendendo-se aproximadamente por 2,5 vezes o diâmetro da artéria
- Infundir heparina no local proximal e distalmente
- Fazer venotomia longitudinal da veia cefálica
- Anastomose terminolateral da veia na artéria (Figura 22.5). Sutura das bordas com fio de poliprolileno cardiovascular 6-0 ou 7-0, dependendo da espessura dos vasos. Atenção à sutura dos ângulos. Primeiro ponto de fora para dentro na veia, e de dentro para fora na artéria. Sutura do bordo posterior e do bordo anterior. Amarrar as duas extremidades. É prudente manter um cateter intravenoso durante o procedimento para orientar o lúmen da veia e evitar estenose
- Ao liberar as pinças, observar fluxo rápido que produz frêmito e pulso de boa amplitude ao longo da veia. Pode ser necessário soltar a veia e liberar debris que possam alterar a posição e comprometer o fluxo
- Fazer dermorrafia com fio de náilon 4-0, sem tensão
- Fazer curativo oclusivo não compressivo.

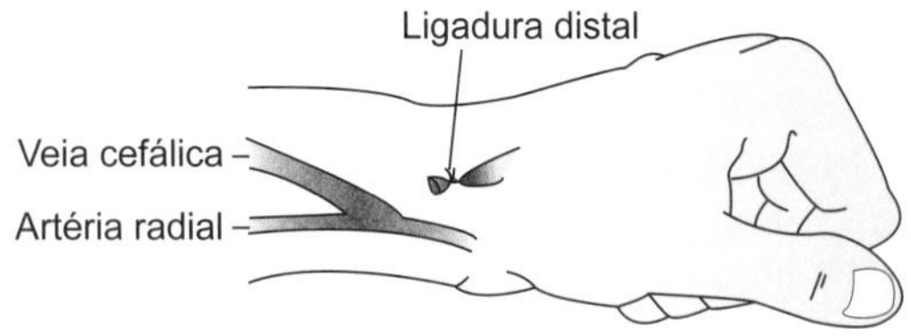

Figura 22.5 Ligadura do coto distal venoso, caracterizando a anastomose terminolateral.

Cuidados após o procedimento

- Aguardar a maturação adequada antes de realizar qualquer punção na fístula
- Não puncionar fístula antes de 1 mês. Convém aguardar 3 a 4 meses.

Complicações

- Edema de membro
- "Fenômeno" do roubo
- Infecção
- Trombose arterial
- Hipertensão venosa
- Degeneração aneurismática
- Sangramento
- Síndrome compartimental.

Bibliografia

GUZMAN, M. A. Arteriovenous access: initial evaluation and follow up. Disponível em: http://www.uninet.edu/cin2000/conferences/angoso/angoso.html.

PETEAN FILHO, H. Acessos vasculares para hemodiálise e acessos para diálise peritoneal contínua ambulatorial (CAPD). In: Cirurgia ambulatorial. Rio de Janeiro: Guanabara Koogan; 1999. p. 537-543.

SANTOS, C. A. S.; PITTA, G. B. B. Fístula arteriovenosa para hemodiálise. In: PITTA, G. B. B.; CASTRO, A. A.; BURIHAN, E. (eds.) Angiologia e cirurgia vascular: guia ilustrado. Maceió: Uncisal/Ecmal & Lava; 2003. Disponível em: http://www.lava.med.br/livro/pdf/adriano_fistula.PDF.

SANTOS, R. R.; YU, L. Acesso vascular para hemodiálise. In: MORAES, I. N. Tratado de Clínica Cirúrgica. São Paulo: Roca; 2005.

Cateteres de Trajeto Subcutâneo para Hemodiálise

Ricardo Virgínio dos Santos

Considerações gerais

A principal característica desse tipo de cateter é o local de sua exteriorização através da pele estar distante da região em que foi feita a punção venosa para introdução no vaso. Desse modo, o cateter percorre um trajeto no tecido subcutâneo entre as duas incisões. Isso permite sua acomodação na parede torácica anterior, local menos exposto e de fácil manipulação (Figura 23.1).

Outras características do cateter de trajeto subcutâneo para hemodiálise:

- É fabricado com borracha siliconizada, macia e flexível
- O lúmen é duplicado, sendo possível uma corrente de fluxo sanguíneo bidirecional (Figura 23.2)
- A extremidade externa apresenta dois canais: um canal, marcado pela cor vermelha, fornece sangue para o aparelho de hemodiálise, e o outro, marcado pela cor azul, possibilita o retorno do sangue hemofiltrado para o paciente
- No meio do cateter, aproximadamente, há um anel de Dacron®, que deve ficar alojado no tecido subcutâneo para que ocorra fibrose ao redor. Isso promove sua fixação e impede deslocamentos, quando utilizado durante as sessões de hemodiálise
- A ponta é escalonada, configuração que objetiva diminuir a taxa de recirculação sanguínea
- Esses cateteres são relativamente calibrosos. Em adultos, o diâmetro não deve ser menor que 13,5F. Tal dimensão é importante para possibilitar um fluxo de sangue de 200 a 300 mℓ por minuto.

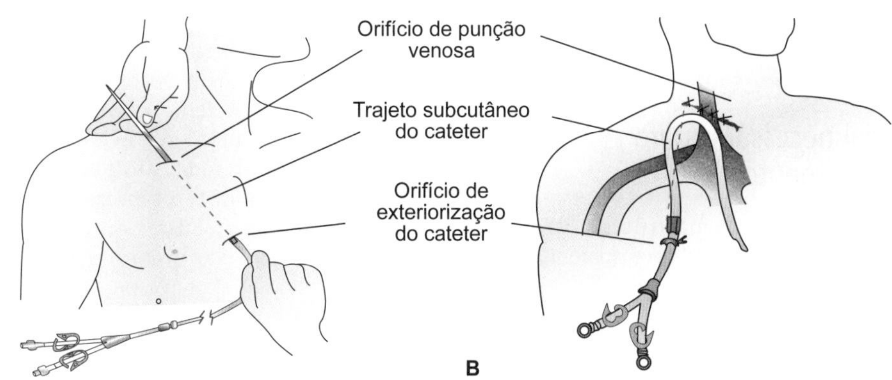

Figura 23.1 A. Cateter inserido através da veia subclávia. B. Cateter inserido através da veia jugular interna.

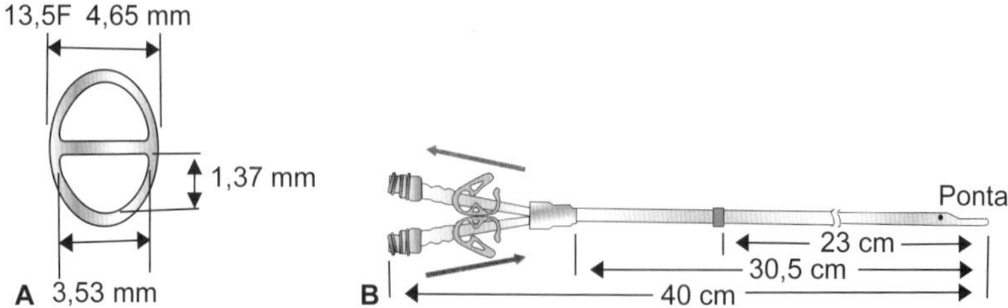

Figura 23.2 A. Corte transversal de cateter de hemodiálise, evidenciando seus dois lúmens. B. Cateter de hemodiálise de duplo-lúmen com anel de Dacron® para tunelização subcutânea.

Indicações

Os cateteres de trajeto subcutâneo são a opção de escolha para pacientes que precisam de acesso vascular por período superior a 3 semanas. São indicados também para alguns pacientes que tiveram todas as opções de fístulas arteriovenosas esgotadas e necessitam de acesso permanente.

Vantagens

- Podem ser introduzidos em vários locais do sistema venoso
- Podem ser usados imediatamente após a colocação
- Não são necessárias punções durante as sessões de hemodiálise
- Não causam distúrbios hemodinâmicos
- Podem ser substituídos facilmente pelo mesmo trajeto do cateter removido
- Fornecem uma opção de acesso vascular por vários meses.

Desvantagens

- Causam alta morbidade, por conta de problemas de trombose e infecção
- Podem causar estenose ou trombose do sistema venoso central
- Apresentam menor tempo de utilização do que as fístulas arteriovenosas.

Material necessário para o procedimento

- O ambiente mais adequado é uma sala de centro cirúrgico com mesa radiotransparente, pois ela possibilita a passagem dos raios X
- Aparelho de radioscopia
- Assepsia:
    - Gazes e compressas estéreis
    - Campos esterilizados
    - Polivinilpirrolidona-iodo (PVP-I; Povidine®)
    - Máscara
    - Gorro
    - Avental esterilizado
    - Luvas estéreis
- Anestesia:
    - Seringa
    - Agulha
    - Lidocaína a 2% (20 mℓ)
- Cateter (Figura 23.3):
    - Cateter de duplo-lúmen
    - Agulha de punção
    - Seringa de 10 mℓ
    - Fio-guia
    - Haste para passagem do cateter no tecido subcutâneo e bainha para introdução do cateter no vaso
- Instrumental cirúrgico:
    - Porta-agulhas
    - Tesoura de Mayo
    - Pinça dente de rato
    - Pinça anatômica
    - Pinça de Halsted curva
    - Pinça de Halsted reta
    - Bisturi nº 11.

Princípios técnicos

Os cateteres de trajeto subcutâneo para hemodiálise foram desenvolvidos para serem introduzidos no sistema venoso central com a técnica de punção percutânea de Seldinger. Entretanto, quando há contraindicação a esse tipo de procedimento, eles podem ser inseridos por dissecção direta das veias jugulares ou femorais. O local preferencial para sua inserção é a veia jugular interna direita, pois este vaso está associado a menores taxas de complicações. Outras opções são: veia jugular externa direita, veias jugulares interna ou externa esquerda, veias femorais e acesso translombar para a veia cava inferior.

Quando possível, esse tipo de cateter não deve ser inserido ipsilateralmente a um membro superior portador de fístula arteriovenosa. Para a obtenção de trajeto e posicionamento adequados do cateter, é fundamental realizar sua colocação orientada por imagens de radioscopia. Para punções no sistema venoso central, o paciente deve ser posicionado em decúbito dorsal com rotação contralateral do pescoço e mantido com coxim sob a região escapular para promover a hiperextensão do pescoço. Também é importante manter a mesa cirúrgica em posição de Trendelenburg (Figura 23.4).

Após realizar adequado posicionamento do paciente, antissepsia e assepsia do local escolhido para punção, colocação de campos esterilizados e anestesia da região a ser manipulada, é fundamental calcular o trajeto que o cateter percorrerá no tecido subcutâneo, pois ao final do procedimento a ponta do cateter deve ficar situada próxima à junção cavoatrial ou no átrio direito (Figura 23.5). Para esse cálculo, o cateter é colocado na parede torácica anterior e seu trajeto é medido mantendo sua ponta no nível da junção cavoatrial. Para tanto, pode ser usada como referência anatômica a região localizada entre o 2º e o 3º espaço intercostal ou, ainda, a região pode ser determinada pela silhueta cardíaca durante a radioscopia (Figura 23.6). A seguir, e usando como parâmetro inicial o ponto determinado pela sua ponta, mede-se a extensão que o cateter percorre até o local de punção venosa.

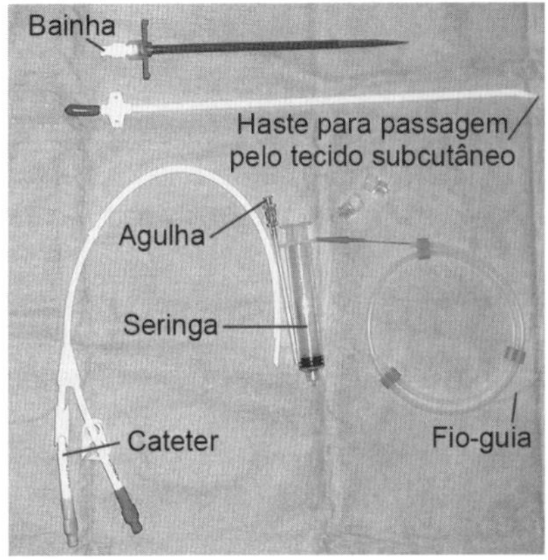

Figura 23.3 Instrumentos específicos para implante do cateter.

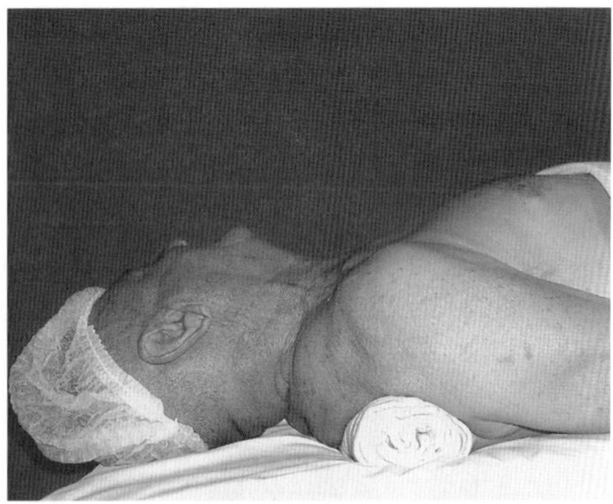

Figura 23.4 Posição de Trendelenburg com coxim na região escapular para punção da veia jugular interna direita.

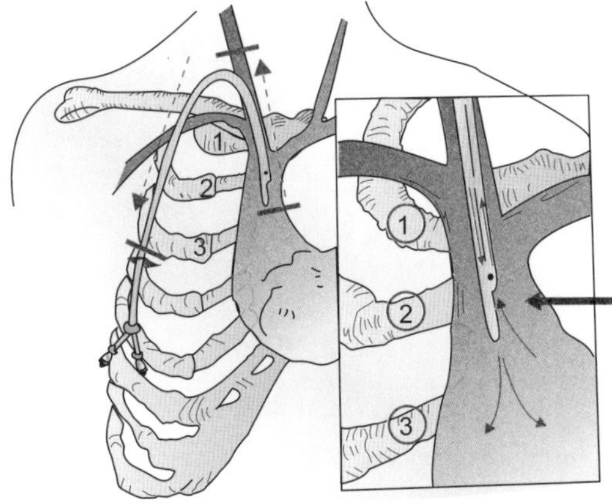

Figura 23.5 Posição da ponta do cateter na junção cavoatrial e detalhe dos espaços intercostais.

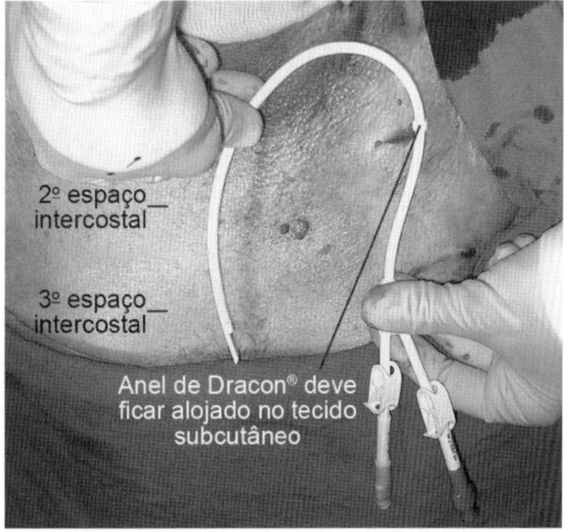

Figura 23.6 Cálculo do trajeto do cateter.

O cateter irá percorrer um caminho ascendente em direção ao pescoço, para punções na veia jugular ou em direção à região infraclavicular, para punções na veia subclávia.

Determinado o trajeto entre a ponta e o orifício de punção, é necessário encurvar o cateter, para que ele adote uma direção descendente. Também deve ser calculada a distância entre o local de punção e o ponto médio do terço superior do hemitórax correspondente, região em que o cateter deve ser exteriorizado através da pele. No cálculo dessa medida, é importante confirmar que o anel de Dacron® ficará situado no tecido subcutâneo e distante da clavícula, porque cateteres exteriorizados muito próximo desse osso podem ser deslocados por causa do movimento do ombro (Figura 23.6).

Técnica cirúrgica

- Posicionar adequadamente o paciente na mesa cirúrgica
- Realizar antissepsia e assepsia e colocar campos esterilizados
- Selecionar o local de punção, em geral, veia jugular interna ou veia subclávia (Figura 23.7)
- Calcular o trajeto do cateter
- Aplicar anestesia no local de punção
- Fazer a punção venosa pela técnica de Seldinger e confirmar o trajeto intravascular do fio-guia por radioscopia (Figura 23.8)
- Realizar incisão de 2 cm na pele, no local de punção venosa e introdução, sob orientação do fio-guia, do dilatador
- Remover o dilatador e introduzir a bainha sob orientação do fio-guia. Como essa bainha é calibrosa, é importante acompanhar sua introdução no vaso pelas imagens geradas por radioscopia (Figura 23.9)
- Confirmar o trajeto que será percorrido pelo cateter da ponta localizada na junção cavo-atrial até o local escolhido para sua exteriorização através da pele
- Anestesiar o trajeto escolhido para exteriorizar o cateter até o local de punção venosa, ou seja, anestesiar o seu percurso subcutâneo
- Realizar incisão de 2 cm no local determinado para a exteriorização do cateter e confecção de um túnel entre as duas incisões. Para esse procedimento, pode ser usado um "tunelizador" disponível com o material que acompanha o cateter
- Passar o cateter em direção ascendente até ser exteriorizado pelo orifício de punção venosa. Pode ser necessária uma terceira incisão na pele, para evitar uma curvatura excessiva do cateter e impedir que ele dobre (Figuras 23.10 e 23.11)
- Remover a parte interna da bainha e introduzir o cateter. Nesse momento é importante evitar embolização aérea. Após a introdução, é preciso quebrar a extremidade e dividir a bainha em duas partes e, ao mesmo tempo, realizar um movimento de progressão do cateter para o interior da bainha fraturada, promovendo sua tração, para que possa ser removida (Figura 23.12). Essa etapa também deve ser feita sob controle radioscópico, para evitar

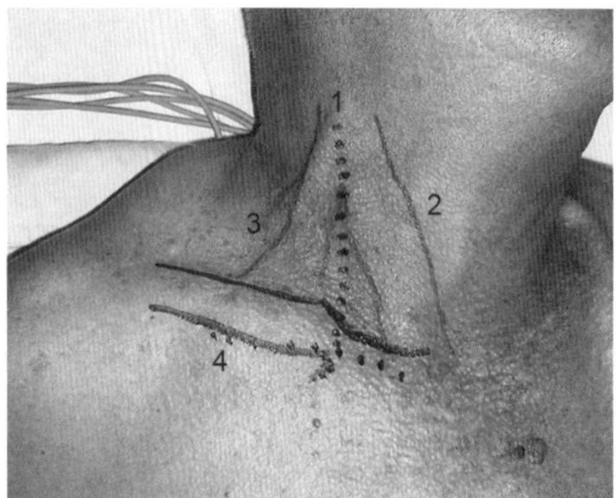

Figura 23.7 Referências anatômicas para punção da veia jugular interna direita. 1 = músculo esternocleidomastóideo (ECM); 2 = cabeça external do ECM; 3 = cabeça clavicular do músculo ECM; 4 = clavícula.

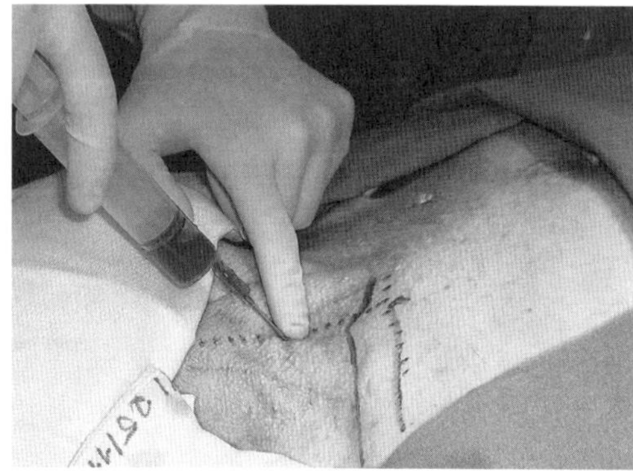

Figura 23.8 Punção da veia jugular interna direita.

que o cateter progrida por um caminho inadequado para o vaso. Ao final desse procedimento, a bainha deverá ser totalmente removida pelo orifício de punção venosa e a manobra para sua inserção finalizada (Figura 23.13). Entretanto, antes de concluir o procedimento, é preciso confirmar a adequada posição da ponta, verificar se não existem dobras no trajeto e se o anel de Dacron® ficou localizado no tecido subcutâneo. Por fim, é importante testar se as duas vias do cateter estão fornecendo fluxo adequadamente: faz-se uma aspiração rápida com uma seringa de 20 mℓ em ambas as vias – se não houver interrupção do preenchimento da seringa com sangue é provável que o cateter vá fornecer fluxo sanguíneo suficiente para o processo de hemofiltração, caso contrário, serão necessárias correções no local da ponta do cateter ou desfazer possíveis dobras em seu trajeto (Figuras 23.14 e 23.15)

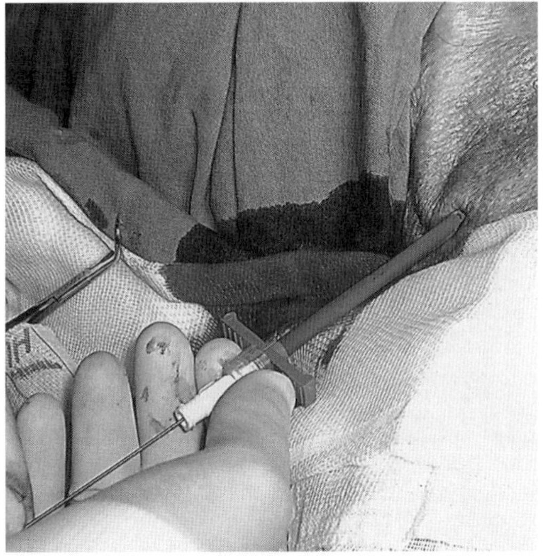

Figura 23.9 Introdução da bainha do cateter sob o fio-guia.

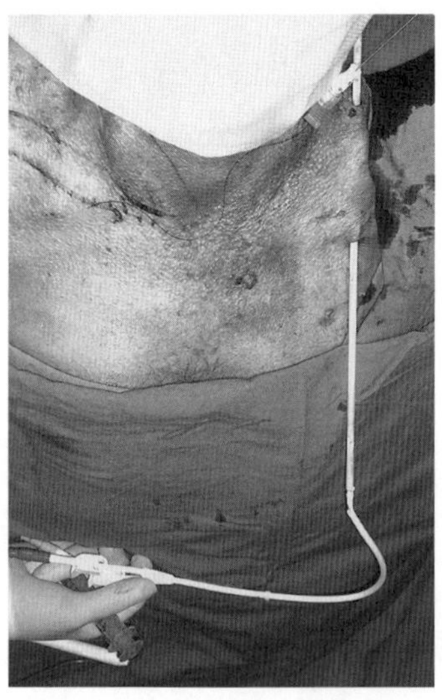

Figura 23.10 Construção do trajeto subcutâneo do cateter.

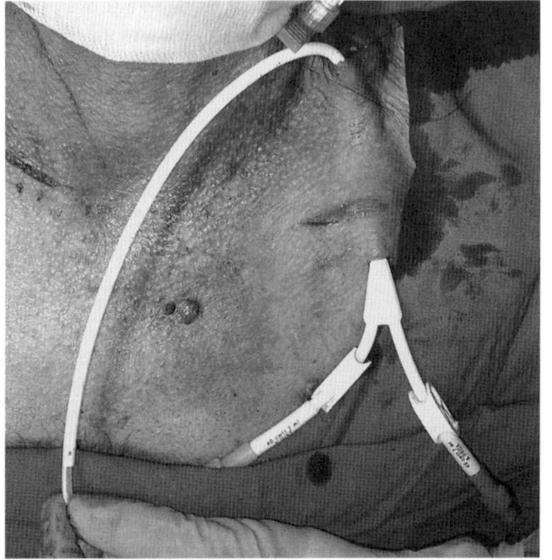

Figura 23.11 Trajeto do cateter no tecido subcutâneo.

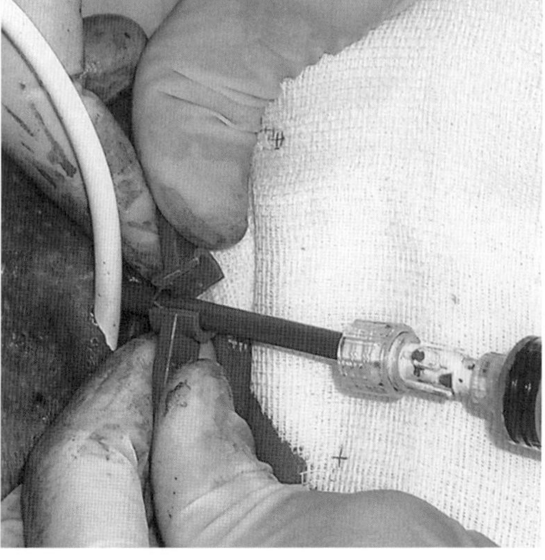

Figura 23.12 Preparo para introdução do cateter na bainha.

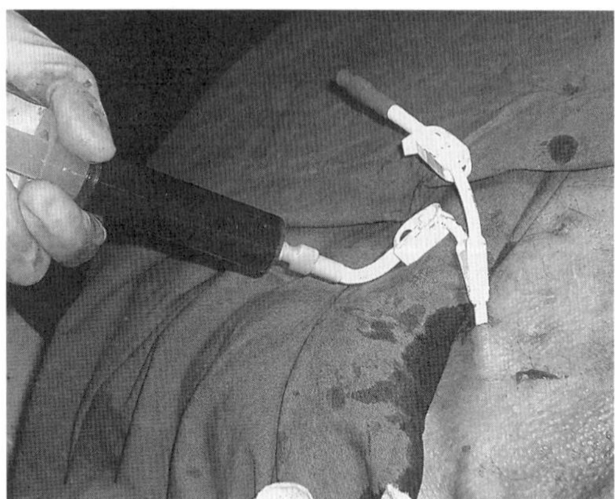
Figura 23.13 Indicação da localização da ponta do cateter no 3º espaço intercostal.

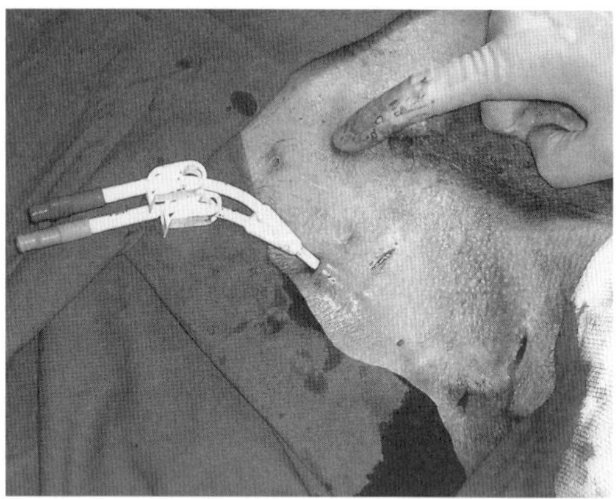
Figura 23.14 Aspiração da via venosa para confirmação de fluxo adequado.

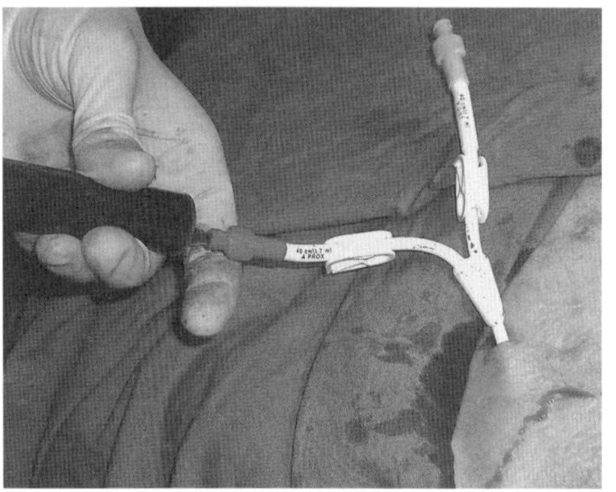
Figura 23.15 Aspiração da via arterial para confirmação de fluxo adequado.

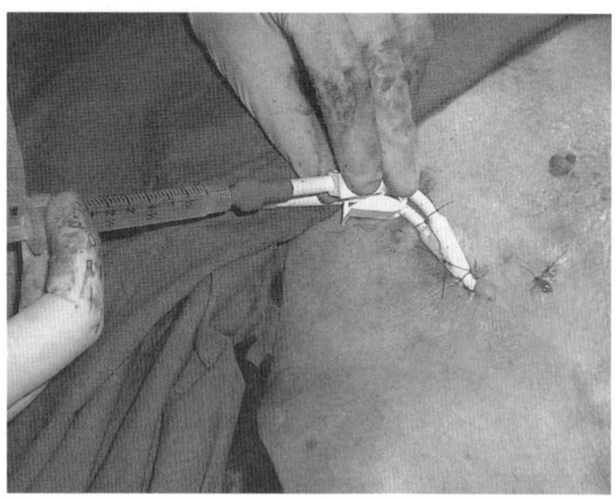
Figura 23.16 Infusão de heparina no sistema.

- Após a confirmação do fluxo adequado em ambas as vias do cateter, deve-se infundir heparina no sistema para evitar oclusão por trombose. O volume de heparina injetado está indicado na extremidade de cada via do cateter (Figura 23.16)
- As incisões são suturadas com fio monofilamentado, e a ferida ocluída com curativo apropriado.

Bibliografia

K-DOQI. Clinical practice guidelines for vascular access. Am. J. Kidney Dis., v. 48, supp. I, 2006.

LEWIS, C. A.; ALLEN, T. E.; BULKU, D. R. Quality improvement guidelines for central venous access. J. Vasc. Intern. Radiol., v. 14, S231-5, 2003.

SANTOS, R. V.; YU, L. Acesso vascular para hemodiálise. In: MORAES, I. N. Tratado de clínica cirúrgica. São Paulo: Roca; 2005. p. 2015.

Pericardiocentese

Alexandre Campos Moraes Amato

Considerações gerais

A pericardiocentese é um procedimento inicial de urgência que deve ser realizado enquanto se prepara o paciente para o centro cirúrgico. Trata-se de um método diagnóstico e terapêutico, embora não consista no tratamento definitivo. É indicada para tamponamento cardíaco agudo, resultante de ferimentos penetrantes ou não.

Considerações anatômicas

O saco pericárdico é uma estrutura fibrosa e inelástica, em que pequenas quantidades de sangue são suficientes para restringir a atividade cardíaca e interferir no retorno venoso ao coração.

Indicações

- Pacientes que não respondem a medidas habituais de reanimação do choque hipovolêmico e apresentam sinais potenciais de tamponamento cardíaco:
  - Tríade de Beck:
    - Abafamento das bulhas cardíacas
    - Elevação da pressão venosa central: distensão das veias jugulares
    - Hipotensão
  - Pulso paradoxal: redução > 10 mmHg da pressão sistólica que ocorre durante a inspiração espontânea
- Atividade elétrica sem pulso na ausência de hipovolemia e de pneumotórax.

Contraindicações

Não há contraindicações absolutas ao emprego de pericardiocentese como recurso terapêutico para alívio do tamponamento cardíaco. A contraindicação relativa é a coagulopatia incorrigível.

Material

- Principal:
  - Cateter agulhado de 15 cm, 16 ou 18 G ou cateter flexível com fio-guia
  - Torneira de três vias
  - Seringa de 20 mℓ
- Assepsia:
  - Máscara
  - Luvas e campos estéreis
  - Solução antisséptica [polivinilpirrolidona-iodo (PVP-I; Povidine®) ou clorexidina]
- Anestesia local:
  - Lidocaína a 1%
  - Seringa de 5 mℓ
- Curativo/fixação:
  - Tintura de benjoim (opcional)
  - Esparadrapo ou Micropore®
  - Equipo (opcional)
  - Fio de náilon 3-0 agulhado.

Avaliação e preparo do paciente

- Monitorar sinais vitais, pressão venosa central e eletrocardiograma
- Descartar diagnóstico de pneumotórax: avaliar estado respiratório e tórax
- Ecocardiograma (ultrassom transtorácico) pode ser um método útil para diagnóstico não invasivo, com 5 a 10% de falso-negativo
- FAST
- Repor os fluidos intravenosos
- Colocar o paciente em posição semirrecostada.

Técnica

- Realizar assepsia
- Aplicar botão anestésico no local de punção, se houver tempo:

- Preparar agulha calibre 16 ou 18, longa, adaptada a uma torneira de três vias e a uma seringa de 20 mℓ
- Puncionar a pele 1 a 2 cm à esquerda da junção xifocondral, em um ângulo de 45° em relação à pele (Figura 24.1)
- Avançar a agulha lentamente em direção cefálica, mirando a ponta da escápula esquerda
- Se a agulha entrar no músculo cardíaco, haverá sinal de lesão no monitor cardíaco, aumento da voltagem da onda T e arritmias. Esse sinal (ou contrações ventriculares prematuras) indica que a agulha deve ser tracionada até que o traçado prévio reapareça (Figura 24.2)
- Quando a agulha estiver no saco pericárdico, aspirar o conteúdo
- Remover 15 a 20 mℓ de sangue incoagulável já é o suficiente para melhorar as condições hemodinâmicas do paciente
- Fechar a torneira e manter a seringa no local, caso nova aspiração seja necessária
- É possível introduzir no saco pericárdico um fio-guia pela técnica de Seldinger, remover a agulha e introduzir um cateter flexível 14 G sobre o fio-guia. Remover o fio-guia e conectar o cateter a uma torneira de três vias (Figura 24.3).

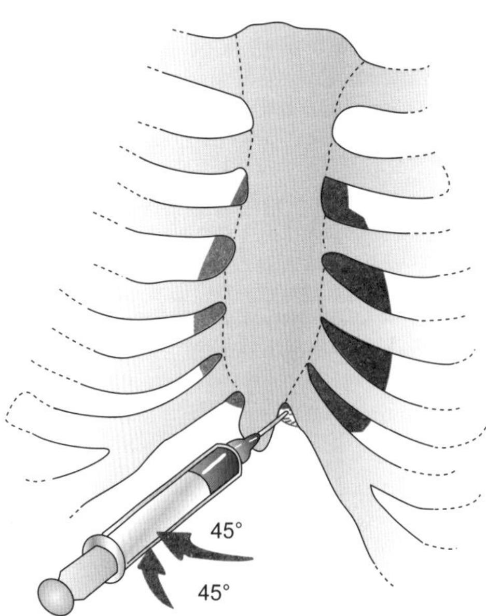

Figura 24.1 Demonstração da técnica de pericardiocentese, evidenciando ângulos corretos para entrada da agulha.

Cuidados após o procedimento

- Fixar o cateter com fio de sutura ou com esparadrapo e cobrir com curativo que permita a manipulação
- Manter o cateter pérvio, irrigando-o assepticamente com 2 a 4 mℓ de solução fisiológica heparinizada a cada 2 h
- Anotar o débito retirado
- Monitorar frequência cardíaca, pressão arterial, pressão venosa central, frequência respiratória e eletrocardiograma. Ficar atento ao pulso paradoxal
- Se persistirem sinais de tamponamento, abrir a torneira e aspirar o saco pericárdico novamente
- Encaminhar o paciente ao centro cirúrgico para tratamento definitivo (Figura 24.4).

Complicações

- Aspiração de sangue do ventrículo direito ou esquerdo em vez do sangue incoagulável do saco pericárdico
- Laceração de artéria ou veia coronária
- Laceração de miocárdio ou epicárdio
- Novo hemopericárdio consequente a lacerações dos vasos pela punção
- Hematoma
- Pericardite
- Fibrilação ventricular
- Pneumotórax
- Punção de aorta
- Punção de veia cava inferior
- Punção do esôfago: mediastinite
- Punção do peritônio: peritonite.

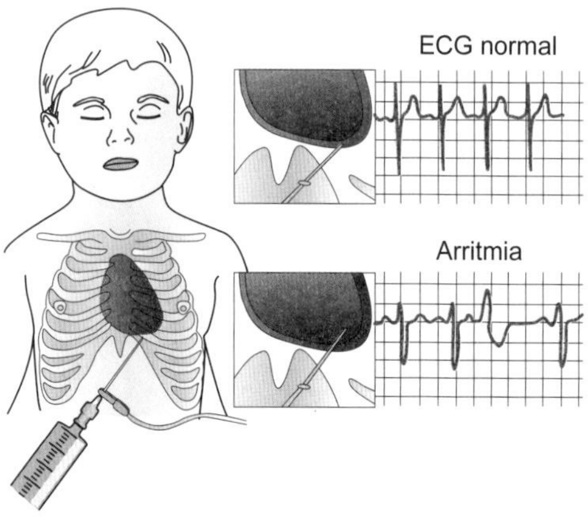

Figura 24.2 Monitoramento eletrocardiográfico durante pericardiocentese.

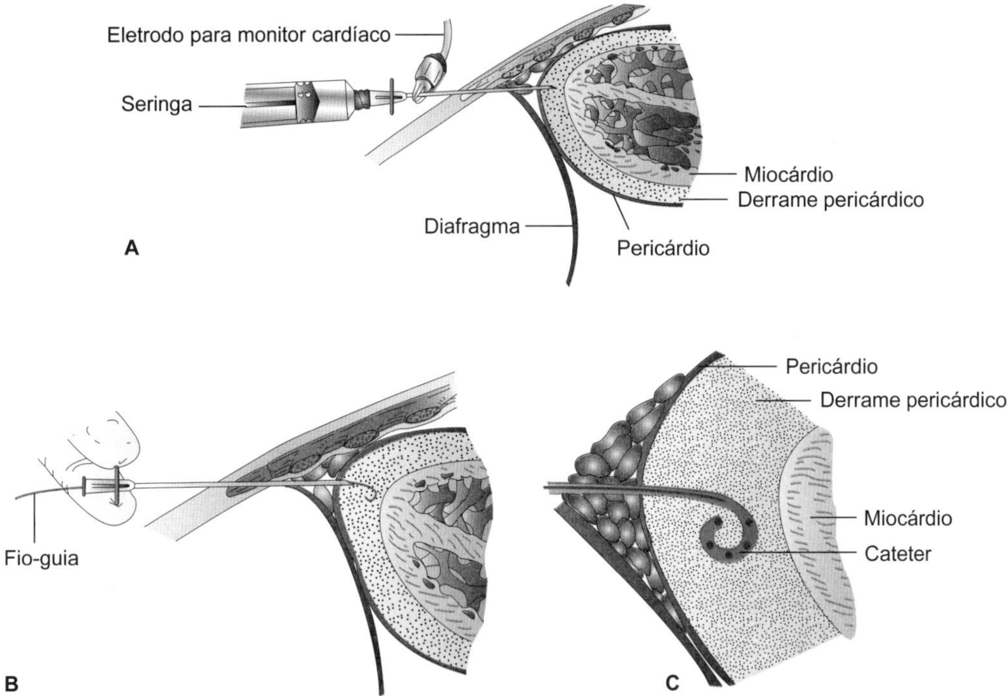

Figura 24.3 Introdução de cateter no saco pericárdico. A. Avançar a agulha até a cavidade pericárdica. B. Avançar o fio-guia com extremidade em "J" até a cavidade pericárdica. C. Introduzir o cateter sobre o fio-guia na cavidade pericárdica.

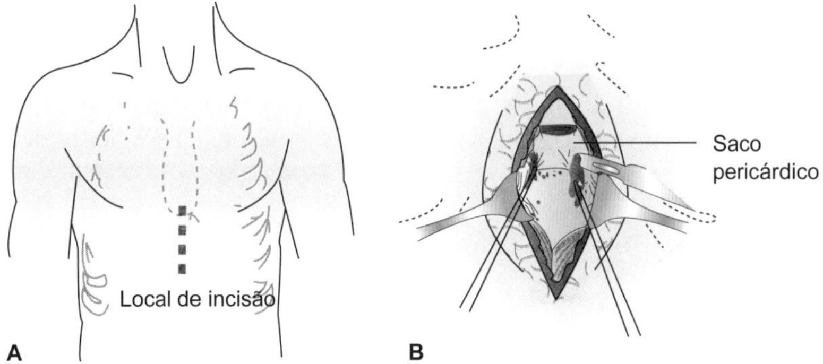

Figura 24.4 Técnica da janela pericárdica. A. Incisão de 4 a 8 cm na linha média subxifoidea e dissecção do diafragma. B. Abertura do pericárdio e drenagem pericárdica.

Bibliografia

COLÉGIO AMERICANO DE CIRURGIÕES. COMITÊ DE TRAUMA. ATLS. Manual do curso para alunos. 7.ed. Barueri: Prol; 2004.

GIBSON, R. S. Pericardiocentese e passagem de cateter intrapericárdico. In: SURATT, P. M.; GIBSON, R. S. Manual de procedimentos médicos. São Paulo: Roca; 2004. p. 63-70.

STEINMAN, E. Pericardiocentese. In: BIROLINI, D.; UTIYAMA, E.; STEINMAN, E. Cirurgia de emergência. São Paulo: Atheneu; 2001. p. 395-396.

Filtro de Veia Cava

Alexandre Campos Moraes Amato e Sidnei José Galego

Considerações gerais

O tromboembolismo venoso é uma doença de alta prevalência, com elevada morbidade e mortalidade, e o seu tratamento com anticoagulação plena é definido como a melhor opção para os pacientes que não apresentam contraindicações a essa terapêutica.

O implante de filtro de veia cava é um procedimento restrito aos casos de contraindicação ao tratamento clínico, ou de ineficiência deste, e tem como objetivo principal evitar a progressão de êmbolos venosos, o que pode causar embolia pulmonar (Figura 25.1).

Anatomia

O filtro de veia cava é implantado com mais frequência no segmento infrarrenal da veia cava, pois a principal causa de embolia pulmonar é a trombose venosa profunda (TVP) dos membros inferiores.

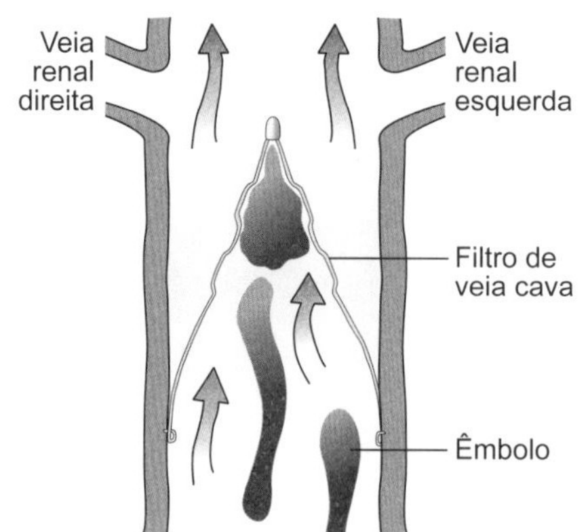

Figura 25.1 Princípio de funcionamento do filtro de veia cava: êmbolos são retidos no filtro.

O acesso pode ser pela veia jugular interna, com preferência pela direita, ou pela veia femoral, também com preferência pela direita. Pode ser feito, ainda, pelas veias subclávias, basílicas e femorais.

A escolha do local de punção deve se basear na localização do trombo, não se indicando a passagem do sistema em que houver trombo.

Indicações

Absolutas

- TVP e/ou tromboembolia pulmonar (TEP) com contraindicação à anticoagulação: sangramento ativo por outras causas, como hemorragia intracraniana
- Embolia pulmonar na vigência de anticoagulação plena efetiva
- TVP e/ou TEP com complicação de terapia anticoagulante e necessidade de suspensão da anticoagulação: sangramentos secundários às alterações da coagulação, como hemorragia retroperitoneal significativa ou trombocitopenia induzida pela heparina
- Após embolectomia pulmonar ou trombólise realizada para tratamento de embolia pulmonar significativa
- TVP e/ou TEP em paciente com gestação de alto risco (descolamento de placenta e risco de aborto).

Relativas

- Trombo flutuante em veia cava
- Reserva cardíaca limítrofe com diagnóstico atual de TVP
- Trauma múltiplo e/ou significativo da pelve ou das extremidades inferiores, trauma craniano e/ou da coluna

- Operação ortopédica de membros inferiores em paciente com diagnóstico de TVP
- Neoplasias com elevado risco de hemorragia e diagnóstico atual de TVP
- Longa expectativa de imobilidade.

Contraindicações

Absolutas

- Trombose total da veia cava e/ou impossibilidade de acesso à veia cava
- Impossibilidade de visualização fluoroscópica ou ultrassonográfica durante a colocação do filtro
- Veia cava com mais de 3,5 cm de diâmetro (diferentes filtros têm diferentes limitações)
- Hipoplasia ou aplasia da veia cava superior ou inferior.

Relativas

- Duplicação da veia cava superior
- Estenose de veia cava inferior
- Pacientes jovens (crianças)
- Hipersensibilidade ao contraste utilizado
- Veia cava inferior invertida
- Anel aórtico de veia renal esquerda
- Veias renais acessórias
- Gravidez: a relação entre risco e benefício do uso da radiação deve ser avaliada.

Material

- Principal:
  - Lâmina de bisturi nº 11
  - *Kit* de filtro de veia cava (jugular ou femoral, conforme o caso, filtro de cava, sistema introdutor, dilatador, agulha de punção, fio-guia) (Figura 25.2)
  - Aparelho de fluoroscopia (ou ultrassom)
  - Contraste iodado (ou contraste derivado de gadolínio em pacientes com perda da função renal)
- Assepsia:
  - Gazes estéreis
  - Polivinilpirrolidona-iodo (PVP-I) ou clorexidina
  - Luvas estéreis
  - Campo fenestrado esterilizado
- Anestesia tópica:
  - Seringa de 5 mℓ
  - Lidocaína a 2%, 10 mℓ
- Curativo:
  - Gaze.

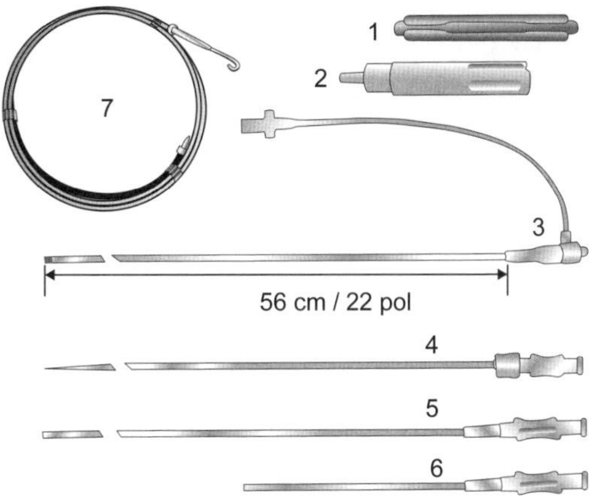

Figura 25.2 *Kit* do filtro de veia cava: 1 = filtro de veia cava dentro do cartucho; 2 = cartucho; 3 = introdutor com válvula hemostática; 4 = dilatador; 5 = "empurrador" longo; 6 = "empurrador" curto; 7 = fio-guia.

Atualmente, há diversos tipos de filtro de veia cava, classificados em permanentes, temporários ou opcionais (podem ser utilizados como permanentes ou temporários). Os filtros opcionais devem ser escolhidos para casos em que a indicação do filtro de veia cava for transitória, por exemplo, quando houver contraindicação temporária à anticoagulação em cirurgias.

Existem inúmeros *kits* comerciais de filtro de veia cava, cada um com particularidades inerentes ao método e à técnica de inserção (Tabela 25.1 e Figura 25.3).

A escolha deve se basear na experiência do cirurgião, no diâmetro da veia cava, na localização do implante e da punção, na possibilidade de sua retirada e na necessidade de exames de ressonância magnética.

Preparo do paciente

- Explicar o procedimento ao paciente
- Solicitar termo de consentimento informado
- Avaliar minuciosamente as vias de acesso, a localização desejada do implante e a condição da veia cava:
  - Em algumas situações, o filtro de veia cava deve ser implantado no segmento suprarrenal (trombose de veia renal, trombose de veia cava inferior, durante a gestação, embolia pulmonar recorrente após implante de filtro em veia cava infrarrenal e trombose de veia ovariana esquerda)

Tabela 25.1 Alguns filtros disponíveis no mercado e suas respectivas características.

Filtro	Diâmetro máximo da veia cava	Desvantagens	Local de acesso	Diâmetro do introdutor	Tipo
Greenfield Titanium® (Figura 25.3 A)	35 mm	Risco de inclinação, risco de perfuração de cava pela alta força radial	Jug/Fem	12 F	P
Simon Nitinol® (Figura 25.3 B)	24 mm	Pequeno diâmetro, visibilidade limitada em radiografia, técnica complicada, tendência do filtro a pular	Jug/Fem/Braq	7 F	P
Bird's Nest® (Figura 25.3 C)	40 mm	Técnica complicada, não compatível com ressonância magnética, risco de perfuração	Jug/Fem	12 F	P
Günter Tulip® (Figura 25.3 D)	28 mm	Risco de inclinação, risco de perfuração de cava, compatível com ressonância magnética até 1,5T (tesla)	Jug/Fem	7 a 8,5 F	O
Trapease Optease® (Figura 25.3 E)	30 mm	Muito rígido, incompatível com veia cava de pequeno diâmetro, risco de oclusão de cava	Jug/Fem/Braq	6 F	P
G2X® (Figura 25.3 F)	28 mm	Acesso femoral, jugular ou subclávia	Jug/Fem	7 F	O/P
ALN® (Figura 25.3 G)	32 mm	*Kits* separados para acesso femoral ou jugular	Jug/Fem/Braq	7 F	O
Ella® (Figura 25.3 H)	35 mm	Risco de inclinação	Jug/Fem	7 F	O
Braile® (Figura 25.3 I)	Curto: 28 mm Longo: 35 mm	Não compatível com ressonância magnética	Jug/Fem	7 F	P

Braq = veia braquial; fem = veia femoral; jug = veia jugular; o = opcional; p = permanente.

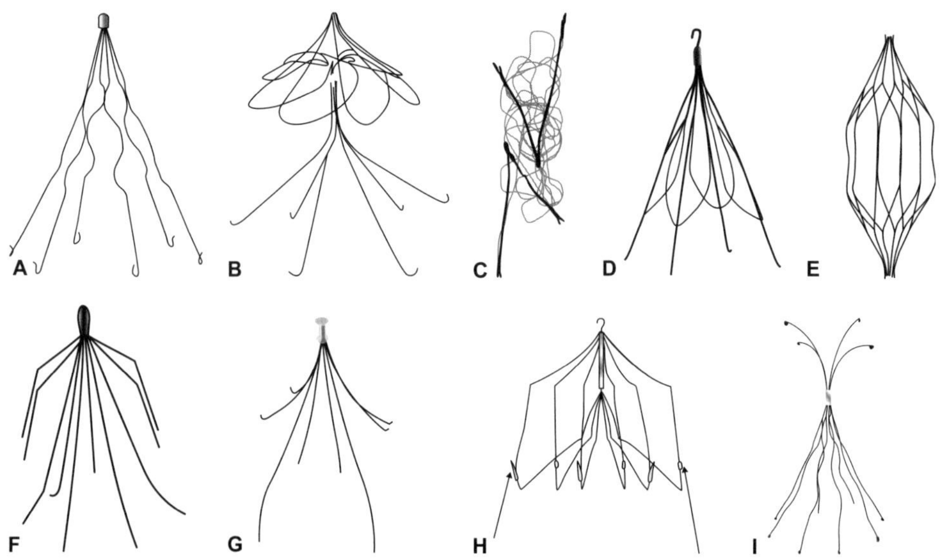

Figura 25.3 A. Filtro Greenfield Titanium®, Boston Scientific. **B.** Filtro Simon Nitinol®, Bard. **C.** Filtro Bird's Nest®, Cook. **D.** Filtro Günter Tulip®, Cook. **E.** Trapease Optease®, Cordis. **F.** G2X®, Bard. **G.** ALN®. **H.** Filtro Ella®. **I.** Braile®, Biomédica.

- Em raros casos, deve ser implantado em veia cava superior e deve ser escolhido um filtro mais curto, como o Bird's Nest®
- Paciente em decúbito dorsal horizontal com hiperextensão cervical e rotação para o lado contralateral, se o acesso planejado for na veia jugular
- Não é necessário interromper a anticoagulação se os níveis estiverem dentro de padrões aceitáveis, como relação normalizada internacional (RNI) menor que 4 e tempo de tromboplastina parcial ativada (TPa) menor que 90 min
- Jejum absoluto por 6 h
- Medicação ansiolítica em casos selecionados
- Escolha do filtro a ser utilizado: recomenda-se revisar as instruções que sempre acompanham o *kit* e verificar a presença de todos os componentes.

Técnica

- Considerar a colocação do filtro de veia cava pela jugular interna direita. Alguns filtros permitem a inserção via jugular ou femoral com o mesmo *kit*, sendo necessário algum procedimento prévio à preparação. Recomenda-se a certificação disso antes de iniciar o procedimento (Figura 25.4)
- Colocar luvas estéreis
- Fazer assepsia local com o agente escolhido
- Colocar os campos estéreis
- Pode ser utilizado aparelho de ultrassom portátil para guiar a punção: identificar a artéria carótida comum em posição anteromedial, pulsátil, diferenciada de estrutura vascular de maior calibre; a veia jugular interna direita, cujo diâmetro varia conforme a respiração (ver Capítulo 13 – Punção Vascular Ecoguiada)
- Aplicar anestesia local imediatamente na região da punção, com lidocaína a 2%
- Puncionar com agulha própria
- Passar fio-guia
- Passar dilatador
- Colocar introdutor próprio
- Colocar cateter diagnóstico
- Retirar fio-guia
- Realizar venografia anteroposterior e lateral, em inspiração, antes de liberar o filtro, para medir o maior diâmetro da veia cava; certificar-se de que o fluxo sanguíneo está normal no local de liberação; avaliar anatomia; e localizar ambas as veias renais. É possível fazer um *roadmap* (se o aparelho de fluoroscopia tiver *software* adequado), ou marcar a localização das veias renais com um anteparo metálico
- Retirar o cateter diagnóstico
- Passar o sistema de liberação do filtro de veia cava
- O filtro deve ser implantado de modo infrarrenal em veia cava inferior, com seu ápice logo abaixo da veia renal mais baixa (Figura 25.5), seguindo a esqueletopia, entre L2 e L3 (Figura 25.6 A). Em mulheres grávidas, o filtro em localização suprarrenal diminui a exposição à radiação

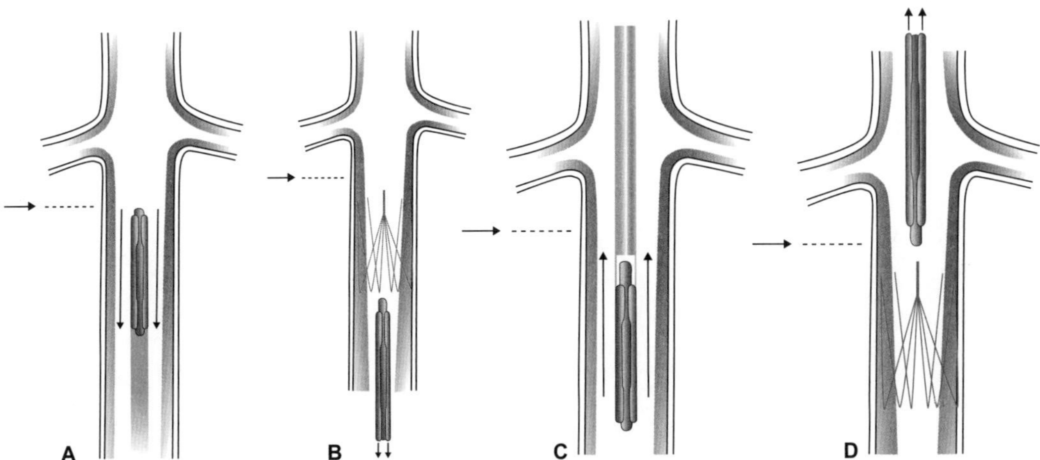

Figura 25.4 A e B. Método de implante de filtro de veia cava pela femoral. **C e D.** Método de implante pela jugular.

- A movimentação do filtro após liberado só pode ser feita por equipamentos específicos para esse fim nos filtros opcionais
- Realizar nova cavografia com visualização do filtro de veia cava e do local de seu implante (Figuras 25.6 B e C e 25.7)
- Retirar o sistema
- Comprimir o local por 15 min
- Fazer curativo compressivo.

Cuidados após o procedimento

- Observar o paciente por 1 h antes da alta médica, para verificar se a hemostasia foi correta
- Repouso relativo por 24 h
- Recomenda-se reiniciar a anticoagulação assim que cessar sua contraindicação
- Filtros ferromagnéticos podem interferir na ressonância nuclear magnética e alguns possibilitam que o exame seja realizado, desde que se espere no mínimo 3 semanas para não haver movimentação. Filtros não magnéticos não se movem durante a exposição a elevados campos magnéticos, mas podem se apresentar como artefatos durante o exame
- Realizar radiografia de abdome para confirmar estabilidade e posicionamento do filtro.

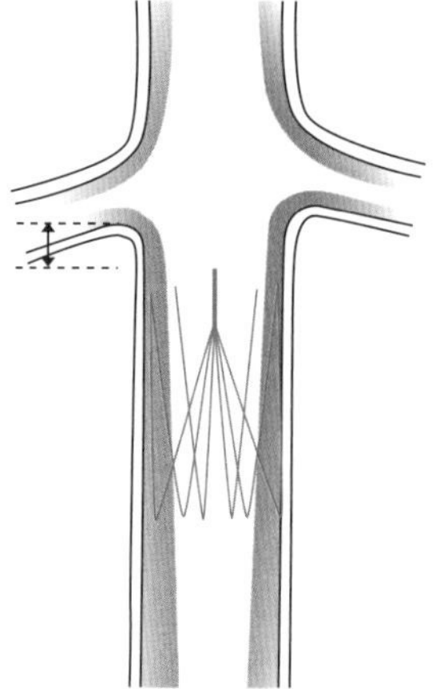

Figura 25.5 Localização adequada do filtro de veia cava com margem de segurança.

Recuperação do filtro opcional

- Cada *kit* de filtro de veia cava opcional apresenta técnica própria para retirada, mas o princípio é o mesmo (Recovery Cone® Bard)
- A retirada pode ser imediata à liberação ou após o procedimento
- O filtro não pode ser retirado se estiver imóvel por mais de duas semanas
- A retirada do filtro de veia cava inferior só pode ser realizada pela jugular.

Complicações

- Sangramento, hematoma, pseudoaneurisma
- Infecção
- Trombose do local da punção ou da veia cava
- Edema de membros inferiores
- Migração do filtro
- Perfuração da parede venosa ou das estruturas adjacentes
- Embolia pulmonar recorrente
- Embolia aérea
- Abertura incompleta do filtro
- Mau posicionamento, inclinação do filtro (Figura 25.8)
- Fístula arteriovenosa
- Fratura do filtro.

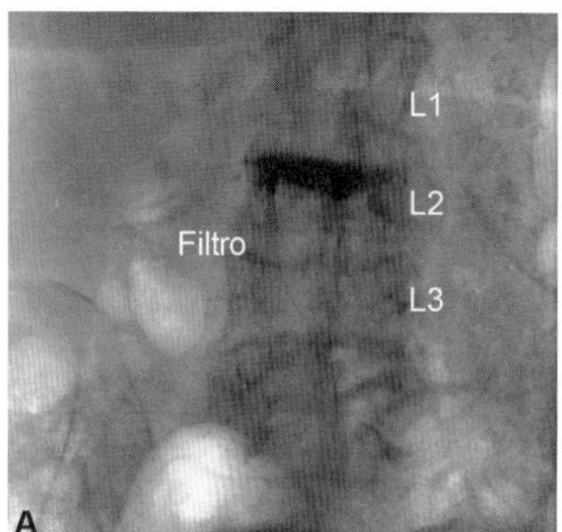

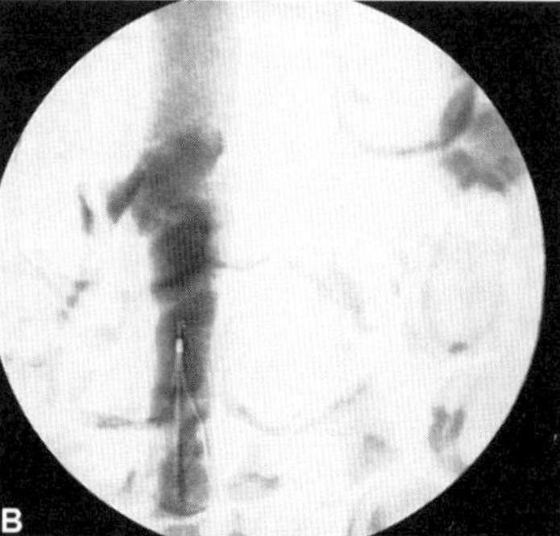

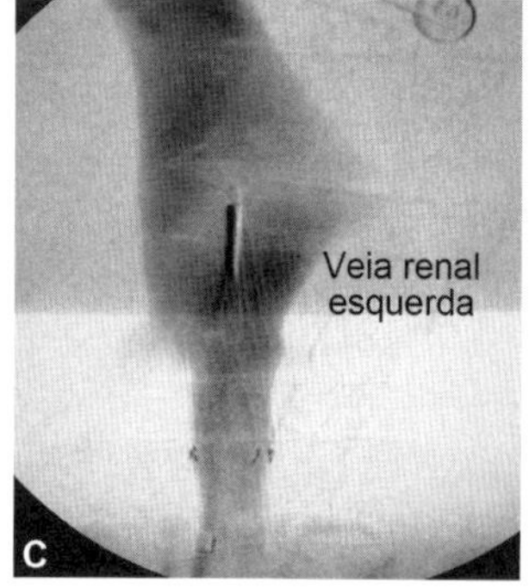

Figura 25.6 A. Radioscopia simples de filtro de veia cava inferior, infrarrenal, evidenciando a esqueletopia. B e C. Imagens em mapeamento de filtro de veia cava inferior, infrarrenal.

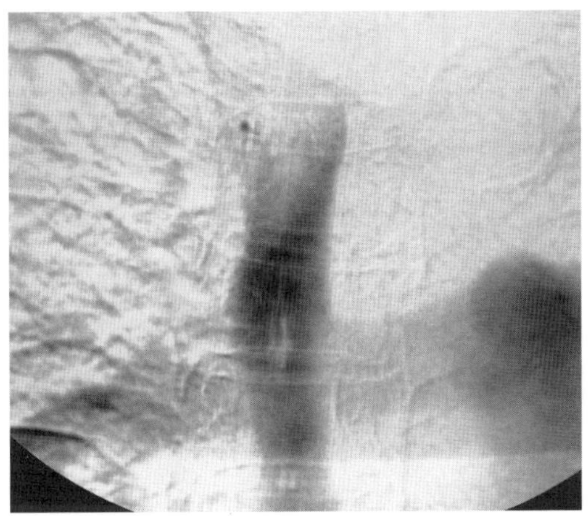

Figura 25.7 Filtro de veia cava superior. Notar a posição de "ponta-cabeça" do filtro.

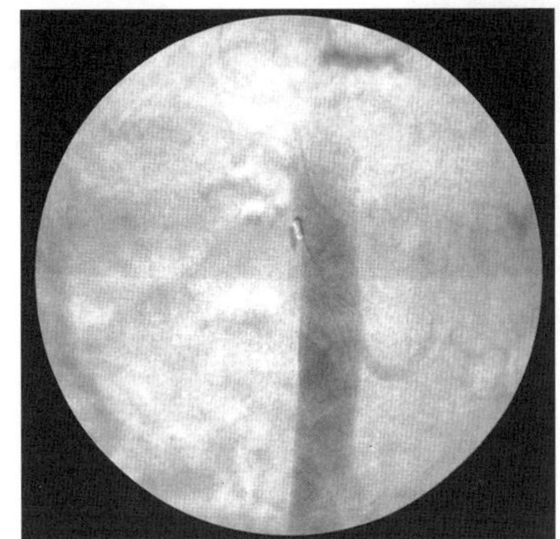

Figura 25.8 Embora o filtro esteja mal posicionado, inclinado, não há indicação de reintervenção.

Bibliografia

FALZON, Y. Vena cava filters – Training manual. Boulogne: Lotus Notes B. Braun Sharing Expertise; 2004.

KAUFMAN, J. A. Vena caval filters. In: KANDARPA, K.; ARUNY, J. E. Handbook of interventional radiologic procedures. 3.ed. Philadelphia: Lippincott Williams & Wilkins; 2002. p. 245-264.

NESER, R. A.; CAPASSO FILHO, M.; HOMA, C. M. O. Implante de filtro de veia cava inferior guiado por ultrassom: relato de dois casos. J. Vasc. Br., v. 5, n. 1, 2006. Disponível em: http://www.scielo.br/pdf/jvb/v5n1/v5n1a14.pdf.

Cateter Central de Inserção Periférica

Priscila Costa

Considerações gerais

Desde 1912 são descritos cateteres venosos centrais inseridos através da fossa antecubital. No entanto, apenas no final da década de 1980, os avanços tecnológicos permitiram o desenvolvimento de cateteres de poliuretano seguros, pouco traumáticos e bem tolerados na rede venosa.[1] No Brasil, somente na década de 1990, o cateter central de inserção periférica (CCIP) foi introduzido no cuidado de pacientes.[2]

O CCIP, ou cateter epicutâneo, é um dispositivo vascular central não tunelizado inserido à beira do leito com técnica asséptica, através de uma veia periférica do membro superior ou inferior, por profissional médico ou enfermeiro qualificado na inserção (Figuras 26.1 e 26.2). Se inserido pelas extremidades superiores, a sua ponta deve estar anatomicamente posicionada na veia cava superior próximo à junção cavoatrial. Se inserido pelas extremidades inferiores, deve ter sua ponta alojada no terço superior da veia cava inferior ao nível do diafragma.[3]

O CCIP é um cateter de comprimento variável entre 19 e 60 cm, com diâmetro de 1 a 6 *French* (Fr), produzido em material biocompatível, como silicone ou poliuretano de único, duplo ou triplo lúmen, e pode conter válvula antirrefluxo em sua extremidade distal.[4,5]

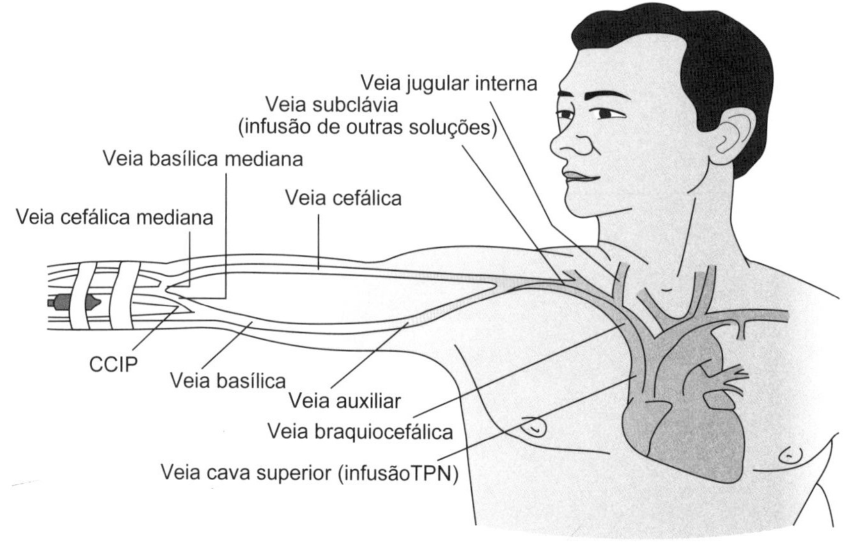

Figura 26.1 Colocação de cateter central de inserção periférica.

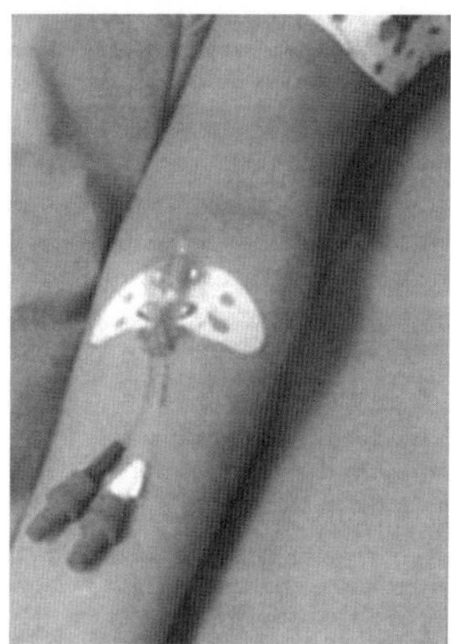

Figura 26.2 Cateter central de inserção periférica fixo na posição.

A técnica de inserção dispensa sedação do paciente e oferece menor risco de pneumotórax, embolia gasosa e dano a vasos torácicos em comparação a outros cateteres venosos centrais. As vantagens associadas a esse dispositivo vascular incluem a possibilidade de administração ininterrupta da terapia intravenosa, redução de custos, menor incidência de complicações e diminuição da dor associada às múltiplas punções venosas para instalação de cateteres intravasculares periféricos.[6,7]

Além disso, os cateteres epicutâneos estão aparentemente associados a um risco menor de infecção de corrente sanguínea relacionada com cateter, quando comparado ao cateter venoso central cirurgicamente inserido.[6]

Considerações anatômicas

Em adultos, o cateter epicutâneo pode ser inserido através das veias basílica, cubital mediana, cefálica e braquial (Figura 26.3). Idealmente, o cateter deve ser inserido no braço não dominante.[7] Para neonatos e crianças, acrescentam-se como sítios de inserção possíveis as veias temporal e auricular posterior na região cefálica, e a veia safena nos membros inferiores.[3]

Na inserção do CCIP através da veia basílica ou braquial é preferível realizar a punção venosa guiada por ultrassonografia.[6] Essa punção aumenta a taxa de sucesso na inserção e reduz o tempo despendido para execução do procedimento.[10]

Indicações

O cateter epicutâneo está indicado para a infusão de soluções intravenosas intermitentes ou contínuas de curto ou longo prazo, como antineoplásicos, medicações de características vesicantes ou irritantes, nutrição parenteral e uma variedade de antibióticos, além de outras drogas com pH inferior a 5 ou superior a 9, bem como soluções com osmolaridade superior a 600 mOsm/ℓ.[3]

Rotineiramente, o cateter é utilizado para a administração de nutrição parenteral, soluções hipertônicas, agentes quimioterápicos, hemocomponentes, soluções intravenosas e coleta de sangue. No entanto, não se recomenda a coleta de sangue nos cateteres com calibre inferior a 3 Fr e a infusão de hemoderivados depende do calibre e material do cateter.[8,9]

Contraindicações

São dispositivos contraindicados quando há necessidade de infusão rápida de grandes volumes, incapacidade de identificação de uma veia de calibre adequado ou necessidade de utilizar a veia para outra finalidade, como cateterização cardíaca.[7]

Não se deve inserir o cateter em áreas dolorosas à palpação, com escoriações ou infecção dermatológica, com comprometimento vascular (presença de hiperemia, infiltração, flebite, esclerose ou cordão fibroso), e em pacientes com doenças renais crônicas em estágio 4 ou 5.[3]

As veias das extremidades superiores devem ser evitadas também em indivíduos submetidos à cirurgia de mama com retirada de linfonodos axilares, ou naqueles com marca-passo ou cateter na artéria pulmonar, bem como após radioterapia no hemisfério corporal, linfedema ou na extremidade afetada por acidente vascular cerebral.[3]

Avaliação e preparo do paciente

O preparo do paciente para o procedimento de inserção do CCIP deve incluir a orientação sobre o procedimento, avaliação das condições clínicas e da rede venosa, além da prescrição de analgésicos.

Para a avaliação e escolha da veia, deve-se garrotear a parte superior do membro e realizar inspeção e palpação da rede venosa. Outra opção é a utilização da ultrassonografia para punção de veias mais profundas ou não facilmente visualizáveis.

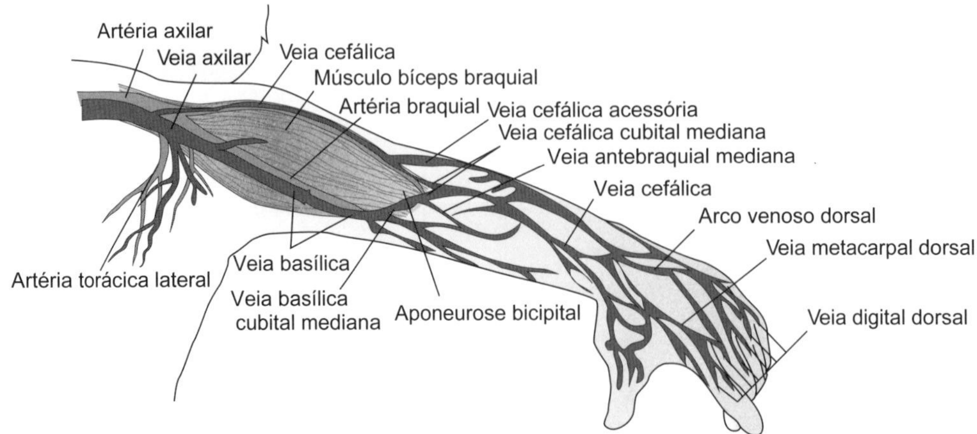

Figura 26.3 Grandes veias do braço.

Para a analgesia, em neonatos recomenda-se a utilização de sucção não nutritiva com sacarose ou leite humano, e aplicação da mistura eutética de prilocaína e lidocaína a 5% (EMLA®). Em algumas situações, recomendam-se analgésicos opioides sistêmicos em *bolus* – especialmente para aqueles em ventilação mecânica.[11] Para crianças e adultos, também se pode aplicar o anestésico local (EMLA®) no local de punção venosa 60 a 120 min antes do procedimento.[12]

Material

Deve-se selecionar o tipo de cateter vascular que melhor corresponda às necessidades de acesso venoso de cada indivíduo, levando-se em consideração a terapêutica intravenosa prescrita e sua duração prevista, a integridade da rede vascular e as preferências do indivíduo. Portanto, busca-se o cateter com menor comprimento, menor calibre e número de lúmens possíveis que atenda às demandas do paciente.[3]

Para neonatos e crianças, há disponível no mercado cateteres de calibre entre 1,1 e 3 Fr, de único ou duplo lúmen. Para adultos, os cateteres de único lúmen têm entre 3 e 6 Fr, e os de duplo ou triplo lúmen variam de 4 a 7 Fr.[8]

Os materiais necessários para execução do procedimento são:

- Gorro
- Máscara cirúrgica
- Luva estéril
- Avental de manga longa estéril
- Campo fenestrado estéril
- Campo cirúrgico simples
- Gaze estéril
- Escova embebida em clorexidina degermante
- Clorexidina alcoólica a 2%
- Sachê de álcool a 70%
- Seringa de 10 mℓ
- Ampola de solução fisiológica estéril
- Garrote
- Fita métrica
- Tesoura ou estilete
- Introdutor
- Pinça
- Curativo de película transparente
- Fita adesiva estéril
- CCIP de calibre adequado ao vaso escolhido para punção, bem como número de lúmens compatível à terapia infusional proposta
- Agulha 25 × 8 mm.

Técnica

Recomenda-se que o procedimento de inserção do cateter seja realizado por dois profissionais. Após o preparo do paciente, deve-se higienizar as mãos e reunir os materiais necessários para execução do procedimento. A técnica de inserção deve seguir os seguintes passos:

1. Posicionar o paciente em decúbito dorsal com o membro superior escolhido a um ângulo de 90° e a cabeça voltada para o lado do membro a ser puncionado, visando impedir o avanço da ponta do cateter em direção à veia jugular.
2. Medir o comprimento do cateter a ser inserido utilizando fita métrica. Se o cateter for inserido em um segmento corporal superior, deve-se medir do local da punção (seguindo o

trajeto da veia) à junção manúbrio esternal direita, e desta até o 3º espaço intercostal. Caso a punção venosa seja feita do lado esquerdo, a medida do comprimento do cateter irá estender-se do local da punção à junção manúbrio esternal com a cabeça da clavícula direita até o terceiro espaço intercostal. Essa mensuração indica a distância entre a veia escolhida e o segmento inferior da veia cava superior:

- Especificidades na população pediátrica: se a região cefálica for utilizada, deve-se medir do local de punção e seguir pela região cervical lateral até a cabeça da clavícula direita, e desta até o 3º espaço intercostal direito. Se o cateter for inserido em veias de membros inferiores, a medida do comprimento será estendida do local da punção (seguindo o trajeto da veia) à região umbilical em direção ao apêndice xifoide

3. Medir a circunferência do membro, acima do local escolhido para punção. Tal mensuração poderá servir de parâmetro para avaliação quanto à ocorrência de complicações pós-inserção, como edema do membro e trombose.
4. Colocar gorro, óculos e máscara cirúrgica. Lavar as mãos com sabão comum.
5. Abrir o material, previamente separado, com técnica asséptica em mesa auxiliar.
6. Lavar as mãos com escova embebida em solução degermante.
7. Proceder à paramentação com avental e luva estéril.
8. Posicionar os campos estéreis: um campo sob o local a ser puncionado, outro cobrindo o paciente e um campo fenestrado no local em que será feita a inserção.
9. Utilizar seringa de 10 mℓ com solução fisiológica para preencher todas as vias do CCIP. Observar a integridade do cateter.
10. Utilizar tesoura ou estilete para reduzir o comprimento do cateter conforme mensuração do local de inserção até a veia cava acrescentando de 1 a 3 cm.
11. Proceder à antissepsia da pele utilizando gaze estéril e clorexidina alcoólica a 2% por pelo menos 30 s.
12. Pedir ao profissional auxiliar que posicione o membro para punção e o garroteie.
13. Trocar de luva cirúrgica estéril.
14. Realizar a punção venosa com o introdutor do CCIP a um ângulo de 35°.
15. Remover a agulha metálica (se introdutor do tipo cateter curto sobre agulha; Figura 26.4).
16. Exercer pressão sobre a veia, logo à frente do cateter introdutor inserido (visando a minimizar refluxo sanguíneo excessivo).
17. Solicitar ao profissional auxiliar que solte o garrote.
18. Inserir lentamente, através do cateter introdutor, aproximadamente 5 cm do cateter epicutâneo no vaso utilizando uma pinça.
19. Remover lentamente o fio-guia (se houver) e o cateter introdutor, separando as aletas.
20. Inserir completamente o CCIP até o local demarcado utilizando uma pinça (Quadro 26.1).
21. Aspirar o cateter para se certificar que há bom refluxo sanguíneo e permeabilizá-lo com solução fisiológica.
22. Fixar o cateter com fita adesiva estéril e filme transparente. Uma gaze estéril seca pode ser colocada no óstio de inserção do cateter, por causa do sangramento que pode ocorrer nas primeiras 24 h.

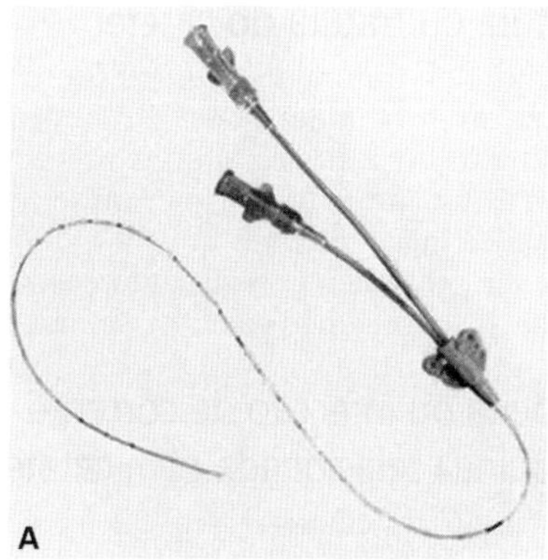

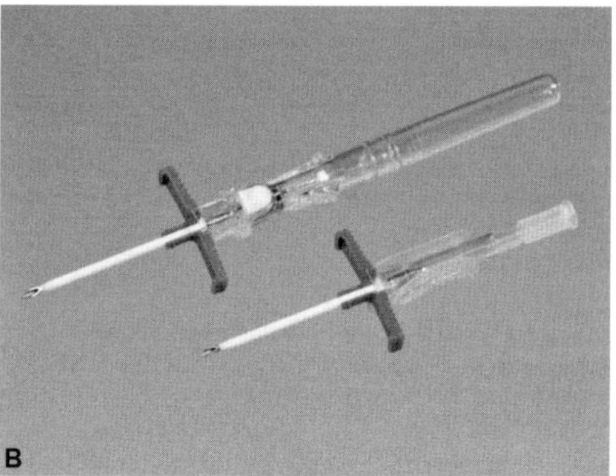

Figura 26.4 A. CCIP duplo lúmen. B. Introdutor do tipo cateter sobre agulha.

23. Realizar radiografia torácica anteroposterior e verificar se a ponta do cateter está alojada na veia cava superior. Essa posição anatômica corresponde ao nível entre a 3ª e 5ª vértebras torácicas, entretanto, pode variar dependendo do indivíduo.
24. Registrar o procedimento em prontuário e liberar para uso.

Cuidados pós-procedimento

Para o manuseio do cateter, deve-se utilizar luva, álcool a 70% para assepsia das conexões e seringas de 10 mℓ com solução salina ou de heparina para sua permeabilização. Não é recomendado utilizar seringas com menos de 10 mℓ, pois estas resultam em maiores pressões.[7] O cateter deve ser permeabilizado conforme as normas institucionais, porém, é recomendado que o *flush* seja realizado antes e após a administração de medicamentos, bem como na troca de soluções de uso contínuo.

O curativo com filme transparente e fita adesiva estéril deve ser trocado com técnica asséptica semanalmente ou na presença de descolamento ou sujidade.[9] Em caso de banho de imersão, deve-se proteger o membro em que o cateter estiver inserido.

Deve-se observar periodicamente a presença de sinais de complicações locais, como hiperemia, edema, sangramento, obstrução do cateter e sinais de infecção.

Quadro 26.1 Observações durante a inserção do cateter.

Nas situações em que a veia não for facilmente visualizada ou palpável, é possível utilizar a técnica de Seldinger modificada para inserção do cateter. Nessa técnica, a veia é puncionada com uma agulha acoplada a uma seringa. Quando observado retorno de sangue, a seringa é removida. Um fio-guia é então inserido através da agulha. Em seguida, a agulha é removida e um dilatador é posicionado. Remove-se o dilatador e inicia-se a progressão do CCIP através do cateter introdutor, removendo-se o fio-guia posteriormente[7]

Evitar tocar no cateter com luvas, pois o talco pode desencadear flebite química[13]

Se preferir, retirar o fio-guia antes da introdução do cateter[13]

Ao sentir resistência durante a introdução, não forçar a passagem do cateter. Injetar simultaneamente solução salina 0,9% para abrir as válvulas venosas, facilitando a progressão[13]

Estar atento para a ocorrência de arritmias durante o procedimento. O paciente deverá estar monitorado[13]

Complicações

A incidência de complicações associadas ao uso do CCIP é baixa. A maioria dos cateteres é removida eletivamente, ao término da terapêutica infusional.[14]

Geralmente, relacionam-se com fatores de risco, como a natureza dos medicamentos, a duração da terapia, as características individuais do paciente (idade, raça, cor, sexo, doença prévia, dentre outros), a habilidade técnica do profissional, o posicionamento e o tipo de dispositivo intravascular.[15]

As complicações potenciais que podem levar à remoção não eletiva do CCIP são: obstrução, ruptura, infecção de corrente sanguínea relacionada com o cateter, tração acidental, infiltração, extravasamento, edema de membros, flebite, infecção do sítio de inserção, embolia, migração da ponta, arritmias, tamponamento cardíaco e trombose.

Obstrução do cateter

Definida como oclusão do lúmen do cateter, sua ocorrência é determinada pela formação de coágulo sanguíneo ou precipitado de fármacos, impedindo a infusão da solução intravenosa. Os seguintes sinais indicam a presença de obstrução: interrupção da infusão, impossibilidade de permeabilizar o cateter com 1 mℓ solução fisiológica em seringa de 10 mℓ, ausência de refluxo sanguíneo através do lúmen e acionamento do alarme de oclusão da bomba de infusão.[9]

A principal estratégia de prevenção é a permeabilização meticulosa do cateter. O tratamento da oclusão pode incluir a administração de baixas doses de uroquinase como agente trombolítico e o uso de heparina. Caso a obstrução seja irreversível, sugere-se a remoção do cateter.[9,15]

Ruptura ou fratura do cateter

A ruptura ou fratura do cateter é provocada por quebra ou orifício do cateter na porção interna ou externa. Algumas estratégias preventivas incluem evitar a infusão forçada com seringas, não utilizar seringas menores que 10 mℓ e remover o cateter gentilmente, segurando-o próximo ao sítio de inserção e não pelo seu canhão.[9]

Suspeita ou infecção de corrente sanguínea relacionada com cateter

A infecção relacionada com cateter é caracterizada por um ou mais resultados positivos de bacteriemia ou fungemia, obtido por meio de hemocultura periférica em paciente com acesso vascular, manifestação clínica de infecção (febre, calafrio ou hipotensão) e nenhum outro foco aparente de infecção. O mesmo microrganismo pode ser identificado na hemocultura periférica e na cultura de ponta do cateter.[9]

Há controvérsias sobre a forma de tratar essa infecção. Uma opção é o tratamento da infecção com antimicrobianos através do cateter e repetição da hemocultura após 48 h. Se houver persistência, considerar a remoção do cateter. Há casos em que se descontinua o uso do cateter sem tentativa de tratamento, especialmente com infecções fúngicas. Um novo cateter pode ser inserido após 24 a 48 h do início do tratamento sistêmico. O tratamento com *lock* de antibiótico demonstrou diminuição da infecção, porém, ainda necessita de mais evidências científicas para sua recomendação.[9]

Tração acidental do cateter ou desalojamento

Define-se como a remoção parcial ou total inadvertida do cateter.[9] A prevenção da tração acidental inclui vigilância constante do curativo do CCIP, evitando umidade da pele e mantendo o curativo estéril bem aderido, além de não utilizar conexões e equipos muito pesados que tracionem o cateter.

Infiltração e extravasamento

A infiltração é definida como o deslocamento do cateter do interior da veia, com consequente saída de solução ou medicamento não vesicante, caracterizado pela capacidade de não produzir ferimentos no local de lesão, para o espaço extravascular. Já o extravasamento é a saída de soluções com propriedades vesicantes para tecidos adjacentes e produção de vesículas no local da lesão. São caracterizados como fármacos vesicantes: os agentes antineoplásicos, a dopamina, a norepinefrina, o cloreto de potássio em altas doses, a anfotericina B, o gluconato de cálcio e o bicarbonato de sódio em altas concentrações. O tratamento é baseado no tipo de solução infundida. O tratamento de infiltrados pode incluir a realização de compressas, elevação do membro, administração de antídotos e intervenções cirúrgicas.[9,16] Diretrizes quanto às intervenções e ao tratamento devem ser estabelecidas pela política organizacional.[3]

Edema de extremidades

Conceituado como a identificação de edema leve a intenso ao redor do sítio de inserção do cateter ou nas extremidades do membro cateterizado durante a permanência do CCIP. O edema relacionado com o CCIP é causado por má circulação e congestão venosa. Recomenda-se maximizar o fluxo sanguíneo para prevenir o aparecimento do edema, usar o menor cateter possível e encorajar a movimentação da extremidade em que o cateter foi inserido. Não utilizar curativos restritivos no membro cateterizado. Na ausência de trombose e flebite, a elevação da extremidade edemaciada e a realização de movimentos poderão ser úteis. Se o edema não se resolver e a circulação estiver comprometida, o CCIP deverá ser removido.[9,17]

Migração da ponta do cateter

A migração da ponta do cateter é definida como a movimentação da ponta do cateter a qualquer momento quando ainda *in situ*. Essa movimentação pode ocorrer espontaneamente ou quando o cateter não está bem fixado com curativo. Tal complicação pode se dar em pacientes com alterações de pressão intratorácica, como aqueles em ventilação mecânica, com tosse ou vômitos frequentes.[7]

Flebite

A flebite é definida como uma inflamação aguda da veia, que pode ser relacionada com presença do acesso vascular. Os seus sinais clínicos ao longo do percurso do cateter incluem eritema, edema, cordão fibroso e dor. Pode ser atribuída a três causas: mecânica, química e infecciosa. O tratamento da flebite pode ser realizado com a aplicação de calor local para a promoção de vasodilatação e melhor acomodação do cateter, elevação e descanso do membro e administração de analgésicos e anti-inflamatórios. Deve ser realizado monitoramento regular e a resolução do quadro deve ocorrer em 48 h.[7]

Trombose

A trombose consiste em dano na túnica íntima da veia que expõe a camada subendotelial, permitindo a adesão de plaquetas e a ativação das vias intrínseca e extrínseca da cascata de coagulação. O trauma vascular, a inflamação da parede do vaso, a alteração da coagulação e a estase do fluxo sanguíneo podem causar lesão ao endotélio. Os cateteres com a ponta fora da veia cava superior podem elevar o risco de trombose. O tratamento e a prevenção da trombose podem incluir a administração de anticoagulantes em baixas doses.[7,9]

Remoção do cateter

O tempo de permanência máximo do CCIP não é conhecido, por isso deve ser realizada uma avaliação diária quanto à necessidade de manutenção do CCIP, e assim que este não for mais requerido, deve ser prontamente retirado.[3]

A remoção do dispositivo vascular deve ser determinada pelas condições do indivíduo, término da terapia intravenosa, presença de infecção ou processo inflamatório, mau posicionamento de sua ponta, má funcionalidade ou possibilidade de infusão das soluções endovenosas em veias periféricas. Um cateter com a ponta mal posicionada não pode ser realocado para uma posição central, deve ser removido se a posição de sua ponta impossibilitar seu uso.[3]

Para realizar a remoção do curativo, deve-se lavar as mãos, calçar luvas e retirar o curativo oclusivo. Em seguida, realiza-se a antissepsia do sítio de inserção e inicia-se a tração do CCIP lentamente. Nenhuma resistência deve ser sentida. Após a remoção completa, deve-se aplicar um curativo oclusivo com gaze estéril e removê-lo após 72 h. Precauções para prevenção de embolia gasosa incluem aplicação de pressão digital até a hemostasia e o posicionamento do indivíduo de maneira que o sítio de inserção do acesso vascular central esteja ao nível do coração ou abaixo dele.[3,7] O profissional deve medir o comprimento do cateter removido e comparar com a medida inicial, a fim de se certificar de que todo o CCIP foi exteriorizado.[13]

Referências bibliográficas

1. RYDER, M. Peripherally inserted central venous catheters. Nurs Clin Nor Amer., v. 28, n. 4, p. 937-971, 1993.
2. CAMARGO, P. P. Procedimentos de inserção, manutenção e remoção do cateter central de inserção periférica em neonatos. Dissertação (Mestrado) - Escola de Enfermagem, Universidade de São Paulo; 2007.
3. INFUSION NURSES SOCIETY. Infusion nursing standards of practice. J Intraven Nurs., v. 34, n. 1, Supl 1S, p. S1-S110, 2011.
4. GIACOMO, M. Comparison of three peripherally inserted central catheters: pilot study. Brit Jour Nurs., v. 18, n. 1, p. 8-16, 2009.
5. TREROTOLA, S. D.; STRAVOPOULOS, S. W.; MONDSCHEIN, L. I.; PATEL, A. A.; FISHMAN, B. et al. Triple-lumen peripherally inserted central catheter in patients in the critical care unit. Radiology, v. 29, n. 1, p. 312-320, 2010.
6. PITTIRUTI, M.; HAMILTON, H.; BIFFI, R.; MacFIE, J.; PERTKIEWICZ, M. ESPEN guidelines on parenteral nutrition: central venous catheters (access, care, diagnosis and therapy of complications). Clin Nutrition., v. 28, p. 365-377, 2009.
7. PHILPOT, P.; GRIFFITHS, V. The peripherally inserted central catheter. Nurs Stand., v. 17, n. 44, p. 39-46, 2003.
8. THIBODEUA, S.; RILEY, J.; ROUSE, K. B. Effectiveness of a new flushing and maintenance policy using peripherally inserted central catheters for adults. J Inf Nurs., v. 30, n. 5, p. 287-292, 2007.
9. PETTIT, J.; WYCKOFF, M. M. Peripherally inserted central catheters: guideline for practice. 2. ed. Glenview: National Association of Neonatal Nurses; 2007. Disponível em: http://www.nann.org/pdf/PICCGuidelines.pdf.
10. SOFOCLEOUS, C. T.; SCHUR, I.; COOPER, S. G.; QUINTAS, J. C.; BRODY, L. et al. Sonographically guided placement of peripherally inserted central venous catheters: review of 355 procedures. Am J Roentgenol., v. 170, p. 1613-1616, 1998.
11. LAGO, P.; GARETTI, E.; MERAZZI, D.; PIERAGOSTINI, L.; ANCORA, G. et al. Guideline for procedural pain in the newborn. Acta Paediatr., v. 98, p. 932-939, 2009.
12. FRY, C.; AHOLT, D. Local anesthesia prior to the insertion of peripherally inserted central catheters. J Infus Nurs., v. 24, n. 6, p. 404-408, 2001.
13. BRASIL. SECRETARIA DE ESTADO DE SAÚDE DO RIO DE JANEIRO. Rotina para cateter venoso central de inserção periférica em neonatos. Rio de Janeiro: Secretaria de Estado de Saúde do Rio de Janeiro, 2002.
14. CARTWRIGHT, D. W. Central venous lines in neonates: a study of 2186 catheters. Arch Dis Child Fetal Neonatal Ed., v. 89, n. 6, p. F504-F508, 2004.
15. INFUSION NURSES SOCIETYBRASIL. Diretrizes práticas para a terapia intravenosa. São Paulo: INS; 2008.
16. BEAUMAN, S. S.; SWANSON, A. Neonatal infusion therapy: preventing complications and improving outcomes. Newborn Infant Nurs Rev., v. 6, n. 4, p. 193-201, 2006.
17. PAULSON, P. R.; MILLER, K. M. Neonatal peripherally inserted central catheters: recommendations for prevention of insertion and postinsertion complications. J Neonatal Nurs., v. 27, n. 4, p. 244-257, 2008.

Embolização de Pseudoaneurisma

Alexandre Campos Moraes Amato e Osias Prestes

Considerações gerais

Com o aumento das intervenções minimamente invasivas endovasculares, mais punções vasculares são realizadas diariamente e, consequentemente, ocorrem mais lesões iatrogênicas. Mesmo que a incidência de pseudoaneurisma pós-procedimento seja baixa (0,1 a 3,2%), há aumento nos casos. A incidência de pseudoaneurismas após a cateterização cardíaca é mais alta (2 a 6%).

Os fatores de risco para embolização de pseudoaneurisma são:

- Uso de introdutores calibrosos (> 6 F)
- Tentativas múltiplas de acesso por punção em um mesmo local
- Compressão inadequada após remoção do introdutor
- Hemostasia ou anticoagulação inadequada.

O pseudoaneurisma de artéria femoral não anastomótico tem como tratamento tradicional a cirurgia aberta, com sutura da parede arterial. A compressão guiada do pseudoaneurisma mostrou-se eficaz, mas apresenta muito desconforto ao paciente, ao médico e sobrecarga do transdutor do aparelho, que não foi projetado para tal. A embolização ecoguiada com trombina, procedimento aqui descrito, de pseudoaneurisma mostrou-se eficaz, além de menos dolorosa, prática e rápida.

Consideração anatômica

A localização mais comum do pseudoaneurisma não anastomótico é na artéria femoral (Figura 27.1).

Indicação

A embolização é indicada para pseudoaneurisma femoral não anastomótico pós-punção femoral com óstio pequeno.

Contraindicações

- Reação alérgica
- Pseudoaneurisma não relacionado com a punção arterial
- Pseudoaneurisma micótico
- Fístula arteriovenosa associada
- Pseudoaneurisma infectado
- Ruptura de pseudoaneurisma com ruptura da pele

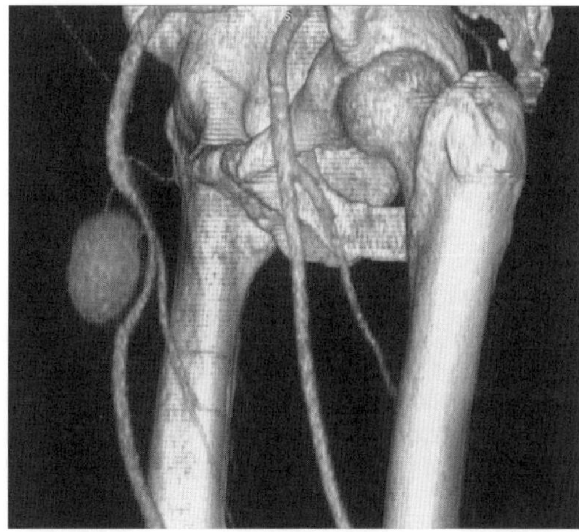

Figura 27.1 Reconstrução tridimensional de pseudoaneurisma de artéria femoral direita.

- Trombose venosa profunda ipsilateral
- Alergia à trombina ou outros componentes da fórmula
- Relativo: volume muito grande do pseudoaneurisma, capaz de causar necrose de pele e compressão nervosa ou vascular.

Material

- Principal:
  - Agulha de punção de raquianestesia 22 ou 25 G. Agulha mais grossa e curta, como agulha de 18 G 1 1/2" (rosa), no caso de pseudoaneurisma mais superficial
  - Seringa de 3 ou 5 mℓ
  - Trombina humana aquecida a 37°C, *kit* comercial de selante de fibrina Beriplast P® (ZLB Behring AG) ou Tissucol® (Baxter):
    - Beriplast: cada unidade contém dois conjuntos, um frasco de liofilizado contendo fibrinogênio e fator XIII de coagulação e um frasco de solução de aprotinina; um frasco de liofilizado de trombina (400 a 600 UI/mℓ) e um frasco de cloreto de cálcio. Utiliza-se apenas a trombina humana dissolvida em soro fisiológico
    - Tissucol: Tissucol® liofilizado; solução de aprotinina, para diluição do Tissucol®; trombina liofilizada para obtenção de solução a 4 UI/mℓ; trombina liofilizada para obtenção de solução a 500 UI/mℓ e solução de cloreto de cálcio para diluição da trombina. Utiliza-se a trombina liofilizada reconstituída com a solução de cloreto de cálcio. Usa-se a trombina de 500 UI quando se deseja uma solidificação rápida (< 20 s), e a trombina de 4 UI quando se deseja uma coagulação mais lenta (40 a 60 s)
- Assepsia:
  - Luvas estéreis
  - Polivinilpirrolidona-iodo (PVP-I) ou clorexidina
  - Gaze
  - Capa estéril tubular tipo "manga" para transdutor (capa utilizada em câmera de videolaparoscopia)
  - Elástico ou segmento cortado de dedo de luva
- Equipamento:
  - Ultrassom (modo B + Doppler):
    - Modo B refere ao brilho, à imagem bidimensional branca e preta do tecido
    - O Doppler é a avaliação dinâmica do fluxo sanguíneo e é essencial para a verificação do fluxo no pseudoaneurisma e oclusão pós-procedimento
  - Transdutor linear ou convexo:
    - Gel de ultrassom
    - Gel estéril (xilocaína gel).

Avaliação e preparo do paciente

- Explicar o procedimento ao paciente
- Solicitar termo de consentimento assinado
- Colocar o paciente em decúbito dorsal horizontal
- Palpar pulsos arteriais distais e marcá-los com caneta indelével, para posterior acompanhamento
- Preparo do aparelho de ultrassom: ligar e colocar os dados do paciente
- Escolha do *preset* adequado:
  - Configuração arterial: frequência de repetição de pulso (PRF) alta
- Escolha do transdutor adequado: essencial para o bom resultado, sendo os transdutores lineares de alta frequência (5 a 12 MHz) ideais para estruturas superficiais, e os transdutores curvos com baixa frequência podem ser necessários em pacientes obesos. Existem transdutores próprios para punção ecoguiada, com *kit* para fixação de guia da agulha
- Aplicar gel no transdutor
- Fazer avaliação do vaso, certificar a perviedade local, o colo do orifício do pseudoaneurisma e o volume do mesmo com o próprio eco-Doppler (Figura 27.2 A)
- Ajustar parâmetros, como brilho, profundidade e zona focal, até que o pseudoaneurisma ocupe o máximo da tela
- Escolher o local para punção
- Realizar a reconstituição da trombina com cloreto de cálcio conforme orientado pelo fabricante e manter a substância aquecida em temperatura corporal (entre as palmas das mãos).

Técnica

- Antissepsia e assepsia. Colocação de campos estéreis
- Esterilização do transdutor: aplicar gel de ultrassom no transdutor, colocar o transdutor em plástico estéril "manga", retirar bolhas de ar que prejudicam a qualidade da imagem, fixar o plástico com elástico estéril ou dedo

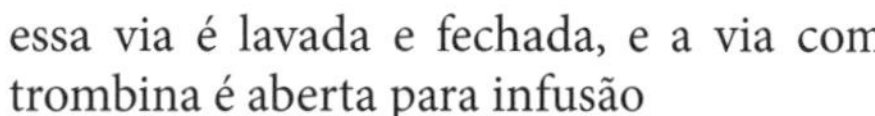

de luva cortado, de modo que fique apertado, sem sobras, aplicar externamente meio condutivo estéril, de preferência gel estéril (mais comumente em nosso meio é a xilocaína gel estéril) entre o transdutor encapado e a pele. (Figura 27.3)

- Preparar a seringa com a trombina. Segurar a seringa com a mão dominante e o transdutor com a mão não dominante
- Centralizar o pseudoaneurisma no modo transversal ou longitudinal
- Anestesiar o local de punção com lidocaína, podendo ser ecoguiada, para evitar punção inadvertida do pseudoaneurisma ou estrutura importante ou mesmo a infusão exagerada que possa distorcer a anatomia local
- Pequeno corte na pele com bisturi lâmina nº 11 no local de punção (opcional)
- Punção com agulha apropriada, paralela aos feixes do transdutor. Não fazer pressão negativa, pois o menor contato do sangue com a trombina desencadeará a cascata da coagulação e a formação de um trombo oclusivo dentro da seringa (Figura 27.4):
  - Como alternativa à impossibilidade de pressão negativa, muito útil para localização do pseudoaneurisma, é possível montar sistema de três vias, em que a agulha escolhida está no extremo da torneira de três vias, uma seringa de 10 mℓ com soro fisiológico em uma via e a seringa com trombina na terceira via. Durante a punção, a via aberta é preparada com soro fisiológico e mantida em pressão negativa. No momento de grande fluxo sanguíneo, essa via é lavada e fechada, e a via com trombina é aberta para infusão
  - Compressão discreta pode ocluir o óstio de entrada do pseudoaneurisma e evitar extravasamento do material para a circulação
  - Injeção da trombina ecoguiada em pequenas doses de 100 a 300 UI (0,1 a 0,3 mℓ/s). Diluir para proporção de 100 UI para 1 mℓ em soro fisiológico
  - Com o Doppler ligado, é possível verificar a quase imediata parada do fluxo no interior do pseudoaneurisma (Figura 27.2 B)
  - No caso de trombose parcial, é necessário recolocar a agulha onde há fluxo e injetar novamente, sempre evitando injetar no orifício de entrada e no vaso principal.

Cuidados após o procedimento

- Monitoramento dos pulsos arteriais distais e perfusão periférica
- Repouso no leito até realização de ultrassonografia de controle 12 a 24 h depois
- Repetir o exame de eco-Doppler em 1 e 6 semanas após o procedimento
- Recorrência do pseudoaneurisma pode ser tratada com novas injeções.

Alternativa de tratamento

Injetar 25 a 60 mℓ de SF 0,9%, guiado por ultrassom, em torno do tecido que envolve o colo do pseudoaneurisma, seguido por pressão manual de curta duração (5 min), sem necessidade de terapia antitrombótica concomitante.

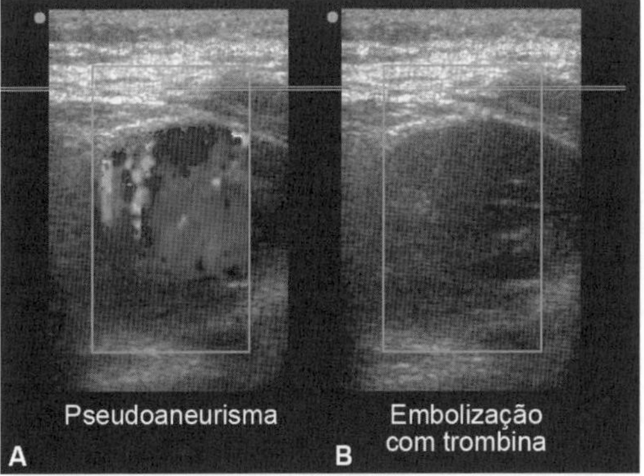

Figura 27.2 A. Fluxo típico de pseudoaneurisma em *yin-yang*. B. Resultado imediatamente após embolização com trombina.

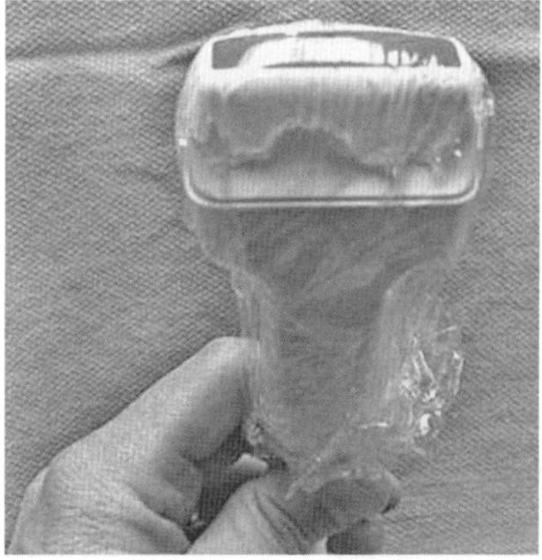

Figura 27.3 Preparo do transdutor com gel, recoberto pela capa plástica usada em cirurgia videolaparoscópica.

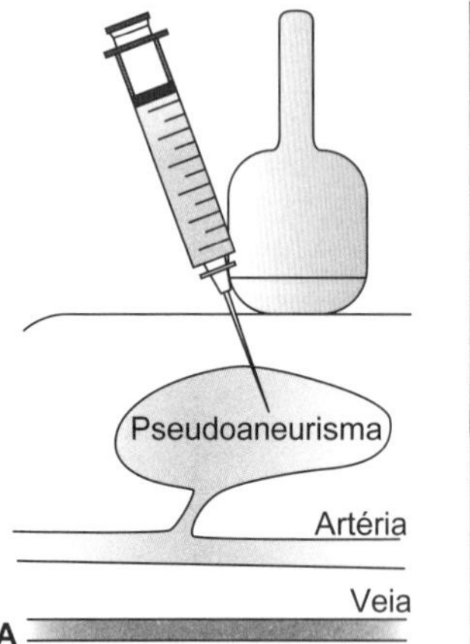

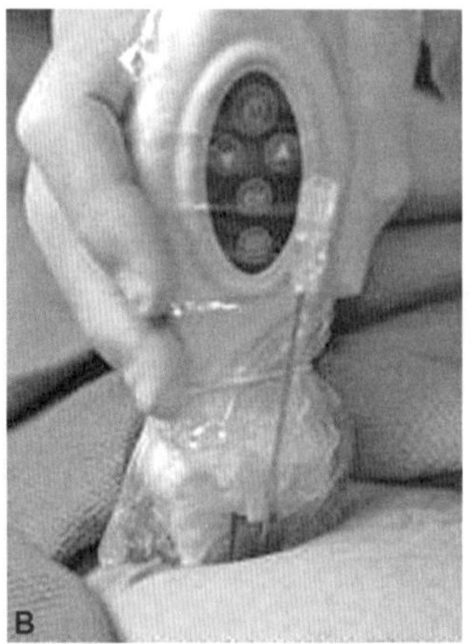

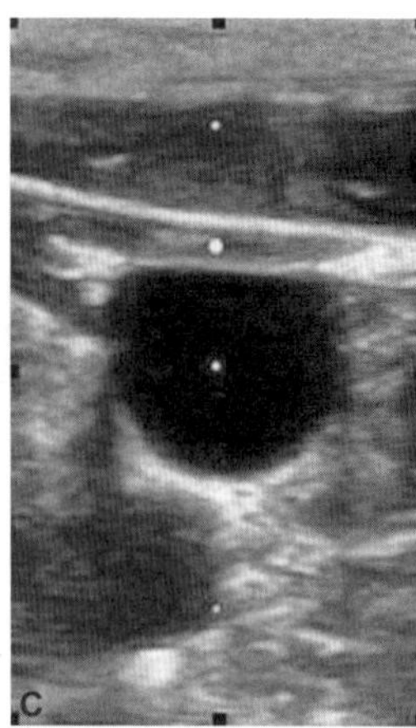

Figura 27.4 A a C. Posicionamento do transdutor e trajeto da agulha no interior do pseudoaneurisma para melhor visualização do procedimento.

Complicações

A embolização arterial distal é o efeito adverso mais preocupante e mais frequente (1% dos casos). Cerca de um terço (29%) desses eventos embólicos exige intervenção cirúrgica. Essa complicação é causada por refluxo de trombina na artéria femoral.

Perdas mínimas de trombina são toleradas por causa da inativação por antitrombina III. Usar uma trombina menos concentrada, 100 UI/mℓ, em vez de 1.000 UI/mℓ, pode reduzir o risco de embolia arterial distal (Figura 27.5). Outras complicações adicionais possíveis incluem:

- Dor
- Ruptura do pseudoaneurisma
- Reação alérgica
- Hemorragia
- Perfuração de órgão ou estrutura próxima: nervo, artéria ou veia
- Infecção: consequente à contaminação local durante a passagem da agulha ou nas trocas de curativos. É necessário isolamento estéril do equipamento de forma minuciosa. O material contaminado deve ser retirado imediatamente
- Tromboembolismo arterial ou venoso. É possível a embolização de coágulos, caso não seja observado um pequeno orifício de entrada, o volume infundido seja muito grande ou haja infusão inadvertida da trombina em vaso sadio
- Trombose venosa profunda
- Embolia pulmonar.

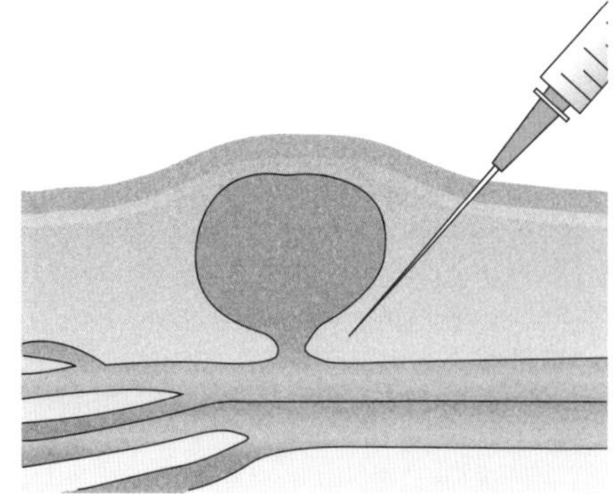

Figura 27.5 Compressão do colo do pseudoaneurisma com soro fisiológico pode causar a trombose do pseudoaneurisma sem o risco de embolização arterial de trombina.

Resultados

O tratamento direto de injeção de trombina percutânea de pseudoaneurismas foi considerado um sucesso em 97% dos casos, no total de 36 estudos contendo 1.722 pseudoaneurismas.

A tentativa inicial de sucesso ocorreu em 89% dos casos. O tempo médio global do procedimento foi de 21 min.

As vantagens da injeção de trombina ecoguiada sobre a terapia de compressão são:

- Menor tempo de procedimento: 21 min × 61 min
- Melhor resultado: 97% × 80%
- Maior sucesso na primeira tentativa de tratamento: 89% × 73%.

Outras vantagens da injeção de trombina sobre a terapia de compressão incluem: maior tolerância do paciente ao tratamento, quantidade menor de pacientes considerados inelegíveis por causa de contraindicações e possibilidade de ser bem-sucedida quando a anticoagulação não puder ser interrompida.

Bibliografia

DEMHARTER, J.; LEISSNER, G.; HUF, V. et al. Treatment of iatrogenic femoral pseudoaneurysms with thrombin injection: results in 54 patients. Rofo., v. 177, p. 550-554, 2005.

FINKELSTEIN, A.; BAZAN, S.; HALKIN, A et al. Treatment of post-catheterization femoral artery pseudo-aneurysm with para-aneurysmal saline injection. Am J Cardiol., v. 101, p. 1418-1422, 2008.

LANGE, P.; HOUE, T.; HELGSTRAND, U. J. V. The efficacy of ultrasound-guided compression of iatrogenic femoral pseudo-aneurysms. European Journal of Vascular and Endovascular Surgery, v. 21, n. 3, p. 248-250, 2001.

LOOSE, H. W.; HASLAM, P. J. The management of peripheral arterial aneurysms using percutaneous injection of fibrin adhesive. Br J Radiol., v. 71, p. 1255-1259, 1998.

MALEUX, G.; HENDRICKX, S.; VANINBROUKX, J. et al. Percutaneous injection of human thrombin to treat iatrogenic femoral pseudoaneurysms: short and midterm ultrasound follow up. Eur Radiol., v. 13, p. 209-212, 2003.

MATSON, M. B.; MORGAN, R. A.; BELI, A. M. Percutaneous treatment of pseudoaneurysms using fibrin adhesive. Br J Radiol., v. 74, p. 690-694, 2001.

MIDDLETON, W. D.; DASYAM, A.; TEEFEY, S. A. Diagnosis and treatment of iatrogenic femoral artery pseudoaneurysms. Ultrasound Q., v. 21, p. 3-17, 2005.

MIRANDA, F. C.; GARCIA, R. G.; MACEDO FILHO, C. L.; MENDES, G. F.; DE ANDRADE, J. R. et al. Injeção percutânea de trombina guiada por ultrassom com Doppler colorido para o tratamento de pseudoaneurismas femorais. Einstein (São Paulo), v. 6, n. 4, p. 428-433, 2008.

OWEN, R. J.; HASLAM, P. J.; ELLIOTT, S. T. et al. Percutaneous ablation of peripheral pseudoaneurysms using thrombin: a simple and effective solution. Cardiovasc Intervent Radiol., v. 23, p. 441-446, 2000.

RAMSEY, D. W.; MARSHALL, M. Treatment of iatrogenic femoral artery false aneurysms with ultrasound-guided thrombin injection. Australas Radiol., v. 46, p. 264-266, 2002.

SAAD, W. E.; WALDMAN, D. L. Management of postcatheterization pseudoaneurysms. In: MAURO, M. A.; MURPHY, K.; THOMSON, K. et al. (eds.) Image-guided interventions. Philadelphia: Saunders/Elsevier; 2008. p. 525-536.

SULTAN, S.; NICHOLLS, S.; MADHAVAN, P.; COLGAN, M. P.; MOORE, D. et al. Ultrasound guided human thrombin injection. A new modality in the management of femoral artery pseudo-aneurysms. Eur J Vasc Endovasc Surg., v. 22, n. 6, p. 542-545, 2001.

Índice Tornozelo-braço

Alexandre Campos Moraes Amato

Considerações gerais

A doença arterial periférica atinge 12 a 14% da população, aumentando conforme a idade. Porém, a grande maioria é assintomática e não diagnosticada. O índice tornozelo-braço (ITB) é um método diagnóstico muito simples de ser realizado, indolor, não invasivo, rápido e que informa não somente sobre doenças vasculares em atividade, mas funciona também como ferramenta de rastreamento. Apresenta sensibilidade de 90% e especificidade de 98% para detecção de estenose arterial maior que 50% com repercussão hemodinâmica.

O teste de esforço em esteira de 6 min previamente ao ITB pode aumentar a sensibilidade, mas não deve ser realizado em pacientes obesos ou cardiopatas.

A falta de padronização na realização do exame diminui a reprodutibilidade da técnica entre observadores, motivo pelo qual sugere-se a padronização a seguir.

Uma pequena queda do ITB com o exercício físico pode indicar doença arterial periférica, que pode estar relacionada com infarto do miocárdio e acidente vascular cerebral.

O ITB é considerado fator de risco independente para mortalidade cardiovascular, assim como os tradicionais fatores de risco de Framingham. O índice < 0,9 duplica a mortalidade e a morbidade em todas as categorias de risco de Framingham. A combinação do teste com a avaliação de risco poderia reclassificar 19% dos homens e 26% das mulheres em categorias de tratamento mais apropriadas. O ITB < 0,9 está associado a um aumento em três vezes na mortalidade cardiovascular e de todas as causas.

Considerações anatômicas

As artérias periféricas avaliadas estão nos membros superiores: artérias braquial, radial e ulnar; e inferiores: artérias tibial posterior ou pediosa. A artéria tibial posterior está localizada na região posterior ao maléolo medial, enquanto a artéria pediosa localiza-se entre o hálux e o 2º pododáctilo. A artéria pediosa não está presente em 12% da população, portanto, é considerada uma variação anatômica. Nesse caso, deve-se dar prioridade à avaliação da tibial posterior.

A arteriosclerose de Mönckeberg, caracterizada por artérias periféricas calcificadas, geralmente presentes em pacientes diabéticos, pode aumentar falsamente o valor do ITB. Como a medida com o esfigmomanômetro é indireta, pode ser necessária pressão maior no manguito, para vencer a resistência causada pela calcificação. Essa resistência pode ser maior do que a própria pressão sanguínea.

Indicações

- Avaliação da claudicação intermitente
- Avaliação de oclusão arterial aguda e crônica
- Controle preventivo da aterosclerose
- Pacientes com diabetes melito, tabagistas ou ex-tabagistas, índice de massa corporal (IMC) > 25, hipertensão arterial e colesterol elevado
- Rastreamento de pacientes assintomáticos e monitoramento evolutivo de pacientes vasculares.

Contraindicações

- Paciente não colaborativo
- Trombose venosa profunda.

Material

- Principal:
  - Esfigmomanômetro e manguito de pressão
  - Aparelho de Doppler contínuo (5 a 10 mHz)
  - Gel de ultrassom.

Avaliação e preparo do paciente

- Orientação ao paciente sobre o procedimento a ser realizado
- Repouso de 10 min.

Técnica

- Posicionar o paciente em decúbito dorsal horizontal
- Posicionar o manguito do esfigmomanômetro no braço direito. Manter o braço na altura do coração, ao longo do corpo
- Colocar gel de ultrassom na fossa antecubital e identificar a artéria braquial direita (radial ou ulnar) com Doppler contínuo. Posicionar o transdutor para maximizar o sinal (o ângulo de 60% produz o melhor resultado)
- Certificar-se de insonar a artéria que tem sonoridade trifásica, e não a veia, na qual o som é contínuo e fásico com a respiração
- Insuflar o manguito até não ouvir mais o fluxo sanguíneo pelo Doppler contínuo
- Desinsuflar gradativamente e pausadamente o manguito (aproximadamente 1 mmHg/s), atento para o momento em que o sinal do Doppler reiniciar. Esse sinal indica a pressão sistólica do membro superior direito, que deve ser anotada
- O mesmo procedimento deve ser adotado no membro superior esquerdo, e a pressão sistólica, anotada
- Posicionar o manguito do esfigmomanômetro no tornozelo do membro direito, logo acima do maléolo
- Colocar gel de ultrassom na pele entre o hálux e dois dedos, na linha média do dorso do pé e atrás do maléolo medial
- Identificar a artéria pediosa ou tibial posterior com Doppler contínuo
- Posicionar o transdutor para maximizar o sinal. O ângulo de 60% produz o melhor resultado
- Certificar-se de insonar a artéria, e não a veia, na qual o som é contínuo e fásico com a respiração. No caso de doença aterosclerótica, o fluxo pode não ser trifásico, mas bifásico ou monofásico. Para diferenciar o fluxo venoso do arterial, é possível comprimir o coxim plantar do paciente e, caso o fluxo aumente ao Doppler contínuo, considera-se o fluxo venoso. Para maior precisão, medir a pressão com ambas as artérias e selecionar o maior valor
- Insuflar o manguito até não ouvir mais o sinal pelo Doppler contínuo
- Desinsuflar gradativamente e pausadamente o manguito (aproximadamente 1 mmHg/s), atento para o momento em que o som reiniciar. Esse sinal indica a pressão sistólica do membro inferior direito, que deve ser anotada
- O mesmo procedimento deve ser adotado no membro inferior esquerdo, sendo anotada a pressão sistólica.

Avaliação do índice específico de um membro

- A pressão sistólica do membro a ser avaliado deve ser dividida pela maior pressão sistólica entre os dois membros superiores
- A diferença entre a pressão sistólica dos membros superiores deve ser menor que 10 mmHg em pacientes sem doença nesses membros, caso contrário, deve-se investigar possível estenose arterial
- O resultado, calculado com duas casas decimais, é o índice tornozelo-braço

$$\text{ITB} = \frac{\text{Pressão artéria-tornozelo}}{\text{Maior pressão da artéria braquial}}$$

Avaliação como preditor de risco cardiovascular

- A menor pressão sistólica entre os dois membros inferiores deve ser dividida pela maior pressão sistólica entre os dois membros superiores
- O resultado, calculado com duas casas decimais, é o índice tornozelo-braço.

Interpretação

- A diferença entre a pressão sistólica dos membros superiores maior que 10 mmHg sugere estenose de artéria subclávia ou axilar
- Valores acima de 1,2 sugerem vaso calcificado, em pacientes diabéticos ou idosos. Os vasos periféricos podem estar fibrosados ou calcificados, aumentando a resistência à pressão do manguito, e uma falsa pressão elevada no membro inferior

Tabela 28.1 Avaliação do resultado.

ITB	Interpretação	Conduta
> 1,4	Anormal, calcificação arterial	Avaliação do especialista
1 a 1,2	Normal	–
0,9 a 1	Aceitável	–
0,8 a 0,9	Doença arterial leve	Controle dos fatores de risco
0,5 a 0,8	Doença arterial moderada	Avaliação de rotina do especialista
< 0,5	Doença arterial grave	Avaliação urgente do especialista
< 0,3	Isquemia crítica	–

- Valores abaixo de 0,9 são diagnósticos de doença arterial periférica, e valores abaixo de 0,5 sugerem gravidade do caso (Tabela 28.1).

Cuidado após o procedimento

Informar o paciente sobre o resultado obtido e as implicações clínicas.

Complicação

Pode haver desconforto temporário na insuflação do manguito.

Bibliografia

AL-QAISI, M.; NOTT, D. M.; KING, D. H.; KADDOURA, S. Ankle brachial pressure index (ABPI): an update for practitioners. Vascular Health and Risk Management., v. 5, n. 833, 2009.

COOKE, J. Ankle brachial index. The Stanford Medicine 25. Disponível em: http://stanfordmedicine25.stanford.edu/the25/ankle.html.

VOWDEN, P.; VOWDEN, K. Doppler assessment and ABPI: Interpretation in the management of leg ulceration. 2001. Disponível em: http://www.worldwidewounds.com/2001/march/Vowden/Doppler-assessment-and-ABPI.html.

Escleroterapia com Espuma para Úlcera Venosa

Alexandre Campos Moraes Amato

Considerações gerais

As úlceras venosas são as mais frequentes entre as úlceras de membros inferiores (Figura 29.1). Elas decorrem da estase venosa e do comprometimento funcional do retorno venoso.

Vários foram os métodos propostos para o tratamento dessas lesões, entre eles destacam-se: a cirurgia tradicional, que requer a safenectomia, dificultada por fibrose, infecção e úlcera; ablação venosa por *laser* ou radiofrequência, ambas visam a oclusão da safena acometida com bons resultados; a ligadura endoscópica de veias perfurantes, técnica que mostra sua importância quando a causa principal identificada é a insuficiência de veias perfurantes; e, a mais recente, escleroterapia com espuma de polidocanol ou sulfato de tetradecil e ligadura de croça de safena.

O tratamento aqui sugerido é um método paliativo que não cura a insuficiência venosa crônica, mas acelera o processo de cicatrização de modo rápido, com desconforto mínimo e baixo custo. O tratamento da úlcera venosa é multiprofissional e, por causa do comprometimento clínico e social, requer intervenção psicológica, clínica, fisioterápica e da enfermagem. Uma equipe coesa e focada no tratamento do paciente é essencial para o êxito não apenas clínico. Este capítulo não pretende discorrer sobre todas as técnicas e todos os aspectos da doença, mas apresentar apenas o aspecto cirúrgico de uma técnica que tem bons resultados e é de baixo custo. O intuito é alertar sobre a existência de soluções cirúrgicas, visto que muitas vezes não são oferecidas alternativas a esses pacientes.

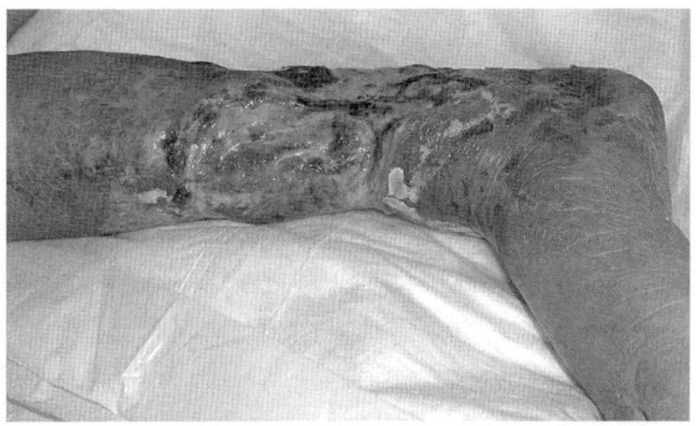

Figura 29.1 Úlcera venosa infectada de longa data.

Mesmo com a conduta e os tratamentos adequados, a participação ativa e o comprometimento do paciente são essenciais.

Considerações anatômicas

O sistema venoso de membros inferiores consiste no sistema venoso profundo e superficial. Ambos podem estar insuficientes, porém, quando o sistema venoso superficial é o mais acometido, e não há obstrução venosa profunda, seu tratamento ajuda na resolução da úlcera. O sistema venoso profundo é responsável por 85 a 90% do retorno venoso; já o sistema venoso superficial é responsável por 10 a 15%. Na classificação clínica da CEAP (clínica, etiológica, anatômica e fisiopatológica) utilizada para a insuficiência venosa crônica, a classe 6 é representada pelos pacientes com úlceras ativas em membros inferiores, que são os mais beneficiados pela técnica proposta (Tabela 29.1).

Tabela 29.1 Classificação da CEAP (clínica, etiológica, anatômica e fisiopatológica).

Classificação clínica	Apresentação clínica
Classe 0	Sem sinais visíveis ou palpáveis de doença venosa
Classe 1	Teleangiectasias ou veias reticulares
Classe 2	Veias varicosas
Classe 3	Edema
Classe 4	Alterações tróficas: hiperpigmentação, eczema, lipodermatosclerose, atrofia alba
Classe 5	Alterações tróficas com úlcera cicatrizada
Classe 6	Alterações tróficas com úlcera aberta

Indicação

Pacientes com úlceras venosas abertas ou cicatrizadas (CEAP 5 e 6) e com insuficiência do sistema venoso superficial que acomete veias safenas comprovada pelo exame de Eco-Doppler (Figura 29.2).

Contraindicações

- Trombose venosa profunda
- Oclusão do sistema venoso profundo
- Alergia ao polidocanol ou qualquer composto utilizado
- Doença arterial periférica (IMC < 0,8)
- Infecção ativa
- Relativa: forame oval patente.

Material

- Instrumental:
  - Caixa para varizes:
    - Três pinças Halsted mosquito
    - Uma pinça grande para fazer assepsia (Cherron)
    - Uma tesoura de dissecção Metzenbaum
    - Uma pinça anatômica delicada
    - Pinça de Mixter
- Principal:
  - Lâminas de bisturi, uma nº 15 e outra nº 11
  - Uma cuba com soro fisiológico a 0,9%
  - Torneira de três vias
  - Fio de algodão 2-0 não agulhado
  - Fio de náilon 4-0 agulhado
  - Fio de Vicryl® 3-0
  - Compressas
- Assepsia:
  - Gazes
  - Campos estéreis
  - Polivinilpirrolidona-iodo (PVP-I; Povidine®) ou clorexidina
- Anestesia local:
  - 20 mℓ de lidocaína a 2% sem epinefrina, diluído em 40 mℓ de SF 0,9%
- Infusão:
  - Seringa de 20 mℓ
  - Sonda Levine nº 8
  - Polidocanol 3%
  - Ar ambiente ou, preferencialmente, CO_2
- Curativo/fixação:
  - Gazes
  - Tintura de benjoim (opcional)
  - Esparadrapo ou Micropore®
  - Faixa inelástica.

Avaliação e preparo do paciente

- Explicar o procedimento ao paciente e aos familiares
- Solicitar termo de consentimento assinado
- Colocar o paciente em decúbito dorsal horizontal.

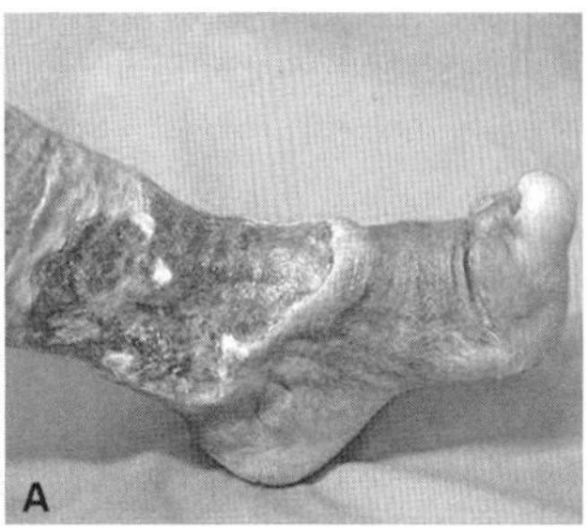

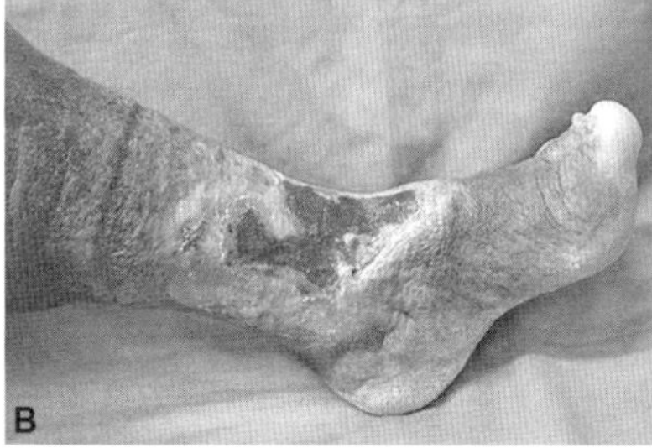

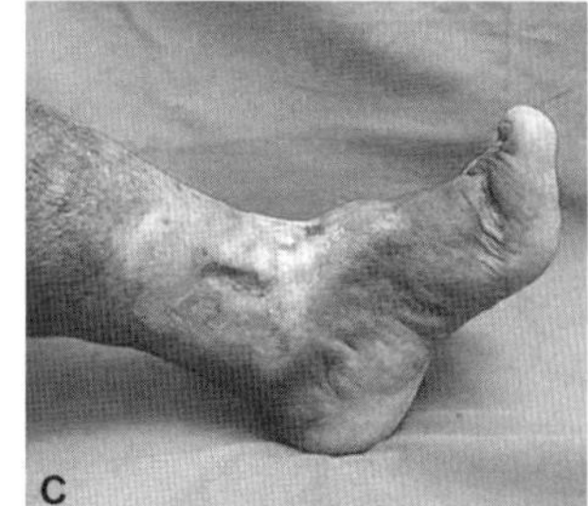

Figura 29.2 A. Úlcera venosa com 15 anos de evolução. B. Úlcera 15 dias após o tratamento com espuma de polidocanol e ligadura de croça. C. 30 dias após o procedimento.

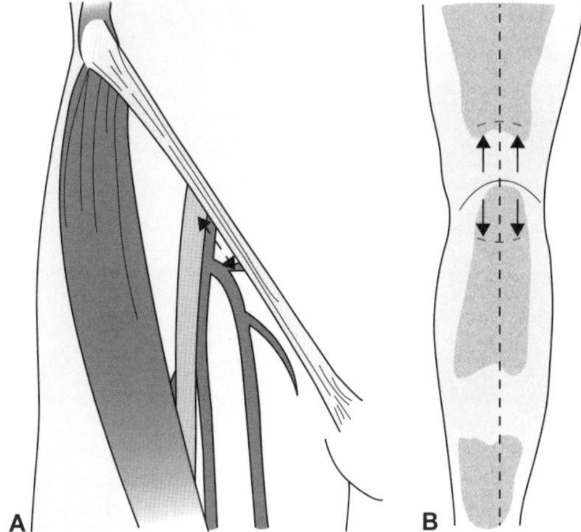

Figura 29.3 A. Local de incisão inguinal. B. Local de incisão em fossa poplítea.

Técnica

- Realizar antissepsia e assepsia e colocar campos estéreis
- Aplicar anestesia local de região inguinal do membro acometido com lidocaína
- Fazer incisão transversal em região inguinal ou fossa poplítea do membro acometido, dependendo da veia acometida, safena magna ou parva (Figura 29.3)
- Dissecar e isolar a croça de safena magna ou parva acometida (Figura 29.4), isolando todas as tributárias identificadas
- Realizar a ligadura proximal da croça de safena e suas colaterais (Figura 29.5)
- Elevar os membros inferiores para esvaziamento venoso
- Inserir o cateter de Levine nº 8 no sentido crânio caudal, na safena magna até a altura do joelho; e na safena parva até o terço médio da perna
- Manter a perna elevada, em posição de Trendelenburg
- Promover a formação de espuma de polidocanol 3% com ar ambiente ou CO_2 na proporção de 1:4, pela técnica de Tessari:
  - Técnica de Tessari (Figura 29.6): duas seringas conectadas com válvula de três vias, uma seringa com uma parte de polidocanol 3% e outra com quatro partes de ar ambiente ou CO_2, preferencialmente. Após dez movimentos de mistura do ar com o líquido, ocluir parcialmente a torneira de três vias, com o intuito de diminuir o orifício de conexão e fazer mais dez movimentos de mistura do ar com o líquido, de modo que a espuma obtida seja densa
  - A manipulação de espuma feita com CO_2 requer rápida realização da infusão, visto que a espuma é mais instável, porém garante menor incidência de efeitos colaterais
- Infundir, no máximo, 8 a 10 mℓ de espuma de polidocanol em safena magna e, no máximo, 5 mℓ na safena parva:
  - A dose máxima não deve exceder 2 mg/kg/dia de polidocanol
  - Após infundir espuma infragenicular, tracionar cateter infundindo espuma no segmento de coxa
- Retirar o cateter pela parte proximal
- Fechar a ferida operatória por camadas, com fio de algodão 2-0 e Vicryl® 3-0
- Fazer dermorrafia com fio de náilon 4-0 simples
- Realizar enfaixamento com compressão excêntrica inelástica com faixas apropriadas e interposição de gazes ou compressa.

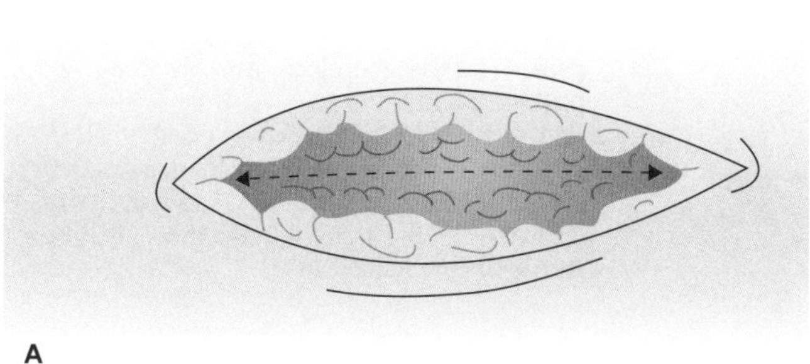

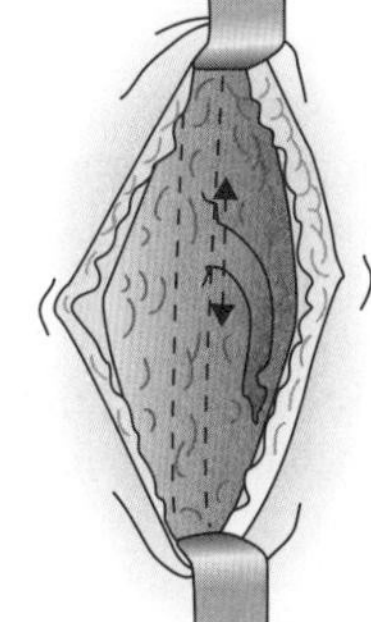

Figura 29.4 A. Incisão na pele e no subcutâneo. B. Identificação da veia femoral e da junção safeno femoral.

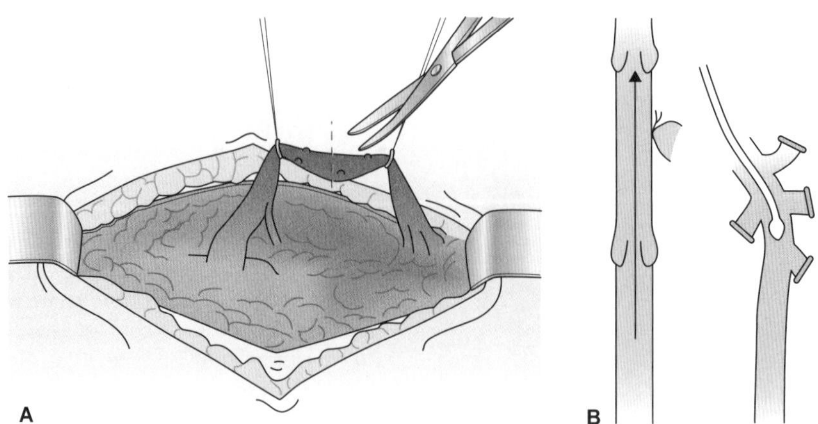

Figura 29.5 A. Ligadura de croça de safena e local de secção. B. Passagem de cateter crânio caudal.

Cuidados após o procedimento

- Retorno para avaliação após sete dias e realização de eco-Doppler venoso
- Remoção da faixa inelástica e início do uso de meias elásticas 30 a 40 mmHg modelo 7/8 no dia seguinte
- Cuidados locais com as úlceras: curativo conforme a fase de cicatrização, secreção e infecção
- Reabertura das úlceras ou piora do sintoma, associado à recanalização venosa identificada pelo eco-Doppler, podem ser tratados com escleroterapia local com 5 mℓ de espuma de polidocanol 3% guiada pelo ultrassom
- Fisioterapia motora.

Complicações

- Hematoma em local de ferida operatória
- Tosse seca, enxaqueca, sensação de opressão torácica, parestesia circum-oral, gosto metálico, náuseas, vertigem, dificuldade respiratória:
  - Efeitos colaterais do polidocanol podem ser minimizados ao utilizar CO_2 para formar a espuma
- Tardio: hiperpigmentação
- Distúrbio visual
- Ataque de pânico
- Necrose cutânea
- Trombose venosa profunda
- Tromboflebite superficial

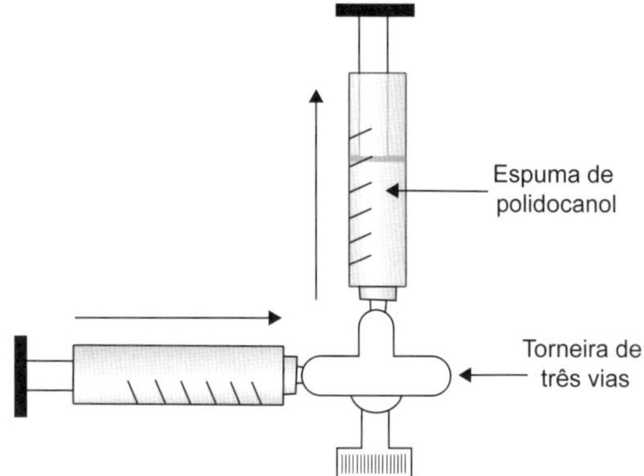

Figura 29.6 Técnica de Tessari.

- Recanalização do vaso: na possibilidade de ocorrer recanalização da veia tratada, novos procedimentos de escleroterapia com microespuma podem ser realizados, sem a necessidade da dissecção da croça da safena.

Bibliografia

FIGUEIREDO, M.; DE ARAUJO, S. P.; FIGUEIREDO, M. F. Late follow-up of saphenofemoral junction ligation combined with ultrasound-guided foam sclerotherapy in patients with venous ulcers. Ann Vasc Surg., v. 26, n. 7, p. 977-981, 2012.

FIGUEIREDO, M.; DE ARAÚJO, S. P.; PENHA-SILVA, N. Ecoescleroterapia com microespuma em varizes tronculares primárias. J Vasc Bras., v. 5, n. 3, p. 177-183, 2006.

THOMAZ, J. B. Úlceras dos membros inferiores. 2. ed. Rio de Janeiro: Rubio; 2011.

Termoablação com *Laser* de Safenas

Alexandre Campos Moraes Amato

Considerações gerais

A insuficiência venosa consiste na incompetência valvular associada à hipertensão venosa e a alterações tróficas da pele, como lipodermatoesclerose, dermatite ocre e eczema. Os pacientes podem ser assintomáticos ou apresentar queixas estéticas ou sintomáticas, como dor, peso, queimação, cãibras, inchaço, coceira, cansaço e pernas inquietas, afetando sua qualidade de vida. Alguns pacientes já podem ter tido eventos como tromboflebite, varicorragia, inflamações e úlceras.

As opções cirúrgicas para tratamento da insuficiência venosa de membros inferiores são muitas, e a safenectomia tradicional até hoje desempenha um papel importante. Entretanto, novas técnicas têm surgido com o intuito de diminuir complicações, minimizar as dificuldades no pós-operatório e aumentar o conforto para o paciente. A termoablação por *laser* teve grande avanço nos últimos anos, principalmente na escolha do melhor comprimento de onda do *laser*, potência, tipo de fibra ótica e técnica cirúrgica. O ajuste fino dos parâmetros utilizados e a otimização dos recursos trouxeram melhora dos resultados. A fleboextração por microincisões escalonadas seguidas do procedimento intravenoso confere o resultado estético desejado pelos pacientes.

Os comprimentos de onda inicialmente utilizados para a termoablação venosa permanecem no espectro inferior (810, 940, 980 e 1.064 nm) e têm como cromóforo, ou seja, têm como alvo, a hemoglobina. *Lasers* mais recentes com comprimento de onda maiores (1.320, 1.470 e 1.940 nm) têm como cromóforo a água e aparentam ser mais eficientes, pois causam menos dor e equimoses.

Considerações anatômicas

A insuficiência valvular superficial das safenas magnas ou parvas, quando acompanhada de dilatação ou sintomas clínicos, pode ser tratada excluindo-a da circulação, mas a insuficiência venosa profunda não deve ser tratada com exclusão da circulação, e, sim, com medidas clínicas.

As veias superficiais estão localizadas entre a fáscia profunda, que cobre os músculos, e a pele. As principais veias superficiais são a safena magna e a safena parva. A junção safenofemoral é a confluência das veias safena magna, circunflexa ilíaca, epigástrica superficial e pudenda externa. Na coxa, a safena magna permanece no interior do espaço safênico, entre a fáscia profunda e a fáscia safênica (Figura 30.1).

A veia safena parva é a veia superficial mais importante do membro inferior. Tem início na face lateral do pé e drena para a veia poplítea. A veia de Giacomini, ou intersafena, corre posteriormente à coxa, conectando a veia safena parva com a veia safena magna. As veias profundas apresentam-se em pares e as mais importantes são as poplíteas e femorais. Veias perfurantes conectam o sistema venoso superficial ao sistema profundo.

As veias têm válvulas bicúspides que direcionam o fluxo no sentido cranial e profundo, a safena magna tem em média 6 válvulas (4 a 25) e a parva entre 7 e 10 (4 a 13).

A croça da safena é importante referência anatômica para a técnica e seu conhecimento é necessário para preservar a via de escoamento.

Indicação

Insuficiência valvular ou refluxo venoso confirmado pelo eco-Doppler associado à dilatação venosa ou a sintomas clínicos de doença venosa.

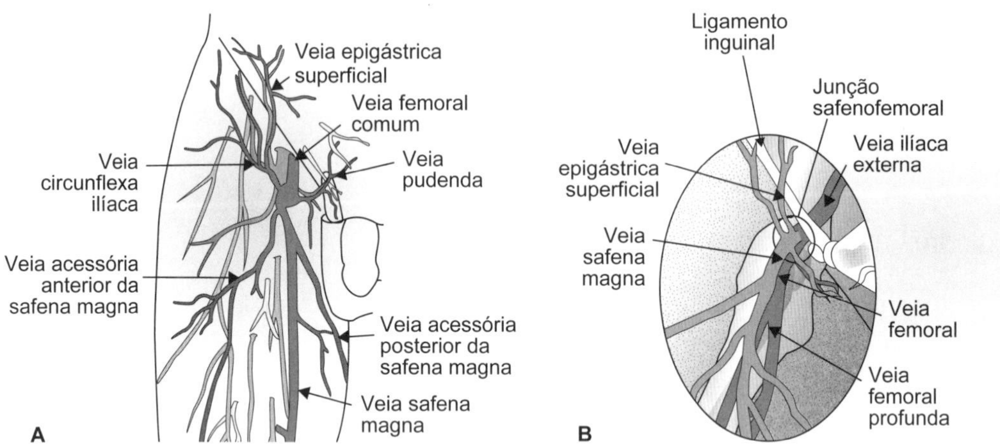

Figura 30.1 A e B. Veias do membro inferior.

A existência do refluxo venoso sem sintomas não é indicativo de cirurgia.

Contraindicações

- Relativas:
  - Comorbidades
  - Alto risco cirúrgico
  - Insuficiência arterial do membro acometido
  - Lesões tróficas pelo risco de infecção
  - Obesidade mórbida.

Material

- Principal:
  - *Kit* agulha de punção, cateter e introdutor
  - Seringa de 3 ou 5 mℓ
  - Agulha
  - Torniquete
  - Introdutor 6F (para fibras radiais com ponta redonda). Outras fibras podem ter requisitos diferentes de tamanho de introdutor
- Assepsia:
  - Luvas estéreis
  - Polivinilpirrolidona-iodo (PVP-I) ou clorexidina
  - Gaze
  - Capa estéril tubular tipo "manga" para transdutor (capa própria ou utilizada em câmera de videolaparoscopia)
  - Elástico ou segmento cortado de dedo de luva
- Equipamento:
  - Ultrassom (modo B + Doppler):
    - Modo B refere ao brilho, à imagem bidimensional branca e preta do tecido
    - Doppler é a avaliação dinâmica do fluxo sanguíneo
  - Transdutor
  - Gel de ultrassom
  - Gel estéril.

Avaliação e preparo do paciente

- Explicar o procedimento ao paciente
- Solicitar termo de consentimento assinado
- Realizar eco-Doppler pré-operatório para indicação cirúrgica e intraoperatório para guiar o procedimento
- Definir o melhor local de punção. Mais proximal possível, porém mais distal necessário:
  - Veia safena magna entre terço médio e proximal de perna
  - Veia safena parva em terço médio da perna, desviando do nervo sural.

Técnica

- Realizar antissepsia e assepsia e colocar campos estéreis
- Esterilizar o transdutor: aplicar gel de ultrassom no transdutor, colocar o transdutor em plástico estéril "manga", retirar bolhas de ar que prejudicam a qualidade da imagem, fixar o plástico com elástico estéril ou dedo de luva cortado – de modo que fique apertado, sem sobras –, aplicar externamente meio condutivo estéril, de preferência gel estéril (o mais comum é a xilocaína gel estéril), entre o transdutor encapado e a pele
- Diminuir a luz da sala. A sugestão é o foco não direto e longe do monitor do ultrassom

- Colocar garrote temporário acima do local de punção e colocar o paciente em proclive, para ingurgitar a veia a ser puncionada e facilitar sua visualização ecográfica
- Realizar punção ecoguiada de safena magna ou parva com agulha de micropunção
- Passar o fio-guia para realizar a técnica de Seldinger
- Retirar a agulha
- Realizar pequeno corte na pele com bisturi lâmina nº 11 no local de punção. O corte em "V" otimiza o tamanho do corte para a área necessária à entrada do dispositivo, de modo que a cicatriz fica menor
- Passar o introdutor (4F para fibras finas tipo *Slim* e 6F para fibras radiais)
- Retirar o fio-guia
- Testar a localização do introdutor, aspirando sangue e infundindo soro fisiológico em temperatura ambiente
- Passar a fibra ótica selecionada pelo introdutor, acompanhando seu trajeto pela transiluminação criada pela luz por meio da fibra ótica e utilizando o ultrassom para direcionar a fibra em eventuais áreas de dificuldade. Cuidado para não penetrar o sistema venoso profundo
- Retirar o garrote
- Identificar pelo ultrassom a croça da safena magna e colocar a ponta da fibra, ecoguiada, 2 cm abaixo do óstio da veia epigástrica. No caso da veia safena parva, colocar a fibra logo abaixo do óstio da veia gastrocnêmia, e, caso não seja visualizado, na safena parva antes de ela passar pela fáscia muscular
- Realizar infusão perisafena ecoguiada de soro fisiológico gelado, com intuito de diminuir a temperatura e proteger os tecidos adjacentes de queimaduras indesejadas, diminuir a dor, colabar a veia para melhor eficiência da energia térmica e garantir a distância de 1 cm da pele, para evitar queimaduras:
    - Utilizar a seringa de 20 mℓ na mão dominante e o transdutor na mão não dominante, entrar com agulha paralelamente ao transdutor, que está transversal ao vaso
    - Acompanhar a infusão do soro com ultrassom para certificar-se do descolamento da veia da superfície do espaço safeno e seu colabamento
    - A necessidade da intumescência perissafena diminui com o uso do *laser* de 1.470 nm e para veias protegidas por coxim adiposo
    - A intumescência pode ser realizada com solução anestésica: 445 mℓ de SF 0,9%, 50 mℓ de lidocaína 1% com epinefrina 1:100.000 e 5 mℓ de bicarbonato de sódio 8,4%. A dose máxima de lidocaína é 4 mg/kg, com duração de 30 min a 2 h, e a de lidocaína com epinefrina, 7 mg/kg, com duração máxima de 3 h. Outros anestésicos e proporções podem ser realizados.
- Selecionar a energia e a potência do *laser*:
    - O uso de baixa potência requer mais tempo para efetivar a termoablação, porém, diminui os efeitos nos tecidos adjacentes e permite um controle mais apurado da energia aplicada
    - *Linear endovenous energy density* (LEED): *laser* 940 nm: 50 a 80 J/cm; *laser* 1.470 nm: 40 a 60 J/cm. Existe uma correlação entre a energia aplicada e a taxa de oclusão venosa, sendo as melhores taxas de oclusão com 80 J/cm. Diminui-se a energia com o objetivo de diminuir complicações, como a parestesia. O equilíbrio satisfatório entre a taxa de oclusão e a taxa de complicações é conseguido com experiência na decisão da energia aplicada
    - Colocar o paciente em posição de Trendelenburg e checar novamente a posição da ponta da fibra com o ultrassom
- Tracionar a fibra 1 cm por disparo, mantendo o *laser* ligado até atingir a energia esperada nesse local:
    - Cuidado ao chegar próximo à ponta do introdutor. Este deve ser tracionado antes que a fibra entre em seu interior, caso contrário, pode ocorrer derretimento do polímero do cateter no interior do vaso
- Realizar fleboextração por microincisões de veias colaterais
- Fazer enfaixamento com compressão excêntrica ou elástica.

Cuidados após o procedimento

- A anticoagulação profilática com enoxaparina tem sido analisada como coadjuvante na profilaxia da trombose venosa profunda, porém não há evidência que suporte seu uso rotineiro
- Deambulação precoce
- Realizar eco-Doppler em menos de 1 semana e avaliar a presença de trombose venosa profunda, trombo térmico em junção safenofemoral

e oclusão da veia tratada. A imagem ecográfica da veia submetida à termoablação mimetiza tromboflebite local e deve ser diferenciada por ecografista experiente

- Manter o uso da meia elástica por pelo menos 1 semana.

Complicações

- Precoces:
  - Queimaduras por excesso de energia aplicada ou veia muito superficial podem ser evitadas com baixa energia e intumescência. Deve-se evitar o tratamento de veias muito superficiais
  - Dor excessiva
  - Flebite e trombose
  - Espasmo venoso
  - Perfuração de vaso
  - Hematoma no local de punção, equimose no trajeto venoso
  - Hemorragia
  - Trombose venosa profunda, que pode ocorrer por extensão do trombo térmico (EHIT, *endothermal heat induced thrombosis*), e ocorre em torno de 0,3 a 1% dos casos. Há uma diminuição do EHIT com aumento da distância da croça da safena do ponto inicial de termoablação:
    - EHIT I: trombose no nível da junção safeno femoral
    - EHIT II: extensão da trombose para o sistema venoso profundo, área de ≤ 50%
    - EHIT III: extensão da trombose para o sistema venoso profundo, área de > 50%
    - EHIT IV: oclusão do sistema venoso profundo
  - Embolia pulmonar por trombose venosa profunda. Evento raro, mas que deve ser prevenido, principalmente na ocorrência de TVP ou EHIT
  - Fístula arteriovenosa por punção ou dano causado pelo calor
  - Termoablação de tecido não desejado
  - Secção ou fratura do cateter e do fio-guia e sua consequente embolia. Disparo do *laser* dentro do introdutor e seu consequente derretimento no interior do vaso
  - Punção de vaso não desejado
  - Progressão do cateter por trajeto não desejado
  - Dano nervoso no nervo safeno, adjacente à veia safena magna abaixo do joelho, e no nervo sural, adjacente à veia safena parva. São nervos sensitivos e, quando lesados por calor ou punção, causam parestesia e disestesia, frequentemente temporária
- Tardias:
  - Neovascularização
  - Necrose de pele
  - Parestesia
  - Infecção: é necessário isolamento estéril do equipamento
  - Recanalização venosa por LEED muito baixo, tração muito rápida ou falha técnica
  - Causalgia.

Bibliografia

BRITTENDEN, J.; COTTON, S. C.; ELDERS, A.; RAMSAY, C. R.; NORRIE, J. Six-year follow-up of endovenous laser ablation for great saphenous vein Incompetence. Journal of Vascular Surgery: Venous and Lymphatic Disorders., v. 1, n. 1, 2013.

BURR, J.; CAMPBELL, B. et al. A randomized trial comparing treatments for varicose veins. The New England Journal of Medicine., v. 371, n. 13, 2014.

DERMODY, M.; O'DONNELL, T. F.; BALK, E. M. Complications of endovenous ablation in randomized controlled trials. Journal of Vascular Surgery: Venous and Lymphatic Disorders, 2013.

DOGANCI, S.; DEMIRKILIC, U. Comparison of 980 Nm Laser and Bare-tip Fibre with 1470 Nm Laser and Radial Fibre in the Treatment of Great Saphenous Vein Varicosities: A Prospective Randomised Clinical Trial. European Journal of Vascular and Endovascular Surgery., v. 40, n. 2, 2010.

SADEK, M.; KABNICK, L. S.; ROCKMAN, C. B.; BERLAND, T. L.; ZHOU, D. Increasing ablation distance peripheral to the saphenofemoral junction may result in a diminished rate of endothermal heat-induced thrombosis. Journal of Vascular Surgery: Venous and Lymphatic Disorders., v. 1, n. 3, 2013.

VAZ, C. et al. Iatrogenic complications following laser ablation of varicose veins. Dr. YAMANOUCHI, D. (ed.) Vascular Surgery. InTech. 2012. Disponível em: http://www.intechopen.com/books/vascular-surgery/iatrogenic-complications-following-laser-ablation-ofvaricose-vein.

Toracotomia de Reanimação

Stephanie Santin e Marcelo Augusto Fontenelle Ribeiro Junior

Considerações gerais

A primeira descrição de reanimação cardíaca aberta foi descrita por Schiff, em 1874, e aprimorada em 1960 com o advento da cirurgia cardíaca. A toracotomia de reanimação ou de emergência é controversa ainda nos dias de hoje, em razão da falta de artigos na literatura com número razoável de pacientes submetidos a esse procedimento.

O procedimento visa a reanimação cardíaca aberta, o destamponamento cardíaco, a oclusão de aorta descendente para melhorar o fluxo cerebral e cardíaco e o controle da hemorragia em pacientes politraumatizados.

A toracotomia de reanimação deve ter indicação precisa. O procedimento gera muitas complicações e é realizado como medida salvadora em pacientes graves, tendo alta taxa de mortalidade.

Considerações anatômicas

A região torácica compreende estruturas vitais e importantes que se situam entre a base do pescoço e o diafragma. O coração situado em posição torácica esquerda tem o ápice da câmara esquerda localizado na linha hemiclavicular à esquerda. A raiz da aorta se encontra posterior ao esterno e o arco aórtico e o tronco braquiocefálico, na região do manúbrio. A aorta descendente é coberta por uma fina camada de pleura parietal.

O pericárdio envolve o coração e por ele passam os nervos vago e frênico esquerdo, que passam pelo arco aórtico e, posteriormente, o frênico deita sobre o pericárdio à esquerda, sendo suscetível a lesões.

O esôfago está posterior aos vasos e anterior à coluna.

Indicações

A reanimação deve ser feita somente em locais com condições de realizar o reparo das possíveis lesões e com cirurgiões experientes, pois na maioria dos casos não é realizada por cirurgião cardiotorácico. É feita quando há ferimento penetrante torácico em paciente com atividade elétrica sem pulso (AESP) e em pacientes com parada cardiorrespiratória menor que 15 min.

Indicações controversas

- Lesões fechadas com paciente em tamponamento cardíaco evidenciado em *focused assessment with sonography in trauma* (FAST), sem lesões associadas graves e incompatíveis com a vida
- Lesões abdominais exsanguinantes penetrantes, antecedendo a exploração abdominal com o clampeamento temporário da aorta torácica.

Esta última é discutível e sua evidência científica é insuficiente ainda para determinar como prática habitual.

Contraindicações

- Equipe e hospital sem suporte para realização do procedimento e resolução das lesões possivelmente encontradas

- Pacientes em assistolia, sinais de lesões incompatíveis com a vida, parada cardiorrespiratória maior que 15 min.

Material

A equipe deve estar paramentada com avental, óculos, máscara e toca. Os materiais para o procedimento são:

- Gazes e compressas
- Clorexidine ou iodopovidine
- Pinça de Cheron
- Campos estéreis
- Bisturi lâmina fria nº 22
- Bisturi elétrico, se houver
- Pinça de Satinsky ou DeBakey
- Pinça de Duval
- Afastador de Finochietto
- Pinça Kelly curva e reta
- Tesoura Metzenbaum e de Mayo
- Sonda de Foley de 5 cc
- Serra de Gigli
- Porta-agulhas
- Pinça com dente e sem dente longa
- Fios de sutura, como prolene, Vicryl®, náilon, seda e algodão
- Dreno de tórax nº 38.

Preparo do paciente

- O procedimento é realizado em situação de emergência e, na maioria dos casos, as condutas são decididas rapidamente, não sendo possível jejum e preparo para a cirurgia, como nas cirurgias eletivas
- O paciente deve ser entubado e sedado, para realização do procedimento
- A passagem de sonda naso ou orogástrica deve ser realizada para guiar o pinçamento da aorta.

Técnica

- Colocar o paciente em decúbito dorsal horizontal. Realizar a assepsia e a antissepsia com clorexidine alcoólico ou iodopovidine
- Realizar incisão em região torácica à esquerda, anterolateral a partir da borda lateral esternal à esquerda até a região axilar posterior no espaço intercostal entre o 4º e 5º arco costal ou 5º e 6º arco costal. A abertura deve ser realizada sobre a borda superior da costela, para não entrar em contato com o feixe vásculo-nervoso. Realizar o procedimento se houver sangramento em grande quantidade proveniente do hemitórax direito e se, durante a avaliação, for necessário estender a incisão para a direita através do esterno, utilizando a serra de Gigli. Em mulheres, elevar a mama para não incisá-la (Figura 31.1)
- A entrada na cavidade torácica se dá pela lateral, após incisão de 2 a 3 cm. Com tesoura ou bisturi elétrico, proceder a abertura sob visão direta, protegendo o pulmão e a região cardíaca de lesões. Após a incisão, colocar o Finochietto para abertura da cavidade torácica
- Após a exposição, realizar manobras de controle de danos, para que a pericardiotomia seja efetuada. Deve-se iniciar pela ventilação seletiva, se possível. Se não for possível, o cirurgião pode ocluir o brônquio esquerdo, pois a atelectasia facilita a exposição
- Após a identificação do local de sangramento e se este dificulta a visualização do pericárdio, deve-se tentar a resolução temporária, para então fazer a abordagem do pericárdio. Nesse ponto, se houver sangramento não cardíaco, as opções são compressão local do sangramento e colocação de compressas e da pinça de Duval, se for do parênquima pulmonar. Em caso do hilo, pinçá-lo com Satinsky ou girar o pulmão 180°
- Identificar o pericárdio e se não há tamponamento cardíaco ou outra lesão torácica que justifique o quadro do doente; a reanimação poderá ser realizada sem a abertura do pericárdio. Caso contrário, a abertura do pericárdio deve ser realizada após a identificação do nervo frênico e paralelamente a este, com tesoura Metzenbaum (Figura 31.2). As lesões cardíacas sangrantes podem receber a colocação da sonda de Foley para conter o sangramento
- Após essa etapa, proceder com o pinçamento da aorta em pacientes com lesões abdominais concomitantes e priorizar o fluxo sanguíneo cerebral e miocárdico. Palpa-se a cânula naso/orogástrica para diferenciar do esôfago. Posteriormente, dissecar na altura do espaço intervertebral perpendicular a aorta na altura do corpo vertebral. O pinçamento deve ser o mais próximo possível do diafragma. Manter por, no máximo, 30 min (Figura 31.3)
- Massagem cardíaca deve ser realizada com a mão aberta, envolvendo todo o coração com ritmo regular, conforme preconizado pelo Suporte Avançado de Vida em Cardiologia (ACLS, *Advanced Cardiac Life Support*). Se o ritmo for favorável à realização de choque, a

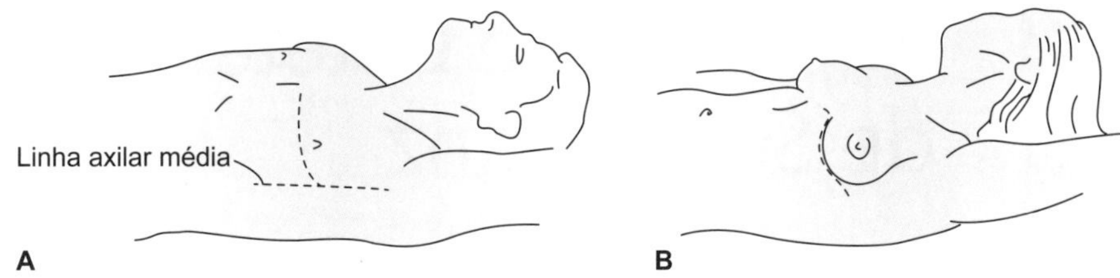

Figura 31.1 A e B. Local de incisão cirúrgica.

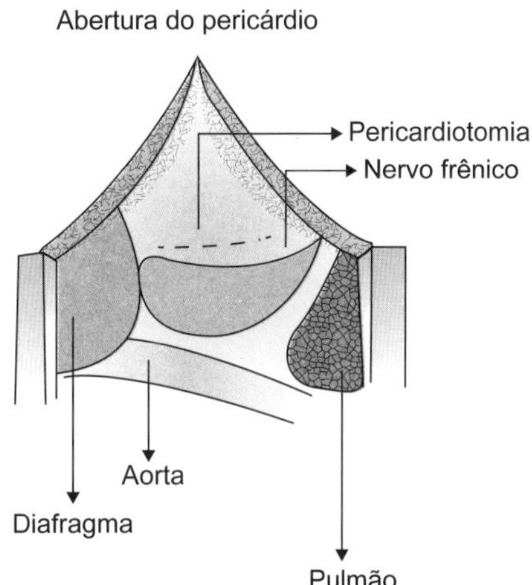

Figura 31.2 Abertura do pericárdio.

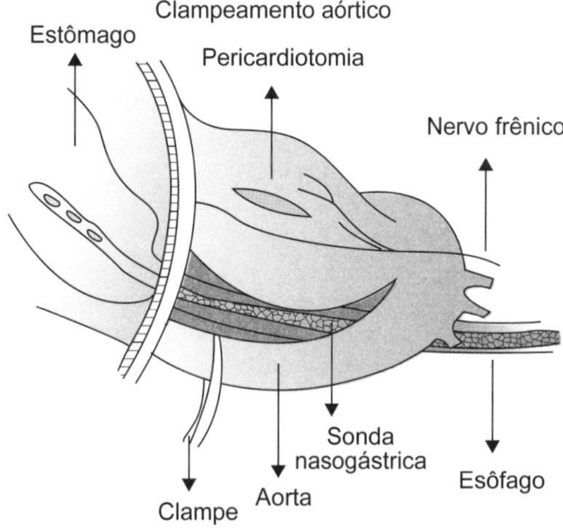

Figura 31.3 Pinçamento aórtico.

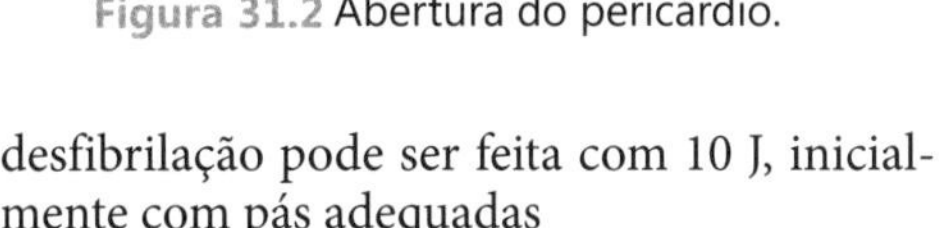

desfibrilação pode ser feita com 10 J, inicialmente com pás adequadas

- Assim que o paciente retornar da parada, as lesões deverão ser tratadas definitivamente, com sutura e ressecções necessárias, levando o paciente ao centro cirúrgico para o reparo definitivo
- Após o tratamento, deixar o dreno torácico locado e fixo e fechar a parede torácica.

Cuidados pós-cirurgia

Após a cirurgia, monitorar o paciente, quantificar o débito do dreno, introduzir a antibioticoterapia, repor o volume e realizar cuidados intensivos em unidade para suporte intensivo adequado para o paciente.

Complicações

- Danos neurológicos irreversíveis são relatados pela anóxia durante o procedimento, além de infecção e fístulas
- Na maioria dos casos, o óbito é causado pela lesão indicativa do procedimento.

Bibliografia

EIDT, J. F. Ressucitative thoracotomy: technique. UpToDate, 2013.

FRAGA, G. P. et al. Toracotomia de reanimação: racionalização do uso do procedimento. Rev Col Bras Cir., v. 33, n. 6, 2006.

WISE, D.; DAVIES, G.; COATS, T. et al. Emergency thoracotomy: "how to do it". Emerg Med J., v. 22, p. 22-24, 2005.

Implante de Cateter de Swan-Ganz

Noedir A. G. Stolf e Lucas Regatieri Barbieri

Considerações gerais

Realizado por Jeremy Swan e William Ganz, em 1970, esse implante tornou possível a introdução de um cateter que possibilita o registro de parâmetros hemodinâmicos na artéria pulmonar e revolucionou o tratamento de pacientes graves.

Atualmente, pode ser utilizado para fins diagnósticos e terapêuticos em pacientes criticamente enfermos. Apesar da popularidade desse dispositivo, o efeito do monitoramento invasivo em pacientes críticos ainda é questionável.

A correta colocação do cateter fornece informações sobre:

- Pressão venosa central (PVC)
- Pressão intracardíaca direita
- Pressão arterial pulmonar
- Pressão de oclusão (em "cunha") da artéria pulmonar.

A colocação adequada do cateter fornece dados que auxiliam no diagnóstico da condição hemodinâmica do paciente, no manejo e no prognóstico.

Por meio de um mecanismo de termodiluição, pode-se estimar:

- Índice cardíaco
- Resistência vascular sistêmica
- Resistência vascular pulmonar
- As duas últimas estimativas mencionadas são calculadas com base nas pressões e no índice cardíaco.

Indicações

O monitoramento hemodinamométrico invasivo deve ser indicado somente quando alguma decisão de diagnóstico e conduta for considerada, e quando o intensivista estiver comprometido em atuar com base nos dados obtidos com o procedimento. Essa indicação deve levar em conta obrigatoriamente que os dados obtidos contribuirão para a decisão terapêutica, sem acarretar risco desnecessário ao paciente.

As principais indicações para o uso do cateter são:

- Manuseio do infarto do miocárdio complicado:
  - Hipovolemia × choque cardiogênico
  - Insuficiência do ventrículo esquerdo
  - Infarto do ventrículo direito
  - Ruptura do septo interventricular e insuficiência mitral
- Avaliação da insuficiência respiratória aguda:
  - Edemas pulmonares cardiogênico e não cardiogênico (SARA)
- Avaliação dos estados de choque:
  - Cardiogênico, hipovolêmico, séptico ou misto
  - Embolia pulmonar
  - Hipotensões prolongadas não definidas
- Avaliação da terapêutica em casos selecionados:
  - Redução da pré-carga e da pós-carga na insuficiência do ventrículo esquerdo
- Agentes inotrópicos:
  - Vasodilatadores, vasopressores
- Ventilação mecânica com pressão expiratória positiva final (PEEP):
  - Manuseio do pós-operatório de cirurgia cardíaca e outras
  - Avaliação das necessidades e reposição volêmica na unidade de terapia intensiva (UTI)

  - Hemorragia gastrintestinal, sepses, trauma, queimaduras, insuficiência respiratória aguda (IRA) e cirrose
- Pós-operatório de clipagem de aneurisma cerebral, para controle do vasospasmo e em pacientes que necessitem de parâmetros hemodinâmicos e controle da função cardíaca no pós-operatório
- Diagnóstico de tamponamento cardíaco.

Material

Para a inserção do cateter de Swan-Ganz é necessário o preparo do material para o médico realizar o procedimento. Após a avaliação médica e a indicação do cateter, o enfermeiro é responsável pelo preparo do paciente e do material.

Os locais comumente utilizados para a inserção do cateter são a veia jugular interna e a veia subclávia.

Portanto, deve-se posicionar o paciente em decúbito horizontal e dorsal, deixando o local escolhido exposto e limpo. O paciente deve ser informado a respeito do procedimento, caso ele esteja consciente.

Passos preliminares

- Montar o sistema de monitoramento
- Selecionar o introdutor para a passagem do cateter
- Selecionar o modelo de cateter que será utilizado.

Material da paramentação médica

- Avental estéril
- Luva cirúrgica
- Máscara
- Touca
- Escova com solução antisséptica.

Material para inserção do cateter

- Solução antisséptica (p. ex., clorexidina)
- Campo estéril
- Pacote de curativo
- Dois pacotes de gazes
- Agulha 12×40
- Agulha 12×7
- Seringa de 10 mℓ
- Seringa de 20 mℓ
- Frasco de xilocaína 1% sem vasoconstritor
- Bisturi nº 11
- Porta-agulhas
- Fio mononáilon nº 3
- Micropore® para curativo.

Durante todo o procedimento, deve-se utilizar técnica asséptica e manter o material estéril. Antes da inserção do cateter é realizado o teste com o balão, insuflando-o com 1,5 mℓ de ar para verificar a simetria do balão ou detectar a presença de furos ou ruptura.

Geralmente, a técnica mais utilizada para inserção do cateter é a de Seldinger, na qual é utilizado um fio-guia na veia, pela qual o cateter é introduzido. Essa técnica diminui lesões locais.

A inserção do cateter não deve ser demorada, pois a temperatura do corpo pode tornar o material flexível, dificultando o seu posicionamento. Durante a passagem do cateter, é importante analisar as curvas, certificando o seu correto trajeto.

Técnica operatória

- No procedimento, realiza-se a punção da veia de escolha para introduzir o fio-guia metálico flexível. Faz-se um pequeno corte com a lâmina de bisturi, para passar o dilatador através do fio-guia. Retira-se o dilatador e conecta-se junto o introdutor. Ambos devem ser passados (introdutor e dilatador) pelo fio-guia. Retira-se, então, o fio-guia e a cânula plástica interna (dilatador) do introdutor e fixa-se à pele do paciente. A passagem do cateter de Swan-Ganz é feita através do introdutor venoso, posicionado na veia jugular interna ou na subclávia
- É importante certificar-se de que todas as conexões estão corretas e que o monitor está ligado e respondendo à manipulação do cateter junto à mão do médico. Coloca-se a bainha plástica sanfonada para facilitar o posicionamento sem contaminar o cateter, caso ele se desloque futuramente.

Posicionamento do cateter e acompanhamento pelo monitor

- Introduzir o cateter pelo introdutor, ele percorrerá seu caminho até encontrar a primeira câmara cardíaca, ou seja, o átrio direito (Figura 32.1 A). Nesse momento, haverá o registro no monitor de uma curva de PVC com três ondas, *a*, *c* e *v*, e seus colapsos *x* e *y*. Então, pode-se insuflar o balonete com ar (1,5 mℓ), permitindo que o fluxo sanguíneo dirija a ponta do cateter para o ventrículo direito. Os valores médios oscilam entre 3 e 5 mmHg

- Com a ajuda do fluxo sanguíneo, dirigir o cateter até a próxima câmara cardíaca, ou seja, o ventrículo direito (Figura 32.2). Sabe-se que o cateter se encontra no local certo por causa de uma alteração na curva, a qual apresenta uma oscilação ampla, com valores de 20 a 25 mmHg (sistólica) e 0 a 2 mmHg (diastólica). Também podem surgir algumas extrassístoles durante a passagem do cateter pelo ventrículo direito, principalmente pelo estímulo causado pela ponta do cateter sobre a parede do ventrículo. Quando a artéria pulmonar é atingida, a curva se altera, surgindo uma pressão sistólica de 20 a 25 mmHg e diastólica de 8 a 12 mmHg
- Como o balonete está insuflado, ao progredir com o cateter pela artéria pulmonar (Figura 32.3), este irá ocluir um dos seus ramos, fazendo com que apareça uma curva semelhante à da PVC, mas com valores médios um pouco maiores, entre 8 e 12 mmHg. Também é semelhante ao valor da pressão diastólica da artéria pulmonar. É um dos testes existentes para ter maior certeza de que o cateter se encontra "capilarizado", ou seja, ocluindo a artéria pulmonar. A curva deve se alterar imediatamente após a desinsuflação do balonete, retornando a curva da pressão da artéria pulmonar
- Ao término de todo o processo, o cateter está posicionado corretamente na artéria pulmonar, e a curva de capilarização ou artéria pulmonar ocluída aparece com facilidade durante o enchimento do balonete (Figura 32.4).

Obs.: é importante não dar ponto nem amarrar o cateter ao introdutor, pois é muito frequente precisar manipulá-lo para melhor posicionamento.

Cuidados de enfermagem

- Método manual intermitente: monitorar os dômus

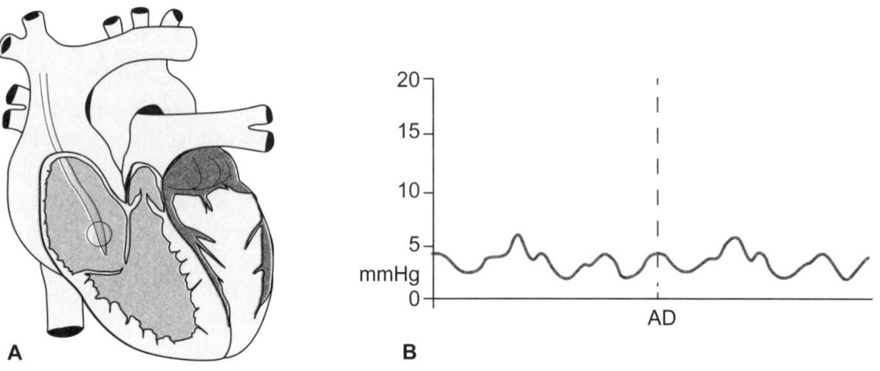

Figura 32.1 A e B. Traçado obtido com o cateter em região de átrio direito.

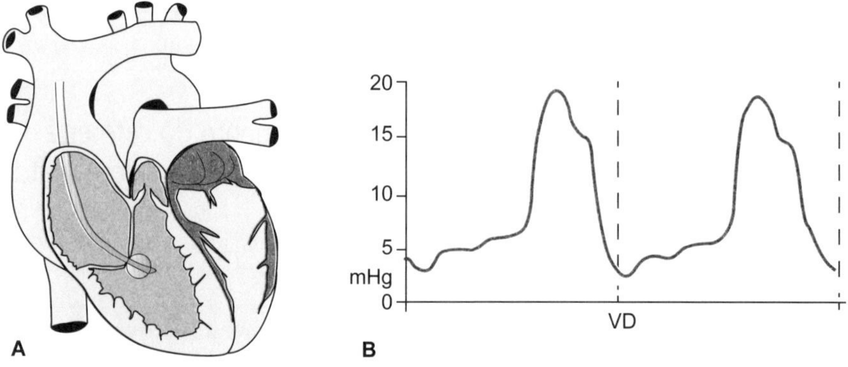

Figura 32.2 A e B. Traçado obtido com o cateter em região de ventrículo direito.

- Nivelar os dômus de pressão da artéria pulmonar e PVC em linha axilar média em 20°
- Zerar o sistema
- Para pacientes cardiopatas, iniciar medidas hemodinâmicas a cada 2 h e débito cardíaco a cada 8 h, ou de acordo com as condições clínicas do paciente
- Nos pacientes neurológicos, realizar medidas hemodinâmicas a cada 1 h, nas primeiras 24 h, registrando em impresso próprio
- Para medidas de débito cardíaco, realizar ao menos três medidas sequenciais, nas quais os valores devem oscilar no máximo 10%
- Durante a medida da pressão de oclusão da artéria pulmonar (POAP), injetar ar até que se perceba a alteração na morfologia da curva (ver Figura 32.4)
- Após a leitura da POAP, soltar a seringa para desinsuflação espontânea. Nunca utilizar líquidos para inflar o balão. Não utilizar a trava de segurança da via da POAP
- Se após insuflação não for obtida a curva adequada da POAP, verificar a posição correta do Swan-Ganz
- Realizar as medidas no final da expiração. Manter solução gelada para a realização das medidas
- Colher juntamente com a realização das medidas, gasometria arterial e venosa mista da via distal do cateter de artéria pulmonar e medida do lactato 1 vez por plantão
- Não infundir medicação no cateter, somente na via indicada. Não infundir na via amarela. A conduta de mudança de via deve ser avaliada pelo enfermeiro
- O cateter deve ser removido em 96 h pelo risco de infecção
- Manter permeabilidade do cateter por meio do fluxo contínuo de solução heparinizada, mantendo a bolsa pressurizadora com 300 mmHg de pressão

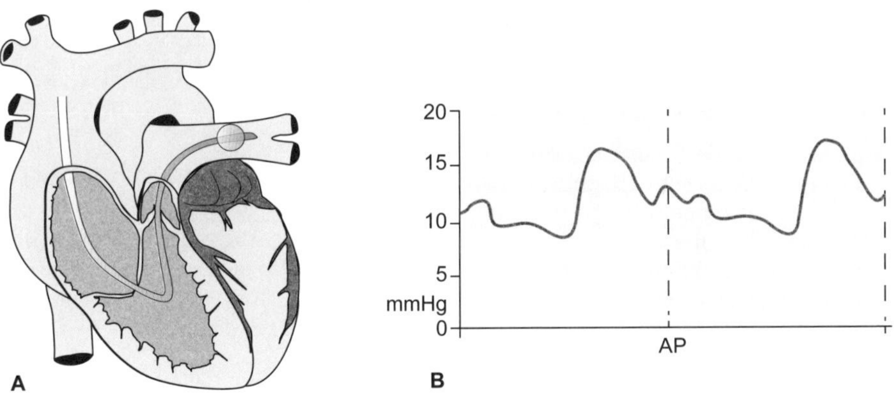

Figura 32.3 A e B. Traçado obtido com o cateter na artéria pulmonar.

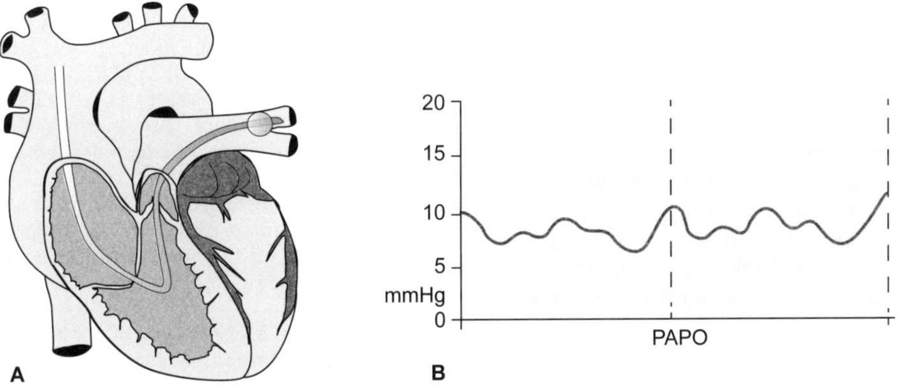

Figura 32.4 A e B. Traçado mostrando a curva da pressão da artéria pulmonar ocluída.

- As conexões devem estar ajustadas, prevenindo o retorno de sangue pela extensão
- Remover os resíduos de sangue nas extensões do cateter e das dânulas
- Realizar curativos diários no local de inserção do cateter. Avaliar uso de película (Tegaderm®)
- Manter o cateter fixado de forma adequada, para evitar o deslocamento e tracionamento. Nunca fixar o adesivo na camisinha
- Trocar a *solução* de heparina 1 mℓ e soro fisiológico 0,9% 500 mℓ a cada 24 h. Trocar as extensões, as dânulas e os dômus a cada 72 h
- Cuidado na manipulação dos membros superiores quando o cateter estiver em veia subclávia, e dos membros inferiores quando o cateter estiver em veia femoral
- Método de débito contínuo:
  - A assistência de enfermagem é a mesma do método manual intermitente
  - Realizar a correta calibragem do monitor.

Remoção do cateter de Swan-Ganz

A remoção do cateter de Swan-Ganz pode ser realizada por médico ou enfermeiro. Para evitar algumas complicações, antes de removê-lo, observar criteriosamente alguns pontos importantes:

- Visualizar o cateter de Swan-Ganz em uma radiografia de tórax recente. Observar se não há nó ou laço no cateter que está nas estruturas do sistema cardiovascular
- Verificar se o balão está desinsuflado
- Todas as saídas do sistema devem ser fechadas para o paciente
- O paciente deve ser posicionado em decúbito dorsal e horizontal
- Paciente acordado e consciente: deve-se explicar o procedimento e solicitar que ele realize a manobra de Valsalva durante a retirada do cateter
- Paciente sedado ou inconsciente: mantê-lo em decúbito a 0° durante a retirada do cateter.

Em ambos os casos, é importante manter uma pressão intratorácica aumentada, para evitar a entrada de ar durante ou logo após a retirada do cateter. O cateter desliza facilmente durante a retirada e nunca apresenta resistência. Caso haja dificuldade ou resistência, deve-se parar imediatamente e comunicar ao médico, pois o cateter pode estar preso em alguma estrutura cardíaca.

Após a retirada do cateter, deve-se manter o local com curativo compressivo durante, pelo menos, 24 h. Nessas 24 h, deve-se observar:

- Sinais e sintomas para embolia pulmonar
- Sinais e sintomas para tromboembolismo
- Sangramento no local.

Complicações potenciais da monitoração hemodinamométrica invasiva

Complicações relacionadas à punção venosa:

- Punção arterial
- Pneumotórax
- Lesão do plexo braquial
- Embolia gasosa.

Complicações relacionadas à passagem do cateter:

- Arritmias (no bloqueio completo do ramo de feixe esquerdo, em que há risco de bloqueio cardíaco completo)
- Danos nos sistemas valvares
- Perfuração da artéria pulmonar.

Complicações relacionadas à presença do cateter na artéria pulmonar:

- Trombose venosa no local da inserção
- Infarto pulmonar
- Sepse/endocardite.

Bibliografia

AKAMINE, N.; ANÇÃO, M. S.; LIVIANU, J. et al. Quality control in invasive hemodynamic monitorization. 5. Panamerican and Iberic Congress on Critical Care Medicine, Lisbon, Portugal, Abstract 108, June 1995. p.41, 44-47.

AKAMINE, N.; FERNANDES JR, C. J.; KNOBEL, E. Fisiopatologia dos estados de choque. In: KNOBEL, E. Condutas no paciente grave. São Paulo: Atheneu; 1994. p. 142-155.

AKAMINE, N.; FERNANDES JR, C. J.; WEY, S. B. et al. Choque séptico. In: KNOBEL, E. Condutas no paciente grave. São Paulo: Atheneu; 1994. p. 175-210.

AMERICAN SOCIETY OF ANESTHESIOLOGISTS TASK FORCE ON PULMONARY ARTERY CATHETERIZATION. Practice Guidelines for Pulmonary Artery Catheterization. Anesthesiology., v. 78, p. 380-394, 1993.

AXLER, O.; TOUSIGNANT, C.; THOMPSON, C. R. et al. Comparison of transesophageal echocardiographic, Fick, and thermodilution cardiac output in critically ill patients. J Crit Care., v. 11, p. 109-116, 1996.

BERLAUK, J. F.; ABRAMS, J. H.; GILMOUR, I. J. et al. Preoperative optimization of cardiovascular hemodynamics improves outcome in peripheral vascular surgery. Ann Surg., v. 214, p. 289-297, 1991.

BISHOP, M.; SHOEMAKER, W. C.; APPEL, P. L. et al. Prospective, randomized trial of survivor values of cardiac index, oxygen delivery, and oxygen consumption as resuscitation endpoints in severe trauma. J Trauma., v. 38, 780-787, 1995.

BLAND, J. M.; ALTMANN, D. G. Statistical methods for assessing agreement between two methods of clinical measurement. Lancet., v. 1, p. 307-310, 1986.

BONE, R. C.; SLOTMAN, G.; MAUNDER, R. et al. Randomized double-blind, multicenter study of prostaglandin E1 in patients with the adult respiratory distress syndrome. Chest., v. 96, p. 114-118, 1989.

BOYD, O.; GROUNDS, M.; BENNETT, D. A randomized trial of the effect of deliberate perioperative increase oxygen delivery on mortality in high-risk surgical patients. JAMA., v. 84, p. 2699-2707, 1993.

CONNORS, A. F.; DAWSON, N. V.; SHAW, P. K. et al. Hemodynamic status in critically ill patients with and without acute heart disease. Chest., v. 98, p. 1200-1206, 1990.

CONNORS JR, A. F.; SPEROFF, T.; DAWSON, N. V. et al. The effectiveness of right heart catheterization in the initial care of critically ill patients. JAMA., v. 276, p. 889-897, 1996.

COOK, D. J.; SACKETT, D. L.; SPITZER, W. O. Methodologic guidelines for systematic reviews of randomized control trials in health care from the Potsdam consultation in meta-analysis. J Clin Epidemiol., v. 48, p. 167-170, 1995.

COOPER, A. B.; DOIG, G. S.; SIBBALD, W. J. Pulmonary artery catheters in the critically ill – an overview using the methodology of evidence based medicine. In: Critical care clinics. Philadelphia: W.B. Saunders; 1996. p. 777-794.

DALEN, J. E.; BONE, R. C. Is it time to pull the pulmonary artery catheter? JAMA., v. 276, p. 916-918, 1996.

DANTZKER, D. Oxygen delivery and utilization in sepsis. Crit Care Clin., v. 5, p. 81-98, 1989.

DEL GUERCIO, L. R. M. Does pulmonary artery catheter use change outcome? Yes. Controversies in critical care medicine. Philadelphia: W.B. Saunders; 1996. p. 553-557.

EISENBERG, P. R.; JAFFE, A. S.; SCHUSTER, D. P. Clinical evaluation compared to pulmonary artery catheterization in the hemodynamic assessment of critically ill patients. Crit Care Med., v. 12, p. 549-553, 1984.

FERNANDES JR, C. J.; AKAMINE, N.; CENDOROGLO NETO, M. et al. Oxygen delivery and oxygen consumption patterns in relation to oxygen debt and outcome in 81 critically ill septic shock patients. The 6th World Congress on Intensive and Critical Care Medicine, Madrid, Spain. Med Intens., v. 17, p. 73, 1993.

FERNANDES JR, C. J.; AKAMINE, N.; KNOBEL, E. Monitorização hemodinâmica. In: KNOBEL, E. Condutas no paciente grave. São Paulo: Atheneu, 1994. p. 156.

FERNANDES JR, C. J.; KNOBEL, E.; AKAMINE, N. et al. Monitorização hemodinâmica nos pacientes graves. Rev Bras Terap Intens., v. 3, n. 1, p. 5-9, 1991.

FLEMING, A. W.; BISHOP, M.; SHOEMAKER, W. C. et al. Prospective trial of supranormal values as goals of resuscitation in severe trauma. Arch Surg., v. 127, p. 1175-1181, 1992.

FORRESTER, J.; DIAMOND, G.; CHATTERJEE K. et al. Medical therapy of myocardial infarction by application of hemodynamic subsets. N Engl J Med., v. 295, p. 1356-1262, 1976.

FREESINGER, G. C.; WILLIAM, S. V. Clinical competence in hemodynamic monitoring – a statement for physicians from the ACP/ACC/AHA Task Force on Clinical Privileges in Cardiology. J Am Coll Cardiol., v. 15, p. 1460-1464, 1990.

GATTINONI, L.; BRAZZI, L.; PELOSI, P. et al. A trial of goal-oriented hemodynamic therapy in critically ill patients. N Engl J Med., v. 333, p. 1025-1032, 1995.

GILBERT, E. M.; HAUPT, M. T.; MANDANAS, R. T. et al. The effect of fluid loading, blood transfusion and catecholamine infusion on oxygen delivery and consumption in patients with sepsis. Am Rev Respir Dis., v. 134, p. 875-887, 1986.

GORE, J. M.; GOLDBERG, R. J.; SPODICK, D. H. et al. A community-wide assessment of the use of pulmonary artery catheters in patients with acute myocardial infarction. Chest., v. 92, p. 721-727, 1987.

HAUPT, M. T.; ALBERT, E. M.; VARLSON, R. W. Fluid loading increases oxygen consumption in septic patients with lactic acidosis. Am Rev Respir Dis., v. 131, p. 387-395, 1985.

HAYES, M. A.; YAU, E. H.S.; TIMMINS, A. C. et al. Response of critically ill patients to treatment aimed at achieving supranormal oxygen delivery and consumption: Relationship to outcome. Chest., v. 103, p. 886-895, 1993.

IBERTI, T. J.; FISCHER, E. P.; LEIBOWITZ, A. B. et al. A multicenter study of physicians knowledge of the pulmonary artery catheter. JAMA., v. 264, p. 2928-2932, 1990.

KNOBEL, E. Management of complicated acute myocardial infarction. Crit Care Med., v. 9, Abstract TL20, 1989.

KNOBEL, E.; AKAMINE, N.; FERNANDES JR, C. J. O cateter de Swan-Ganz no seu devido lugar. Rev Bras Terap Intens., v. 6, p. 35, 1994.

KNOBEL, E.; AKAMINE, N.; FERNANDES JR, C. J. et al. Reliability of right atrial pressure monitoring to assess left ventricular preload in critically ill septic patients. Crit Care Med., v. 17, n. 12, p. 1344-1345, 1989.

KNOBEL, E.; BARUZZI, A. C. A.; BRILHANTE, J. J. et al. Infarto agudo do miocárdio. In: KNOBEL, E. Condutas no paciente grave. São Paulo: Atheneu, 1994. p. 26-44.

KNOBEL, E.; FERNANDES JR, C. J.; AKAMINE, N. et al. Right ventricular influence on left ventricular performance in septic patients. Crit Care Med., v. 15, p. 1158-1160, 1987.

KNOBEL, E.; FERNANDES JR, C. J.; CIRENZA, C. et al. Choque cardiogênico. In: KNOBEL, E. Condutas no paciente grave. São Paulo: Atheneu; 1994. p. 45-56.

L'ABBÉ, K. A.; DETSKY, A. S.; O'ROURKE, K. Meta-analysis in clinical research. Ann Intern Med., v. 107, p. 224-233, 1987.

LEIBOWITZ, A. B. Do pulmonary artery catheters improve patient outcome? No. Controversies in critical care medicine. Philadelphia: W.B. Saunders; 1996. p. 559-568.

NAYLOR, C. D.; SIBBALD, W. J.; SPRUNG, C. L. et al. Pulmonary artery catheterization. Can there be an integrated strategy for guideline development and research promotion? JAMA., v. 269, p. 2407-2411, 1993.

ROBIN, E. D. Death by pulmonary artery flow-directed catheter. Time for a moratorium? Chest., v. 92, p. 727-731, 1987.

RONCO, J. J.; PHANG, P. T.; WALLEY, K. R. et al. Oxygen consumption is independent of changes in oxygen delivery in severe adult respiratory distress syndrome. Am Rev Respir Dis., v. 143, p. 1267-1273, 1991.

SHAH, K. B.; RAO, T. L. K.; LAUGHLIN, S. et al. A review of pulmonary artery catheterization in 6,245 patients. Anesthesiology., v. 61, p. 271-275, 1984.

SHOEMAKER, W. C. Use and abuse of the balloon tip pulmonary artery (Swan-Ganz) catheter: are the patients getting their money's worth? Crit Care Med., v. 18, p. 1294-1296, 1990.

SHOEMAKER, W. C.; APPEL, P. L.; KRAM, H. B. et al. Prospective trial of supranormal values of survivors as therapeutic goals in high-risk surgical patients. Chest., v. 94, p. 1176-1186, 1988.

SHOEMAKER, W. C.; KRAM, H. B.; APPEL, P. L. et al. The efficacy of central venous and pulmonary artery catheters and therapy based upon them in reducing morbidity and mortality. Arch Surg., v. 125, p. 1332-1337, 1990.

SPODICK, D. H. Flow-directed pulmonary artery catheterization. Chest., v. 95, p. 489-490, 1989.

SWAN, H. J. C.; GANZ, W.; FORRESTER, J. et al. Catheterization of the heart in man with use of a flow-directed baloon-tipped catheter. N Engl J Med., v. 283, p. 447-451, 1970.

TUCHSMIDT, J.; FRIED, J.; ASTIZ, M. et al. Elevation of cardiac output and oxygen delivery improves outcome in septic shock. Chest., v. 102, p. 216-220, 1992.

TUMAN, K.; McCARTHY, R.; SPIESS, B. D. et al. Effect of pulmonary artery catheterization on outcome in patients undergoing coronary artery surgery. Anesthesiology., v. 70, p. 199-206, 1989.

VERMEIJ, C. G.; FEENSTRA, B. W. A.; BRUNNING, H. A. Oxygen delivery and oxygen update in postoperative and septic patients. Chest., v. 98, p. 415-420, 1990.

VILLAR, J.; SLUTSKY, A. S.; HEW, E. et al. Oxygen transport and oxygen consumption in critically ill patients. Chest., v. 98, p. 687-692, 1990.

YELDERMANN, M. L.; RAMSAY, M. A.; QUINN, M. D. et al. Continuous thermodilution cardiac output measurement in intensive care unit patients. J Cardiothorac Vasc Anesth., v. 6, p. 270-274, 1992.

YU, M.; LEVY, M. M.; SMITH, P. et al. Effect of maximizing oxygen delivery on morbidity and mortality rates in critically ill patients: a prospective, randomized, controlled study. Crit Care Med., v. 21, p. 830-838, 1993.

YU, M.; TAKANISHI, D.; MYERS, S. et al. Frequency of mortality and myocardial infarction during maximizing oxygen delivery: a prospective randomized trial. Crit Care Med., v. 23, p. 1025-1032, 1995.

ZION, M. M.; BALKIN, J.; ROSENMANN, D. et al. Use of pulmonary artery catheters in patients with acute myocardial infarction: analysis of experience in 5,841 patients in the SPRINT registry. Chest., v. 98, p. 1331-1335, 1990.

Seção **4**

Hematologia

Aspirado e Biopsia de Medula Óssea

Lisa Aquaroni Ricci

Exame da medula óssea

O material de medula óssea (MO) para exames citológico e histológico pode ser obtido por aspiração e por biopsia.

Contraindicações

- Coagulopatia grave
- Infecção no local de punção/biopsia.

Aspirado de medula óssea

- É a preparação citológica das células da medula óssea, obtida por aspiração com posterior esfregaço das células
- Permite exame citológico e fornece material para imunofenotipagem, citogenética e biologia molecular
- O procedimento causa apenas leve desconforto ao paciente.

Local

A escolha do local de punção deve se basear na faixa etária:

- Neonatos: área tibial anterior medial ou crista ilíaca posterior superior
- Crianças: crista ilíaca anterior ou posterior
- Adultos: esterno (na altura do 2º espaço intercostal), crista ilíaca anterior ou crista ilíaca posterior superior.

Deve-se evitar o aspirado esternal em pacientes com menos de 10 anos de idade e naqueles com hipótese diagnóstica de mieloma múltiplo, em razão do risco de perfuração do osso.

Material

- Principal:
  - Agulha de aspirado de medula óssea
  - Seringa de 10 mℓ
  - Lâmina de vidro
- Assepsia:
  - Gazes estéreis
  - Polivinilpirrolidona-iodo (PVP-I) ou clorexidina tópicos
  - Luvas e campos estéreis
- Anestesia tópica:
  - Seringa de 5 mℓ
  - Lidocaína a 2% (1 mℓ)
  - Agulha de 26 G para anestesia local
- Curativo:
  - Gaze
  - Tintura de benjoim (opcional)
  - Esparadrapo ou Micropore®.

Avaliação e preparo do paciente

- Realizar exame clínico à procura de deformidades locais
- Explicar o procedimento ao paciente e aos familiares, relatando suas complicações potenciais e obtendo o consentimento por escrito do paciente ou do responsável.

Procedimento

- Fazer assepsia do local e colocar luva estéril
- Aplicar anestesia local: pele, tecido subcutâneo e periósteo (Figura 33.1):
  - Deve-se proceder à anestesia geral ou sedação em crianças

- Durante a anestesia do periósteo, aproveitar para medir a profundidade que a agulha de aspirado deve alcançar: 5 a 6 mm abaixo do periósteo (Figura 33.2). Se o local escolhido for a crista ilíaca, a agulha pode penetrar até 1 cm abaixo do periósteo
- De preferência, utilizar agulhas descartáveis para aspirado de medula óssea. A agulha deve ser introduzida formando um ângulo de 90° com o esterno, ao lado da linha mediana, pois a parte mediana é a menos celular
- A entrada da agulha na cavidade da MO deve ser sentida com diminuição na velocidade do avanço
- Retirar o trocarte
- Conectar a seringa de 10 mℓ
- Realizar aspiração rápida de 0,5 a 1 mℓ de MO por sucção. Deve-se aspirar volume maior para análise imunofenotípica, citogenética ou biologia molecular
- Preparar esfregaço do material em lâminas de vidro, rapidamente, para evitar coagulação (Figura 33.3)
- Fazer compressão do local com gaze estéril e curativo
- Levar o material para fixação e coloração, para ser examinado em laboratório.

Biopsia de medula óssea

A biopsia de medula óssea (BMO) implica na retirada de um fragmento ósseo da crista ilíaca posterior ou anterior.

Local

A crista ilíaca posterior é o local preferido, pois está associada a menor risco de complicações. A região esternal não possibilita BMO, pelo risco de a fina tábua óssea do esterno ser penetrada pela agulha, causando complicações (Figura 33.4).

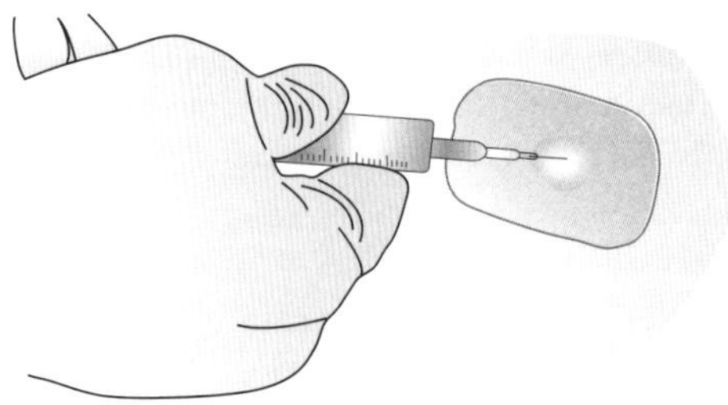

Figura 33.1 Anestesia local.

Material

- Principal:
  - Agulha de Jamshidi®, recipiente com formol
- Assepsia:
  - Gazes estéreis, PVP-I ou clorexidina tópicos, luvas estéreis, campos estéreis
- Anestesia tópica:
  - Seringa de 5 mℓ, 1 mℓ de lidocaína a 2%, agulha para anestesia local
- Curativo:
  - Gaze, tintura de benjoim (opcional), esparadrapo ou Micropore®.

Avaliação e preparo do paciente

- Fazer exame clínico à procura de deformidades locais
- Explicar o procedimento ao paciente e aos familiares, relatando suas complicações potenciais e obtendo o consentimento por escrito do paciente ou do responsável.

Procedimento

- Fazer assepsia do local e colocar luvas estéreis
- Colocar o paciente em decúbito lateral, com pernas flexionadas
- Aplicar anestesia local: pele, tecido subcutâneo e periósteo. O procedimento é realizado com anestesia local e causa desconforto moderado, devendo-se sedar pacientes ansiosos
- Material: agulha de Jamshidi®. A agulha deve ser fixada firmemente no córtex do osso antes de o trocarte ser removido
- Rotacionar em sentido horário, introduzindo a agulha. Quando houver atingido a distância suficiente para que o fragmento ósseo tenha, no mínimo, 1,6 cm, fazer movimento rápido de rotação contralateral e retirar lentamente a agulha (Figura 33.5)
- Retirar o fragmento ósseo com o mandril e colocá-lo em recipiente com formol (Figura 33.6)
- Fazer compressão no local e curativo.

Complicações

- Sangramento
- Dor
- Reação alérgica ao anestésico ou ao sedativo
- Infecção.

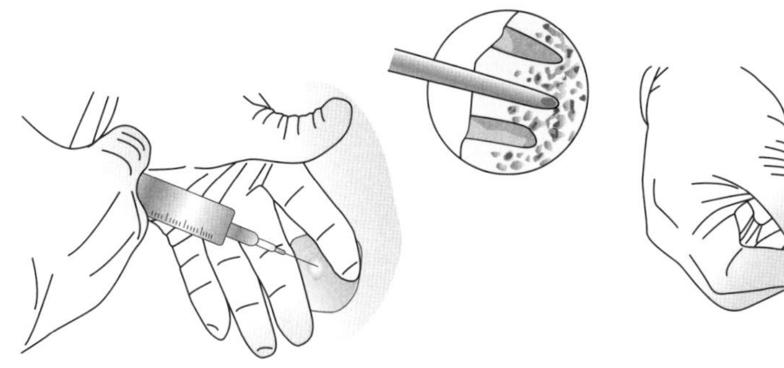

Figura 33.2 Infiltração de lidocaína no periósteo da crista ilíaca posterior.

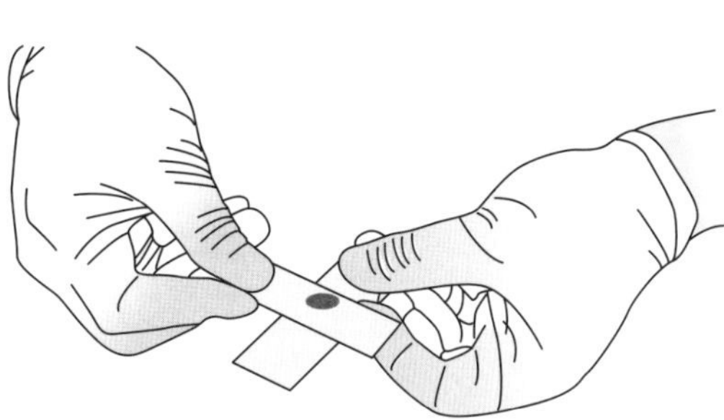

Figura 33.3 Esfregaço em lâmina de vidro.

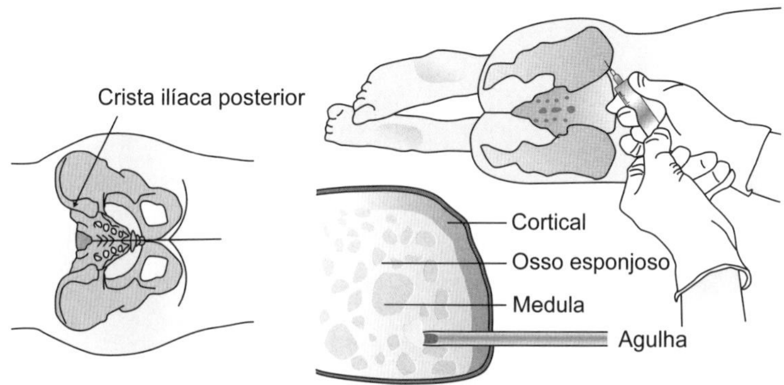

Figura 33.4 Biopsia de medula óssea.

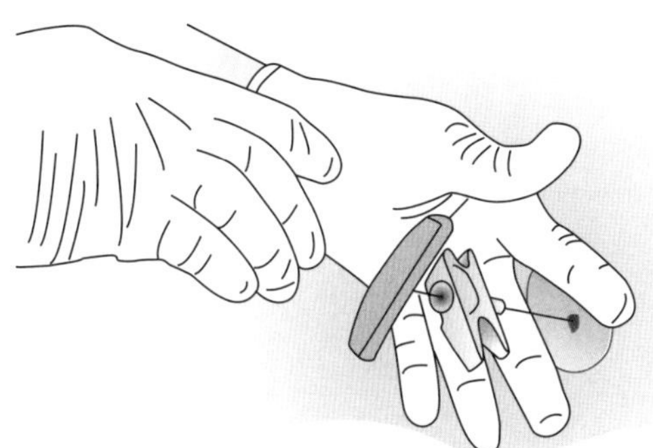

Figura 33.5 Remoção do trocarte.

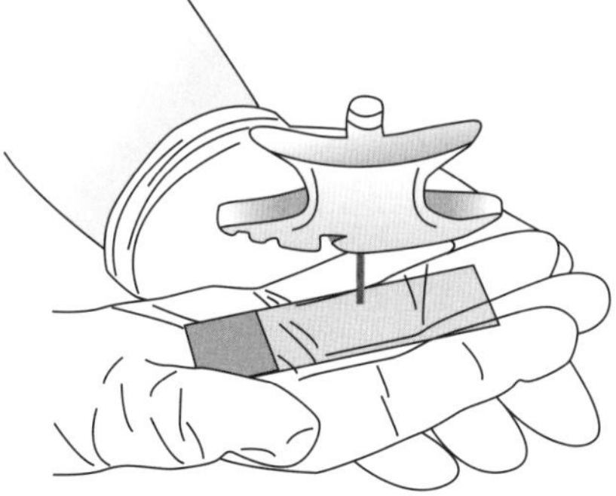

Figura 33.6 *Imprint* do material obtido.

Bibliografia

BAIN, B. et al. Bone Marrow Pathology. 3. ed. New York: Wiley-Blackwell; 2001.

GREER, J. P. et al. (ed.) Wintrobe's Clinical Hematology. 11. ed. v. 1. Philadelphia: Lippincott Williams & Wilkins; 2003.

MEDLINE PLUS. http://www.nlm.nih.gov/medlineplus/ency/article/004334.htm.

RILEY, R. et. al. An illustrated guide to performing the bone marrow aspiration and biopsy. Virginia Commonwealth University Department of Pathology. Disponível em: http://www.pathology.vcu.edu/education/lymph/How%20to%20 Marrow.pdf

WISE-DRAPER, T. Bone marrow aspiration and biopsy. Medscape. 2013. Disponível em: http://www.emedicine.com/med/topic2971.htm.

Seção **5**

Tórax e Pneumologia

Intubação Endotraqueal

Alexandre Campos Moraes Amato

Considerações gerais

A intubação endotraqueal é a introdução de um tubo para assegurar uma via respiratória definitiva, possibilitando a ventilação controlada e ao paciente receber assistência ventilatória sobre pressão positiva, com ventiladores mecânicos ou sistema bolsa-válvula (Ambu®), além de possibilitar a aspiração das vias respiratórias e protegê-las de aspiração. Deve-se tentar o procedimento por 30 s apenas e voltar para ventilação bolsa-máscara-válvula, se possível.

Considerações anatômicas

Conhecer a anatomia das estruturas pelas quais a cânula endotraqueal deve passar e das adjacências dá segurança para executar o procedimento. Esse conhecimento é essencial para entender a intubação endotraqueal. Também é importante saber as diferenças anatômicas entre crianças e adultos.

Valécula é o espaço na base da língua formado por esta e, posteriormente, pela epiglote (Figura 34.1).

Indicações

- Qualquer situação em que seja necessária uma via respiratória definitiva
- Parada cardiorrespiratória
- Insuficiência respiratória com necessidade de ventilação mecânica:
  - Elevação acentuada da PCO_2 e acidose em pacientes debilitados ou com exaustão respiratória
  - Pacientes asmáticos ou com doença pulmonar obstrutiva crônica
  - Pós-anestésicos
  - Redução de PO_2 arterial a níveis inferiores a 55 mmHg, apesar da administração de oxigênio a 50%
- Escala de Glasgow < 8
- Pacientes sem resposta adequada a estímulos externos, podendo broncoaspirar

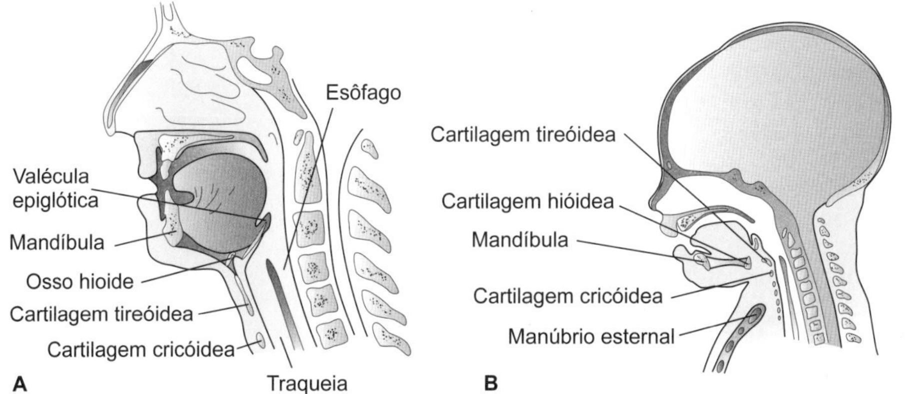

Figura 34.1 A e B. Referências anatômicas de cabeça e pescoço, em corte sagital, importantes para a intubação endotraqueal.

- Necessidade temporária de aspirar as vias respiratórias, para remoção das secreções
- Nasotraqueal:
  - Pescoço curto e grosso
  - Impossibilidade de abrir a boca
  - Impossibilidade de mover o pescoço
  - Lesões orais.

Contraindicações

- Orotraqueais:
  - Corpo estranho localizado nas vias respiratórias superiores
  - Trauma laríngeo
  - Laringite aguda com edema de laringe
  - Fratura de coluna cervical (contraindicação relativa)
- Nasotraqueais:
  - Fratura da base do crânio
  - Corpo estranho localizado em vias respiratórias superiores
  - Anticoagulação ou fibrinolíticos
  - Hematoma cervical em expansão
  - Apneia.

Material

- Principal:
  - Unidade de reanimação com bolsa-máscara-válvula (Ambu®) e suplemento de oxigênio
  - Coxim pequeno ou apoio
  - Oxímetro de pulso
  - Monitor cardíaco
  - Monitor de pressão arterial
  - Laringoscópio com lâminas curvas de tamanho 3 e 4 (MacIntosh®) e retas de tamanho 2 e 3 (Miller®)
  - Cânulas endotraqueais. Em mulheres adultas, 6,5 a 7,5 mm; em homens adultos, 7,5 a 8,5 mm; em crianças, o tubo deve se aproximar do tamanho da unha de seu 5º quirodáctilo (Tabela 34.1)
  - Fio-guia maleável
  - Cateteres de sucção traqueal, bomba de sucção e cateter de sucção de aço inoxidável (Yankauer®)
  - Pinças de Magill
  - Lubrificante hidrossolúvel
  - Detector de CO_2 qualitativo, monitor de CO_2 ou dispositivo esofágico
  - Estetoscópio
- Assepsia:
  - Luvas de procedimento, máscara e proteção ocular
- Anestesia tópica:
  - Lidocaína tópica em *spray*
  - Medicações para analgesia/anestesia, amnésia e bloqueio neuromuscular
  - Sugestão:
    - Adultos: etomidato 30 mg ou midazolam 2 a 5 mg; succinilcolina 1 a 2 mg/kg (habituais 100 mg)
    - Crianças: sulfato de atropina 0,1 a 0,5 mg; etomidato 0,3 mg/kg ou midazolam HCl (0,1 mg/kg hipovolêmicos e 0,3 mg/kg normovolêmicos); cloridrato de succinilcolina (< 10 kg: 2 mg/kg, > 10 kg: 1 mg/kg). Flumazenil é o antídoto específico para o midazolam e deve estar prontamente disponível
- Infusão:
  - Seringa de 10 mℓ para inflar o balão (*cuff*)
- Curativo/fixação:
  - Esparadrapo ou dispositivo para fixação do tubo endotraqueal.

Tabela 34.1 Tubo endotraqueal a ser utilizado segundo a idade.

Idade	Escala francesa (F)	Diâmetro interno
Prematuro	12 a 24	2,5
Recém-nascido a 3 meses	14 a 16	3 a 3,5
3 meses a 6 meses	14 a 18	3,5
6 meses a 1 ano	16 a 18	4
1 ano a 1,5 ano	18 a 20	4
1,5 ano a 2 anos	18 a 22	4,5
2 anos	20 a 22	4,5
3 anos	22 a 24	5
4 anos	24 a 26	5
5 anos	24 a 26	5 a 6
6 anos	26 a 28	5 a 6
7 anos	26 a 28	6 a 7
8 anos	26 a 28	7
9 anos	26 a 28	7
10 anos	28 a 30	7 a 8
11 anos	30 a 32	8
12 anos	30 a 32	8
13 anos	32 a 34	8
14 anos	36 a 38	8
Adulto	36 a 42	8,5
Fórmula	20 + idade	4,5 + idade/4

Avaliação e preparo do paciente

- Explicar o procedimento ao paciente, se estiver acordado, e aos familiares
- Solicitar termo de consentimento informado assinado
- Pedir para o paciente abrir a boca e colocar a língua para fora. Visualizar a faringe posterior e classificar conforme Mallampati, para prever a dificuldade de intubação (Figura 34.2):
    - Classe I: palato mole, fauce, úvula e pilares amidalinos visíveis
    - Classe II: palato mole, fauce e úvula visíveis
    - Classe III: palato mole e base da úvula visíveis
    - Classe IV: palato mole totalmente não visível
- Colocar o paciente em decúbito dorsal, com a cabeça estendida e a boca aberta. Posicionar, em adultos, um coxim pequeno (7 a 10 cm) sob a região occipital (se não houver suspeita de lesão de coluna cervical), para mantê-lo levemente estendido. Se houver suspeita de lesão, essa manobra não deve ser realizada e um assistente deverá estabilizar o pescoço. O colar cervical deve ser aberto pela frente
- Verificar a integridade do balão, inflando-o e desinflando-o totalmente. Verificar a luz do laringoscópio.

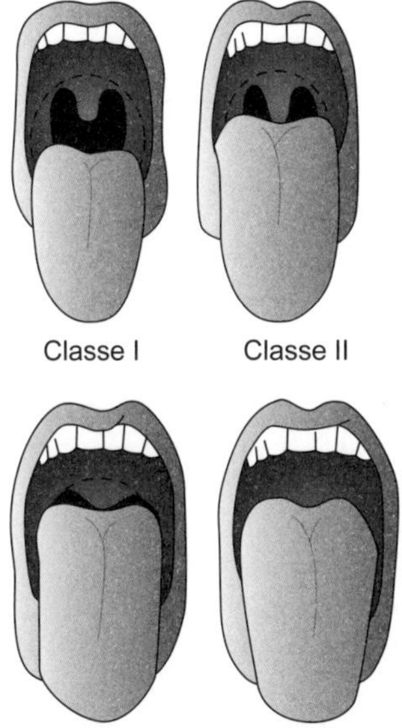

Figura 34.2 Classificação de Mallampati para prever dificuldades de intubação.

Técnica

- Colocar luvas, máscara e proteção ocular
- Certificar-se da permeabilidade das vias respiratórias. Retirar corpos estranhos, como dentaduras, coágulos, vômito e secreções
- Garantir ventilação e oxigenação adequadas
- Realizar acesso venoso, se houver tempo
- Acoplar o oxímetro de pulso e o monitor cardíaco e fazer o monitoramento da pressão arterial
- Pré-oxigenar com oxigênio a 100% durante 2 a 3 min, ou aplicar 3 a 4 ventilações de capacidade vital, se o tempo e as condições do paciente possibilitarem.

Intubação orotraqueal

- O médico fica em pé, à cabeceira do leito, e o doente é elevado a uma posição confortável
- Inserir um guia levemente lubrificado na cânula endotraqueal e encurvá-la, para auxiliar a entrada na glote (opcional)
- Aplicar lubrificante no balão da cânula
- Conectar a lâmina escolhida ao cabo do laringoscópio:
    - Lâmina reta é utilizada para elevar anteriormente a epiglote, mais bem empregada em crianças
    - Lâmina curva é inserida na valécula
    - A lâmina nº 3 é adequada, a não ser em longilíneos
    - Certificar-se de que as pilhas e a lâmpada estão funcionando
- Anestesiar a orofaringe topicamente
- Se necessário, promover sedação e/ou bloqueio neuromuscular
- O laringoscópio deve ser manejado com a mão esquerda
- Manobra de Sellick (Figura 34.3): compressão na cartilagem cricoide para ocluir o esôfago e diminuir o risco de refluxo do conteúdo gástrico para os pulmões
- O laringoscópio deve ser inserido no canto direito da boca, avançando-se a lâmina para a base da língua. Empurrar a língua para a esquerda. Deslocar a lâmina delicadamente para sua posição correta: a lâmina curva é posicionada na valécula sobre a epiglote (Figura 34.4 A e B), e a reta, além da epiglote (Figura 34.4 C e D). O laringoscópio só deve ser tracionado ao longo de seu maior eixo. Movimentos

de báscula, rotação ou balanço podem lesar dentes, gengivas e lábios. O laringoscópio não deve tocar os dentes superiores

- Visualizar as cordas vocais e a abertura da glote:
  - O assistente pode mobilizar a cartilagem tireoide retrógrada, para cima e para a direita
- Inserir a cânula endotraqueal através das cordas vocais, segurando-a com a mão direita. Ao encontrar dificuldade para passar a cânula com o fio-guia, este pode ser retirado pelo assistente:
  - Podem ser anestesiadas as cordas vocais com lidocaína a 2% em *spray*
- Remover a guia e o laringoscópio, mantendo a cânula em sua posição. A marca externa da cânula deve mostrar 21 cm para mulheres, e 23 cm para homens
- Inflar o balão com o volume suficiente para manter 30 mmH_2O. Acima de 40 pode ser mais deletério para a mucosa e a submucosa, podendo causar perda da mucosa ciliar, ulceração, sangramento, estenose traqueal e fístula traqueoesofágica
- Certificar-se da posição da cânula:
  - Inspecionar e auscultar o epigástrio e o tórax bilateralmente
  - Detector de CO_2 qualitativo: pode apresentar falso-positivo e falso-negativo, respectivamente, em pacientes que tenham ingerido grande quantidade de bebida gaseificada recentemente e naqueles com perfusão pulmonar deficiente
  - Dispositivo detector esofágico: ao aspirar, se estiver na traqueia, o ar vem sem resistência; se estiver no esôfago, ele se colaba, impedindo a aspiração

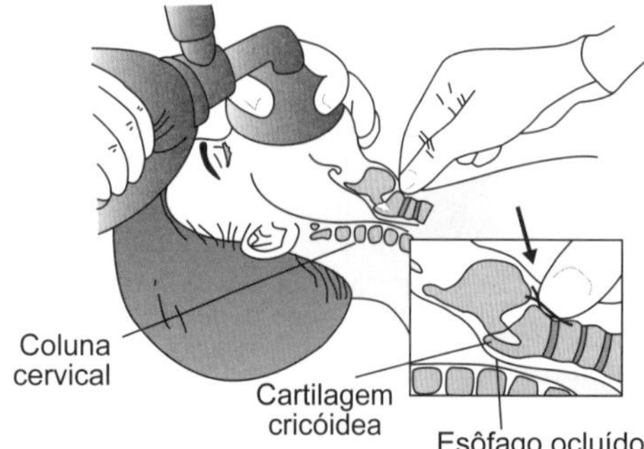

Figura 34.3 Manobra de Sellick.

  - Sinal apenas sugestivo: condensação na cânula traqueal
  - Escutar ruídos respiratórios na cânula em pacientes em ventilação espontânea
  - Exame radiológico de tórax, no qual a cânula deve estar 2 a 3 cm acima da carina da traqueia
  - Verificar a saturação de oxigênio do paciente
- Fixar a cânula com esparadrapo ou dispositivo próprio para estabilização.

Intubação nasotraqueal

- O paciente deve apresentar ventilação espontânea e volume corrente adequado
- Anestesiar topicamente as vias nasais e a faringe e lubrificar as vias nasais
- Usar a narina mais ampla, se houver desvio de septo nasal
- Introduzir a cânula endotraqueal bem lubrificada, sem o guia, através da via nasal, na orofaringe posterior
- Oxigênio pode ser administrado por máscara facial ou conectando-se intermitentemente à fonte de oxigênio na cânula endotraqueal
- Inspecionar a orofaringe e certificar-se de que a cânula endotraqueal está na linha média
- A quantidade de ar no conector da cânula endotraqueal é estimada pela escuta do movimento do ar através da cânula ou com o emprego de um *apito* especialmente concebido para esse fim ou, ainda, um monitor de CO_2 exalado
- Progredir lentamente a cânula. Sentir e ouvir a passagem de ar no conector da cânula, continuar a avançá-la se a passagem de ar aumentar através dela. É mais fácil avançar durante as inspirações, quando as cordas vocais se abrem. Se a passagem de ar diminuir, retrair a cânula endotraqueal até que aquela retorne, reposicionar a cabeça e avançar novamente a cânula
- Avançar através da glote é mais fácil durante a inspiração
- Normalmente, o paciente tem tosse, se estiver na posição correta
- Ao colocar a cânula no lugar desejado, deve-se segurá-la firmemente, com o marcador externo mostrando 21 cm para mulheres, e 23 cm para homens
- Inflar o balão

- Certificar-se da posição da cânula:
  - Inspecionar e auscultar o epigástrio e o tórax bilateralmente
  - Detector de CO_2 qualitativo: pode apresentar falso-positivo e falso-negativo, respectivamente, em pacientes que tenham ingerido grande quantidade de bebida gaseificada recentemente e naqueles com perfusão pulmonar deficiente
  - Dispositivo detector esofágico: ao aspirar, se estiver na traqueia, o ar vem sem resistência; se estiver no esôfago, ele se colaba, impedindo a aspiração
  - Sinal apenas sugestivo: condensação na cânula traqueal
  - Escutar ruídos respiratórios na cânula em pacientes em ventilação espontânea
  - Exame radiológico de tórax, no qual a cânula deve estar 2 a 3 cm acima da carina da traqueia
  - Verificar a saturação de oxigênio do paciente
- Fixar a cânula com esparadrapo ou dispositivo próprio para estabilização.

Cuidados após o procedimento

- Verificar diariamente a localização do tubo:
  - Exame clínico
  - Em radiografia torácica, o tubo deve estar 2 a 3 cm acima da carina
- Evitar a extubação traumática involuntária
- Especificar, na prescrição, os cuidados em relação à insuflação e desinsuflação do balão e à frequência com que se deve proceder à aspiração endotraqueal

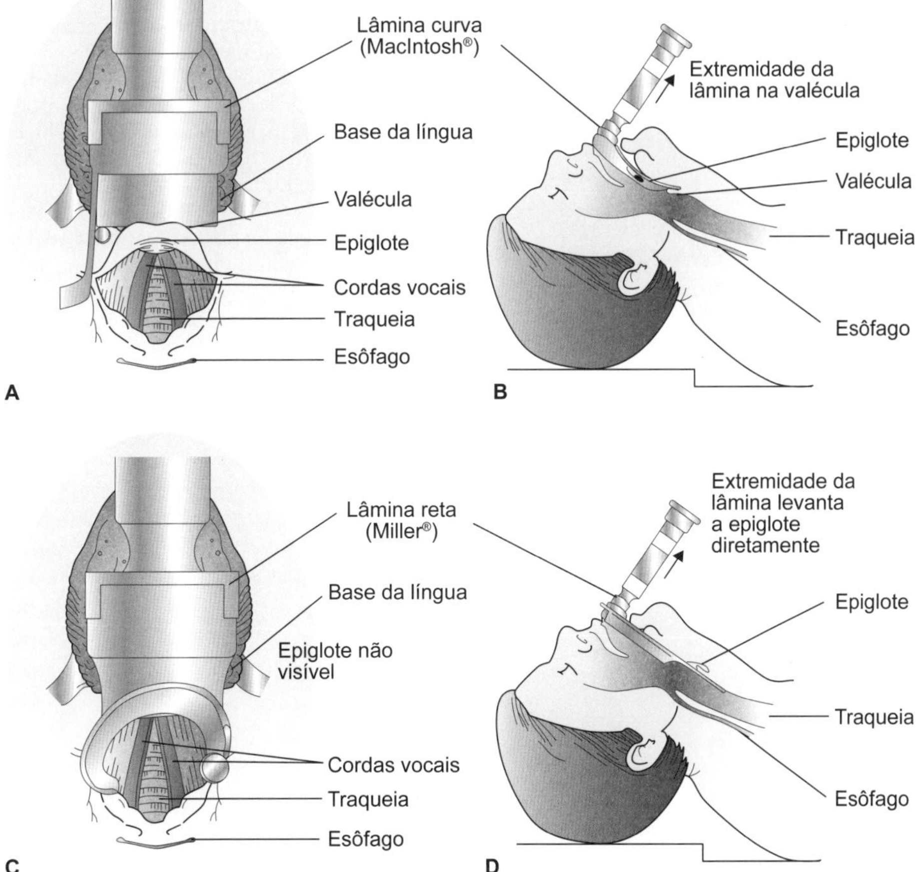

Figura 34.4 A. Visualização da traqueia por meio da lâmina curva. B. Posicionamento da lâmina curva na valécula sobre a epiglote. C. Visualização da traqueia por meio da lâmina reta. D. Posicionamento da lâmina reta além da epiglote.

- Manter a pressão do balão em 30 mmH_2O
- Programar a traqueostomia, se houver previsão de intubação endotraqueal por mais de 21 dias
- Promover a sedação adequada.

Complicações

- Falha na intubação
- Hipoxia e/ou hipercapnia durante a realização do procedimento
- Comprometimento cardiovascular durante e imediatamente após o procedimento
- Lesão em dentes, gengiva e lábios
- Tubo endotraqueal mal posicionado (esôfago, brônquio direito)
- Lesão faríngea, laríngea ou traqueal
- Distensão gástrica e aspiração de conteúdo gástrico
- Broncoespasmo e laringoespasmo
- Pneumotórax
- Necrose de traqueia e estenoses traqueais
- Piora de lesão em coluna cervical
- Morte.

Retirada da cânula

- Explicar o procedimento ao paciente
- Ter um laringoscópio disponível
- Utilizar luvas de procedimento
- Aspirar as vias respiratórias e manter hiperventilação do paciente com oxigênio a 100%, utilizando um sistema bolsa-válvula
- Desinflar totalmente o balão, aspirando com uma seringa de 20 mℓ
- De maneira delicada, tracionar a cânula por completo
- Nebulização com soro fisiológico e oxigênio depois da retirada pode ajudar a reduzir o edema de laringe pós-extubação.

Bibliografia

BRAZ, J. R. C. et al. Endotracheal tube cuff pressure: need for precise measurement. São Paulo Med. J. (São Paulo), v. 117, n. 6, 1999. Disponível em: http://www.scielo.br/scielo.php?script=sci_arttext&pid=S1516-31801999000600004&lng=en&nrm= iso. Acesso em: 16/Jan/2007.

MAZIAK, D. E.; MEADE, M. O.; TODD, T. R. The timing of tracheotomy: a systematic review. Chest, v. 114, p. 605-609, 1998. Disponível em: http://www.chestjournal.org/cgi/reprint/114/2/605.

MCGILL, J. W.; CLINTON, J. E. Tracheal intubation. In: ROBERTS, J. R.; HEDGES, J. R. Clinical Procedures in Emergency Medicine. 4. ed. Philadelphia: Saunders-Elsevier, 2004. p. 69-114. Disponível em: http://www.anest.ufl.edu/at/main.html.

SURATT, P. M.; GIBSON, R. S.; HOYT, J. W. Intubação endotraqueal. In: SURATT, P. M.; GIBSON, R. S. Manual de procedimentos médicos. São Paulo: Roca; 2008. p. 254-260.

Toracocentese

Alexandre Martins Xavier e Petrúcio A. Sarmento

Considerações gerais

O termo *toracocentese* refere-se à punção torácica com o objetivo de abordar a cavidade pleural. Pode-se utilizar Jelco® ou Intracath®.

Antes de iniciar a toracocentese, é indispensável uma boa anamnese e um exame físico acurado. Deve-se sempre obter uma radiografia de tórax posteroanterior (PA) e de perfil. No caso de derrame pleural em criança ou coleção septada, a ultrassonografia do tórax pode auxiliar em localização, quantificação e características do líquido.

Considerações anatômicas

A cavidade torácica é revestida pelas pleuras visceral e parietal. A pleura visceral não possui sensibilidade para dor.

O recesso costodiafragmático é a deflexão da pleura parietal com o diafragma. Esse recesso é mais baixo na região posterior do tórax do que na anterior (Figura 35.1).

As costelas formam o arcabouço ósseo do tórax e são interligadas entre si pelos músculos intercostais. O feixe neurovascular, compreendido por nervo, artérias e veias intercostais, situa-se na borda inferior das costelas.

Indicações

A toracocentese pode ser diagnóstica ou terapêutica, tendo, na maioria das vezes, ambas as finalidades. Pode ser feita para retirada de ar ou líquido, em condições eletivas ou urgências (p. ex., em pneumotórax hipertensivo para descompressão da cavidade pleural), até que seja realizada a drenagem pleural fechada.

Contraindicações

A maioria das contraindicações é relativa, por elas serem passíveis de correção, sendo: coagulopatia, ventilação mecânica com pressão positiva expiratória final (PEEP) elevada, pacientes não colaboradores e derrame pleural laminar. Em pacientes com distúrbios de coagulação que necessitem de toracocentese de urgência, deve-se corrigir a coagulopatia com hemoderivados, imediatamente antes ou durante o procedimento. Nos casos em que não há colaboração do paciente (p. ex., crianças), procede-se à toracocentese no centro cirúrgico, sob sedação.

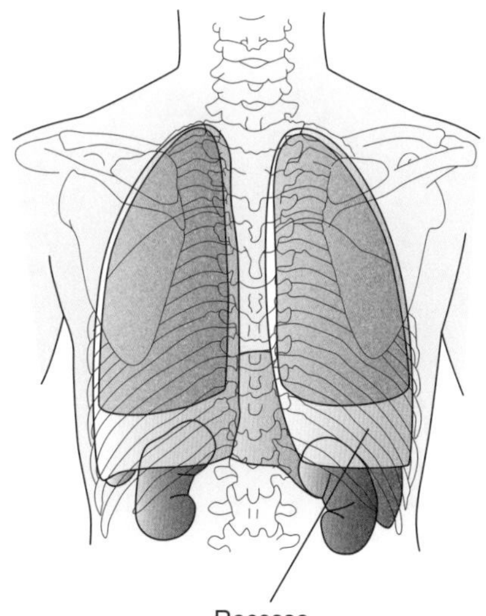

Figura 35.1 Região posterior do tórax, com destaque para a localização das costelas e do espaço pleural.

Material

- Avental e campos estéreis
- Luvas estéreis
- Gazes
- Duas seringas de 20 mℓ
- Agulha 30 × 7
- Agulha 40 × 12
- Torneira de três vias
- Intracath® ou Jelco® nº 14
- Lâminas de bisturi nº 11 ou nº 15
- Lidocaína a 2% sem vasoconstritor (20 mℓ)
- Solução antisséptica
- Equipo de soro de macrogotas
- Frasco a vácuo (quando possível)
- Três tubos secos estéreis para coleta de material.

Técnica

O procedimento pode ser feito tanto no centro cirúrgico como à beira do leito, sendo necessária anestesia apenas no local a ser abordado. O ideal é que o paciente esteja sentado, ligeiramente inclinado para a frente, apoiando-se em uma mesa posicionada à sua frente, para abordagem da face posterior do hemitórax acometido. Em geral, o ponto desejado localiza-se abaixo da ponta da escápula, aproximadamente ao nível do 10º espaço intercostal (Figura 35.2), por ser o ponto mais baixo. O exame físico também pode auxiliar na escolha do melhor local para punção. Algumas vezes, os pacientes estão em leito de unidade de terapia intensiva (UTI) ou impossibilitados de sentar. Nesses casos, a toracocentese deve ser realizada com o paciente em decúbito dorsal, cabeceira da cama elevada e abordagem ao nível do 7º espaço intercostal, entre a linha axilar média e a posterior. Após a escolha do local a ser puncionado, deve-se fazer o bloqueio local com lidocaína a 2% sem vasoconstritor (Figura 35.3). Depois, sempre na borda superior da costela para não lesar o feixe vasculonervoso, introduz-se a agulha, sob pressão negativa, até que seja aspirado líquido ou ar advindo da cavidade pleural.

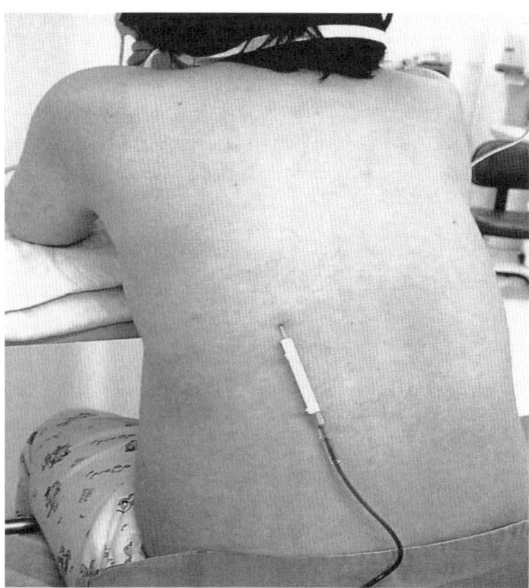

Figura 35.2 Toracocentese com Intracath® no 10º espaço intercostal esquerdo em paciente com derrame pleural neoplásico, por câncer de mama.

Após a positividade da punção inicial, deve-se introduzir a agulha do Intracath®, seguida do cateter, o qual deve ter algumas fenestrações laterais a partir de 2 cm da sua extremidade distal, para facilitar a drenagem. Primeiro, deve-se colher o material a ser encaminhado para exames laboratoriais. Colhido o líquido para exames, conectar o equipo de soro ao Intracath®, e este ao frasco a vácuo, ou deixar o líquido drenar por gravidade. Não existe um volume máximo de líquido a ser esvaziado, porém, quando realizar o esvaziamento de grandes volumes, retirá-lo de forma lenta, a fim de prevenir o edema de reexpansão pulmonar. Outra forma descrita para a toracocentese é a utilização de Jelco®. Apesar de ser um método mais simples e largamente empregado, é frequente o colabamento do Jelco®, dificultando a saída do líquido. Usar Jelco® ou

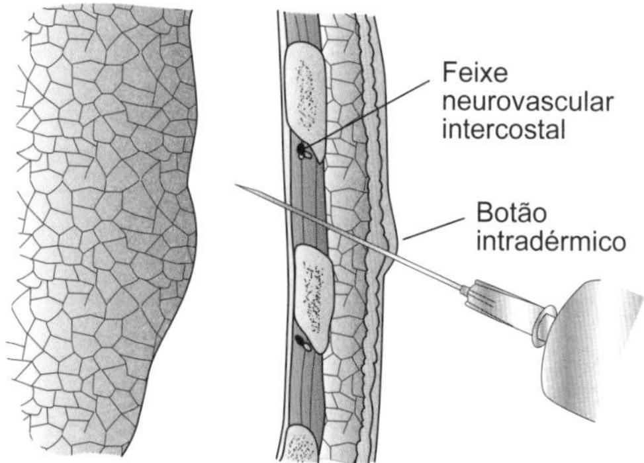

Figura 35.3 Bloqueio do espaço intercostal na borda superior da costela. Puncionar a pele e injetar no botão intradérmico. Avançar com a agulha na musculatura, aspirar e injetar. Avançar um pouco mais, sempre aspirando, até atingir a cavidade pleural.

Intracath® fica a critério e experiência de cada profissional. Sempre fazer curativo oclusivo com gaze no local da punção após o término do procedimento.

Em pneumotórax hipertensivo, introduzir o Jelco® nº 14 para descompressão do pneumotórax. Nesse caso, a punção deve ser no 2º espaço intercostal, na linha hemiclavicular. Após a descompressão, conectar o Jelco® ao equipo de soro e mergulhar a outra extremidade em uma cuba com soro ou água estéril até a realização do tratamento definitivo.

O líquido colhido deve ser enviado para exames laboratoriais que auxiliarão no diagnóstico: bioquímica, diferencial citológico, citologia oncótica, pH, adenosina deaminase (ADA), cultura geral, Gram, pesquisa e cultura para Baar (bacilo álcool-ácido resistente), fungos e antibiograma.

Complicações

As complicações mais frequentes são: dor torácica progressiva à saída de líquido, tosse intensa e dispneia. Algumas vezes, há sensação de aperto no hemitórax abordado, principalmente em decorrência de esvaziamento rápido da cavidade pleural, com a saída de grandes volumes e expansão pulmonar abrupta. Isso se deve a estímulo de receptores pleurais ou localizados em vias respiratórias. Alguns pacientes referem náuseas e tontura, por causa do reflexo vagal. Para reverter esses sintomas, deve-se parar ou diminuir a velocidade de retirada do líquido e até um cateter de O_2 nasal pode ser necessário.

Pneumotórax identificado em radiografia de controle pode representar lesão do parênquima pulmonar pela agulha, durante a punção, entrada de ar pelo sistema ou encarceramento pulmonar, causado por derrames crônicos. Dependendo da sintomatologia e da origem do pneumotórax, pode haver necessidade de drenagem pleural. Hipotensão e velamento do hemitórax abordado podem representar hemotórax em decorrência de discrasia sanguínea ou lesão de artéria intercostal.

Bibliografia

GOFFI, F. S. Bases anatômicas, fisiopatológicas e técnicas da cirurgia. 4. ed. São Paulo: Atheneu; 1996.

MOORE, K. L.; DALLEY, A. F. Anatomia orientada para a clínica. 4. ed. Rio de Janeiro: Guanabara Koogan; 1999.

SUZUKI, S.; MARQUES, E. F. Punção e drenagem do tórax. In: CORRÊA NETO, A. Clínica cirúrgica. São Paulo: Sarvier; 1974.

TERZI, R. Toracocentese. In: Técnicas básicas em UTI. 2. ed. São Paulo: Manole; 1992.

URSCHEL, H. C.; COOPER, J. D. Atlas de cirurgia torácica. São Paulo: Revinter; 1997.

Biopsia Pleural

Alexandre Martins Xavier e Leandro Souza Rosa

Considerações gerais

A biopsia pleural é um procedimento simples que pode ser feito à beira do leito, até mesmo por um clínico que saiba a técnica. Suas complicações são semelhantes às da toracocentese. Desde 1989, a American Thoracic Society preconiza esse procedimento como rotina em derrames pleurais, principalmente quando há suspeita de tuberculose pulmonar (50 a 80% dos casos) e de malignidade (40 a 50% dos casos).

Considerações anatômicas

A cavidade torácica é revestida pelas pleuras visceral e parietal. A pleura parietal é inervada pelos nervos intercostais, que são sensitivos; já a pleura visceral não tem sensibilidade para dor.

O recesso costodiafragmático é a deflexão da pleura parietal com o diafragma. Posteriormente, esse recesso é mais baixo que o anterior. Por essa razão, é mais fácil e seguro realizar a punção torácica na região dorsal do tórax.

As costelas formam o arcabouço ósseo do tórax e são interligadas entre si pelos músculos intercostais. O feixe neurovascular, compreendido por nervo, artérias e veias intercostais, situa-se na borda inferior das costelas.

Indicações

A biopsia pleural é indicada para definir a etiologia do derrame pleural, quando a toracocentese não é diagnóstica, devendo ser realizada em derrames exsudativos, principalmente se houver suspeita de processos malignos (metastáticos ou primários) e granulomatosos (tuberculose ou sarcoidose). Nas demais causas, os achados patológicos são inespecíficos, devendo-se correlacionar o achado histológico com a clínica. Pode-se também obter o diagnóstico com base na cultura dos fragmentos da pleura, especialmente em infecções fúngicas ou por micobactérias.

Contraindicações

A contraindicação absoluta é a discrasia sanguínea não passível de correção. Assim, pacientes em uso de anticoagulantes não devem ser submetidos ao procedimento. Do mesmo modo, quando a contagem total de plaquetas é inferior a 50.000/mm^3, recomenda-se corrigir a alteração antes de se proceder à biopsia pleural. As contraindicações relativas são:

- Ausência de derrame pleural: além de tornar o procedimento tecnicamente mais difícil, há elevado risco de pneumotórax por lesão acidental do parênquima pulmonar
- Empiema: pelo risco de abscesso subcutâneo no local da biopsia. A menos que haja suspeita de empiema tuberculoso, não há indicação de biopsia, principalmente porque a toracocentese já fornece informação suficiente
- Pacientes não colaboradores: é necessário um mínimo de colaboração durante a biopsia, para que o procedimento seja feito com segurança
- Pacientes acamados: por não conseguirem assumir a posição sentada.

Avaliação e preparo do paciente

- Anamnese e exame físico
- Radiografia do tórax posteroanterior e em perfil no dia da biopsia

- Obter o tempo de protrombina (TP), tromboplastina parcial ativada (TTPa) e contagem plaquetária
- Explicar o procedimento ao paciente, especialmente a técnica da pausa expiratória, a fim de minimizar os riscos de pneumotórax.

Material

- Solução antisséptica (Povidine® ou clorexidina)
- Luvas estéreis
- Gazes (4 a 5 pacotes)
- Campos estéreis
- Seringa de 10 mℓ (para anestesia)
- Lidocaína a 2% (sem vasoconstritor)
- Agulhas nº 25 e 20
- Bisturi com lâmina nº 11
- Frasco com solução de formol a 10%
- Tubo seco estéril
- Agulha de biopsia de pleura (de Abrams ou de Cope). Não existe diferença significativa entre as agulhas de Abrams ou de Cope com relação ao diagnóstico. A maioria dos serviços no Brasil utiliza rotineiramente a agulha de Cope (Figura 36.1).

Técnica

- Posição: colocar o paciente sentado, com as costas eretas e os braços apoiados sobre uma mesa colocada à sua frente (apoiar os braços e não apenas os cotovelos)
- Demarcar o nível do derrame: proceder à semiotécnica com inspeção, percussão, palpação e ausculta, auxiliada pelos raios X de tórax. Marcar o nível do derrame com uma caneta
- Demarcar o local da punção: palpar a costela localizada em um espaço intercostal abaixo do nível demarcado. A punção deve ser feita na borda superior dessa costela (o feixe vasculonervoso passa pela borda inferior). Usar uma caneta para marcar o local a ser puncionado
- Antissepsia do médico: gorro e máscaras descartáveis. Lavar as mãos e colocar o avental e as luvas estéreis
- Antissepsia do paciente: a pele do hemitórax acometido deve ser limpa com solução antisséptica
- Posicionamento do campo estéril: geralmente usa-se um campo fenestrado, com a abertura sobre o local da punção. O campo deve ser posicionado sobre as costas do paciente e fixado com esparadrapo por um auxiliar, com cuidado para não haver contaminação
- Anestesia: a pele deve ser anestesiada com agulha fina, apenas o suficiente para um botão anestésico (menos de 1 mℓ); já o tecido subcutâneo, com injeção de lidocaína a 2% em pequenas quantidades (2 mℓ). A agulha deve ser introduzida lenta e perpendicularmente ao plano da parede. Assim que aspirar o líquido pleural, regredir a agulha 1 mm para que sua ponta se localize sobre a pleura parietal e o periósteo. Injetar 3 mℓ de anestésico nesse local, 1 mℓ abaixo, 1 mℓ à direita e 1 mℓ à esquerda, porém nunca para cima, pelo risco de lesão vasculonervosa. É muito importante uma anestesia adequada da pleura parietal, uma vez que ela será biopsiada
- Organização das agulhas: enquanto aguarda o efeito da anestesia, testar se o mandril afilado entra sem dificuldade na cânula externa. Depois, fazer o mesmo com a agulha de biopsia dentro da cânula externa (Figura 36.1). Algumas agulhas de Cope têm um parafuso de segurança. Fixar o parafuso a dois dedos da ponta da agulha, aproximadamente na mesma medida entre a pele e o espaço pleural (verificar quantos centímetros a agulha de anestesia percorreu até atingir a cavidade pleural). O parafuso impede que se introduza a agulha mais que o necessário
- Incisão na pele: após a anestesia, é feita uma pequena incisão na pele (em geral, até 3 mm), usando-se preferencialmente uma lâmina de bisturi nº 11. Entretanto, se a incisão for muito pequena, não se consegue introduzir a agulha

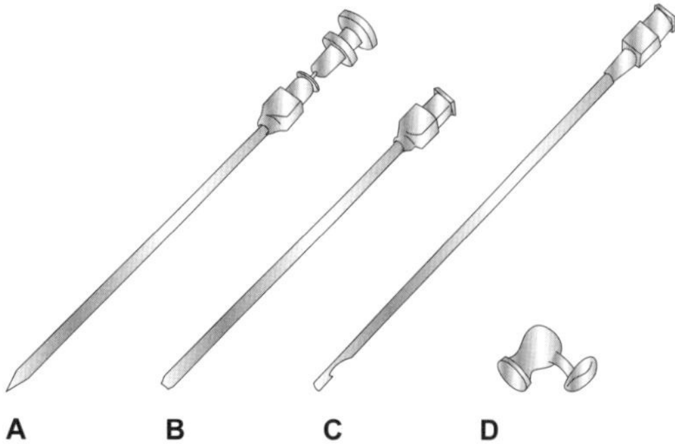

Figura 36.1 Instrumentos usados no procedimento. A. Cânula externa com o mandril afilado no interior. B. Cânula externa. C. Pinça de biopsia (Cope). D. Parafuso.

- Biopsia:
  - Colocar o mandril afilado dentro da cânula externa
  - Introduzir o conjunto pela incisão, perpendicularmente ao plano da parede, fazendo movimentos de torção para ultrapassar os planos (pele, subcutâneo, músculo), em direção à cavidade pleural. Procurar sempre usar o mesmo trajeto anestesiado
  - Quando a agulha estiver introduzida próxima ao parafuso de segurança, haverá uma resistência maior, o que indica que se atingiu a pleura parietal (essa sensação poderá ser discreta ou não ser detectada). Aumentar levemente a pressão, a fim de perfurar a pleura e atingir a cavidade. É possível sentir o momento em que ocorre a perfuração
  - Para se certificar de que a agulha atingiu a cavidade, retirar o mandril afilado e conectar uma seringa de 10 mℓ à cânula externa, a qual permanece imóvel. Aspirar a seringa e observar o líquido pleural. Durante a retirada do mandril e a colocação da seringa, pode haver entrada de ar no espaço pleural. Para evitar essa situação, antes de retirar o mandril, orientar o paciente a expirar todo o ar e fazer uma pausa expiratória
  - Se a seringa não aspirar o líquido pleural, a agulha não se encontra na cavidade. Retirar todo o conjunto e certificar-se de que o parafuso de segurança esteja devidamente posicionado. Em geral, quando isso acontece, a agulha deve ser mais introduzida, para atingir a cavidade
  - Uma vez na cavidade, retirar a seringa e introduzir a agulha de biopsia na cânula externa. Deve-se fazer essa troca em pausa expiratória, colocando o polegar sobre o orifício da cânula externa (sempre que deixar a cânula externa em contato direto com o ambiente externo, pode haver entrada de ar)
  - Colocar a superfície cortante da agulha de biopsia voltada para baixo. Uma dica para saber em que direção está a superfície cortante dentro da cavidade é olhar para a saliência metálica da extremidade proximal da agulha. Esta sempre está na mesma direção do anzol (Figura 36.2)
  - Inclinar o conjunto (cânula externa + agulha de biopsia), exercendo tração na agulha interna para que o lado do anzol "fisgue" a pleura e esta se impacte (Figura 36.3)
  - Utilizar movimentos de torção da cânula externa, mantendo ao mesmo tempo tração na agulha interna. Com isso, a cânula externa secciona o fragmento de tecido pleural que estava aprisionado pelo anzol da agulha interna. Qualquer uma das técnicas pode ser realizada, desde que a pleura esteja bem anestesiada
  - Se o paciente se queixar de muita dor, anestesiá-lo novamente
  - Após retirar a agulha de biopsia, o fragmento deve ser retirado do anzol, por meio de uma agulha fina
  - Dois fragmentos grandes são suficientes para o diagnóstico. Por segurança, podem-se biopsiar até 4 ou 5 fragmentos. Para

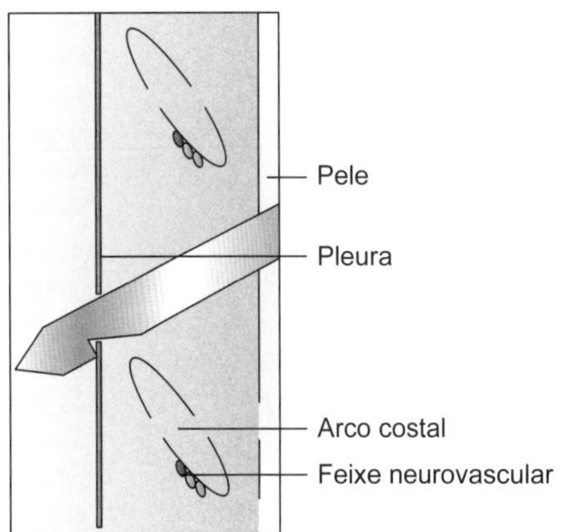

Figura 36.2 Posicionamento da agulha para biopsia pleural.

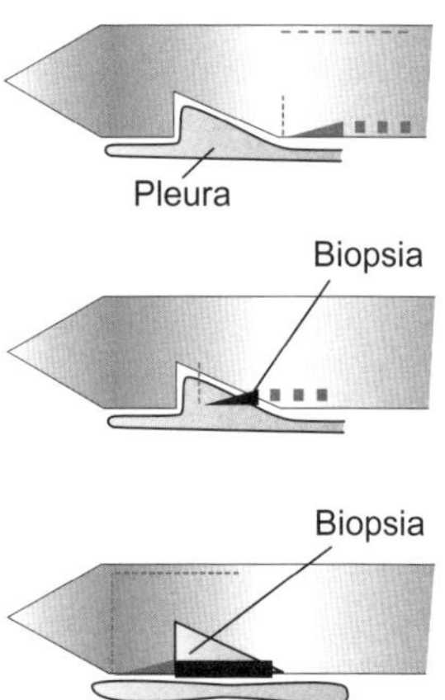

Figura 36.3 Ilustração de como a agulha remove o fragmento de pleura.

tanto, reintroduzir a agulha na cânula externa, direcionando o anzol para segmentos adjacentes ao local anteriormente biopsiado (inferolateral direito e inferolateral esquerdo ou no mesmo local), desde que devidamente anestesiados. Nunca biopsiar superiormente

- Retirar a agulha e a cânula em conjunto, finalizando o procedimento com um curativo compressivo com gaze e esparadrapo.

Os fragmentos são colocados em frasco com formol e encaminhados para histologia e cultura.

Cuidados após o procedimento

- Obter uma radiografia do tórax (posteroanterior), para afastar pneumotórax
- Prescrever analgésicos comuns para dor local (paracetamol ou dipirona)
- Manter o curativo local por 12 h
- Não é necessário repouso (atividade normal).

Complicações

- Pneumotórax
- Hemotórax
- Infecção local
- Infecção da cavidade pleural
- Lesão de nervos intercostais.

Bibliografia

CHAKRABARTI, B. The role of Abram's percutaneous pleural biopsy in the investigation of exudative pleural effusions. Chest., v. 129, n. 6, p. 1549-1555, 2006.

DE MENEZES LYRA, R. A modified outer cannula can help thoracocentesis after pleural biopsy. Chest., v. 112, n. 1, p. 296, 1997.

MORRONE, N.; ALGRANTI, E.; BARRETO, E. Pleural biopsy with Cope and Abrams needles. Chest., v. 92, n. 6, p. 1050-1052, 1987.

SOKOLOWSKI JR., J. W.; BURGHER, L. W.; JONES JR., F. L.; PATTERSON, J. R.; SELECKY, P. A. Guidelines for thoracentesis and needle biopsy of the pleura. Am. Rev. Respir. Dis., v. 140, n. 1, p. 257-258, 1989.

Drenagem Torácica

Alexandre Martins Xavier e Laert de Oliveira Andrade Filho

Considerações gerais

A drenagem torácica consiste na introdução de dreno tubular no interior da cavidade pleural. O primeiro relato sobre esse procedimento foi feito por Hipócrates (460 a.C.-370 a.C.), no tratamento de empiema pleural com um tubo metálico. A utilização do sistema em selo d'água foi descrita pela primeira vez em 1875, por Playfair. Desde a primeira drenagem torácica até os dias atuais, ocorreram poucas modificações na sua indicação, porém houve alguns aperfeiçoamentos no material utilizado e na sua forma de manuseio, principalmente desde o sistema com válvula unidirecional, que dispensa o uso do selo d'água.

A drenagem torácica é um dos procedimentos médicos mais empregados no tratamento de patologias torácicas, principalmente no trauma torácico. Portanto, o entendimento desse procedimento é de fundamental importância para os médicos de emergência, unidade de terapia intensiva (UTI) e, especialmente, cirurgiões.

Indicações

- Drenagem de líquido:
  - Derrame seroso
  - Hemotórax
  - Empiema
  - Quilotórax
- Drenagem de ar:
  - Pneumotórax
- Pós-operatório de cirurgia torácica.

Contraindicações

Praticamente não existem contraindicações absolutas à drenagem torácica. A alteração que pode ser considerada contraindicação relativa está relacionada com discrasia sanguínea, que deve ser corrigida antes, quando possível.

Tipos de dreno

Atualmente os drenos usados na cavidade torácica são os tubulares multiperfurados siliconizados ou de poliuretano. No passado, utilizavam-se os drenos com furos apenas na extremidade (dreno de Pezzer), principalmente em crianças. O calibre depende do tamanho do paciente e do conteúdo a ser retirado da cavidade pleural. Para a drenagem torácica em crianças e adultos com pneumotórax, uma boa opção são os drenos do tipo *pigtail* (Figura 37.1), por serem finos e com área ampla de contato em forma de rabo de porco. O dreno fino com a válvula de Heimlich favorece a drenagem, por ocasionar menos dor, devido ao calibre, e facilitar a deambulação do paciente, não sendo necessário o sistema em selo d'água, podendo-se mesmo encaminhar o paciente para casa com o dreno.

Outra importante modificação no sistema de drenagem é o uso de drenos com bolsas valvuladas (Figura 37.1 A), para os casos que necessitem de maior permanência, principalmente quando houver escape aéreo persistente ou drenagem com débito elevado. Esse tipo de conduta tem reduzido significativamente o tempo de internação e o custo, além de oferecer maior comodidade para o paciente, pois o que mantém o paciente internado é o emprego do selo d'água.

Deve-se ressaltar que apesar de os drenos *pigtail*, a válvula de Heimlich e o sistema de bolsa valvulada estarem facilmente disponíveis no mercado, o dreno tubular simples conectado ao sistema em selo d'água ainda é o mais utilizado, pois é de fácil manuseio pelo cirurgião, apresenta excelente desempenho intra-hospitalar e existe na maioria dos serviços.

Material

- Avental, gorro, máscara e campos estéreis
- Luvas e gases estéreis
- Seringa de 20 mℓ, agulhas 30 × 7 e 40 × 12
- Frasco de lidocaína a 2%, sem vasoconstritor
- Lâmina de bisturi nº 11 ou 15
- Polivinilpirrolidona-iodo (PVP-I) ou clorexidina para assepsia
- Bandeja de pequena cirurgia ou flebotomia
- Fio de náilon ou algodão 0
- Frasco de soro fisiológico ou água destilada
- Sistema de drenagem.

Técnica

A drenagem torácica em adultos começa com a explicação de todo o procedimento ao paciente, pois se trata de uma técnica realizada à beira do leito e que necessitará da sua cooperação, ao contrário do que ocorre em crianças, quando todo o procedimento é feito no centro cirúrgico, sob sedação.

A escolha do local a ser drenado depende da experiência do cirurgião. A drenagem do 7º ou do 8º espaço intercostal é indicada para a maioria dos casos, por ser mais segura. Em caso de pneumotórax, classicamente opta-se pela drenagem do 2º espaço intercostal, uma região, porém, com maior quantidade de músculos (músculo peitoral), esteticamente desfavorável, mais dolorida e com risco de lesar estruturas nobres.

Posiciona-se o paciente em decúbito dorsal, com a mão atrás da cabeça, a fim de liberar a área a ser manipulada. Faz-se assepsia com clorexidina ou PVP-I e colocam-se os campos estéreis. Escolhe-se o local a ser drenado (Figura 37.2) e realiza-se o bloqueio intercostal com lidocaína. Anestesia-se primeiro a pele, fazendo um botão anestésico; em seguida, se introduz a agulha até a costela, sempre aspirando e injetando. Ao tocar a costela, inclinar a agulha em sentido cranial, para injetar o anestésico na borda superior da costela. Nesse ponto, certificar-se de não ter atingido nenhum vaso e administre maior quantidade de anestésico para o bloqueio do feixe intercostal.

O tamanho da incisão no tórax depende do diâmetro do dreno, pois se a abertura ficar muito larga, haverá passagem de ar e/ou líquido ao redor do dreno. Faz-se uma pequena toracotomia na pele e, com uma pinça do tipo Kelly, promove-se a dissecção da musculatura até que seja atingida a cavidade pleural (Figura 37.3). No caso de dreno rígido ou com guia, introduz-se em sentido posterior e cranial, para tratamento de derrame pleural, e em sentido anterior e cranial, para pneumotórax. No caso de drenos flexíveis,

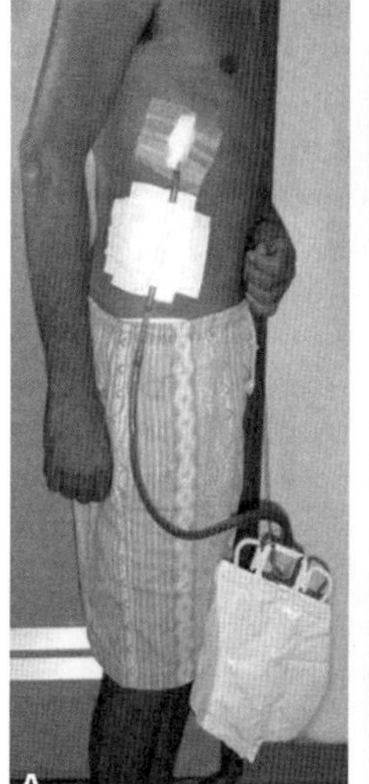

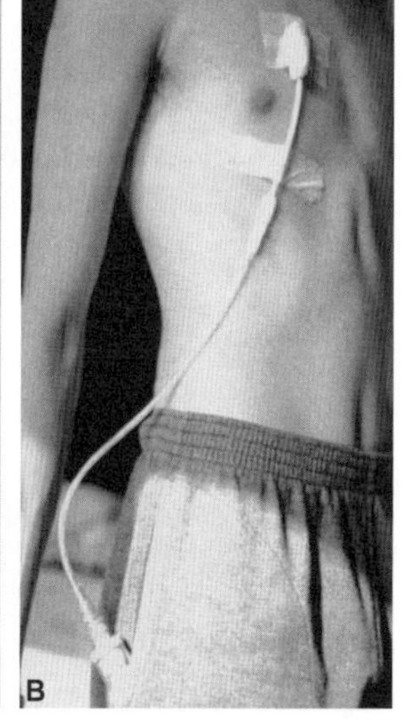

Figura 37.1 Drenos tubulares com válvula unidirecional, sem necessidade de selo d'água. A. Drenagem de derrame pleural com dreno tubular e bolsa coletora com válvula unidirecional. B. Drenagem de pneumotórax com *pigtail* e válvula de Heimlich.

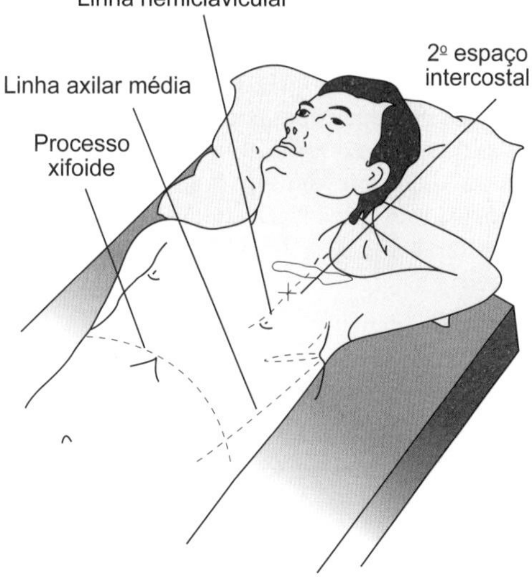

Figura 37.2 Paciente em decúbito dorsal com a mão atrás da cabeça. Introduzir o dreno no nível do 7º ou 8º espaço intercostal, na interseção da linha axilar média com o processo xifoide ou no 2º espaço intercostal na linha hemiclavicular.

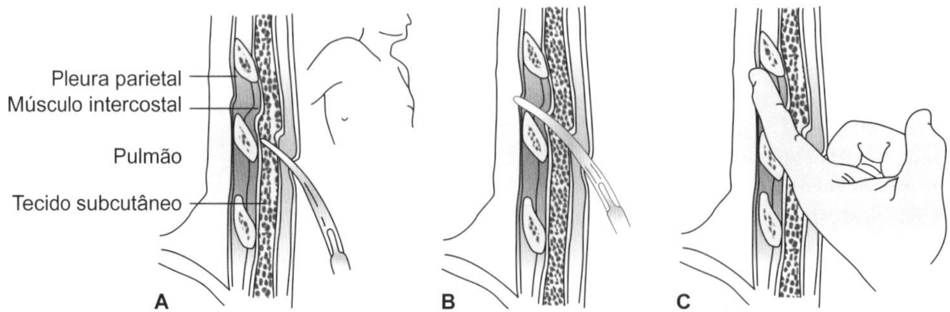

Figura 37.3 A. Introdução da pinça na pele. B. Dissecção da musculatura intercostal. C. Exploração digital da cavidade pleural nos casos de drenos calibrosos.

utilizar uma pinça longa presa na ponta, a fim de direcioná-los. Certificar-se de que não existe nenhum orifício do dreno fora da cavidade pleural. Com dreno *pigtail*, não há necessidade de pinças, pois a sua colocação utiliza o seu próprio introdutor. Terminada a colocação do dreno, usar um fio de náilon ou algodão 0 agulhado. Amarrar primeiro o dreno e, em seguida, passar a agulha através da incisão com saída na pele, cerca de 2 cm da borda da incisão, para que fique uma faixa de pele suficiente para dar firmeza ao nó. Não apertar demais a pele, para não provocar necrose.

O curativo é uma parte importante do dreno e alguns cuidados devem ser tomados. Não utilizar muito esparadrapo, pois a respiração movimenta os espaços intercostais e a mobilização das costelas dificultará a respiração. O curativo é feito para proteger a incisão da pele e não para o dreno. Usar apenas duas gazes dobradas ao meio e colocadas ao redor do dreno. Aplicar algumas tiras de Micropore® ou esparadrapo, o suficiente para cobrir as gazes. Para evitar dor no local da toracotomia e melhor fixar o dreno, colocar um esparadrapo largo, envolvendo o dreno e preso à pele na região do abdome (Figura 37.4).

Cuidados com o dreno

Com drenos que utilizam sistema em selo d'água, certificar-se de que o soro do frasco esteja cobrindo, no mínimo, 2 cm da extensão do dreno submersa no selo d'água. Isso é regra geral para todos os tipos de frascos: de 500 mℓ até 2.000 mℓ. O que varia é a quantidade de soro colocada no frasco: com pouca quantidade, corre-se o risco de entrar ar pelo sistema e ocasionar pneumotórax; com quantidade excessiva, há maior resistência na drenagem.

Nunca elevar o frasco do dreno acima da cintura do paciente, pois o soro do frasco passará para a cavidade pleural. Deve-se evitar também o clampeamento do dreno com pinças, principalmente se houver fístula aérea. Para a passagem do paciente de uma maca para outra ou mesmo na troca do selo d'água, deve-se dobrar a mangueira do sistema com a mão por alguns segundos. Isso evita que alguém esqueça o dreno fechado e provoque um pneumotórax hipertensivo. Outro cuidado importante é com o respiro existente no frasco. Lembrar-se que o ar sai pelo dreno, vai até o soro e precisa sair do sistema pelo respiro.

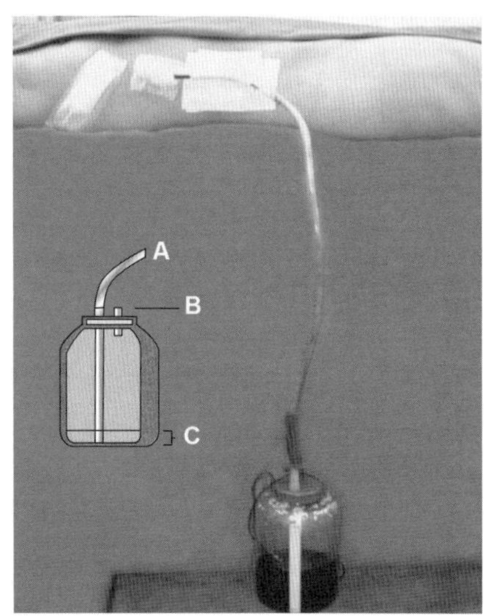

Figura 37.4 Sistema de drenagem em selo d'água utilizado pós-toracotomia. A. Extensão do dreno conectado ao frasco. B. Respiro do frasco para saída de ar do sistema. C. Coluna de água ou soro que irá cobrir inicialmente 2 cm do tubo para manter o selo d'água.

A oclusão da saída do ar pelo respiro será o mesmo que manter o dreno fechado.

Para drenagem com válvula de Heimlich, dispensa-se o uso de soro, facilitando o manuseio e o controle. Os principais cuidados são curativo diário, para evitar infecção da ferida cirúrgica e até mesmo da cavidade pleural, e anotar o débito da drenagem, para orientar o cirurgião quanto à provável retirada do dreno.

Observar sempre o orifício de entrada do dreno na caixa torácica, para garantir que a fixação do dreno permaneça adequada e que não exista nenhum orifício para fora da cavidade pleural.

Retirada do dreno

Existe um princípio básico de que o dreno que não funciona deve ser retirado. Por causa da característica própria do espaço pleural, que apresenta pressão negativa, deve-se ter o cuidado de não deixar entrar ar no momento da retirada do dreno. Alguns autores recomendam que, nesse momento, o paciente deve realizar uma expiração forçada seguida de apneia. Essa manobra faz com que a pressão intrapleural fique próxima da pressão atmosférica, diminuindo a possibilidade de passagem de ar para o espaço pleural. Em contrapartida, o pulmão estará menos expandido.

A maioria dos autores recomenda que o paciente faça uma inspiração forçada seguida de apneia. Essa situação é mais confortável para o paciente e, no momento em que o pulmão expande, encosta na parede torácica e oclui o orifício do dreno. A argumentação contrária a esse método é que a pressão intrapleural ficará mais negativa, o que facilitaria a entrada de ar por diferença de pressão. Em ambas as situações, o mais importante é manter a apneia enquanto se retira o dreno. Orientar o paciente a manter o curativo do dreno por 48 h, pois é ele que fecha o orifício.

Para retirada de dreno em crianças, não se pode contar com a colaboração oferecida pelos adultos. Gentilmente, com uma lâmina de bisturi, deve-se cortar o fio que fixa o dreno e colar a parte superior do curativo com esparadrapo e gaze sobre o orifício da pele, no momento em que a criança realizar uma inspiração. Com um único golpe, retira-se o dreno, ao mesmo tempo que se comprime a ferida com a parte inferior do curativo.

Muitos médicos associam a oscilação do dreno ao fato de já ser a hora da sua retirada. Esse pensamento está completamente equivocado, pois essa oscilação apenas reflete a diferença de pressão intrapleural. Quanto maior a cavidade residual no espaço pleural, maior será a oscilação. Há situações em que o dreno pode não oscilar e apresentar débito elevado. Deve-se obedecer à associação de quatro critérios no momento em que se avalia a retirada do dreno: débito de drenagem, aspecto do líquido, escape de ar e radiografia. O débito poderá ser em torno de 100 mℓ/24 h (alguns autores recomendam 150 mℓ/24 h). Não se deve retirar o dreno quando houver sangue vivo ou pus. Para os pacientes que apresentam escape de ar, deve-se esperar que pare de sair ar e retirar o dreno 24 h depois, desde que o paciente não esteja em ventilação mecânica, quando a permanência do dreno dependerá dos parâmetros ventilatórios. Não se aconselha o fechamento do dreno antes da sua retirada, pois se ainda houver fístula, poderá ocorrer pneumotórax. Deve-se sempre obter radiografia antes da retirada do dreno; se houver atelectasia ou pneumotórax residual, está indicado intensificar a fisioterapia respiratória com ventilação não invasiva e manter o dreno até que o pulmão se expanda.

Bibliografia

ANDRIVET, P.; DJEDAINI, K. et al. Spontaneous pneumothorax. Comparison of thoracic drainage vs immediate or delayed needle aspiration. Chest., v. 108, n. 2, p. 335-339, 1995.

BELL, R. L.; OVADIA, P. et al. Chest tube removal: end-inspiration or end-expiration? J. Trauma., v. 50, n. 4, p. 674-677, 2001.

GUPTA, N. Pneumothorax: is chest tube clamp necessary before removal? Chest., v. 119, n. 4, p. 1292-1293, 2001.

MILLER, K. S.; SAHN, S. A. Chest tubes. Indications, technique, management and complications. Chest., v. 91, n. 2, p. 258-264, 1987.

NICKOLADZE, G. D. Treatment of spontaneous pneumothorax with Heimlich flutter valve. J. Thorac. Cardiovasc. Surg., v. 99, n. 4, p. 757-758, 1990.

NIEMI, T.; HANNUKAINEN, J. et al. Use of the Heimlich valve for treating pneumothorax. Ann. Chir. Gynaecol., v. 88, n. 1, p. 36-37, 1999.

PERFEITO, J. A. J. Punção e drenagem pleural. In: Cirurgia torácica geral. São Paulo: Atheneu; 2005.

SAAD JÚNIOR, R.; BOTTER, M. Drenagem da cavidade pleural. In: Cirurgia torácica. São Paulo: Atheneu; 1997.

TERZI, R. Drenagem de tórax. In: Técnicas básicas em UTI. 2. ed. São Paulo: Manole; 1992.

Traqueostomia

Murillo de Lima Favaro e Marcelo Augusto Fontenelle Ribeiro Junior

Considerações gerais

A traqueostomia é a abertura cirúrgica da traqueia gerando um estoma para ventilação. Fisiologicamente, ela gera benefícios, como: menor espaço morto, maior conforto em relação às sondas orotraqueais e, com isso, menor necessidade de sedativos durante o suporte ventilatório.

Considerações anatômicas

A laringe é formada por três grandes cartilagens: epiglote, glândula tireóidea e cricoide (Figura 38.1), situando-se as aritenoides na borda posterossuperior da cartilagem cricoide. A traqueia é formada por anéis cartilaginosos semicirculares em sua porção anterior e lateral. A hiperextensão cervical, principalmente em pessoas jovem e não obesas, deixa cerca de 50% da extensão total da traqueia acessível na região anterior do pescoço, enquanto, em pessoas idosas, obesas e cifóticas, a cartilagem cricoide encontra-se no nível da fúrcula esternal, tornando o acesso à traqueia mais difícil. Os nervos laríngeos recorrentes e as veias tireóideas inferiores passam pelo sulco formado entre a traqueia e o esôfago, necessitando de atenção. O tronco braquiocefálico cruza a traqueia da esquerda para a direita anteriormente na altura da abertura torácica superior, posteriormente ao esterno. A glândula tireóidea situa-se anteriormente à traqueia, com um lobo de cada lado e seu istmo, bem vascularizado, cruzando na altura do segundo e do terceiro anel traqueal, com variações anatômicas.

Indicações

- Obstruções respiratórias altas, laríngeas ou acima (tumor, exsudato, corpo estranho, processo inflamatório agudo, infecção e trauma)
- Crianças com menos de 12 anos nas quais a cartilagem cricoide representa o único suporte circunferencial para a porção superior da traqueia
- Tempo prévio ou complementar a outras cirurgias
- Insuficiência respiratória prolongada (intubação orotraqueal prolongada > 14 dias), pois facilita a limpeza endotraqueal.

Preparação

- Urgência: nos casos de obstrução, o preparo pode não ser possível e a realização do procedimento se dá com anestesia local. Considerar a possibilidade de uma cricotireoidotomia, que posteriormente deverá ser convertida em traqueostomia

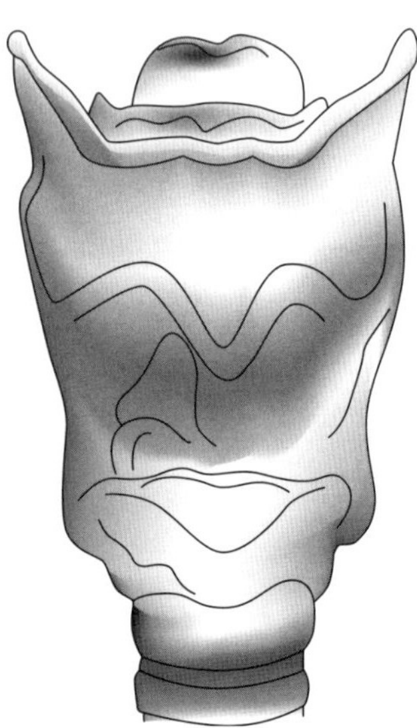

Figura 38.1 Anatomia da laringe.

- Eletivo: correção hematimétrica e das alterações na coagulação (esses pacientes têm, em sua maioria, distúrbios hidreletrolíticos, estão com queda de hemoglobina e normalmente se encontram anticoagulados). Estão normalmente em intubação orotraqueal sob ventilação mecânica e sedados. Exames subsidiários de imagem podem ser solicitados, para avaliar a região laringotraqueal.

Material

- Cânula traqueal (metálica, plástica):
  - O diâmetro da cânula deve ser 75% do diâmetro aproximado da traqueia
- Seringa
- Material de antissepsia [clorexidina ou iodopovidona (PVP-I), gazes estéreis, cheron, cúpula]
- Gazes estéreis
- Bisturi lâmina nº 15
- Bisturi elétrico
- Pinças anatômicas e com dente
- Pinça Kelly curva (2-3)
- Afastador de Farabeuf
- Tesoura de Metzenbaum
- Fio náilon 3-0 agulhado
- Cordão de fixação da cânula
- Porta-agulhas.

Técnica cirúrgica

O paciente deve ser posicionado em decúbito dorsal horizontal, com a região cervical estendida, utilizando um coxim (Figura 38.2). Depois, deve-se fazer a identificação dos pontos anatômicos de referência: cartilagem tireóidea, cricoide e fúrcula esternal. Um passo a passo da técnica cirúrgica (Figura 38.3) está descrito a seguir:

- Realizar antissepsia
- Fazer infiltração com anestésico local
- Fazer incisão transversal de 2 a 3 cm na altura do 2º e 3º espaço traqueal (linha do meio entre a cartilagem tireóidea e a fúrcula esternal):
  - No caso de traqueostomia de urgência, a incisão é no sentido vertical, na linha média, com comprimento suficiente para assegurar o acesso rápido à traqueia
- Abertura longitudinal por planos envolvendo platisma e, após isso, sempre na linha mediana (evitar área da veia jugular anterior e do istmo da glândula tireóidea)
- Identificar a membrana traqueal e de sua abertura
- Abertura transversa entre o 2º e o 3º arco traqueal
- Introduzir a cânula traqueal, lubrificada, sob visão direta, logo após a retirada da cânula de intubação orotraqueal pelo anestesista, caso o paciente esteja sob anestesia geral
- Ponto de reparo entre o *flap* traqueal e o tecido subcutâneo pode facilitar o pronto acesso à traqueia no caso de decanulação acidental
- Insuflar o *cuff* conforme a pressão indicada pelo fabricante
- Conectar no ventilador
- Testar a expansão pulmonar
- Fixar a cânula com cordão
- Fazer a revisão da hemostasia
- Fechar a pele com fio de náilon 3-0 com pontos simples separados para aproximação.

Cuidados após o procedimento

- Monitoramento em unidade de tratamento intensivo (UTI) ou semi-intensivo
- Radiografia torácica para avaliar pneumotórax e pneumomediastino
- Antibioticoprofilaxia
- Aspiração traqueal por causa da secreção produzida, com nebulização e uso de agentes mucolíticos
- Após 24 h, o *cuff* pode ser desinsuflado e, em 48 h, a cânula de plástico deve ser trocada pela metálica
- Alta hospitalar somente com cânula metálica ou de silicone sem *cuff*.

A traqueostomia pode ser utilizada por um período indefinido de tempo e sua retirada depende principalmente da causa de base que levou à sua realização. A retirada ou a redução do número da cânula deve ser feita tão logo o paciente tenha a função respiratória recuperada

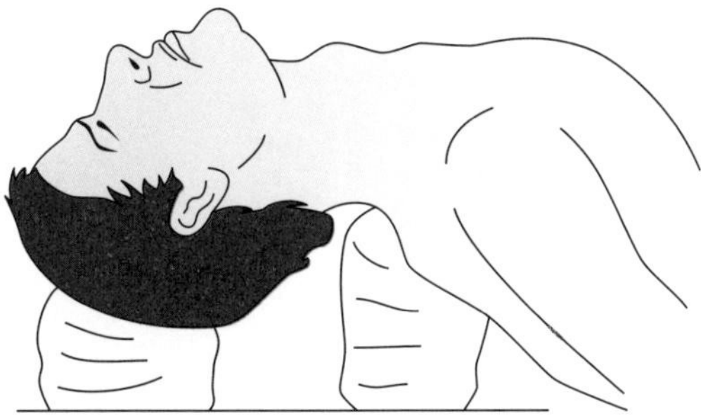

Figura 38.2 Posição apropriada de hiperextensão cervical.

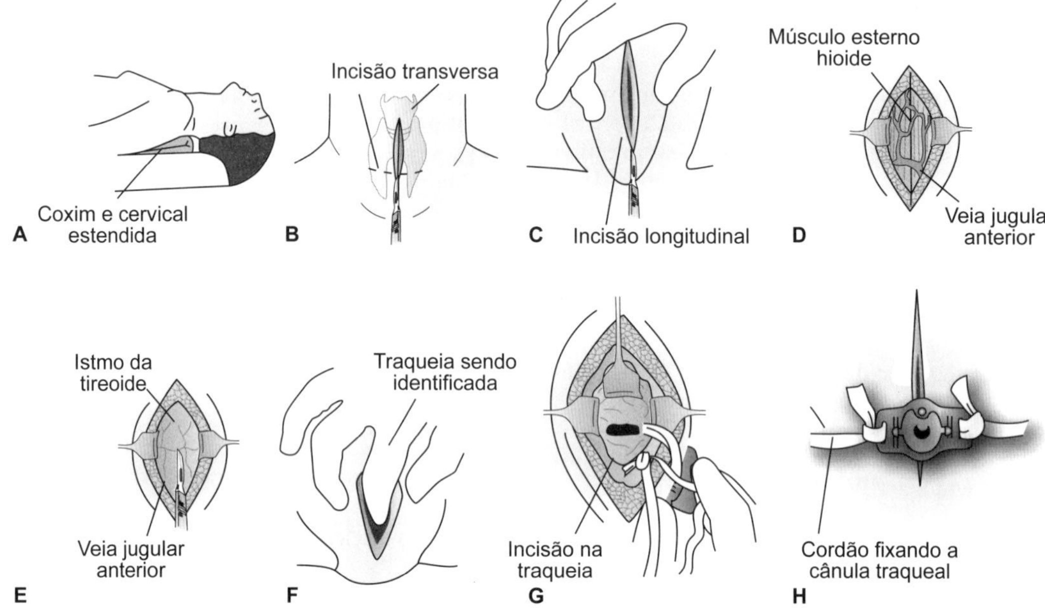

Figura 38.3 A a H. Passo a passo do procedimento cirúrgico de traqueostomia.

Quadro 38.1 Complicações do procedimento.

Intraoperatória (até 24 h)
Hemorragia Lesão de traqueia, laringe e estruturas paratraqueais Apneia Parada cardíaca
Pós-operatória (1 a 14 dias)
Enfisema de subcutâneo Pneumotórax/pneumomediastino Cânula mal posicionada Cânula ocluída Infecção Decanulação
Tardia (> 14 dias)
Hemorragia Granuloma Fístula traqueoesofágica Estenose traqueal Escara

ou melhorada. O prognóstico dos pacientes submetidos à traqueostomia, quando relacionada exclusivamente ao procedimento cirúrgico, é bom, principalmente em pacientes pediátricos. As causas de morte pós-operatórias geralmente são mais pela doença de base do que pela cirurgia propriamente dita.

Complicações

As possíveis complicações da traqueostomia podem ser visualizadas no Quadro 38.1.

Bibliografia

RUSSELL, C.; MATTA, B. Traqueostomy – A multiprofessional handbook. London: Cambridge; 2004.

ZOLLINGER, R. M.; ELLISON, E. C. Zollinger's – Atlas of surgical operations. 9ª ed. New York: McGraw-Hill Medical; 2011.

Seção **6**

Gastrenterologia

Sondagem Nasoenteral

Alexandre Campos Moraes Amato

Considerações gerais

A sondagem nasoenteral objetiva alimentar o paciente. As sondas têm uma ogiva metálica, um peso, para facilitar a passagem através do piloro e ajudar a manter sua posição (Figura 39.1). Também têm um guia metálico, por serem muito flexíveis.

Considerações anatômicas

A distância do nariz à transição faringoesofágica é de 10 a 12 cm. O esôfago tem cerca de 23 a 25 cm, estendendo-se da faringe ao estômago. O duodeno tem aproximadamente 25 cm e é unido, pelo piloro, à porção terminal do estômago.

Indicação

Impossibilidade de alimentação pela via oral, apesar do trato intestinal íntegro.

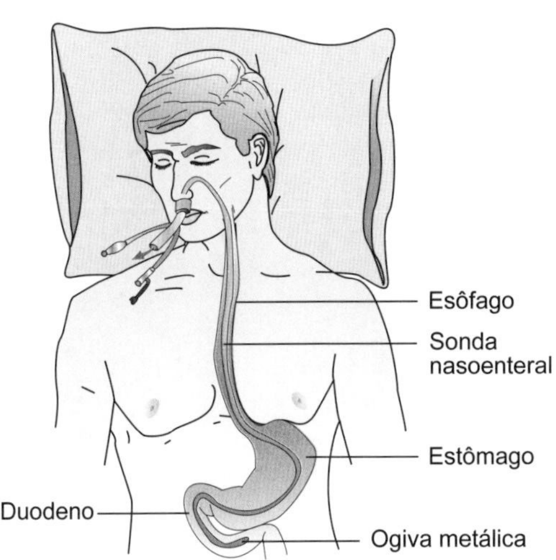

Figura 39.1 Localização da sonda nasoenteral.

Contraindicações

- Fratura de base de crânio
- Relativas:
  - Divertículo de Zencker (faringoesofágico)
  - Deformidades graves da coluna cervical
  - Aneurisma de arco aórtico
  - Esofagite por soda cáustica
  - Neoplasias infiltrativas do esôfago
  - Esofagocoloplastias ou sequelas de intervenções sobre esôfago ou cárdia
  - Possibilidade de alimentação por via oral
  - Obstrução intestinal.

Material

- Principal:
  - Sonda nasoentérica 10 a 20F (Figura 39.2)
  - Gaze
  - Estetoscópio
  - Copo d´água e canudinho
- Assepsia:
  - Toalha
  - Luvas de procedimento
- Anestesia tópica:
  - Lidocaína gel a 2% (10 mℓ)
- Infusão:
  - Seringa de 20 mℓ
- Curativo/fixação:
  - Tintura de benjoim (opcional)
  - Esparadrapo ou Micropore®
  - Equipo (opcional).

Avaliação e preparo do paciente

- Explicar o procedimento para o paciente
- Solicitar termo de consentimento informado assinado
- Escolher a narina: qualquer uma, exceto quando houver desvio de septo, obstrução ou traumatismo nasal

- Posicionar o paciente sentado, com a cabeça fletida
- Em pacientes comatosos, considerar a possibilidade de proteger as vias respiratórias com intubação endotraqueal.

Técnica

- Escolher a sonda de calibre entre 10 e 20F (5 a 10 mm de diâmetro interno), de acordo com a capacidade da narina e permitindo uma drenagem eficiente
- Medir o tamanho da sonda: da parte inferior do processo xifoide, passando por trás da orelha até a ponta do nariz. Para posicionamento na segunda ou terceira porção do duodeno, acrescentar 20 a 25 cm. Fazer uma marcação nesse local com um pedaço de esparadrapo
- Lubrificar o tubo com gel anestésico (lidocaína gel)
- O paciente deve aspirar gel lubrificante pela narina escolhida, até senti-lo na garganta
- Solicitar ao paciente que faça movimentos de deglutição, engolindo a saliva, quando a sonda alcançar a transição faringoesofágica, localizada 10 a 12 cm do início da sonda
- Pode haver certa dificuldade nesse momento; pode-se rodar e tracionar a sonda e introduzi-la novamente. Utilizar gaze se a sonda estiver escorregadia
- Inserir a sonda até a marcação indicativa da cavidade gástrica
- Aspirar com uma seringa de 20 mℓ e verificar se há suco gástrico, com cuidado para não fazer pressão negativa excessiva. Pode-se injetar 20 mℓ de ar e auscultar som hidroaéreo no epigástrio. Solicitar uma radiografia simples de abdome, para verificar a localização e se a sonda não está dobrada

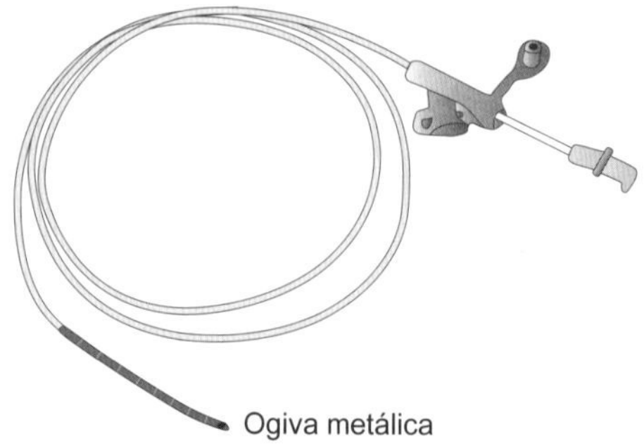

Figura 39.2 Sonda nasoentérica.

- Retirar o fio-guia
- Fixar a sonda de maneira que ela não entre em contato com a pele do nariz
- A sonda deverá migrar para o intestino delgado espontaneamente, levada pelos movimentos peristálticos (Figura 39.3). Pode-se colocar o paciente em decúbito lateral direito por 1 h. Em caso de dificuldade na progressão da sonda, é aconselhável administrar metoclopramida (10 mg IV) para aumentar o peristaltismo
- É possível guiar a colocação da sonda com endoscopia ou fluoroscopia, caso falhem as tentativas anteriores.

Cuidados após o procedimento

- É aconselhável manter a cabeceira do leito elevada em 30°, para evitar ou diminuir o refluxo, principalmente durante e até 1 h após a introdução de alimento
- A alimentação pode ser fornecida de maneira intermitente ou contínua:
  - Contínua: 100 a 150 mℓ/h
  - Intermitente: 200 a 400 mℓ, 4 a 6 vezes/dia
  - Bolus, por meio de seringas, por 5 a 15 min
- Os tubos devem ser lavados com 20 a 30 mℓ de água, 2 a 3 vezes/dia, e sempre após administração de medicamento ou alimento
- Medicamentos devem ser administrados em líquidos ou dissolvidos.

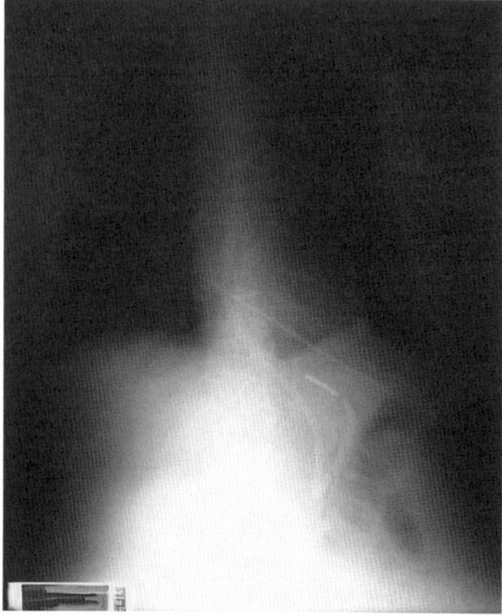

Figura 39.3 Sonda nasoenteral com sua ogiva metálica localizada no estômago.

Complicações

- Ulceração ou necrose de asa nasal
- Epistaxe
- Colocação traqueal, intubação pulmonar
- Soluços, náuseas e vômitos
- Esofagite de refluxo
- Regurgitação com aspiração para a árvore brônquica
- Ulceração e/ou necrose de parede do esôfago proximal
- Pericondrite da cartilagem cricoide
- Perfuração de carcinoma, ulceração ou divertículo esofágico
- Passagem da sonda para o interior do crânio
- Estenose esofágica
- Distúrbios hídricos e eletrolíticos.

Retirada da sonda

- Explicar o procedimento ao paciente
- Utilizar luvas
- Posicionar o paciente sentado
- Retirar a fixação da sonda
- Solicitar ao paciente inspiração profunda e expiração lenta, seguida de apneia
- Tracionar a sonda delicada e moderadamente rápido, por completo. Não forçar. Se não conseguir na primeira apneia, repetir inspiração, expiração e apneia
- O paciente deve fazer higiene da boca com água e bochechos.

Bibliografia

OBLINGER, M. J.; LEAVELL JR., B. S. Passagem de sonda gástrica. In: SURATT, P. M.; GIBSON, R. S. Manual de procedimentos médicos. São Paulo: Roca; 2008. p. 144-151.

SAMUELS, L. E. Nasogastric and feeding tube placement. In: ROBERTS, J. R.; HEDGES, J. R. Clinical procedures in emergency medicine. 4. ed. Philadelphia: Saunders-Elsevier; 2004. p. 794-815.

Sondagem Nasogástrica

Alexandre Campos Moraes Amato

Considerações gerais

A sondagem nasogástrica pode ter objetivo terapêutico, diagnóstico e ser meio de alimentação. Evita a distensão do estômago, vômitos e aspiração pulmonar durante o período pré e pós-operatório, descomprimindo o estômago. Para alimentação prolongada, considerar a sonda nasoentérica.

Considerações anatômicas

A cavidade nasal comunica-se com o meio externo por meio das narinas, anteriormente, e com a porção nasal da faringe, posteriormente, por meio das coanas e da porção nasal da faringe. A distância do nariz à transição faringoesofágica é de 10 a 12 cm (Figura 40.1). A parte oral da faringe comunica-se com a cavidade bucal pelo istmo das fauces, e a parte laríngea comunica-se anteriormente com o ádito da laringe e posteriormente é continuada pelo esôfago. O esôfago é um tubo muscular com cerca de 23 a 25 cm (Figura 40.2), estendendo-se da faringe ao estômago, e apresenta movimentos peristálticos. O estômago é uma dilatação do canal alimentar, compreendido entre o esôfago e o intestino, localizado logo abaixo do diafragma. Apresenta dois orifícios: o proximal é o óstio cárdico e o distal é o óstio pilórico, que se comunica com o duodeno. Este último é importante na passagem da sonda nasoenteral.

Indicações

- Objetivo diagnóstico:
  - Hemorragia digestiva alta
  - Intoxicações exógenas agudas
  - Débito de secreção

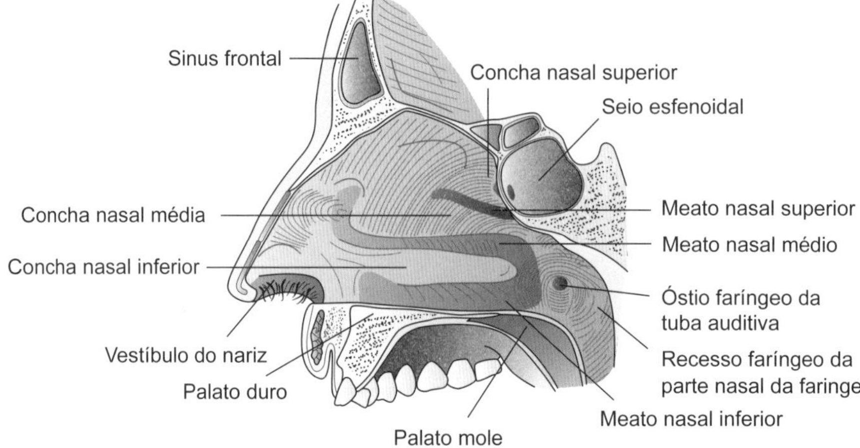

Figura 40.1 Vista lateral da parede da cavidade nasal, evidenciando estruturas anatômicas importantes para a correta sondagem nasogástrica.

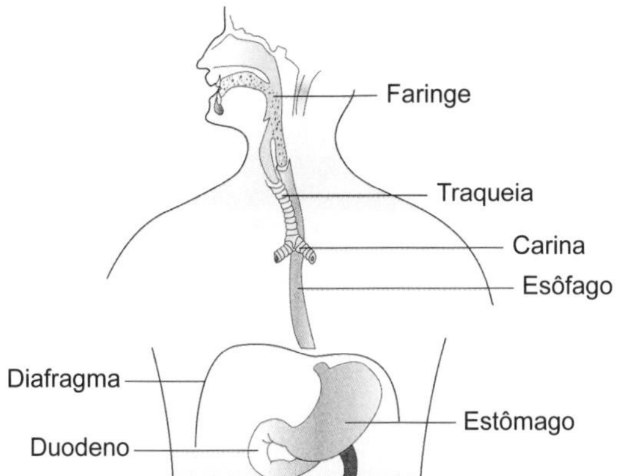

Figura 40.2 Vista frontal evidenciando o esôfago e suas relações anatômicas importantes para a passagem da sonda nasogástrica.

- Objetivo terapêutico:
  - Pós-operatório de cirurgia abdominal:
    - Cirurgias em que há grande manipulação de alças, gastrenterostomia, piloroplastia ou anastomose gastresofágica
  - Oclusão e suboclusão intestinal
  - Dilatação gástrica aguda
  - Pancreatite
- Alimentação:
  - Pacientes comatosos
  - Dependentes de ventilação mecânica
  - Cirurgia ou obstrução de orofaringe ou esôfago
  - Distúrbios de deglutição.

Contraindicações

- Fratura de base de crânio
- Relativas:
  - Divertículo de Zencker (faringoesofágico)
  - Deformidades graves da coluna cervical
  - Aneurisma de arco aórtico
  - Esofagite por soda cáustica
  - Neoplasias infiltrativas do esôfago
  - Esofagocoloplastias ou sequelas de outras intervenções sobre esôfago ou cárdia.

Material

- Principal:
  - Sonda nasogástrica 10-20F (para mulheres, nº 14 a 16; para homens, nº 16 a 18)
  - Gazes
  - Estetoscópio
  - Frasco/bolsa coletora
  - Copo d'água com canudinho
- Assepsia:
  - Toalha
  - Luvas de procedimento
- Anestesia tópica:
  - Lidocaína gel a 2% (10 mℓ)
- Infusão:
  - Seringa de 20 mℓ
- Curativo/fixação:
  - Tintura de benjoim (opcional)
  - Esparadrapo ou Micropore®
  - Equipo (opcional).

Avaliação e preparo do paciente

- Explicar o procedimento para o paciente
- Solicitar termo de consentimento informado assinado
- Posicionar o paciente sentado ou a 45°, com a cabeça fletida. Caso não seja possível, colocá-lo em decúbito lateral esquerdo, com a cabeça voltada para o lado, para evitar broncoaspiração
- Escolher a narina: qualquer uma, exceto quando houver desvio de septo, obstrução ou traumatismo nasal.

Técnica

- Escolher o calibre da sonda entre 10 e 20F (5 a 10 mm de diâmetro interno), de acordo com a capacidade da narina, permitindo uma drenagem eficiente
- Medir o tamanho da sonda: da parte inferior do processo xifoide, passando por trás da orelha até a ponta do nariz. Acrescentar 10 a 15 cm. Fazer uma marcação nesse local com um pedaço de esparadrapo circular (Figura 40.3)
- Colocar a toalha sobre o tórax do paciente
- Lubrificar o tubo com gel anestésico (lidocaína gel)
- O paciente deve aspirar gel lubrificante, pela narina escolhida, até senti-lo na garganta. Esperar 5 min
- Criar uma curva no tubo, enrolando-o na mão
- Inserir a sonda em direção ao assoalho nasal e à nasofaringe (Figura 40.4)
- Solicitar ao paciente que faça movimentos de deglutição, engolindo saliva ou água através de um canudo, quando a sonda alcançar a transição faringoesofágica (10 a 12 cm; Figura 40.5)

- Pode haver certa dificuldade nesse momento: tentar uma leve pressão; se não funcionar, rodar a sonda, tracioná-la e tentar novamente. Utilizar gaze se a sonda estiver escorregadia. Pedir ao paciente para flexionar a cabeça nesse momento (Figura 40.4 B)
- Inserir a sonda até a marcação indicativa da cavidade gástrica
- Aspirar com uma seringa de 20 mℓ e verificar se há suco gástrico; cuidado para não fazer pressão negativa excessiva. Pode-se injetar 20 mℓ de ar e auscultar som hidroaéreo no epigástrio (Figura 40.6). Eventualmente, se necessário, solicitar uma radiografia simples toracoabdominal, para verificar a localização e se a sonda não está dobrada. Verificar se o paciente consegue falar
- Fixar a sonda ao nariz com esparadrapo (Figura 40.7 A). Fixar um equipo cortado à sonda e utilizá-lo atrás da cabeça do paciente, como se fossem as hastes de um óculos (Figura 40.7 B e C).

Cuidados após o procedimento

- É aconselhável manter a cabeceira do leito elevada em 30°, para evitar ou diminuir o refluxo
- Após qualquer procedimento no qual tenha sido necessário movimentar o paciente ou se ele apresentar vômito, conferir a localização da sonda
- Anotar débito e aspecto
- Monitorar eletrólitos.

Complicações

- Ulceração ou necrose de asa nasal
- Epistaxe
- Colocação traqueal e intubação pulmonar
- Soluços, náuseas e vômitos
- Esofagite de refluxo
- Regurgitação com aspiração para a árvore brônquica
- Ulceração e/ou necrose de parede do esôfago proximal

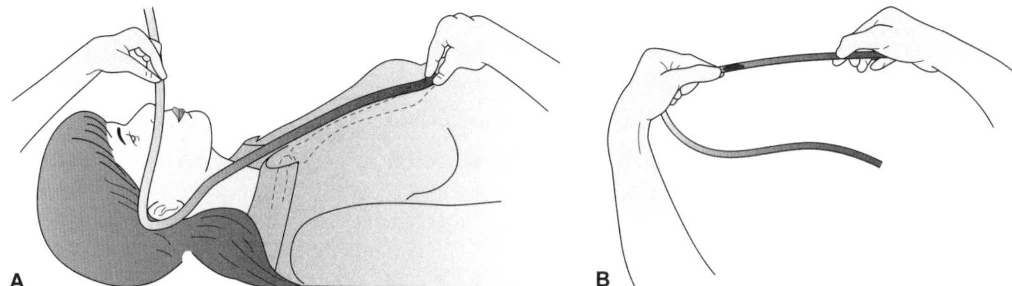

Figura 40.3 A. Medida da sonda nasogástrica: parte inferior do processo xifoide, passando por trás da orelha até a ponta do nariz. B. Fazer a marcação com esparadrapo circular nesse local.

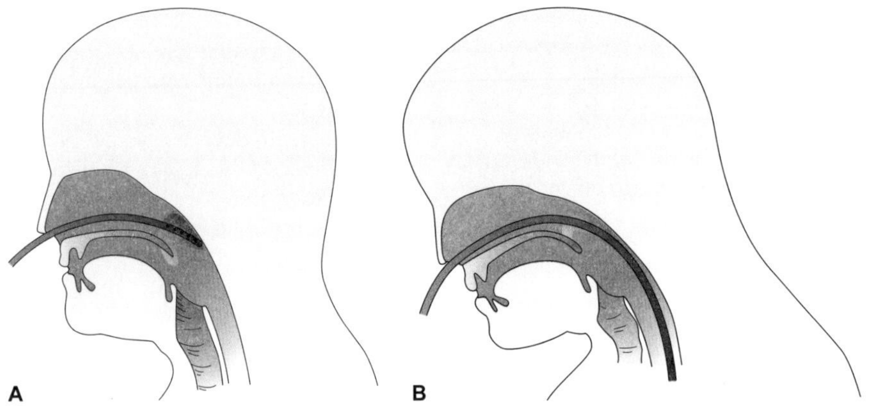

Figura 40.4 A. Introduzir a sonda ao longo do assoalho do nariz em direção à nasofaringe. B. Pedir para o paciente fazer uma flexão da cabeça e progredir com a sonda lentamente, pedindo-lhe que degluta.

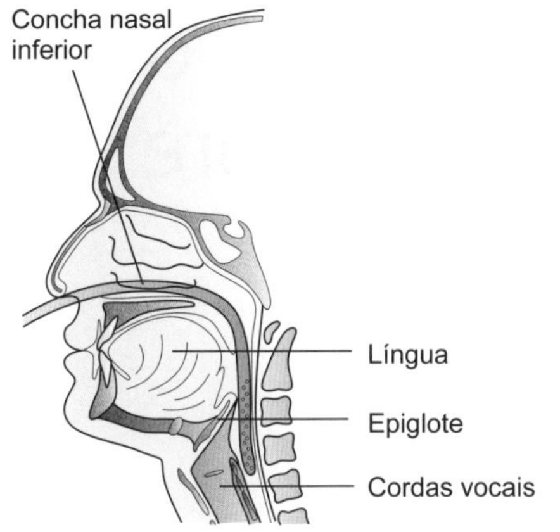

Figura 40.5 Fazer movimentos de deglutição, ao alcançar a transição faringoesofágica, diminui a probabilidade de a sonda entrar na traqueia.

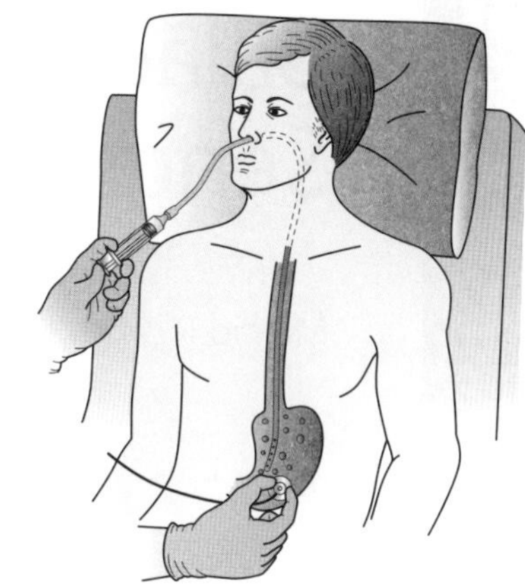

Figura 40.6 Injetar 20 mℓ de ar e auscultar o epigástrio, verificando a presença de ruído hidroaéreo.

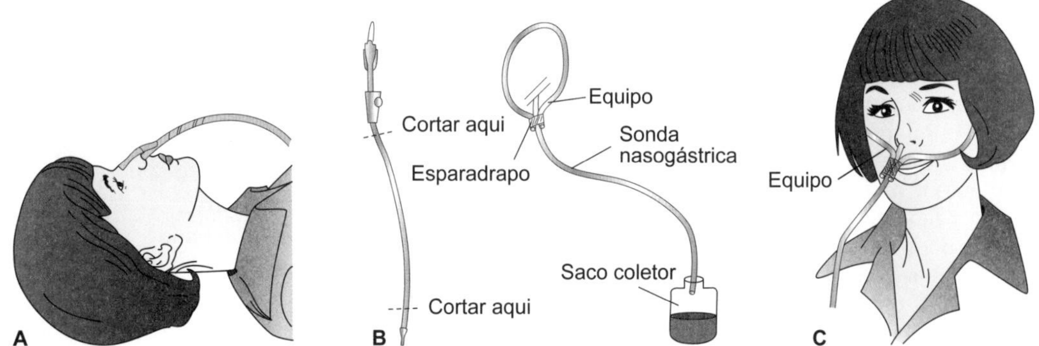

Figura 40.7 A. Fixação da sonda com esparadrapo no nariz. B. Fixação em haste de óculos utilizando equipo de soro cortado e fixado ao redor da sonda nasogástrica com esparadrapo. C. Resultado final da fixação em haste de óculos.

- Pericondrite da cartilagem cricoide
- Perfuração de carcinoma, ulceração ou divertículo esofágico
- Passagem da sonda para o interior do crânio
- Estenose esofágica
- Distúrbios hídricos e eletrolíticos.

Retirada da sonda

- O paciente deve apresentar ruídos hidroaéreos abdominais propulsivos, eliminação de gazes ou fezes e diminuição do débito pela sonda
- Retirar a fixação da sonda
- Explicar o procedimento ao paciente
- Utilizar luvas de procedimento
- Posicionar o paciente sentado
- Solicitar inspiração profunda e expiração lenta, seguida de apneia
- Tracionar a sonda delicadamente, moderadamente rápido e por completo, em um só movimento. Não forçar. Se não conseguir na primeira apneia, solicitar inspiração e expiração e tentar novamente
- O paciente deve realizar higiene bucal com água e bochechos.

Bibliografia

OBLINGER, M. J.; LEAVELL JR., B. S. Passagem de sonda gástrica. In. SURATT, P. M.; GIBSON, R. S. Manual de procedimentos médicos. São Paulo: Roca; 2008. p. 144-151.

SAMUELS, L. E. Nasogastric and feeding tube placement. In: ROBERTS, J. R.; HEDGES, J. R. Clinical procedures in emergency medicine. 4. ed. Philadelphia: Saunders-Elsevier; 2004. p. 794-815.

Balão Gastresofágico de Sengstaken-Blakemore

Márcio Ricardo Bartalotti

Considerações gerais

A passagem de balão gastresofágico de Sengstaken-Blakemore é um método auxiliar ao tratamento da hemorragia digestiva alta, podendo salvar em hemorragias exsanguinantes que descartam o tratamento endoscópico agudo, em pacientes em que a escleroterapia endoscópica falhou ou que não responderam à farmacoterapia ou em pequenos hospitais que não disponham dos métodos anteriores.

A sonda de Sengstaken-Blakemore (Figuras 41.1 e 41.2) é composta de três vias: uma para aspirar o conteúdo gástrico, a segunda para insuflar o balão gástrico e a terceira para insuflar o balão cilíndrico esofágico. A sonda mais moderna tem também uma quarta via para aspiração esofágica proximal.

Considerações anatômicas

O tratamento da hemorragia digestiva alta com balão gastresofágico é eficaz somente para tratar das doenças esofágicas (varizes esofágicas) e de fundo gástrico (varizes de fundo gástrico).

Em pacientes brevilíneos, pode ser necessária a diminuição do terço superior do balão esofágico, feita com esparadrapo e/ou fio de algodão.

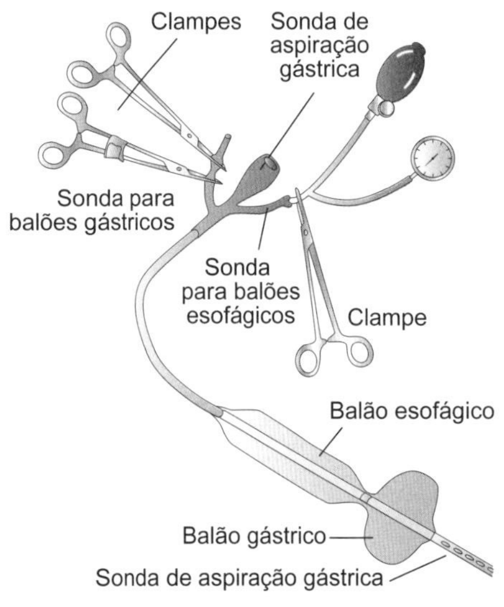

Figura 41.1 Balão Sengstaken-Blakemore.

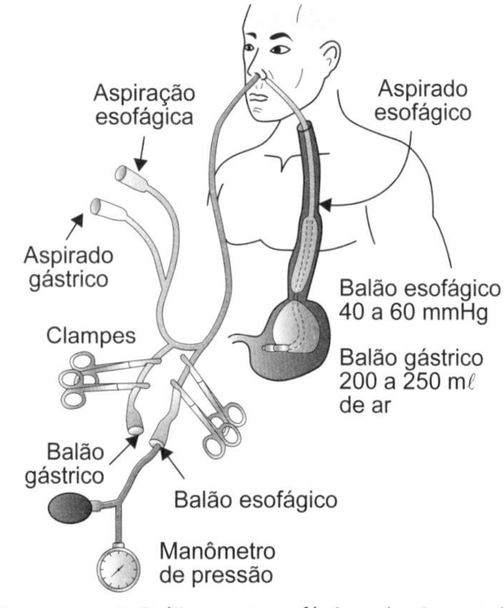

Figura 41.2 Balão gastresofágico de Sengstaken-Blakemore com duas vias de aspiração.

Indicações

- Ausência de tratamento definitivo, como terapia endoscópica, TIPS (*transjugular intrahepatic portosystemic shunt*) e cirurgia
- Falha na escleroterapia endoscópica, seja por ligadura elástica, seja por injeção de soluções esclerosantes
- Falha na terapia esclerótica por ressangramento após segunda tentativa de esclerose
- Centros que não disponham de terapia endoscópica e farmacológica.

Contraindicações

Esse procedimento não tem contraindicações, uma vez que é salvador, com exceção aos centros com terapias endoscópicas, cirúrgicas e medicamentosas ao alcance rápido e imediato.

Avaliação e preparo do paciente

- Avaliar inicialmente o estado de consciência do paciente: alteração por hipoxemia como resultado da hemorragia, seguida por quadro de encefalopatia hepática, por vezes, sendo necessária a intubação orotraqueal para garantir via respiratória pérvia e proteção contra broncoaspiração
- Explicar cuidadosamente o procedimento ao paciente e avaliar o risco que um estado de agitação psicomotora pode causar. Garantir sempre a via respiratória
- Com laringoscopia prévia, certificar-se de que nenhuma alteração anatômica pode prejudicar o procedimento
- Verificar os balões esofágico e gástrico, certificando-se de que não estejam perfurados
- Recomenda-se o procedimento com o paciente sedado e medicado com atropina no momento da passagem, para evitar o desencadeamento de reflexos vagais.

Material

- Principal:
  - Balão gastresofágico de Sengstaken-Blakemore nº 16 ou 18
  - Pinça Maggil
  - Três pinças Kelly
  - Manômetro
  - Seringa
  - Luvas estéreis
  - Lidocaína gel
  - Fita adesiva (esparadrapo).

Técnica

- Posicionar o paciente em decúbito lateral esquerdo
- Embeber a sonda-balão em lidocaína gel
- Introduzir a sonda pela narina com maior abertura e progredir o balão até que seja possível avistá-lo na cavidade oral. Se necessário, auxiliar a passagem por essa cavidade com pinça Maggil
- Fazer a progressão do balão esofágico até que sua marcação esteja além dos 45 cm
- Insuflar o ar pela via de aspiração gástrica da sonda, com auxílio de uma seringa de 20 mℓ, e auscultar ruído característico na região epigástrica, o que indica que a ponta da sonda se encontra no local. A obtenção de radiografia é a tática mais segura para determinar a localização da ponta do balão e se este se encontra no estômago
- Insuflar cerca de 200 a 250 mℓ de ar pelo tubo do balão gástrico com uma seringa e obstruir esse tubo com auxílio de pinça Kelly, para evitar perda de ar
- Tracionar a sonda-balão gentilmente com um peso aproximado de 250 g, com o intuito de impactar o balão na cárdia
- Insuflar o balão esofágico (cor vermelha) e, com auxílio de manômetro, manter a pressão entre 40 e 60 mmHg (Figura 41.3)
- Fixar a sonda-balão com gaze e esparadrapo ao redor do tubo, no ponto de abertura nasal.

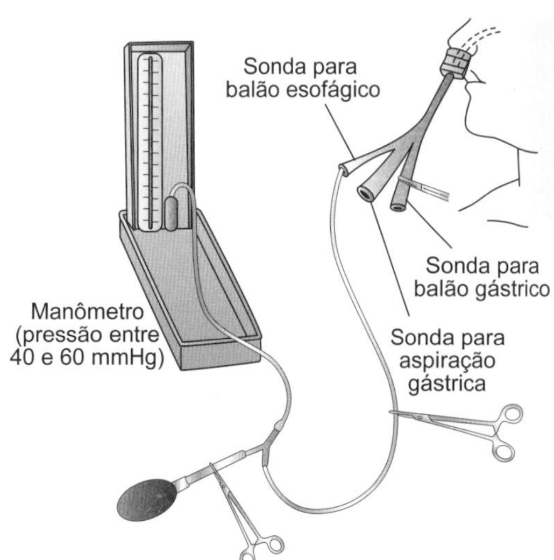

Figura 41.3 Método para aferição da pressão no balão esofágico.

Cuidados após o procedimento

- Avaliar radiologicamente o paciente, excluindo as possibilidades de pneumotórax, pneumomediastino e pneumoperitônio, consequências de ruptura esofágica ou, mais raramente, de ruptura gástrica
- Fazer o controle periódico das pressões nos balões
- Empregar medidas para evitar a síndrome de encefalopatia portossistêmica, como manitol a 10%, 1.000 a 2.000 mℓ, pela via de aspiração gástrica, por 1 h, e administração de neomicina também por essa via
- Manter atropina para diminuir a secreção orofaríngea: 1 g de atropina (1 mℓ com 0,5 mg) + 500 mℓ de solução fisiológica a 0,9%, IV, de 6 em 6 h, em infusão contínua. Aspiração rotineira de secreções da orofaringe
- Manter aberta a via gástrica da sonda, para monitorar a eficácia da terapêutica. Após o esvaziamento gástrico, não deverá ocorrer drenagem de conteúdo hemático pela sonda, caso contrário, terá havido alguma falha no procedimento, não tendo sido eficaz para cessar o sangramento.

Complicações

- A complicação mais comum desse procedimento é a necrose de aba nasal, sendo difícil evitá-la, pois a sonda-balão deve ficar constantemente tracionada. Nos EUA, utiliza-se um capacete de futebol americano, fixando a sonda na grade frontal
- Embora menos comum, pode ocorrer isquemia esofágica quando não respeitados os níveis pressores descritos anteriormente
- Ruptura esofágica ou gástrica
- Obstrução de vias respiratórias
- Broncoaspiração
- Persistência ou recidiva do sangramento.

Conduta após passagem do balão

- Aguardar por 24 h e monitorar os parâmetros clínicos: frequência cardíaca, pressão arterial, débito da sonda e dosagem de hematócrito e hemoglobina. Esses dados podem auxiliar na avaliação do sangramento
- Após 24 h, desinsuflar o balão esofágico, deixando a sonda com o balão desinsuflado por 24 h. Manter o paciente em constante observação e suporte clínico e retirar a sonda-balão se não houver novo sangramento (Figura 41.4)
- Caso haja sinal de novo sangramento, será necessário reinsuflar o balão esofágico e aguardar mais 24 h
- Após a retirada da sonda-balão, recomenda-se o seguimento com terapia esclerótica profilática via endoscopia digestiva alta.

Retirada da sonda

- Explicar o procedimento ao paciente
- Utilizar luvas
- Posicionar o paciente sentado
- Administrar óleo mineral por via oral
- Desinsuflar completamente os dois balões antes da retirada
- Obstruir os tubos, para evitar a saída de secreções durante a retirada
- Retirar a fixação da sonda
- Solicitar ao paciente inspiração profunda e expiração lenta, seguida de apneia
- Tracionar a sonda delicada e moderadamente, mas rápido e por completo. Não forçar. Se não conseguir na primeira apneia, repetir inspiração, expiração e apneia

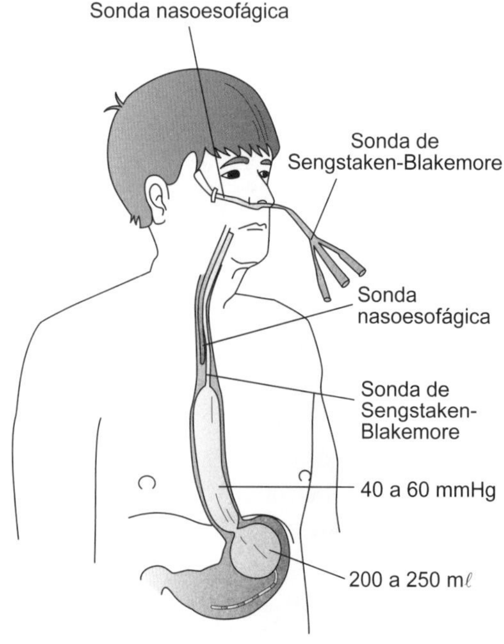

Figura 41.4 Método alternativo para aspiração de secreção orofaríngea.

- O paciente deve fazer higiene da boca com água e bochechos
- Manter a sonda próxima do paciente, caso haja necessidade de repetir o procedimento.

Bibliografia

BAUER, J. J.; KREEL, I.; KARK, A. E. The use of the Sengstaken-Blakemore tube for immediate control of bleeding esophageal varices. Ann. Surg., v. 179, p. 273-277, 1974.

MARGARIDO, N. F.; MANSUR, R. Aplicação do balão de Sengstaken-Blakemore. In: BIROLINI, D.; STEINMAN, E. Cirurgia de emergência. São Paulo: Atheneu; 2001. p. 418-423.

SENGSTAKEN, R. W.; BLAKEMORE, A. H. Balloon tamponage for the control of hemorrhage from esophageal varices. Ann. Surg., v. 131, p. 781-789, 1950.

Sites indicados

NATIONAL CENTER FOR BIOTECHNOLOGY INFORMATION (NCBI). Balloon tamponage for the control of hemorrhage from esophageal varices. Disponível em: http://www.ncbi.nlm.nih.gov/pmc/articles/PMC1616705/

NATIONAL CENTER FOR BIOTECHNOLOGY INFORMATION (NCBI). The use of the Sengstaken-Blakemore tube for immediate control of bleeding esophageal varices. Disponível em: http://www.ncbi.nlm.nih.gov/pmc/articles/PMC1355886/

Paracentese

Alexandre Campos Moraes Amato

Considerações gerais

A paracentese é um método invasivo para diagnóstico de ascite, principalmente para tratamento de pacientes com ascite crônica refratária a diuréticos. A ascite é o acúmulo anormal de líquidos na cavidade peritoneal.

Considerações anatômicas

- A determinação da projeção das vísceras abdominais em regiões na parede abdominal tem pouco sentido prático, pois a posição e o volume das vísceras são variáveis. A posição topográfica depende de seu estado funcional, da posição do indivíduo e da respiração, além da variação etária, étnica, sexual e biotipológica
- A proteção dos órgãos da cavidade peritoneal é determinada pela parede abdominal e sua musculatura: os músculos oblíquo externo, oblíquo interno e transverso, com fibras orientadas em sentidos diferentes (Figura 42.1). Outro grupo muscular abdominal é constituído pelos músculos reto do abdome e piramidal
- Determinação do ponto de entrada:
    - Quadrante inferior esquerdo, na borda lateral do músculo reto do abdome, evitando o músculo e a artéria epigástrica inferior (Figura 42.2 A)
    - 2 cm abaixo do umbigo, na linha mediana (Figura 42.2).

Em pacientes com múltiplas cicatrizes e suspeita de aderências, o local de punção pode ser definido por ultrassonografia.

Indicações

- Terapêutica:
    - Alívio das manifestações respiratórias ou gastrintestinais
- Diagnóstica:
    - Ascite nova
    - Infecção.

Contraindicações

- Sistêmica:
    - Coagulopatia
- Anatômicas:
    - Bexiga neurogênica ou bexigoma
    - Aderências
    - Gravidez
    - Infecções superficiais.

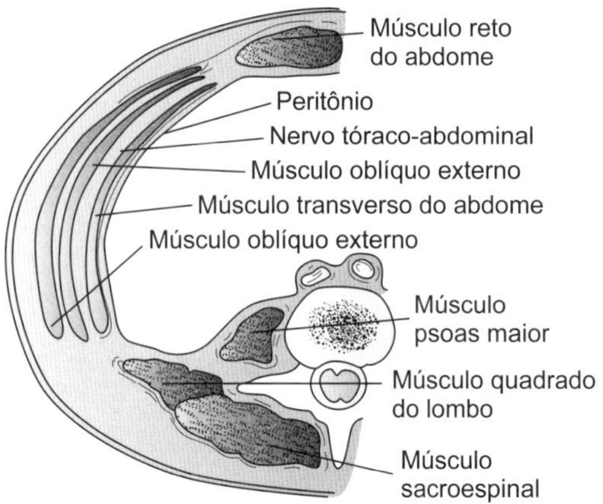

Figura 42.1 Corte transversal da região abdominal evidenciando as estruturas anatômicas que constituem a parede abdominal.

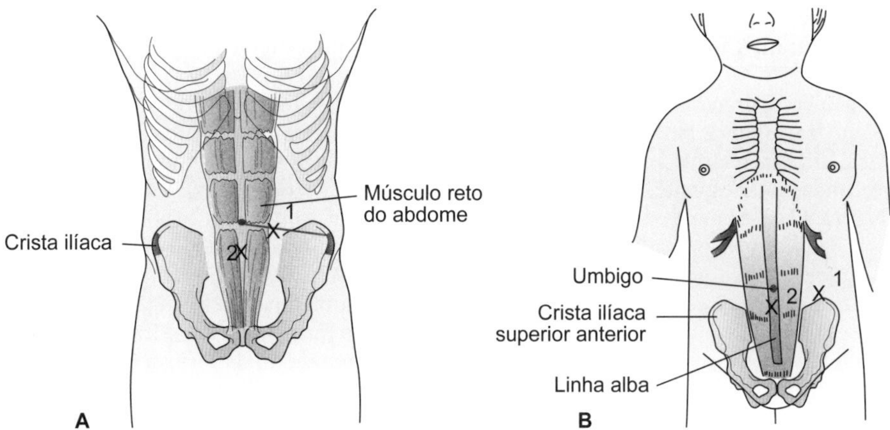

Figura 42.2 Vista frontal da parede abdominal e sua esqueletopia, demonstrando os pontos indicados para a paracentese em adulto (A) e criança (B).

Material

- Principal:
  - Caneta marcadora (opcional)
  - Agulha (22 e 25 G)
  - Torneira de três vias
  - Equipo de soro
  - Frasco a vácuo (opcional) ou frasco coletor
- Assepsia:
  - Máscara
  - Luvas e campos estéreis
  - Solução antisséptica (Povidine® ou clorexidina)
- Anestesia local:
  - Lidocaína a 1%
  - Seringa de 5 mℓ
- Aspiração:
  - Seringa de 20 mℓ
- Curativo/fixação:
  - Tintura de benjoim (opcional)
  - Esparadrapo ou Micropore®
  - Equipo (opcional).

Avaliação e preparo do paciente

- Fazer anamnese e exame físico, tentando identificar cirurgias prévias, distensão abdominal, massas e hepatoesplenomegalia
- Avaliar a coagulação laboratorialmente
- Explicar o procedimento para o paciente
- Solicitar termo de consentimento assinado
- Pedir ao paciente para esvaziar a bexiga ou passar uma sonda vesical de alívio
- Colocar o paciente em posição de decúbito dorsal (Figura 42.3).

Técnica

- Fazer assepsia e antissepsia da parede abdominal
- Colocar campos estéreis, delimitando o local da punção
- Determinar o ponto de punção
- Aplicar anestesia local com lidocaína a 1%, utilizando a seringa de 5 mℓ
- Para procedimentos diagnósticos, é possível empregar agulhas finas, pois a quantidade a ser retirada é pequena e se evitam vazamentos posteriores. Para procedimentos terapêuticos, são necessárias agulhas maiores, com 18 G. O cateter sobre agulha (Jelco®) pode colabar, dobrar ou mesmo romper. O Intracath® pode ser usado em algumas situações
- A inserção da agulha deve ser lenta e pode ser perpendicular ou pela técnica do *Z-tract*. A inserção deve ser concomitante com a aspiração pela seringa e, assim que surgir líquido ascítico, a introdução da agulha deve ser suspensa (Figura 42.4). No caso de um Jelco®,

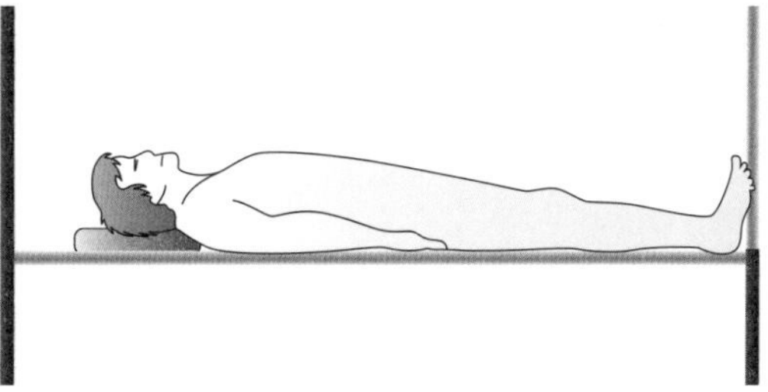

Figura 42.3 Decúbito dorsal horizontal.

retirar a agulha e deixar o cateter e, no caso de um Intracath®, introduzir o cateter nesse momento:
  - A técnica *Z-tract* (Figura 42.5) consiste em tracionar a pele, superficialmente, por 2 cm em relação à parede abdominal profunda, caudalmente, e inserir a agulha (Figura 42.6). Somente soltar a pele quando a agulha tiver passado o peritônio e já tiver saído líquido. Ao retirar posteriormente a agulha, a pele deslizará para a posição original, selando o pertuito e prevenindo vazamentos
- Retirar a primeira seringa de 20 mℓ e enviar o material para análise. Se for um procedimento terapêutico, continuar a retirada de líquido até alcançar o objetivo (melhora ventilatória e/ou gastrintestinal)
- A agulha ou o cateter devem ser conectados a um sistema coletor e o líquido deve ser retirado:
  - O sistema coletor pode ser constituído de um frasco a vácuo e um equipo
  - Outra solução é usar uma torneira de três vias (*three-way*), um equipo, uma seringa de 20 mℓ (ou de 60 mℓ com adaptador) e um frasco coletor qualquer. Com o *three-way*, direcionar o líquido da cavidade peritoneal para a seringa, aspirar, redirecionar o *three-way* para o frasco coletor e injetar o conteúdo da seringa (Figura 42.7)
- O líquido deve ser enviado para análise:
  - Rotina:
    - Contagem de células
    - Albumina
    - Cultura

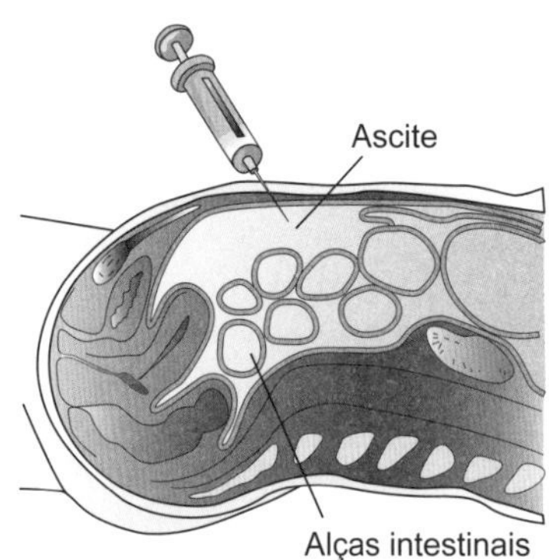

Figura 42.4 Vista lateral da paracentese, evidenciando risco de perfuração de alça intestinal.

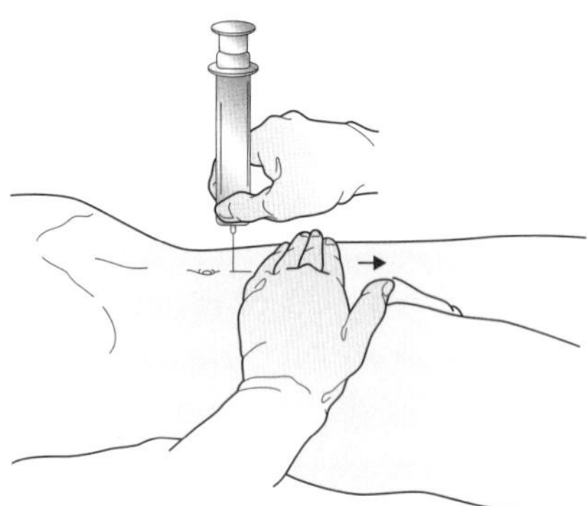
Figura 42.5 Técnica *Z-tract*: tração da pele, superficialmente, e inserção da agulha enquanto a pele estiver tracionada.

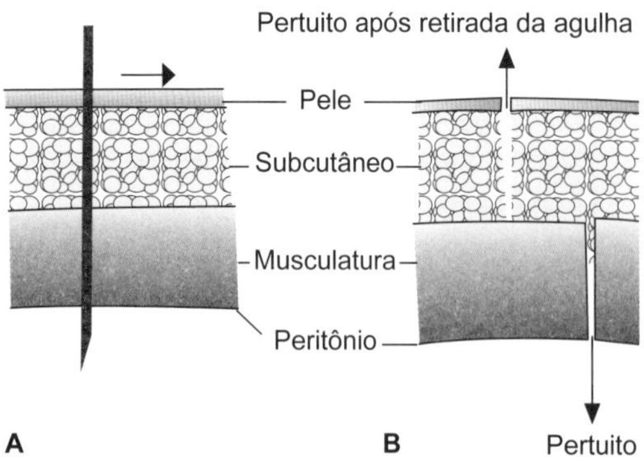

Figura 42.6 A. Agulha inserida até a cavidade peritoneal durante tração da pele. B. Resultado final após a retirada da agulha e cessamento da fração, evidenciando desnível do pertuito da agulha, que ajuda a prevenir vazamentos.

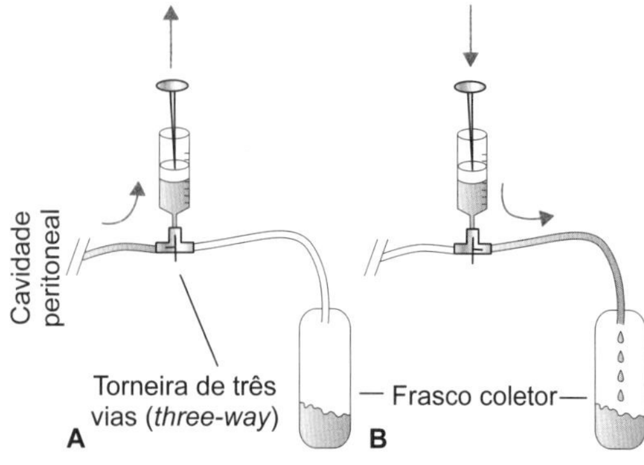

Figura 42.7 A. Com a torneira direcionada para a cavidade peritoneal, tracionar o êmbolo da seringa até completá-la. B. Inverter o sentido da torneira para o frasco coletor, injetando o conteúdo da seringa. Retornar a posição da torneira e reiniciar o processo.

- Não frequentes:
  - Exame e cultura para tuberculose
  - Citologia
  - Triglicerídios
  - Bilirrubina
- Opcionais:
  - Proteínas totais
  - Glicose
  - Lactato desidrogenase
  - Amilase
  - Gram.

Cuidado após o procedimento

Infusão de solução coloide (albumina) para retiradas acima de 5 ℓ (opcional).

Complicações

- Sistêmicas:
  - Comprometimento hemodinâmico pela remoção do líquido ascítico, principalmente hipotensão
  - Alterações eletrolíticas
  - Sepse
- Locais:
  - Vazamento pelo local de punção:
    - Pode ser dado um ponto no local
  - Hematoma na parede abdominal
- Intraperitoneais:
  - Perfuração de vasos ou vísceras
  - Peritonite
  - Abscesso
  - Sangramento.

Interpretação

A análise do líquido retirado é realizada tanto em procedimentos diagnósticos quanto terapêuticos. A condição clínica do paciente e a correlação com os resultados laboratoriais são essenciais.

A Tabela 42.1 apresenta um resumo dessas condições e não pretende abranger todos os casos clínicos.

Tabela 42.1 Interpretação da análise do líquido peritoneal.

Condição	Aparência macroscópica	Densidade	Proteína (g/dℓ)	Contagem de hemácias (> 10.000/mℓ)	Contagem de células brancas (mm³)	Gradiente albumina sérica/ascítica (g/dℓ)	Outros
Cirrose	Citrina ou biliosa	< 1.016 (95%)	< 25 (95%)	1%	< 250 (90%)	≥ 1,1	–
Neoplasia	Citrina, hemorrágica, mucinosa ou quilosa	Variável > 1.016 (45%)	> 25 (75%)	20%	> 1.000 (50%)	< 1,1	Citologia, biopsia peritoneal
Peritonite tuberculosa	Clara, turva, hemorrágica ou quilosa	Variável > 1.016 (50%)	> 25 (50%)	7%	> 1.000 (70%), frequentemente linfócitos	< 1,1	Biopsia peritoneal, pesquisa de BAAR
Peritonite piogênica	Turva ou purulenta	Se purulento > 1.016	Se purulento > 2,5 Incomum	–	> 250, polimorfonucleares e leucócitos	–	Gram, cultura
Insuficiência cardíaca congestiva	Citrina	Variável < 1.016 (60%)	Variável 15 a 53	10%	< 1.000 (90%)	≥ 1,1	–
Síndrome nefrótica	Citrina ou quilosa	< 1.016	< 25 (100%)	Incomum	< 250	< 1,1	–
Ascite pancreática	Turva, hemorrágica ou quilosa	Variável > 1.016	Variável > 25	Variável	Variável	< 1,1	Amilase

BAAR = bacilo álcool-ácido resistente.
Modificada de Marx e Runyon.

Bibliografia

GIBSON, R. S. Paracentese e lavagem abdominal. In: SURATT, P. M.; GIBSON, R. S. Manual de procedimentos médicos. São Paulo: Roca; 2008. p. 169-175.

MARX, J. A. Peritoneal procedures. In: ROBERTS, J. R.; HEDGES, J. R. Clinical procedures in emergency medicine. 4. ed. Philadelphia: Saunders-Elsevier; 2004. p. 841-859.

RUNYON, B. A. Ascites. In: SCHIFF, L.; SCHIFF, E. R. Diseases of the liver. 7. ed. Philadelphia: Lippincott-Raven; 1993. p. 997.

Lavagem Peritoneal Diagnóstica

Alexandre Campos Moraes Amato

Considerações gerais

A lavagem peritoneal diagnóstica (LPD) é um procedimento invasivo, utilizado principalmente em traumatizados. De execução rápida, desde que feita por profissionais treinados, apresenta sensibilidade de 98% para detectar hemorragia intraperitoneal. A LPD tem utilidade apenas para diagnóstico de lesões de vísceras intraperitoneais. Órgãos retroperitoneais não podem ser avaliados com segurança por esse método. Sua utilidade diminuiu após o advento do ultrassom e da tomografia computadorizada.

Considerações anatômicas (Figuras 43.1 e 43.2)

- A anatomia da parede abdominal e suas relações com as estruturas internas nos casos de fraturas pélvicas, bem como em estado avançado de gravidez, recomenda acesso supraumbilical aberto
- Corte transversal do abdome abaixo da cicatriz umbilical.

Indicações

- Modificações no estado de consciência por traumatismo cranioencefálico, intoxicação por álcool ou uso de drogas ilegais em pacientes traumatizados
- Modificações da sensibilidade por lesão de medula
- Lesões de estruturas próximas, como pelve, coluna lombar e as últimas costelas
- Sinal do cinto de segurança (contusão da parede abdominal) com suspeita de lesão intestinal
- Indicação de qualquer outro procedimento em que a avaliação do paciente seja dificultada nas horas seguintes, como anestesia geral em procedimentos extra-abdominais ou estudos radiológicos prolongados
- Se, na vigência das indicações citadas, o paciente estiver estável e não houver ultrassom ou tomografia computadorizada disponível.

Contraindicações

- Absoluta:
  - Laparotomia já indicada
- Relativas:
  - Intervenções cirúrgicas prévias no abdome
  - Distensão significativa de alças intestinais
  - Comprometimento infeccioso da parede abdominal
  - Obesidade mórbida
  - Cirrose avançada
  - Coagulopatia
  - Gravidez no 2º ou 3º trimestre (pode ser feita incisão suprauterina).

Material

- Principal:
  - Caixa de lavagem peritoneal diagnóstica
  - Duas pinças Halsted mosquito
  - Pinça grande para assepsia (Cherron)
  - Duas pinças Backhaus
  - Duas pinças com dente
  - Tesoura de Metzenbaum de 12 ou 14 cm
  - Duas pinças Kocher
  - Par de afastadores de Farabeuf
  - Porta-agulhas

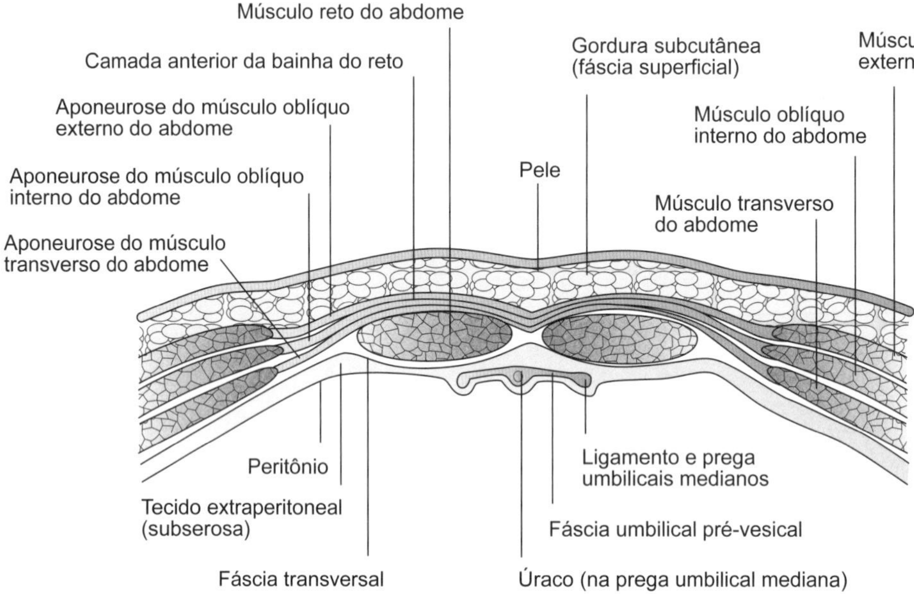

Figura 43.1 Corte transversal da parede abdominal.

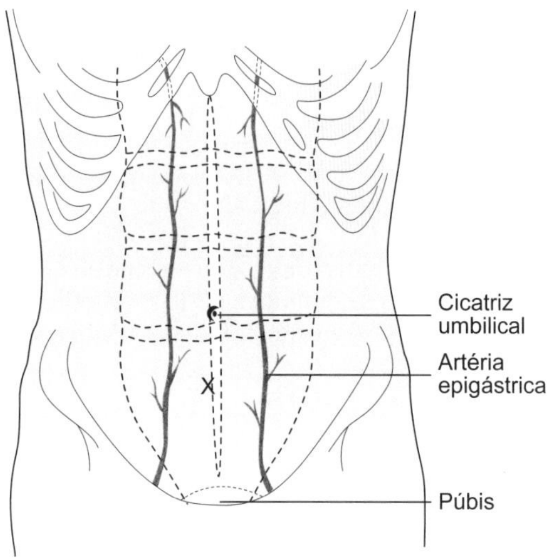

Figura 43.2 Vista frontal da parede abdominal.

  - Duas lâminas de bisturi nº 15 e nº 22
  - Fio de algodão 2-0 não agulhado
  - Fio de poliglactina 3-0 e fio de náilon 4-0 agulhado
  - Compressas
  - Cateter de diálise peritoneal
  - Seringa de 20 mℓ
- Assepsia:
  - Gazes estéreis
  - Polivinilpirrolidona-iodo (PVP-I; Povidine®) ou clorexidina
  - Luvas estéreis
  - Campo fenestrado esterilizado
- Anestesia:
  - Lidocaína a 1% com epinefrina
  - Seringa de 10 mℓ
- Infusão:
  - Lactato de Ringer ou soro fisiológico a 0,9% (1.000 mℓ)
  - Equipo de soro
- Curativo/fixação:
  - Gaze
  - Tintura de benjoim (opcional)
  - Esparadrapo ou Micropore®.

Avaliação e preparo do paciente

- Fazer anamnese e exame físico, tentando identificar cirurgias prévias, distensão abdominal, massas e hepatoesplenomegalia
- Avaliar a coagulação laboratorialmente
- Explicar o procedimento ao paciente
- Solicitar termo de consentimento assinado
- Passar a sonda urinária para descompressão da bexiga
- Passar a sonda gástrica para descompressão do estômago
- Colocar o paciente em posição de decúbito dorsal horizontal.

Técnica

- Realizar assepsia e antissepsia e colocar campos estéreis
- Aplicar anestesia local com lidocaína e epinefrina para evitar sangramento que possa alterar o resultado do exame, por vasospasmo, na linha média abdominal a um terço de distância entre a cicatriz umbilical e a sínfise púbica. Em grávidas, deve ser suprauterina e, em fratura pélvica, supraumbilical
- Incisar verticalmente a pele e o tecido subcutâneo até o espaço da aponeurose (Figura 43.3 A), podendo utilizar dissecção romba com o afastador (Figura 43.3 B). Tamanho da incisão: 4 a 6 cm
- Tracionar as margens da aponeurose e fazer uma pequena incisão no peritônio, entrando na cavidade peritoneal (Figura 43.3 C e D)
- Inserir cateter de diálise peritoneal, direcioná-lo à pelve (Figura 43.3 E e F) e retirar o fio-guia, se utilizado (Figura 43.3 G)
- Conectar o cateter à seringa e aspirar (Figura 43.4 A)
- Se retornar sangue vivo (10 mℓ), considera-se um exame positivo
- Se não retornar sangue vivo, instalar o equipo e instilar, na cavidade peritoneal, 1 ℓ de solução aquecida de lactato de Ringer ou soro fisiológico (em crianças, 10 a 15 mℓ/kg) (Figura 43.4 B)
- Manipulação de lateralidade do abdome e mudança de decúbito lateral direito e esquerdo suavemente, para distribuir o líquido pela cavidade e aumentar sua mistura com o sangue que possa existir
- Se o paciente estiver estável, deixar o líquido por 5 a 10 min antes de drená-lo e colocar o frasco da solução abaixo do nível do paciente, deixando o líquido fluir passivamente. É considerado retorno adequado 700 mℓ ou 30% do volume total infundido
- Após o retorno do líquido, enviar a amostra para exame: dosagem de enzimas (fosfatase alcalina e amilase), coloração de Gram e contagem de eritrócitos e leucócitos (a amostra não deve ser centrifugada).

Cuidados após o procedimento

- O exame físico após o procedimento se mostrará alterado, portanto, deve-se considerar

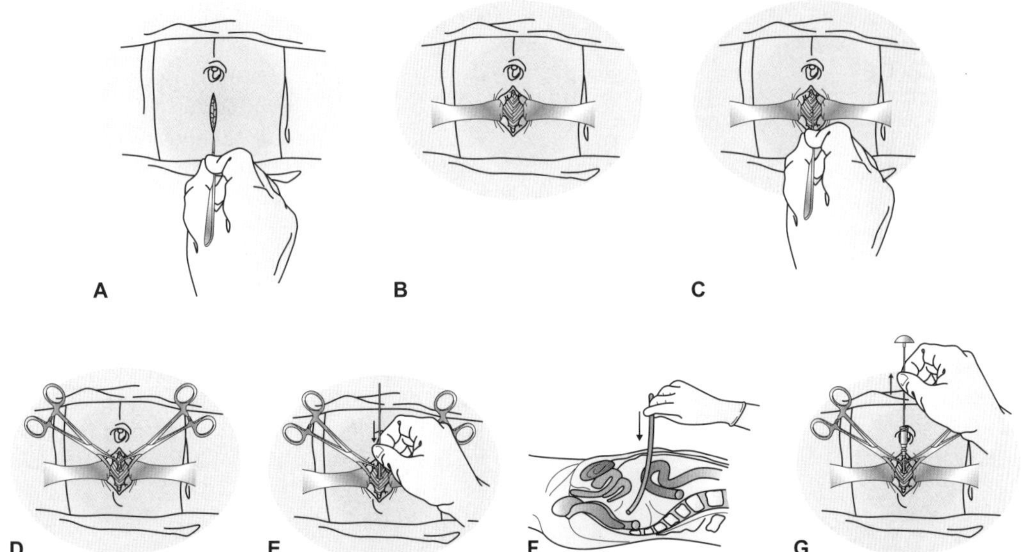

Figura 43.3 A. Incisão longitudinal infraumbilical com interseção da pele e do subcutâneo. B. Afastamento das estruturas e identificação do músculo reto do abdome e da linha alba. C. Incisão sobre a linha alba e identificação do peritônio. D. Isolamento do peritônio, com cuidado para não lesar as vísceras e a abertura do peritônio. E. Introdução do cateter que será utilizado para lavagem peritoneal diagnóstica, direcionando-o para o fundo de saco. F. Vista lateral da inserção do cateter na cavidade peritoneal. G. Retirada do fio-guia quando este for empregado.

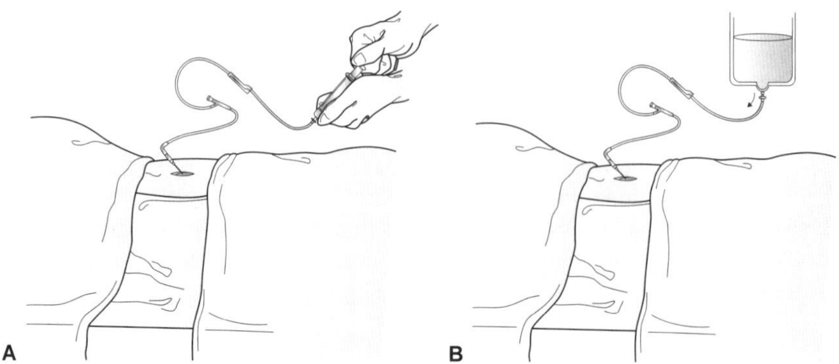

Figura 43.4 A. Aspiração e verificação de retorno. B. Instilação de soro fisiológico na cavidade peritoneal.

essa informação ao avaliar o exame físico e promover a mudança terapêutica

- Examinar o paciente com frequência após o procedimento, atentando-se para febre e sinais de peritonite ou de outras complicações
- É possível deixar o cateter no local até que a análise do líquido seja feita. Pode ser necessário refazer a lavagem, caso o resultado seja limítrofe
- Suturar a ferida operatória assim que possível, fechando o peritônio com fio de poliglactina 3-0 e dermorrafia com náilon 4-0, para evitar infecção.

Complicações

- Hemorragia da parede, ocasionando um resultado falso-positivo
- Peritonite por causa da perfuração intestinal
- Pneumoperitônio
- Lesão de bexiga urinária (principalmente se não tiver sido esvaziada antes do procedimento), intestino e qualquer outro órgão intraperitoneal
- Lesão de outra estrutura abdominal ou retroperitoneal
- Infecção da ferida operatória, hematoma ou deiscência.

Interpretação

- É considerado positivo se houver 100.000 hemácias/mℓ e mais de 500 leucócitos/mℓ (é indeterminado se estiver entre 250 e 500). A contagem entre 20.000 e 100.000 deve ser considerada indeterminada:
    - Em lesões penetrantes em tórax baixo e lesões por arma de fogo, considerar 5.000 hemácias como positivo para aumentar a sensibilidade
- A coloração de Gram-positiva para fibras vegetais ou bactérias também é importante
- O resultado negativo não exclui lesões retroperitoneais
- A dosagem de creatinina pode indicar lesão de bexiga intraperitoneal
- A amilase é considerada positiva acima de 20 e indeterminada entre 10 e 19
- A fosfatase alcalina é positiva acima de 3.

Bibliografia

COLÉGIO AMERICANO DE CIRURGIÕES. Comitê de Trauma. ATLS. Manual do curso para aluno. 7. ed. Barueri: Prol Editora e Gráfica; 2004.

GIBSON, R. S. Paracentese e lavagem abdominal. In: SURATT, P. M.; GIBSON, R. S. Manual de procedimentos médicos. São Paulo: Roca; 1984. p. 169-175.

Medida de Pressão Intra-abdominal

Alexandre Campos Moraes Amato

Considerações gerais

Existem técnicas indiretas para medir a pressão dentro do abdome, como o emprego de cateteres intragástricos, intracolônicos, intravesicais e na veia cava inferior. Entre todas as técnicas, por suas características menos invasivas e mais práticas, a cateterização vesical, descrita pioneiramente por Kron *et al.*[1], é empregada como padrão-ouro de aferição da pressão intra-abdominal, e será o método abordado neste capítulo. A bexiga é capaz de transmitir a pressão intra-abdominal sem interferências da atividade muscular de sua parede, a menos que haja limitações da mobilidade do órgão decorrentes de aderências, hematomas pélvicos, fraturas e outras condições que afetem a bexiga.

A hipertensão intra-abdominal pode determinar consequências graves, como: aumento da pressão intratorácica causando insuficiência respiratória, redução do débito cardíaco e diminuição do retorno venoso central, geradas por compressão torácica e das veias cava inferior e porta. Ocorrem também diminuição da perfusão renal, filtração glomerular e perfusão visceral, bem como aumento da frequência cardíaca, da pressão venosa central, da pressão intrapleural e da resistência vascular sistêmica.

- Aumento agudo:
  - Espontâneo: peritonite, abscesso intra-abdominal, obstrução intestinal, íleo adinâmico, ruptura de aneurisma da aorta abdominal, trombose venosa mesentérica, pneumoperitônio e pancreatite aguda
  - Pós-operatório: peritonite pós-operatória, hemorragia intraperitoneal, abscesso intra-abdominal, íleo adinâmico e dilatação gástrica aguda
  - Trauma: edema visceral após o tratamento do choque, hemorragia intraperitoneal e hemorragia retroperitoneal
  - Iatrogenia: cirurgia videolaparoscópica, vestimenta pneumática antichoque, correção de hérnias da parede abdominal ou diafragmáticas volumosas, *damage control* (empacotamento de lesões hemorrágicas com compressas) e fechamento de laparotomia sob tensão
- Aumento crônico:
  - Grandes tumores intra-abdominais, ascite, diálise peritoneal ambulatorial e gravidez.

Considerações anatômicas

A bexiga serve como reservatório passivo para conteúdos menores que 100 mℓ, comportando-se como transmissor da pressão intra-abdominal, sem qualquer influência pressora por parte de suas paredes.

Indicações

- Deve-se suspeitar de síndrome do compartimento abdominal (SCA) em todo e qualquer paciente com abdome tenso e distendido, oligúria progressiva para anúria e hipoxemia com dificuldade respiratória e altas pressões inspiratórias

- Fatores de risco para o desenvolvimento de SCA: cirurgia de controle de danos (*damage control*), pancreatite, sangramento intra-abdominal, ruptura de aneurisma de aorta abdominal, abscesso em cavidade abdominal, edema visceral, dilatação gástrica aguda, obstrução intestinal, íleo, isquemia mesentérica, pneumoperitônio, neoplasias abdominais, transplante hepático, escaras por queimadura em abdome, reparo de gastrosquise ou onfalocele, redução de grandes hérnias, roupa pneumática antichoque e fechamento de laparotomia sob tensão
- Relativas: insuflação peritoneal durante cirurgia laparoscópica, transplante hepático, pós-operatório, utilização da vestimenta pneumática antichoque, complicações da cirurgia do aneurisma da aorta abdominal e grandes tumores abdominais. Ascite também pode ser causa de SCA.

Contraindicações

- Anormalidades anatômicas que impeçam a passagem da sonda
- Trauma com suspeita de lesão uretral evidenciada por sangramento pelo meato uretral, próstata alta ao toque retal ou hematoma escrotal, perineal ou peniano
- Peritoniostomia.

Material

- Principal:
  - Sonda vesical de demora de tripla via ou sonda de Foley de dupla via nº 18 ou 20. Para crianças, sonda de Foleynº 8 a 12
  - *Kit* de sondagem, recipientes, cateter Jelco® nº 16, torneira de três vias, manômetro de água ou de mercúrio e equipo de solução salina
- Assepsia:
  - Gazes estéreis, polivinilpirrolidona-iodo (PVP-I) ou clorexidina, luvas estéreis e campo fenestrado esterilizado
- Anestesia tópica:
  - Seringa de 10 mℓ
  - 10 mℓ de lidocaína em gel a 2%
- Infusão no balão:
  - Soro fisiológico a 0,9% (500 mℓ)
  - Água destilada (20 mℓ)
  - Seringa de 20 mℓ
- Curativo/fixação:
  - Tintura de benjoim (opcional)
  - Esparadrapo ou Micropore®.

Avaliação e preparo do paciente

- Explicar o procedimento ao paciente
- Colocar o paciente em posição de decúbito dorsal horizontal
- Realizar a sondagem vesical (ver Capítulo 51 – Sondagem Vesical).

Técnica

- Paciente em uso de sonda vesical de Foley
- Introduz-se o cateter tipo Jelco® calibre 16, sob técnica asséptica, na conexão da sonda com a bolsa coletora
- A bolsa coletora tem seu tubo de drenagem previamente pinçado
- Uma torneira com três vias é conectada ao Jelco®, ao manômetro de água e ao equipo para infusão de solução salina
- Após a infusão de 50 mℓ de solução salina a 0,9%, a torneira é aberta, comunicando o manômetro de água ao Jelco®
- O nível da sínfise púbica deve ser considerado o ponto zero para a fita calibrada em centímetros
- Após a estabilização do menisco da coluna de solução salina, o valor é registrado com base na altura da coluna em relação ao ponto zero (Figura 44.1).

Cuidados após o procedimento

- A infusão de substâncias para reanimação e o suporte inotrópico devem ser considerados medidas de suporte hemodinâmico em pacientes que se submeterão à cirurgia descompressiva. A infusão de líquidos, principalmente coloides, também pode aumentar a pressão intra-abdominal

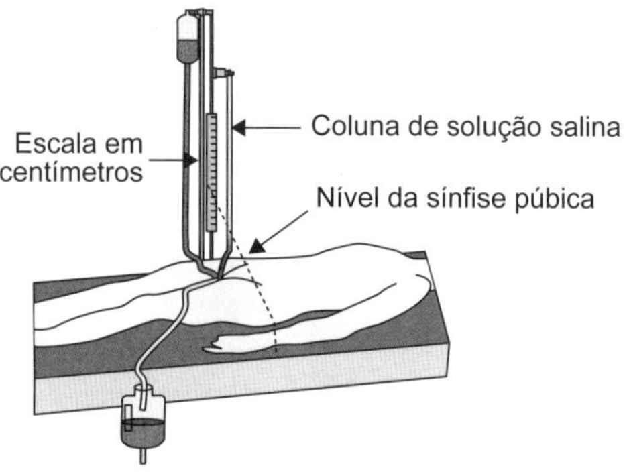

Figura 44.1 Técnica de Kron para medição da pressão intra-abdominal.

- O único tratamento eficaz para a SCA é a descompressão por laparotomia. A identificação precoce e o tratamento imediato são condições essenciais para impedir a evolução da SCA até a falência de múltiplos órgãos e a morte. Considera-se hipertensão abdominal com indicação de descompressão a partir de 25 cmH_2O, segundo Ivatury *et al.*[2] A indicação de bolsa de Bogotá (Borraez) deve ser feita por cirurgião qualificado, com base em critérios clínicos, na dependência do gradiente de pressão de perfusão abdominal (também chamado de pressão de perfusão abdominal) menor que 50 mmHg (Tabela 44.1)
- Alguns casos de SCA associada a ascites volumosas podem responder a paracenteses com retirada de grande volume de líquido.

Tabela 44.1 Escore de gravidade na síndrome do compartimento abdominal.

Escore	Pressão vesical (cmH_2O)	Tratamento
I	10 a 14	Reanimação normovolêmica
II	15 a 24	Reanimação hipervolêmica
III	25 a 35	Descompressão
IV	> 35	Reexploração cirúrgica imediata

Adaptada de Burch *et al.*, 1996.

Complicações

- Resistência à passagem do cateter
- Desconforto do paciente
- Infecção do trato urinário
- Hematúria
- Disúria
- Parafimose
- Retenção urinária
- Remoção traumática da sonda pelo paciente
- Falso trajeto e balão inflado no falso trajeto
- Passagem do cateter inadvertidamente na vagina e não na uretra. Nesse caso, o cateter fica contaminado e deve ser descartado.

Referências bibliográficas

1. KRON, I. L.; HARMAN, P. K.; NOLAN, S. P. The measurement of intra-abdominal pressure as a criterion for abdominal re-exploration. Ann. Surg., v. 199, n. 1, p. 28-30, 1984.
2. IVATURY, R. R.; PORTER, J. M.; SIMON, R. J. *et al.* Intra-abdominal hypertension after life-threatening penetrating abdominal trauma: prophylaxis, incidence and clinical relevance to gastric mucosal pH and abdominal compartment syndrome. J. Trauma., v. 44, n. 6, p. 1016-1023, 1998.

Bibliografia

ANDRADE, J. I. A síndrome de compartimento do abdome. Medicina (Ribeirão Preto), v. 31, p. 563-567, 1998. Disponível em: http://www.fmrp.usp.br/revista/1998/vol31n4/a_sindrome_compartimento_abdome.pdf.

BURCH, J. M. *et al.* The abdominal compartment syndrome. Surg. Clin. North Am., v. 76, p. 833-842, 1996.

CHEATHAM, M. L.; WHITE, M. W.; SAGRAVES, S. G. *et al.* Abdominal perfusion pressure: a superior parameter in the assessment of intra-abdominal hypertension. J. Trauma., v. 49, n. 4, p. 621-627, 2000.

JURKOVICH, G. D.; CARRICO, C. J. Trauma. In: SABISTON, C. D.; LYERLI, H. K. Tratado de Cirurgia – As bases da prática cirúrgica moderna. Rio de Janeiro: Guanabara Koogan, 1999. p. 279-319.

PRADO, L. F. A.; ALVES J, A.; CARDOSO, E. S.; ANDRADE, R. S.; ANDRADE R. S. *et al.* Pressão intra-abdominal em pacientes com trauma abdominal. Rev. Col. Bras. Cir. v. 32, n. 2, 2005. Disponível em: http://www.scielo.br/scielo.php?pid = S0100-69912005000200008&script=sci_arttext&tlng=PT.

SCHEIN, M. *et al.* The abdominal compartment syndrome: the physiological and clinical consequences of elevated intra-abdominal pressure. J. Am. Coll. Surg., v. 180, p. 745-753, 1995.

Redução de Hérnia Inguinal

Cássio Jerônimo Machado de Barros

Considerações gerais

A hérnia inguinal é a protusão de conteúdo intra-abdominal na região inguinal. É uma enfermidade frequente, podendo ser congênita ou adquirida. Diz-se que a hérnia está encarcerada quando seu conteúdo se mantém fixo na região inguinal, podendo estar também estrangulada, quando mostra sinais de sofrimento do conteúdo encarcerado (Figuras 45.1 e 45.2).

A redução consiste na manobra de reintrodução do conteúdo herniário na cavidade abdominal.

O primeiro evento em hérnia estrangulada é a obstrução do fluxo venoso, causando edema da parede intestinal e hemorragia no lúmen, dificultando ainda mais uma possível redução. Posteriormente, evolui com comprometimento do suprimento arterial, áreas de isquemia e necrose intestinal e consequente colonização por bactérias, resultando em gangrena e perfuração. Por isso, é importante diferenciar uma hérnia encarcerada de uma estrangulada.

Para hérnia encarcerada, deve-se tentar a redução incruenta e corrigi-la eletivamente em data oportuna. Quando não se consegue redução incruenta, indica-se cirurgia imediata. Realizada em caráter de urgência, a herniorrafia apresenta maiores índices de infecção da ferida cirúrgica em relação à herniorrafia eletiva. A cirurgia de urgência mostra, também, maior incidência de lesão das estruturas vasculares e do ducto deferente. A redução incruenta quase sempre é possível.

Considerações anatômicas (Figura 45.3)

As hérnias diretas são observadas na parede posterior do canal, em região de fragilidade anatômica, delimitada por ligamento inguinal,

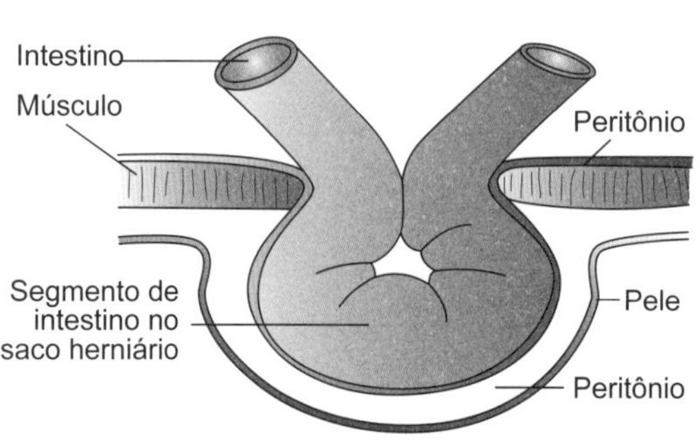

Figura 45.1 Hérnia encarcerada.

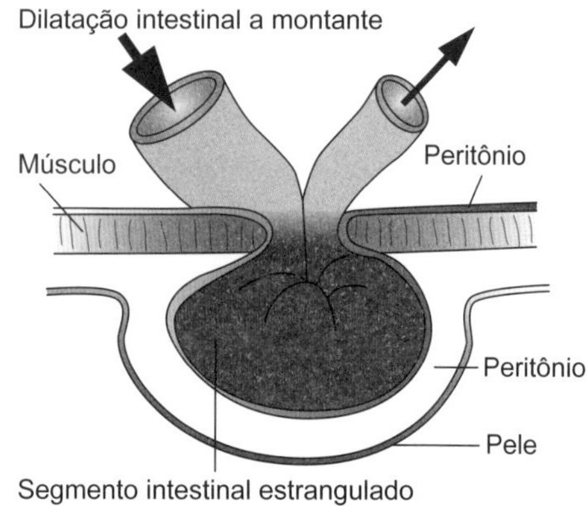

Figura 45.2 Hérnia estrangulada.

borda lateral do músculo reto do abdome e medialmente aos vasos epigástricos inferiores (triângulo de Hesselbach ou trígono inguinal).

A hérnia indireta exterioriza-se lateralmente aos vasos epigástricos inferiores, por meio do anel inguinal interno.

Estudos demonstram que alterações no metabolismo do colágeno constituem um fator significativo na formação das hérnias.

Indicação

A redução do conteúdo herniário deve ser realizada o mais precocemente possível, pois, quanto maior o tempo de estrangulamento, maior será o risco de comprometimento da viabilidade do conteúdo herniário.

Contraindicações

- Tempo prolongado de estrangulamento (> 6 h)
- Sinais de isquemia intestinal (necrose, perfuração)
- Choque, peritonite e sepse.

Material

- Principal:
  - Luvas de procedimento

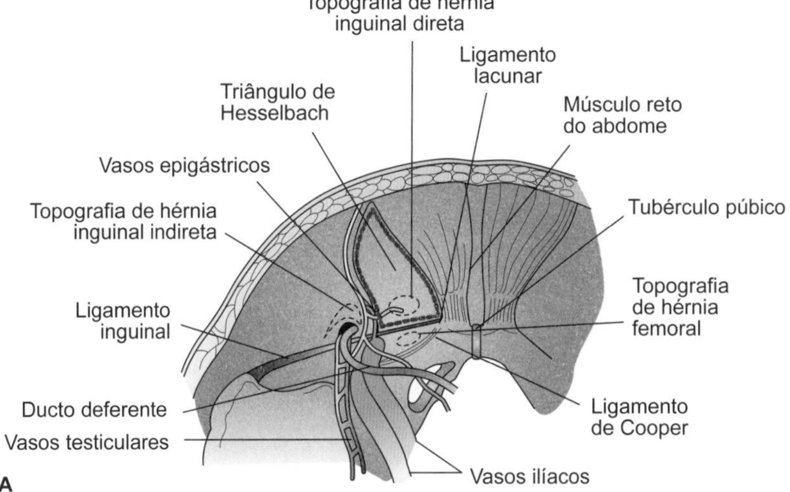

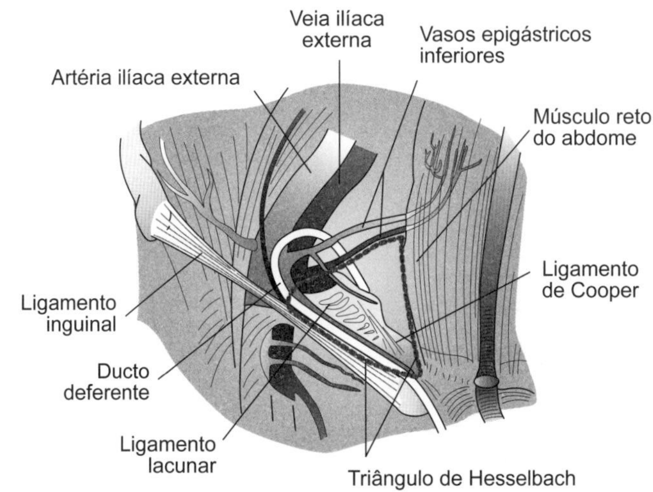

Figura 45.3 A e B. Anatomia inguinal.

- Analgesia e sedação:
  - Midazolan (0,03 mg/kg IV)
  - Meperidina (0,5 mg/kg IV).

Avaliação e preparo do paciente

- Histórico clínico:
  - O paciente refere abaulamento irredutível em região inguinal
  - Dor em casos de estrangulamento
  - Vômitos em caso de obstrução intestinal
  - É importante determinar o tempo de evolução de estrangulamento
- Exame físico:
  - Tumoração em região inguinal
  - Distensão abdominal em casos de obstrução
- Exame radiológico:
  - Sinais de obstrução intestinal: em casos de estrangulamento de alça intestinal
  - Pneumoperitônio: em casos de perfuração intestinal
  - O paciente deve ser mantido em jejum, com correção de possíveis distúrbios hidreletrolíticos e programação para provável cirurgia, caso não seja viável a redução herniária incruenta ou haja complicações referentes ao estrangulamento.

Técnica

- Aplicar analgesia associada à sedação leve ou mesmo sem sedação. Sugestão:
  - Sedação: midazolam 0,03 mg/kg IV
  - Analgesia: meperidina 0,5 mg/kg IV

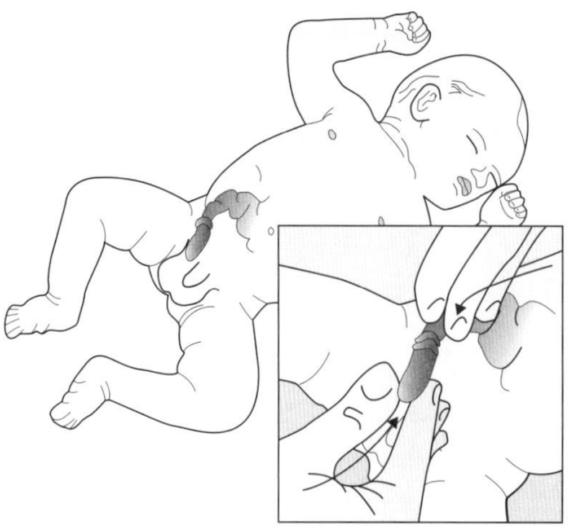

Figura 45.4 Manobra para redução de hérnia inguinal em recém-nascido.

- Comprimir o anel inguinal interno para baixo com os dedos indicador e polegar, em direção à bolsa escrotal, enquanto, com a outra mão, comprime-se o conteúdo encarcerado do saco herniário para cima, provocando pressão constante (Figura 45.4). A compressão do anel inguinal interno para baixo é manobra fundamental e objetiva fixar o anel e facilitar a redução.

Cuidados após o procedimento

É frequente questionar sobre a viabilidade da alça intestinal após redução incruenta de hérnia encarcerada. Pode haver receio de que um segmento de alça intestinal com sofrimento vascular possa ter sido reduzido para a cavidade abdominal.

Deve-se manter o paciente em observação por um período e, em caso de evolução duvidosa, proceder à abordagem cirúrgica da cavidade abdominal. Uma opção seria a abordagem laparoscópica, com a qual se pode avaliar a viabilidade das alças e fazer a correção do defeito herniário.

Após a redução, deve-se programar o tratamento cirúrgico eletivo, pois existe a possibilidade de novos episódios de encarceramento.

Complicações

- Necrose do material reduzido
- Manutenção do estrangulamento mesmo após redução
- Isquemia de cordão com atrofia testicular
- Peritonite.

Bibliografia

GUVENE, B. H.; TUGAY, M. Laparoscopic evaluation in incarcerated groin repair following spontaneous reduction. Ulus. Travma Acil. Cerrahi. Derg., v. 9, n. 2, p. 143-144, 2003.

HAROUNA, Y. et al. Prognosis of strangulated inguinal hernia in the adult: influence of intestinal necrosis. A propos of 34 cases. Bull. Soc. Pathol. Exot., v. 93, n. 5, p. 317-320, 2000.

KURT, N. et al. Risk and outcome of bowel resection in patients with incarcerated groin hernias: retrospective study. World J. Surg., v. 27, n. 6, p. 741-743, 2003.

MAUCH, J.; HELBLING, C.; SCHLUMPF, R. Incarcerated and strangulated hernias – surgical approach and management. Swiss Surg., v. 6, n. 1, p. 28-31, 2000.

PANS, A. Strangulated hernia of the groin in adults. Rev. Med. Liege., v. 51, n. 4, p. 291-294, 1996.

SILVA, A. L. Hérnias. 2. ed. São Paulo: Roca; 2006. 922 p.

Colangiografia

Cássio Jerônimo Machado de Barros

Considerações gerais

Atualmente, a colecistectomia por causa da colelitíase é uma das cirurgias eletivas mais realizadas no mundo. Para o sucesso do procedimento cirúrgico, deve-se descartar a possibilidade de obstrução da via biliar, que pode ser causada por cálculo, lesões iatrogênicas, tumor, disfunção da papila duodenal, colangite etc.

Para fazer esse estudo da anatomia da via biliar, conta-se com a colangiografia, uma avaliação radiológica após injeção de contraste. A colangiografia pode ser realizada no intraoperatório, por meio da cateterização do ducto cístico. No pós-operatório, por dreno de Kehr ou por método endoscópico, com colangiopancreatografia endoscópica retrógrada.

Considerações anatômicas (Figura 46.1)

A bile é produzida no fígado pelos hepatócitos e levada, por meio da via biliar, até o intestino, no qual ajuda no processo de digestão dos alimentos.

As vias biliares são formadas pelos ductos biliares intra-hepáticos, que, ao se juntarem, originam os ductos hepáticos direito e esquerdo, que se unem formando o ducto hepático comum. Este, ao receber o ducto cístico, forma o colédoco, o qual, na parede duodenal, junto com o ducto pancreático, forma a papila duodenal (ampola de Vater).

Indicações

No pré-operatório, quando se tem evidência clínica, laboratorial e/ou radiológica de processo obstrutivo de via biliar, pode-se lançar mão da colangiorressonância e/ou da colangiopancreatografia endoscópica retrógrada (CPRE). A vantagem da colangiorressonância é ser um método não invasivo.

Em geral, havendo suspeita de litíase de via biliar, prefere-se a CPRE, por ser um método diagnóstico com possibilidade terapêutica.

A colangiografia transparietal, que é a punção do fígado na tentativa de cateterização da via biliar intra-hepática, é cada vez menos utilizada, por ser um método invasivo, com risco de sangramentos.

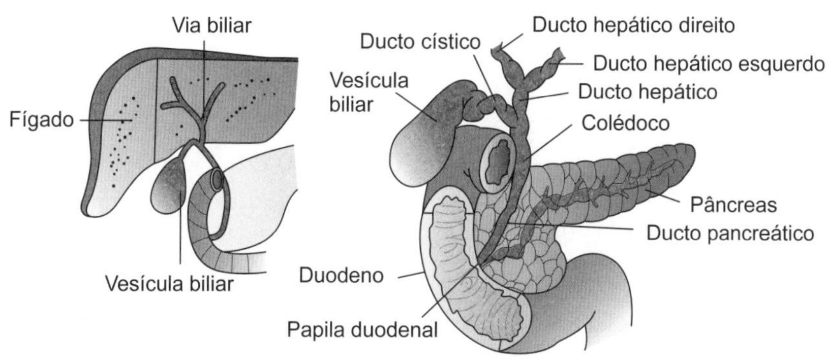

Figura 46.1 Anatomia biliar.

Exames como o colecistograma oral e a colangiografia intravenosa estão sendo abandonados, por conta das novas tecnologias, como o ultrassom e a tomografia computadorizada, que oferecem mais recursos para o diagnóstico.

Existe controvérsia sobre a necessidade da colangiografia intraoperatória de rotina em todos os pacientes submetidos à colecistectomia. Aqueles cirurgiões que não a realizam rotineiramente apontam como desvantagens do método: aumento do tempo e do custo da cirurgia, resultados falso-positivos e exposição da equipe médica e do paciente à radiação.

Com a colangiografia, obtém-se melhor entendimento da distribuição anatômica da via biliar, com detecção de litíase, lesões iatrogênicas ou outros processos obstrutivos, que podem passar despercebidos no ato operatório.

Em algumas situações, torna-se obrigatório o estudo das vias biliares:

- Antecedente de icterícia e/ou pancreatite
- Alterações laboratoriais: bilirrubinas, gamaglutamiltransferase e fosfatase alcalina
- Dilatação de vias biliares no estudo ultrassonográfico
- Achados intraoperatórios:
  - Cálculos múltiplos e pequenos
  - Ducto cístico dilatado
  - Evidência de dilatação de colédoco.

Atualmente, um grande número das colecistectomias é realizado por laparoscopia. A colangiografia intraoperatória pode ser feita, sem maiores problemas, por um cirurgião acostumado à técnica. Um dos problemas é quando se evidencia coledocolitíase. Poucos cirurgiões têm a habilidade e o material necessário para exploração da via biliar pela técnica laparoscópica. Nessa situação, é preciso decidir pela conversão para técnica aberta e exploração da via biliar; acionar o endoscopista para CPRE intraoperatória ou findar o procedimento e encaminhar o paciente para posterior colangiopancreatografia endoscópica retrógrada.

É desejável uma equipe de endoscopia experiente disponível para abordagem durante o ato cirúrgico, porém, a maioria dos serviços de cirurgia não dispõe desse recurso.

O ideal é resolver o problema do paciente no momento do ato cirúrgico. Não é um demérito do cirurgião, a conversão da cirurgia para a técnica aberta, uma vez que se está lidando com enfermidade de via biliar, cujas complicações podem levar a resultados desastrosos.

Em algumas situações, como coledocolitíase assintomática, cálculos pequenos e alta probabilidade de resolução por CPRE, alguns cirurgiões finalizam o procedimento para abordagem por CPRE *a posteriori*. Nesses casos, existe a possibilidade de não se conseguir retirar o cálculo por CPRE e ter que submeter o paciente a novo procedimento cirúrgico.

Técnica

Colangiografia intraoperatória

Para realização da colangiografia intraoperatória, deve-se acessar a via biliar por cateterização do ducto cístico (Figura 46.2).

Injetam-se aproximadamente 3 mℓ de contraste iodado a 30% pelo cateter e se faz um estudo radiológico da via biliar, observando o desenho, a presença de obstáculos ao fluxo do contraste e, principalmente, a passagem do contraste para o duodeno. Após 3 min da injeção do contraste, procede-se a uma nova avaliação radiológica para avaliar o clareamento da via biliar, ou seja, se o contraste passou com facilidade para o intestino.

Após essa etapa, administra-se nova injeção de aproximadamente 5 mℓ de contraste, podendo-se avaliar melhor a situação dos ductos intra-hepáticos.

A progressão do contraste, ao ser injetado, é acompanhada por controle radiológico, de preferência fluoroscopia, que dá uma imagem dinâmica da situação anatômica e funcional das vias biliares. Em serviços que não dispõem dessa tecnologia, são realizados exames radiológicos simples, obtendo-se, no mínimo, as imagens citadas anteriormente.

As imagens dos cálculos aparecem como falha de enchimento circular, com a concavidade voltada para o cálculo (imagem de cálice invertido). A imagem de tumor periampular aparece como afunilamento (imagem em cauda de rato).

Colangiografia pós-operatória por dreno em T

Em algumas situações nas quais ocorre abordagem cirúrgica da via biliar principal, é necessária uma drenagem externa. Utiliza-se um dreno em T (dreno de Kehr), que diminui a pressão da via biliar, reduzindo o risco de fístulas, além de moldar a via biliar no local abordado, prevenindo eventual estenose (Figura 46.3).

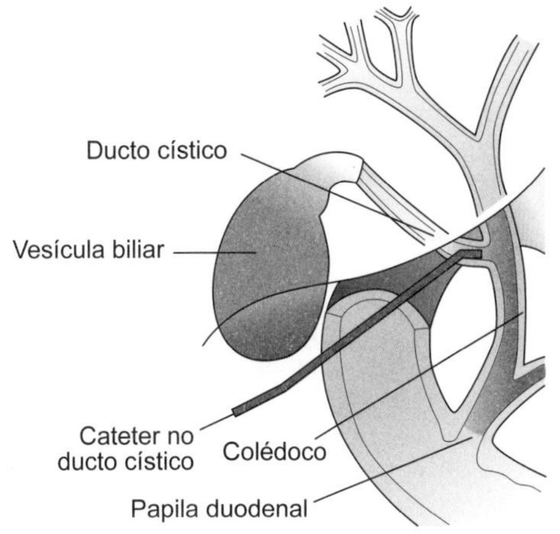

Figura 46.2 Colangiografia pelo ducto cístico.

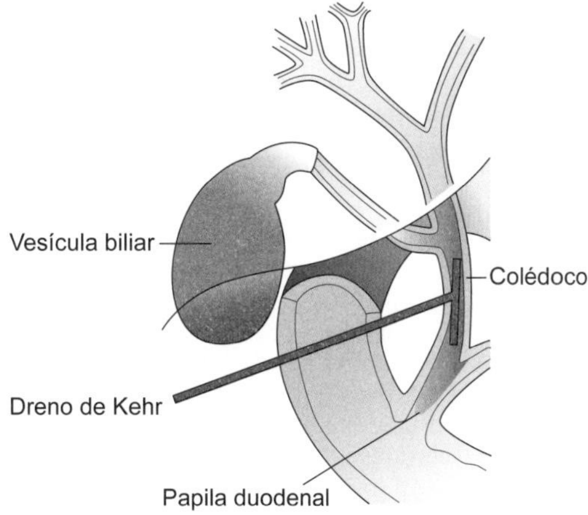

Figura 46.3 Colangiografia pelo dreno de Kehr.

Em geral, faz-se a colangiografia no 7º dia pós-operatório, período em que já houve cicatrização do colédoco e bloqueio em torno do dreno.

A sequência da avaliação radiológica pelo dreno de Kehr é a mesma da colangiografia intraoperatória, com a diferença de a injeção do contraste ser feita por meio desse dreno.

Após a avaliação radiológica, confirmando-se boa cicatrização da via biliar, sem extravasamento do contraste e boa perviedade para o duodeno, pode-se fechar o dreno. Alguns cirurgiões, ao verificarem uma colangiografia sem sinal de obstrução ou fístula, optam por tirar o dreno do 7º ao 10º dia pós-operatório. A preferência é, depois de observar uma boa colangiografia, fechar o dreno e retirá-lo após 7 dias, no controle ambulatorial. Essa conduta assegura melhor bloqueio em torno do dreno, evitando fístulas. Caso ocorra alguma manifestação clínica, pode-se repetir o estudo radiológico.

Colangiografia endoscópica retrógrada (Figura 46.4)

É um procedimento endoscópico com o qual, por endoscopia digestiva alta, aborda-se a papila duodenal, que é cateterizada, injeta-se o contraste e avalia-se a via biliar. Tal procedimento permite a retirada de cálculos porventura encontrados e a passagem de próteses em processos obstrutivos, como tumores.

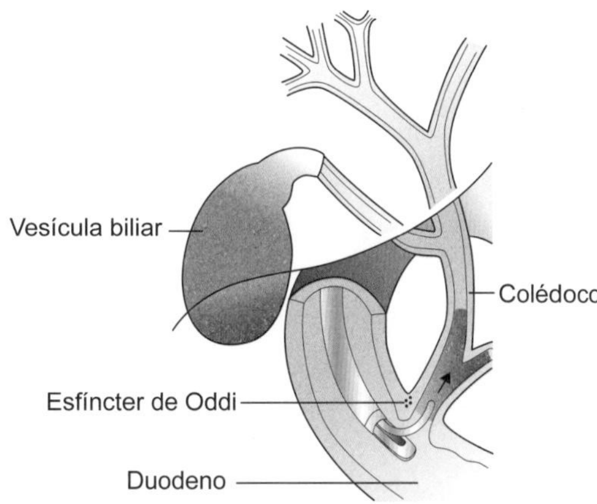

Figura 46.4 Colangiopancreatografia endoscópica retrógrada.

Complicações

- Alergia: pacientes alérgicos ao iodo não devem se submeter ao procedimento
- Colangite: durante a colangiografia, deve-se tomar todo o cuidado com a antissepsia, pelo risco de contaminação da via biliar e desenvolvimento de colangite e abscesso hepático
- Sangramento: em CPRE, pode ser necessária uma papilotomia, que é a abertura cirúrgica da papila duodenal. Nesse procedimento, podem ocorrer sangramentos, cursando com hemorragia digestiva
- Pancreatite aguda: abordagem cirúrgica ou endoscópica da via biliar pode desencadear um processo inflamatório pancreático
- Perfuração duodenal: durante a papilotomia endoscópica, pode surgir perfuração do duodeno (janela posterior). Situação grave, que pode necessitar de abordagem cirúrgica para tratamento

- Lesão de via biliar: em colangiografia intraoperatória, na tentativa de cateterização da via biliar, pode haver complicações, como desinserção do ducto cístico e perfuração do colédoco pelo cateter.

Bibliografia

CHAFARE, H.; CHESLYN-CURTIS, S. Selective cholangiography in 600 patients undergoing cholecystectomy with 5-year follow-up for residual bile duct stones. Ann. R. Coll. Surg. Engl., v. 85, n. 3, p. 167-173, 2003.

GUITRON-CANTU, A.; ADALID-MARTINEZ, R.; GUTIERREZ BERMUDEZ, J. A. Selection criteria for endoscopic cholangiopancreatography before laparoscopic cholecystectomy. Rev. Gastroenterol. Mex., v. 67, n. 3, p. 166-170, 2002.

MIRIZZI, P. L. La colangiografia durante las operaciones de las vias biliares. Bol. Soc. Cir. (Arg.), v. 16, p. 1133-1135, 1932.

PERISSAT, J.; HUIBREGTSE, K.; KEANE, F. B. V.; RUSSEL, R. C. G.; NEOPTOLEMOS, P. Management of bile duct stones in the era of laparoscopic cholecystectomy. Br. J. Surg., v. 81, n. 6, p. 799-810, 1994.

VITALE, G. C.; LARSON, G. M.; WIEMAN, T. J.; CHEADLE, W. G.; MILLER, F. B. The use of ERCP in the management of common bile duct stones in patients undergoing laparoscopic cholecystectomy. Surg. Endosc., v. 7, n. 1, p. 9-11, 1993.

Trombectomia Hemorroidária

Alexandre Campos Moraes Amato e
Cássio Jerônimo Machado de Barros

Considerações gerais

Também denominada trombose dos canais vasculares externos ou saculação venosa trombosada, a trombose hemorroidária é um nódulo doloroso e azulado de tamanho variado na margem anal, de aparecimento súbito e evolução autolimitada. O paciente apresenta congestão e edema local. Consideram-se como principais causas da trombose hemorroidária: o esforço físico que aumenta a pressão intra-abdominal, como o esforço para evacuar (constipação intestinal), a tosse, os espirros, o levantamento de pesos e os fatores genéticos que causem doença hemorroidária.

A história natural é de diminuição espontânea da dor e progressiva reabsorção do trombo. O tratamento clínico conservador, com uso de anti-inflamatórios, medicamentos que melhoram a vascularização local (Daflon®) e banhos de assento com água morna, é bem aceito e a remissão completa ocorre em torno de 7 a 10 dias, não necessitando de abordagem cirúrgica de urgência. É aconselhável aguardar a remissão do quadro de edema para posterior e eventual indicação cirúrgica para um quadro de doença hemorroidária residual.

Considerações anatômicas

A drenagem venosa anorretal é dividida pela linha pectínea em plexo hemorroidário superior ou interno, que drena para a veia mesentérica, e plexo hemorroidário inferior ou externo (Figura 47.1), que drena para a circulação sistêmica, através das veias pudendas internas.

Os dois plexos imbricam-se entre si, possibilitando vias de anastomose entre as circulações venosa portal e sistêmica.

Indicações

- Trombose hemorroidária recente (48 h), com dor muito intensa
- Casos que não melhoram com tratamento clínico.

Contraindicações

- Trombose hemorroidária em involução
- Trombos hemorroidários pequenos
- Discrasia sanguínea
- Trombose hemorroidária nas comissuras anterior e posterior.

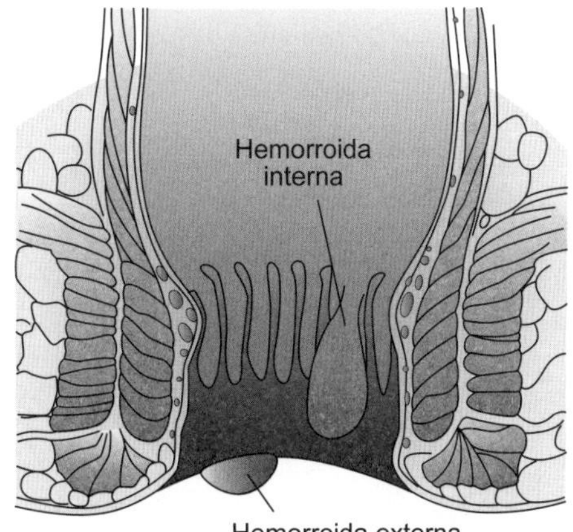

Figura 47.1 Plexo hemorroidário.

Material

- Principal:
  - Lâmina de bisturi nº 11
  - Pinça delicada
  - Pomada antibiótica (ou vaselina)
- Assepsia:
  - Gazes estéreis
  - Polivinilpirroliodona-iodo (PVP-I) ou clorexidina tópicas (não alcoólicas, em razão da sensibilidade local)
  - Luvas de procedimento
  - Campo fenestrado esterilizado
- Anestesia tópica:
  - Seringa de 5 mℓ
  - Lidocaína a 2% (1 mℓ)
- Curativo:
  - Gaze ou absorvente feminino.

Preparo do paciente

- Explicar o procedimento ao paciente
- Solicitar termo de consentimento informado
- Colocar o paciente em posição genupalmar com as pernas levemente afastadas ou posição de Sims, em decúbito lateral, com o lado em que está o trombo hemorroidário para baixo e a perna superior semifletida
- Realizar tricotomia perianal.

Técnica

- Colocar as luvas de procedimento
- O auxiliar deve afastar a nádega superior do paciente
- Realizar limpeza local com PVP-I tópico
- Aplicar anestesia local, com lidocaína a 2%, do tecido que envolve o trombo (Figura 47.2)
- Fazer incisão sobre o trombo com lâmina nº 11. A incisão em fuso evita a cicatrização precoce da ferida, facilita a retirada do trombo hemorroidário e de tecidos adjacentes comprometidos, deixa uma ferida limpa, diminui a possibilidade de recidiva local e facilita a drenagem adequada (Figura 47.3)
- Fazer dissecção e exérese do trombo com pinça delicada (Figura 47.4)
- Realizar expressão local
- Não há necessidade de sutura, pois a ferida fica aberta apenas com a tração das nádegas e, com a cessação dessa tração, o leito se fecha de modo espontâneo. Raramente são necessários pontos hemostáticos com fio absorvível no leito da incisão (Figura 47.5)
- Fazer curativo com pomada antibiótica ou vaselina, com o intuito de evitar aderência e facilitar a remoção do curativo, e oclusão com gaze ou absorvente, sem necessidade de fixação.

Cuidados após o procedimento

- Observar o paciente por 1 h antes da alta médica, para se certificar de que a hemostasia foi correta
- Repouso relativo por 24 h
- Orientar o paciente a manter a ferida limpa
- Dieta branda com fibras e não condimentada
- Anti-inflamatório e analgésico
- Abstenção do uso de papel higiênico
- Banho de assento com água morna três ou mais vezes por dia, durante 10 a 15 min.

Complicações

- Sangramento
- Infecção
- Fístula perianal
- Prurido anal
- Plicoma residual
- Fissura anal.

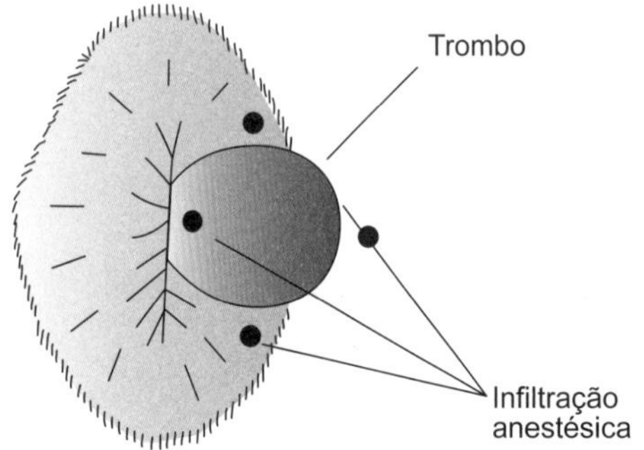

Figura 47.2 Anestesia local.

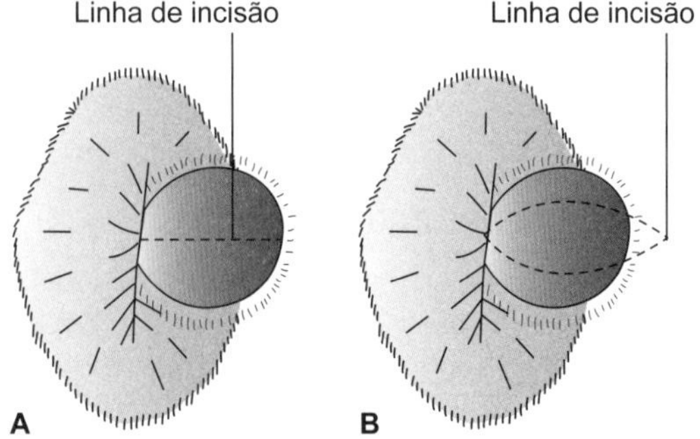

Figura 47.3 A e B. Incisão.

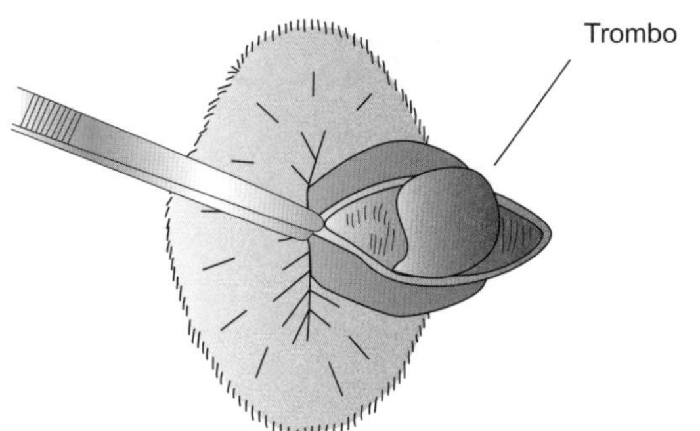

Figura 47.4 Exérese do trombo.

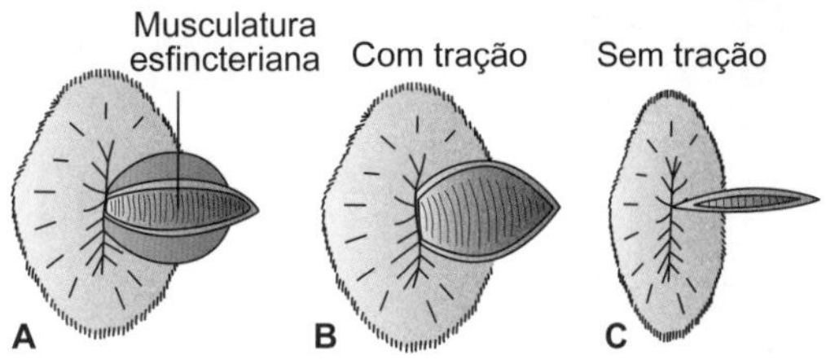

Figura 47.5 A. Anatomia esfincteriana evidenciada após exérese do trombo. B. Aparência da incisão durante tração. C. *Status* após ressecção do trombo e sem tração, mostrando a aproximação natural das bordas da ferida.

Bibliografia

CAVICHINI, Q. N.; LOUREIRO, J. C.; REIS FILHO, A. et al. Trombose hemorroidária: análise de 1.000 pacientes. Folha Médica, v. 86, supl. 1, p. 393-398, 1983.

NAHAS, S. C.; SOBRADO JR., C. W.; MARQUES, C. F. S.; NAHAS, C. S. R. Doença hemorroidária. In: Tratado de clínica cirúrgica. São Paulo: Roca; 2005. p. 1439-1454.

Gastrostomia Endoscópica Percutânea

Luiz Vagner Sipriani Junior

Considerações gerais

O suporte nutricional exclusivo ou complementar, seja por via enteral ou parenteral, sempre está indicado a pacientes com déficits metabólicos associados à incapacidade de suprir essa deficiência pela ingesta oral.

O suporte enteral normalmente é o de primeira escolha em relação ao parenteral, pelo fato de minimizar os riscos relacionados à infusão intravenosa, além de manter a função absortiva e de barreira da mucosa intestinal, evitar a translocação bacteriana e apresentar custos inferiores.

A nutrição via gástrica é o tipo mais comum de suporte enteral e seu acesso pode ocorrer por via cirúrgica (aberta ou laparoscópica), por radiologia intervencionista ou via endoscópica.

Gauderer e colaboradores introduziram a técnica da gastrostomia endoscópica percutânea (GEP) no início da década de 1980, para suporte nutricional de crianças com distúrbios que impediam a ingesta oral.

Desde então, essa técnica tornou-se a modalidade de escolha para suporte nutricional em pacientes que necessitam de nutrição enteral a médio e longo prazo, tendo em vista que se trata de um método de baixo custo, minimamente invasivo e com baixa morbimortalidade.

Indicações e contraindicações

As principais indicações da GEP estão listadas no Quadro 48.1.

As contraindicações absolutas estão listadas no Quadro 48.2.

Quadro 48.1 Indicações para realização de gastrostomia endoscópica percutânea.

Doenças neurológicas
Doenças cerebrovasculares (AVCi, AVCh)
Esclerose lateral amiotrófica
Esclerose múltipla
Doença de Parkinson
Paralisia cerebral
Demência senil
Redução do nível de consciência
Traumatismos cranianos
Coma prolongado
Neoplasias malignas
Câncer de cabeça e pescoço
Câncer de esôfago
Miscelânea
Queimaduras extensas
Anomalias congênitas
Trauma facial
Descompressão gástrica

AVCh = acidente vascular cerebral hemorrágico; AVCi = acidente vascular cerebral isquêmico.

Quadro 48.2 Contraindicações absolutas da gastrostomia endoscópica percutânea.

Distúrbios de coagulação grave
Instabilidade hemodinâmica
Ascite volumosa
Peritonite
Infecção de parede abdominal
Carcinomatose peritoneal
Interposição de órgãos
Pós-operatório de gastrectomia total
Gastroparesia grave
Falta de consentimento informado

Técnica

Inicialmente deve ser obtido um consentimento informado com autorização do procedimento pelo paciente ou seu responsável legal, uma vez que a maioria dos pacientes submetidos à GEP tem algum tipo de alteração no nível de consciência.

Os pacientes devem fazer jejum absoluto nas 8 h que antecedem o procedimento e receber antibioticoprofilaxia cerca de 1 h antes da inserção da sonda, sendo que o esquema de cefazolina 1 a 2 g tem sido considerado a escolha principal.

Existem inúmeras descrições de técnicas para a realização da GEP, mas todas apresentam um conceito em comum: a sonda de gastrostomia deve ser inserida no ponto em que as paredes gástrica e abdominal estão em contato mais próximo. Para tanto, é utilizada a transiluminação da parede abdominal pelo lúmen do endoscópio.

A técnica do puxar é o procedimento descrito por Gauderer e colaboradores, sendo o mais comumente empregado. Consiste em puncionar a parede abdominal junto com a gástrica no ponto demarcado pela transiluminação. Um fio-guia é introduzido no sítio de punção, que é puxado pelo gastroscópio, passando pelo esôfago até a boca. A sonda de gastrostomia é fixada a esse fio-guia, que é novamente puxado em direção ao estômago até a sua exteriorização no sítio de punção primário, sendo aí fixado.

Os cuidados pós-operatórios incluem analgesia adequada, pois uma grande parcela dos pacientes apresenta desconforto por causa da insuflação gástrica.

A introdução da dieta via sonda é tradicionalmente realizada após 24 h, pelo receio de escapes de dieta para a cavidade peritoneal.

O estoma deve ser examinado diariamente em busca de sinais, como dor, discromias, edemas e saída de secreções, principalmente nos primeiros dias subsequentes ao procedimento.

Complicações

As principais complicações associadas estão apresentadas no Quadro 48.3.

Conclusão

Desde a introdução da técnica em 1980, a GEP tem se mostrado uma técnica segura, oferecendo aos pacientes com déficit nutricional por dificuldade de ingesta um meio para suprir as necessidades metabólicas de maneira minimamente invasiva e a baixos custos.

Quadro 48.3 Complicações relacionadas à gastrostomia endoscópica percutânea.

Menores
Infecção de parede
Vazamento da sonda para a cavidade peritoneal
Escape pela sonda
Retirada inadvertida da sonda de gastrostomia
Obstrução da sonda
Pneumoperitônio
Maiores
Pneumonia aspirativa
Hemorragia
Perfuração de delgado
Fasciíte necrosante
Disseminação tumoral

Bibliografia

CLARKE, G.; GALLBRAITH, S.; WOODWARD, J. et al. Should they have a percutaneous endoscopic gastrostomy? The importance of assessing decision making capacity and the central role of a multidisciplinary team. Clin Med., v. 14, n. 3, p. 245-249, 2014.

GUNDOGAN, K.; YURCI, A.; COSKUN, R et al. Outcomes of percutaneous endoscopic gastrostomy in hospitalized patients at a tertiary care center in Turkey. Europ Jour of Clin Nutric., v. 68, p. 437-440, 2014.

Biopsia Hepática

Stephanie Santin, Alexandre Zanchenko Fonseca e
Marcelo Augusto Fontenelle Ribeiro Junior

Considerações gerais

A primeira biopsia hepática com intuito de diagnosticar lesões foi descrita em 1923 por Bingel. A biopsia hepática pode ser realizada pelas vias laparoscópica e percutânea ou por laparotomia. Todas essas técnicas são abordadas neste capítulo.

Considerações anatômicas

O fígado situa-se abaixo do 10º a 12º arco costal direito e é dividido em oito segmentos, de dois lobos, o direito e o esquerdo. Os segmentos I, II, III e IV localizam-se no lobo esquerdo e o restante à direita (Figura 49.1).

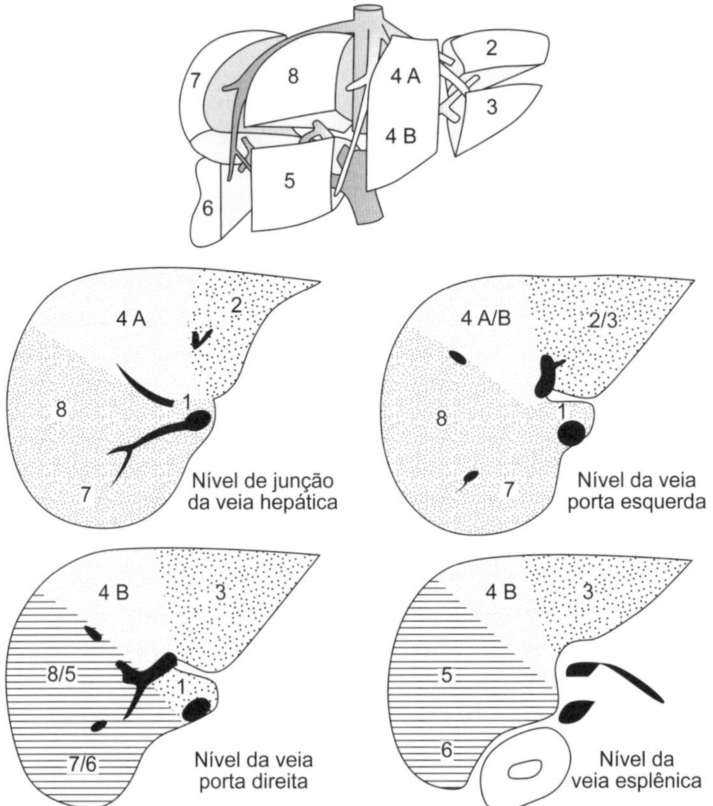

Figura 49.1 Anatomia segmentar do fígado.

Indicações

- Elevação das transaminases por, no mínimo, 6 meses com sorologias negativas e sem história pregressa de alcoolismo
- Hepatite aguda sem etiologia definida
- Hepatite crônica
- Cirrose biliar primária e colangite esclerosante primária
- Patologias de depósito: com doença de Wilson e hemocromatose
- Lesões hepáticas focais, quando exames de imagem e marcadores tumorais não foram conclusivos
- Pacientes transplantados com suspeita de rejeição
- Controle evolutivo de doenças, como as hepatites B e C
- Suspeita de esteato-hepatite não alcoólica
- Pacientes diagnosticados com cirrose de natureza indefinida em exames laboratoriais.

Contraindicações

- Obstrução biliar
- Colangite bacteriana
- Coagulopatia
- Lesões císticas.

Material

- Preparo:
  - Paramentação com avental estéril, gorro, luvas estéreis, máscara e óculos de proteção
- Assepsia e antissepsia:
  - Clorexidine ou iodopovidine
  - Pinça de Cheron
  - Gaze estéril
  - Campos estéreis
- Procedimento:
  - Laparoscópico:
    - Aparelho de videolaparoscopia
    - Trocateres de 10 mm e 5 mm
    - Agulha de Trucut ou Menghini
  - Laparotomia:
    - Bisturi com lâmina fria nº 22
    - Bisturi elétrico
    - Pinça de Kelly
    - Afastador de Farabeuf
    - Tesoura Metzenbaum
    - Pinça anatômica
    - Porta-agulhas
    - Fios de sutura absorvíveis (poliglactina) e não absorvíveis (náilon)
    - Eletrocautério
  - Percutânea:
    - Anestesia local:
      - Agulha
      - Seringa
      - Lidocaína
    - Agulha de Trucut ou Menghini (Figura 49.2)
    - Ultrassom.

Técnica

Aberta

1. Aplicar anestesia geral.
2. Colocar o paciente em decúbito dorsal horizontal.
3. Realizar assepsia, antissepsia com clorexidina ou polivinilpirrolidona-iodo (PVP-I) e colocação de campos estéreis.
4. Fazer incisão mediana subxifóidea ou subcostal direita de 5 cm até atingir o peritônio.
5. Realizar a identificação da lesão hepática.
6. Fazer a ressecção de um fragmento em cunha com bisturi elétrico com margem de 1 cm. Pode-se passar ponto em U de fio absorvível tipo Vicryl® ou catgut 3-0 locados 1 cm para fora da área de ressecção, a fim de otimizar a hemostasia da área:
   - Há a possibilidade da utilização da agulha de punção percutânea (Trucut ou Menghini) para retirada do fragmento.
7. Realizar a hemostasia e o fechamento por planos.
8. Colocar o fragmento em formol e encaminhá-lo para anatomia patológica.

Percutânea

1. Colocar o paciente em decúbito dorsal horizontal.
2. Realizar assepsia, antissepsia com clorexidina ou PVP-I e colocação de campos estéreis.
3. Realizar ultrassonografia, para identificar o local a ser puncionado.
4. Aplicar anestesia local, infiltrando pele e subcutâneo, na região a ser biopsiada.
5. Fazer incisão puntiforme na pele com bisturi lâmina nº 11 e introdução da agulha de Menghini ou Trucut, com o paciente em expiração profunda, guiada pelo ultrassom com retirada de material (Figura 49.3). Antes da introdução da agulha, recomenda-se testar o mecanismo de funcionamento, a fim de garantir a obtenção de um bom fragmento.
6. Retirar a agulha e enviar o material para anatomia patológica.

A

B

C

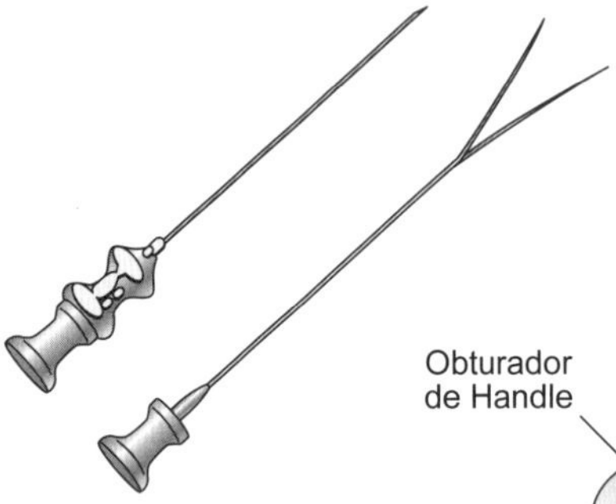

Figura 49.2 A. Agulha de biopsia hepática do tipo Menghini. B e C. Agulha de Trucut para biopsia hepática.

A

B

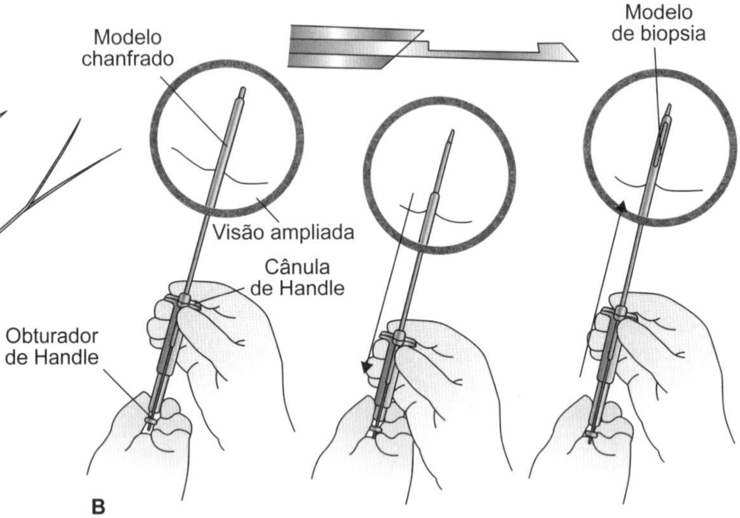

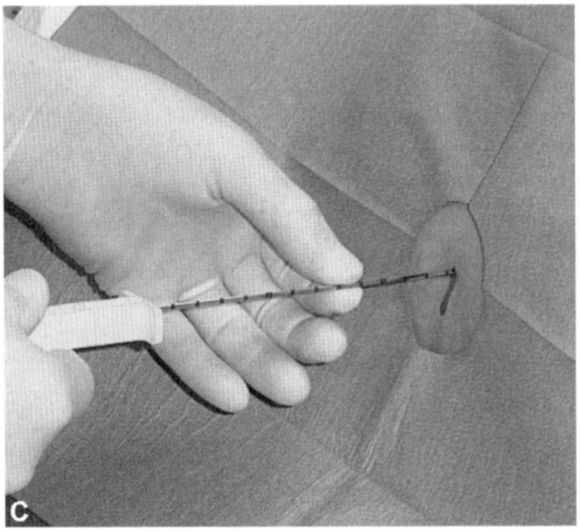

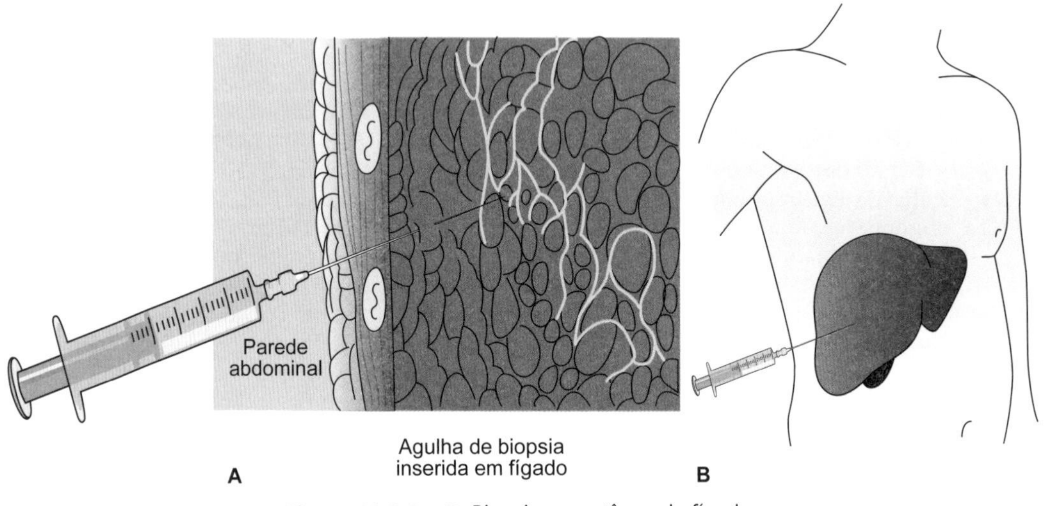

Figura 49.3 A e B. Biopsia percutânea de fígado.

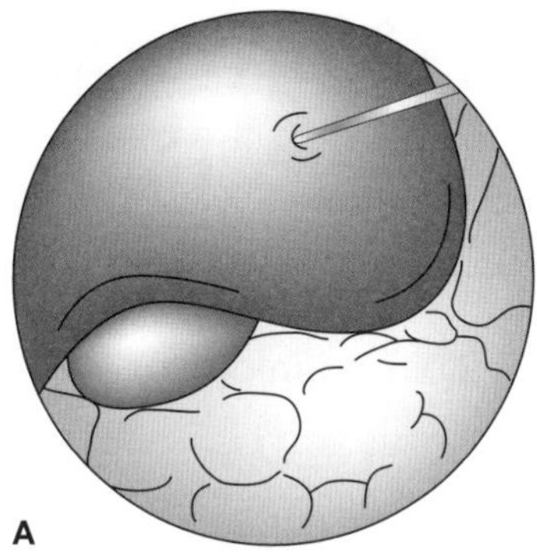

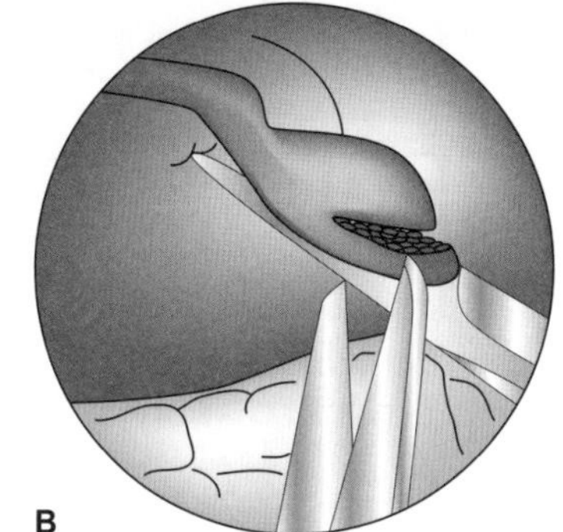

Figura 49.4 A. Punção de fígado por agulha sob visualização direta por videolaparoscópico. B. Excisão de fragmento de fígado por videolaparoscopia.

7. Fazer o curativo e manter o paciente em decúbito lateral direito, para compressão do local da punção por 4 h.

Laparoscópica

1. Aplicar anestesia geral.
2. Colocar o paciente em decúbito dorsal horizontal.
3. Realizar assepsia e antissepsia com clorexidina ou PVP-I e colocar campos estéreis.
4. Realizar incisão de 10 mm em região umbilical, para passagem de trocater de videolaparoscopia sob visão direta. Realizado pneumoperitôneo com CO_2 até atingir pressão de 12 mmHg, fazer a passagem da ótica de 10 mm.
5. Através de incisão na pele, introduzir, sob visão direta, a agulha de Trucut ou Menghini, para retirada de fragmento (Figura 49.4).
6. Fazer revisão hemostática e, caso haja sangramentos que necessitem de hemostasia, realizar passagem de trocater de 5 mm, próximo ao rebordo costal direito na linha hemiclavicular, com colocação do eletrocautério e cauterização do sangramento.
7. Retirar o portal e a câmera, esvaziando o pneumoperitôneo.
8. Realizar o fechamento da aponeurose e da pele.

Cuidados após o procedimento

- Repouso relativo por 24 h
- Dieta sem restrições.

Complicações

- Sangramento
- Perfuração de outros órgãos
- Peritonite
- Pneumotórax
- Derrame pleural.

Bibliografia

BRAVO, A. A.; SHETEH, S. G.; CHOPRA, S. Liver biopsy. N Engl J Med., v. 344, p. 495-500, 2001.

BUCKLEY, A.; PETRUNIA, D. Practice guidelines for liver biopsy Canadian Association of Gastroenterology. Can J Gastroenterol., v. 14, p. 481-482, 2000.

Laparotomia Abreviada para Controle de Danos

Marcelo Augusto Fontenelle Ribeiro Junior e
Fernando Furlan Nunes

Considerações gerais

A cirurgia para controle de danos tem como objetivo o emprego das técnicas cirúrgicas e manobras para controlar lesões letais terminais em pacientes graves, permitindo nova abordagem em momento oportuno.

No início do século 20, Pringle utilizou compressas para tamponamento de hemorragias hepáticas. Em 1913, Halsted utilizou uma faixa de borracha junto com compressas, sendo essa técnica utilizada na Segunda Guerra Mundial.

O objetivo dessa cirurgia é diminuir o tempo para evitar a tríade letal, que consiste em hipotermia, coagulopatia e acidose metabólica.

Indicações

- Pacientes com trauma abdominal fechado ou penetrante que se apresentem à cirurgia com instabilidade hemodinâmica, choque classes III ou IV, hipotermia, acidose ou coagulopatia
- Pacientes submetidos à laparotomia com risco de morte por hemorragia maciça ou exsanguinação
- Necessidade da brevidade por hipotermia, acidose ou coagulopatia instaurada
- Dificuldade em controlar sangramento por hemostasia direta
- Pacientes com pH < 7,25, temperatura < 34°C e perda sanguínea maior que 4 ℓ.

Contraindicações

- Pacientes estáveis com condições de resolução das lesões definitivamente
- Hospitais em que não haja cirurgião 24 h que possa reabordar o paciente quando necessário
- Hospitais sem infraestrutura adequada, como unidade de terapia intensiva (UTI).

Material

- Preparo:
  - Paramentação com avental estéril, gorro, luvas estéreis, máscara e óculos de proteção
- Assepsia e antissepsia:
  - Clorexidina ou polivinilpirrolidona-iodo (PVP-I)
  - Pinça de Cheron
  - Gaze estéril
  - Campos estéreis
- Procedimento:
  - Bisturi com lâmina fria nº 22
  - Bisturi elétrico
  - Pinças de Kelly e Mixter
  - Afastador de Doyen
  - Tesouras Metzenbaum e de Mayo
  - Pinça anatômica
  - Compressas
  - Porta-agulhas
  - Fios de sutura absorvíveis (poliglactina) e não absorvíveis (náilon)
  - Grampeador linear 75 mm.

Técnica

1. Aplicar anestesia geral.
2. Colocar o paciente em decúbito dorsal horizontal.

3. Realizar assepsia e antissepsia com clorexidina ou PVP-I e colocar os campos estéreis.
4. Fazer incisão em linha mediana com bisturi frio, xifopúbica, até a abertura da cavidade peritoneal. Avaliar rapidamente a presença de grande quantidade de sangue ou contaminação entérica difusa e correlacionar com as condições do paciente, para decisão do controle de danos.
5. Colocar compressas nos quatro quadrantes do abdome e da pelve.
6. Retirar cuidadosamente as compressas de cada quadrante, avaliando enquanto retira os órgãos abdominais, a começar pelas vísceras maciças. O objetivo é o controle da hemorragia e, depois, o controle da contaminação.
7. Controlar os vasos sangrantes por compressão mecânica ou ligaduras.
8. Interromper o processo de contaminação da cavidade, obstruindo pontos de extravasamento de material entérico (delgado) ou fezes (cólon).

Controle da hemorragia

- Tamponamento com compressas:
  - Nos hematomas retroperitoneais, colocar as compressas para diminuir a expansão
  - Em sangramento hepático com lesões graves, soltar os ligamentos falciforme e redondo para mobilização parcial do órgão e colocação de compressas, de modo a comprimir o fígado sem diminuir o retorno venoso da veia cava. Os sangramentos arteriais de alto fluxo tendem a não tamponar. Em doentes que estabilizam a angiografia, pode ser solicitado o tamponamento
- Ligadura vascular: no caso de pequenas lesões vasculares em que é possível a sutura, deve-se realizá-la. Se houver lesões extensas em vasos que não comprometem a vida, ligá-las. Se a lesão extensa for de vasos essenciais para manutenção da vida, realizar *shunts* para posteriormente realizar o reparo definitivo
- *Shunt* vascular: realizá-lo quando o vaso for vital. Colocar tubo rígido como sonda, em que se controla a extremidade proximal e distal. Com a colocação do tubo e seu fechamento, avaliar o fluxo distal
- Revascularização imprescindível: trauma de veia cava inferior, veia e artéria mesentérica superior, aorta abdominal, veias supra-hepáticas e artérias ilíacas comuns e externas
- Reconstrução recomendável: veia porta, tronco celíaco, artéria e veia renal, veia cava inferior infrarrenal, artéria mesentérica superior, veias ilíacas comum e externa e artéria ilíaca interna
- Vasos que podem ser ligados: esplênicos, mesentérico inferior, veia e artéria ilíaca interna e veia renal justa cava.

Balão

- A passagem do balão pode ser realizada em várias situações, como ferimento cervical, sangramentos da parede torácica e lesão penetrante de vasos ilíacos na pelve
- Em lesões hepáticas extensas, colocar o balão de Sengstaken-Blakemore e insuflá-lo após posicionamento correto em leito hepático. Exteriorizar por contra-abertura.

Controle da contaminação

Não devem ser realizadas anastomoses ou estomias. As lesões devem ser ressecadas e grampeadas ou cobertas com fita cardíaca, para abordagem em melhor cenário. Lesões menores podem ser suturadas.

Fechamento temporário

O fechamento temporário nos pacientes reabordados logo que melhorem da tríade pode ser feito por meio da colocação da terapia a vácuo com pressão negativa, da bolsa de Bogotá ou com campos plásticos estéreis adesivos (Figuras 50.1 a 50.3).

Cuidados após o procedimento

- O paciente é encaminhado à UTI para corrigir a coagulopatia, a hipotermia e a acidose metabólica. Quando houver a compensação clínica, o paciente deve ser reabordado para o tratamento das lesões definitivas. A revisão da cavidade não deve exceder 72 h da abordagem inicial
- Monitorar a pressão intra-abdominal, pelo risco de síndrome compartimental (ver Capítulo 44 – Medida de Pressão Intra-abdominal)
- Iniciar a antibioticoterapia assim que possível e realizar transfusão sanguínea. Se possível, respeitar a proporção de um concentrado de hemácias para um plasma fresco e uma plaqueta
- Arteriografia pode ser indicada em pacientes estáveis.

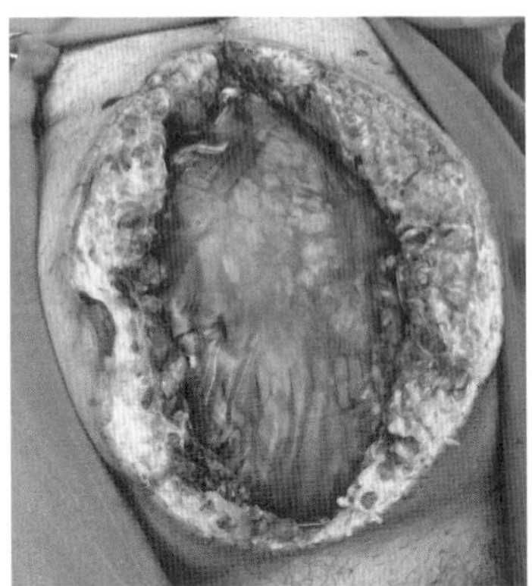

Figura 50.1 Técnica de Bogotá.

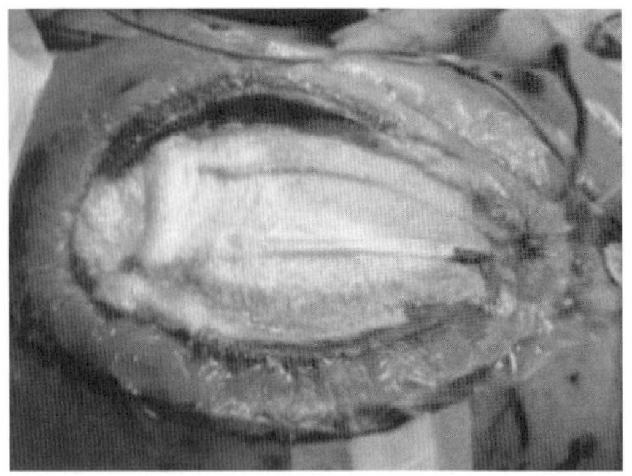

Figura 50.2 Técnica de Barker com drenos ligados ao vácuo hospitalar.

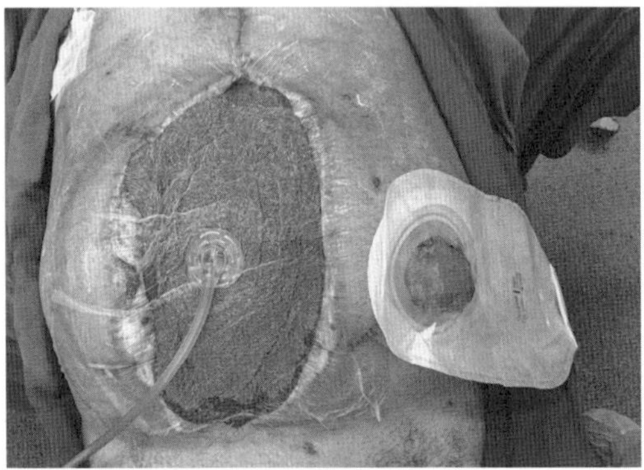

Figura 50.3 Técnica com Vac System KCI®.

Complicações

- Sangramento
- Fístulas
- Infecção
- Síndrome compartimental abdominal.

Bibliografia

EDELMUTH, R. C. L.; BUSCARIOLLI, Y. S.; RIBEIRO JR, M. A. F. Cirurgia para controle de danos: estado atual. Rev Col Bras Cir., v. 40, p. 142-141, 2013.

LIMA, R. A. C.; ROCCO, P. R. M. Cirurgia para controle de dano: uma revisão. Rev Col Bras Cir., v. 34, p. 4, 2007.

Seção **7**

Sistema Geniturinário

Sondagem Vesical

Alexandre Campos Moraes Amato

Considerações gerais

A sondagem vesical pode ter intuito diagnóstico ou terapêutico. A sondagem de alívio é realizada com sondas de ponta obtusa, ao passo que a sondagem vesical de demora deve ser feita com a sonda de Foley, que tem um balão inflável distal para fixação na bexiga.

Considerações anatômicas

A uretra é o último segmento das vias urinárias, e nos homens, é ducto comum à ejaculação e à micção. A uretra masculina tem aproximadamente 20 cm e divide-se em prostática, membranosa e esponjosa (Figuras 51.1 e 51.2). A uretra feminina tem cerca de 4 cm e apresenta seu óstio externo no vestíbulo da vagina, no espaço entre os lábios menores, acima do óstio da vagina (Figura 51.3). Nos homens, a válvula de Guérin (lacuna magna), na fossa navicular, pode dificultar a passagem da sonda. A bexiga é uma bolsa situada posteriormente à sínfise púbica, que funciona como reservatório de urina. No homem, o reto situa-se posteriormente à uretra; na mulher, entre o reto e a bexiga há o útero.

Indicações

- Determinar o débito urinário
- Retenção urinária aguda:
  - Aliviar a obstrução secundária por aumento de próstata, coágulos sanguíneos ou estenose uretral
  - Paciente apresenta *bexigoma* a partir de 125 $m\ell$, palpável no abdome, acima do púbis. É dolorido à palpação e maciço à percussão
- Retenção urinária crônica que prejudica a função renal
- Bexiga neurogênica

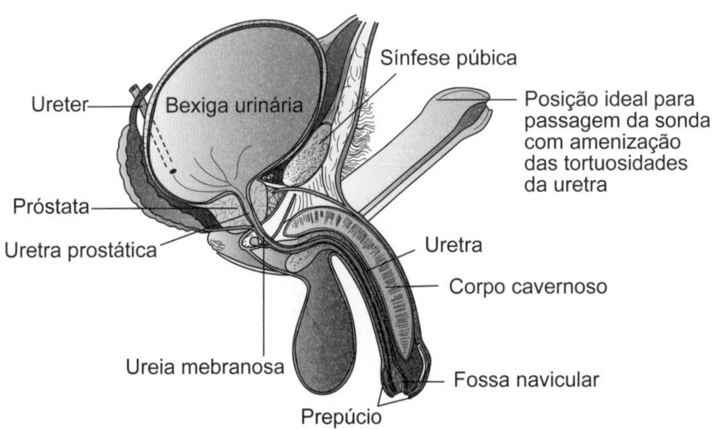

Figura 51.1 Vista lateral do sistema urinário masculino, mostrando as estruturas anatômicas importantes para a passagem de sonda vesical.

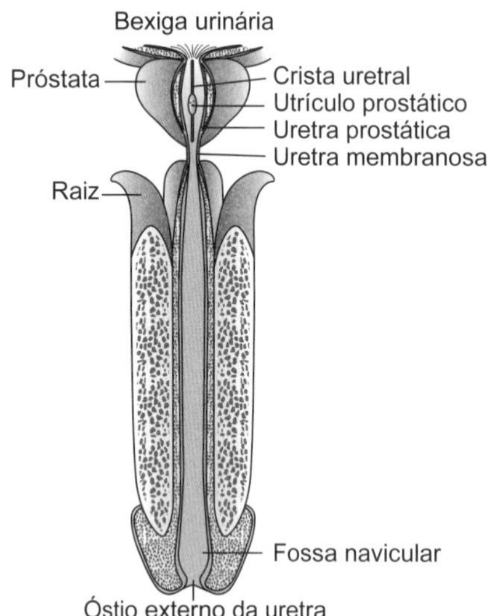

Figura 51.2 Vista superior da uretra masculina, evidenciando acidentes anatômicos encontrados durante a sondagem vesical.

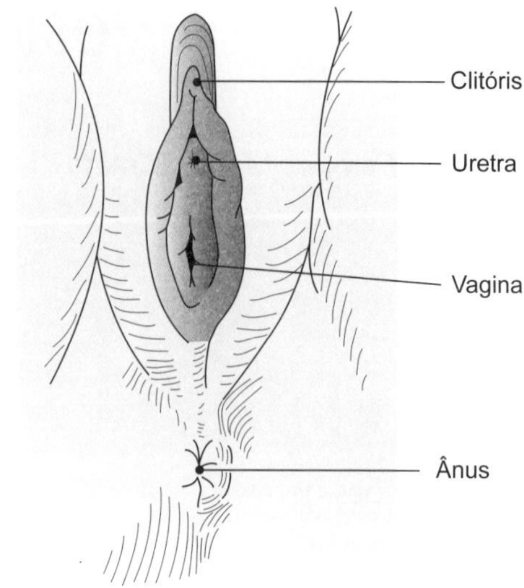

Figura 51.3 Vista frontal do aparelho genital feminino.

- Estudo urológico do trato urinário inferior
- Controle da incontinência urinária
- Finalidade diagnóstica:
  - Obtenção de urina para cultura, urina I ou outros exames laboratoriais
- Pós-operatório de cirurgias do trato urinário baixo.

Contraindicações

- Anormalidades anatômicas que impeçam a passagem da sonda
- Trauma com suspeita de lesão uretral evidenciada por sangramento pelo meato uretral, próstata alta ao toque retal ou hematoma escrotal, perineal ou peniano.

Material

- Principal:
  - Sondagem de alívio: sonda nº 14 ou 16
  - Sondagem vesical de demora: sonda de Foley nº 18 ou 20. Para crianças, sonda de Foley nº 8 a 12
  - *Kit* de sondagem
  - Recipientes
- Assepsia:
  - Gazes estéreis
  - PVPI (Povidine®) ou clorexidina
  - Luvas estéreis
  - Campo fenestrado esterilizado
- Anestesia tópica:
  - Seringa de 10 mℓ
  - Lidocaína gel a 2% (10 mℓ)
- Infusão no balão:
  - Soro fisiológico a 0,9% ou água destilada (20 mℓ)
  - Seringa de 20 mℓ
- Curativo/fixação:
  - Tintura de benjoim (opcional)
  - Esparadrapo ou Micropore®.

Preparo do paciente

- Explicar o procedimento
- Solicitar termo de consentimento informado
- Em caso de traumatismo, deve-se antes proceder a um toque retal, para localizar a próstata e avaliar sangramentos
- Colocar o paciente em decúbito dorsal com os joelhos levemente afastados ou em posição de semilitotomia (coxas fletidas sobre o quadril, joelhos elevados e pernas apoiadas em perneiras).

Técnica

- Colocar as luvas estéreis de maneira asséptica
- Verificar se o cateter de Foley está funcionando, injetando soro fisiológico ou água destilada e observando se o balão está íntegro. Verificar o volume adequado a ele, impresso na ponta da sonda.

Homem

- Limpar o pênis com a solução antisséptica. Retrair o prepúcio e limpar a glande. Colocar uma gaze aberta ao redor do sulco coronal, para servir de apoio e evitar a redução do prepúcio
- Colocar o campo fenestrado
- Lubrificar o cateter e a uretra, injetando lidocaína gel no meato uretral com seringa de 10 mℓ
- Aguardar alguns minutos para efeito da lidocaína
- Posicionar o pênis perpendicularmente ao corpo e apontando discretamente para a cicatriz umbilical. Mantê-lo tracionado, segurando a gaze ao redor do sulco coronal (Figura 51.4)
- Posicionar o cateter no meato uretral, voltando sua extremidade para o interior do orifício
- Avançar o cateter
- Geralmente existe resistência ao se atingir o esfíncter urinário externo. Se mesmo após pressão suave não for possível transpor o obstáculo, tentar uma sonda de maior calibre (nº 24), pois, em portadores de hiperplasia prostática benigna, a entrada da bexiga encontra-se deslocada anteriormente
- Inserir a sonda por completo. Ela estará na bexiga quando houver saída de urina, seguida de progressão de mais alguns centímetros. Pode ser necessária uma leve compressão do abdome para que haja diurese. É possível infundir 50 mℓ de soro fisiológico e aspirar. Não havendo dificuldade, pode-se considerar que a sonda está no local apropriado
- Injetar soro fisiológico ou água destilada para inflar o balão e fixar o cateter na bexiga, caso seja sondagem vesical de demora (Figura 51.5)
- Caso esteja saindo urina, colocar a bolsa coletora
- Reduzir o prepúcio, para evitar parafimose.

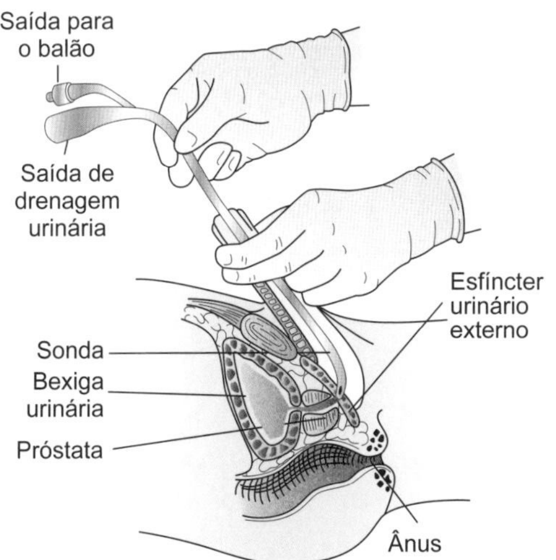

Figura 51.4 Passagem da sonda.

Mulher

- Limpar toda a vulva com a solução antisséptica, principalmente o interior dos lábios e ao redor do meato uretral
- Colocar o campo fenestrado
- Passar gel lubrificante nos 5 a 10 cm distais do cateter
- Abrir os grandes lábios com os dedos polegar e indicador da mão não dominante (Figura 51.6 A)
- Localizar o meato uretral e introduzir a sonda delicadamente
- Utilizar a mão dominante para passar o cateter; se necessário, utilizar uma gaze para não escorregar
- Introduzir a sonda até metade de seu comprimento. A sonda encontra-se na bexiga quando houver saída de urina, seguida de inserção de mais alguns centímetros. Pode ser necessária uma leve compressão do abdome para tal. É possível infundir 50 mℓ de soro fisiológico e aspirar; se não houver dificuldade, pode-se considerar que a sonda está no local apropriado (Figura 51.6 B)
- Injetar soro fisiológico ou água destilada para inflar o balão e fixar o cateter na bexiga, caso seja sondagem vesical de demora
- Caso esteja saindo urina, colocar a bolsa coletora.

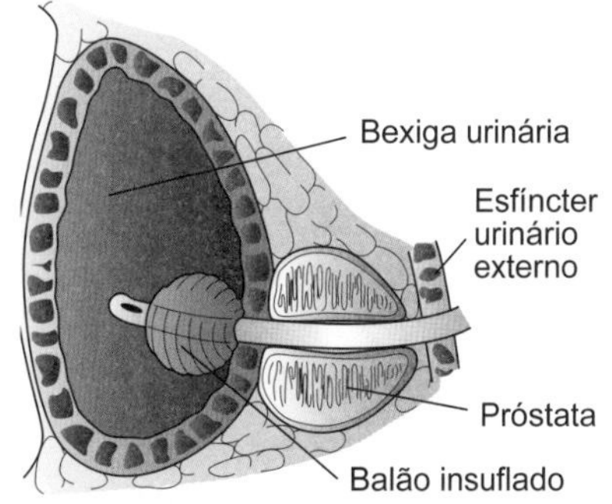

Figura 51.5 Sonda com balão insuflado no interior da bexiga.

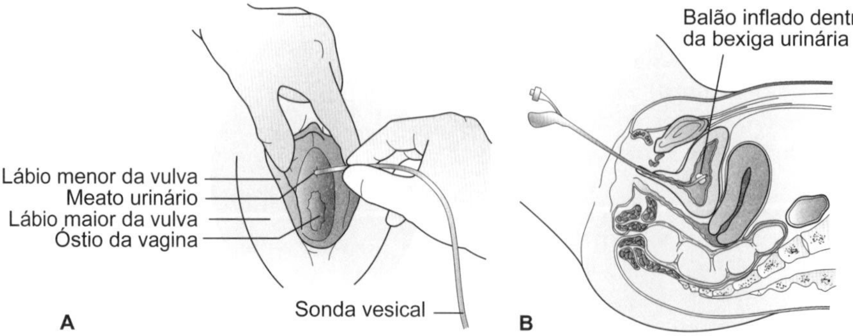

Figura 51.6 A. Vista frontal do aparelho genital feminino, demonstrando o correto afastamento dos lábios da vulva e a inserção da sonda no óstio externo da uretra. B. Corte sagital mostrando o correto posicionamento da sonda e seu balão.

Cuidados após o procedimento

- Fixar a sonda na face anteromedial da coxa, deixando-a folgada para permitir livre movimento do membro inferior, sem tração
- Salientar ao paciente que o procedimento foi bem-sucedido e houve boa colaboração
- Realizar cuidados assépticos na manipulação da sonda
- Retirar o cateter assim que possível, para diminuir o risco de infecção.

Complicações

- Resistência à passagem do cateter
- Desconforto
- Infecção do trato urinário
- Hematúria
- Disúria
- Parafimose
- Retenção urinária
- Remoção traumática da sonda pelo paciente
- Falso trajeto e balão inflado no falso trajeto
- Passagem do cateter inadvertidamente na vagina, e não na uretra. Nesse caso, o cateter fica contaminado e deve ser descartado.

Retirada da sonda

- Explicar o procedimento
- Utilizar luvas de procedimento
- Desinflar totalmente o balão, aspirando com uma seringa de 20 mℓ
- Tracionar a sonda, de maneira delicada, por completo
- Aguardar diurese espontânea: havendo demora, colocar bolsa de água morna na região suprapúbica e abrir uma torneira próximo ao paciente, para que o som da água corrente estimule a diurese.

Bibliografia

SCHNEIDER, R. E. Urologic procedures. In: ROBERTS, J. R.; HEDGES, J. R. Clinical Procedures in Emergency Medicine. 4. ed. Philadelphia: Saunders-Elsevier; 2004. p. 1075-1114.

Redução de Parafimose

Rogério Fortunato de Barros e Nilton Crepaldi Vicente

Considerações gerais

A fimose, por definição, é a incapacidade da exposição total ou parcial da glande, devido ao estreitamento do anel prepucial congênito ou adquirido (Figura 52.1). A parafimose, por sua vez, consiste no aprisionamento da glande por retração forçada do prepúcio e constrição pela banda apertada, ocasionando edema linfático da mucosa e congestão venosa da glande, podendo ocorrer desde necrose da glande secundária até oclusão arterial (Figura 52.2). A parafimose pode ocorrer em crianças com fimose congênita, circuncisão incompleta e cateterização vesical. Essa patologia é uma urgência frequente em pronto-socorro e deve ser bem compreendida, pois a conduta inicial determina o prognóstico.

Considerações anatômicas

É importante conhecer a anatomia peniana, a classificação e o trajeto dos nervos em sua face dorsal, para realização do bloqueio locorregional (Figuras 52.1 e 52.3).

A classificação da fimose é:

- Grau 1: não visualização do meato uretral e da glande (Figura 52.1 A)
- Grau 2: visualização total do meato uretral e parcial da glande. Presença de anel estenótico (Figura 52.1 B)
- Grau 3: anel estenótico dificultando a exposição da glande e comprimindo o corpo peniano após a exposição (Figura 52.1 C).

Para os graus 1 e 2, geralmente é indicada a postectomia, se a pomada não for eficaz. Como a parafimose é complicação da fimose graus 2 e 3, as orientações para aplicação de pomadas de corticoide na região do anel estenótico da

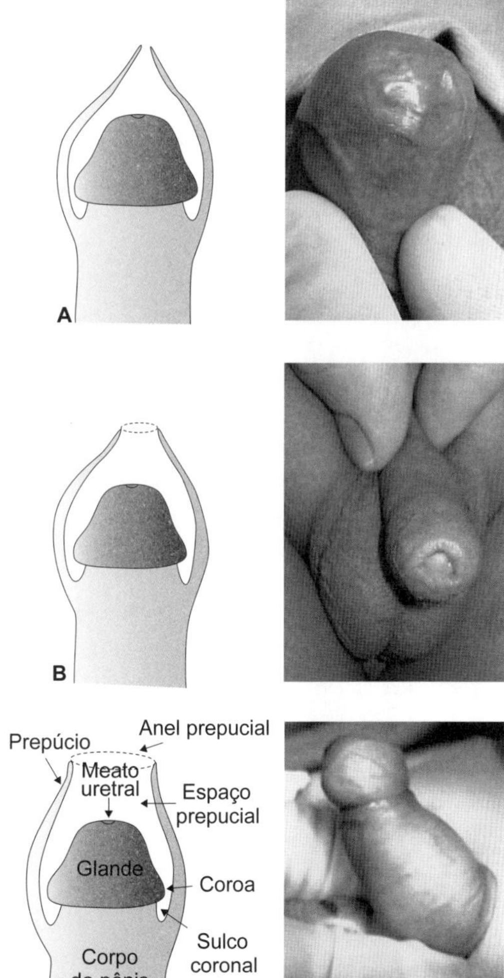

Figura 52.1 Classificação da fimose. A. Grau 1. B. Grau 2. C. Grau 3.

fimose devem ser bem claras, não se esquecendo de sempre orientar a redução total da glande após a aplicação da pomada. Esse procedimento deve ser sempre treinado e verificado com os pais do paciente no ambulatório. Havendo dificuldade extrema na sua realização, indica-se postectomia.

Indicações

- Alívio da dor
- Redução da glande peniana encarcerada, para evitar gangrena de glande e outras complicações.

Contraindicações

Não há contraindicações. Deve-se sempre tentar a redução com o bloqueio locorregional no pronto-socorro, pois é uma urgência. Persistindo o insucesso da redução, deve-se realizar postoplastia.

Avaliação e preparo do paciente

Sempre conversar com o paciente e seus pais, explicando passo a passo o procedimento que será realizado.

Material

- Principal:
  - Seringa de 10 mℓ
  - Agulha rosa 1,20 × 40 a 18 G
  - Agulha de insulina
  - Luvas estéreis
  - Lidocaína a 2% sem vasoconstritor
  - Fio categute simples 5-0
- Assepsia:
  - Gazes estéreis
  - Polivinilpirrolidona-iodo (PVP-I) ou clorexidina aquosa ou degermante
  - Máscara
  - Gorro
  - Avental estéril
  - Campos esterilizados
  - Luvas estéreis
- Anestesia:
  - Seringa de 10 mℓ
  - Agulha
  - Lidocaína a 2% sem vasoconstritor
- Curativo:
  - Gazes estéreis
  - Neomicina com bacitracina (pomada).

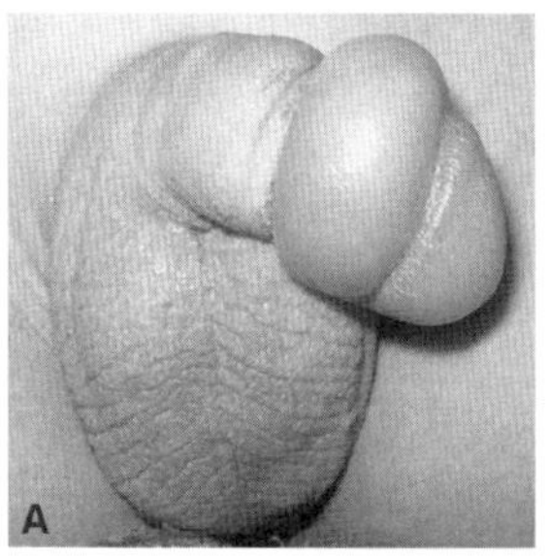

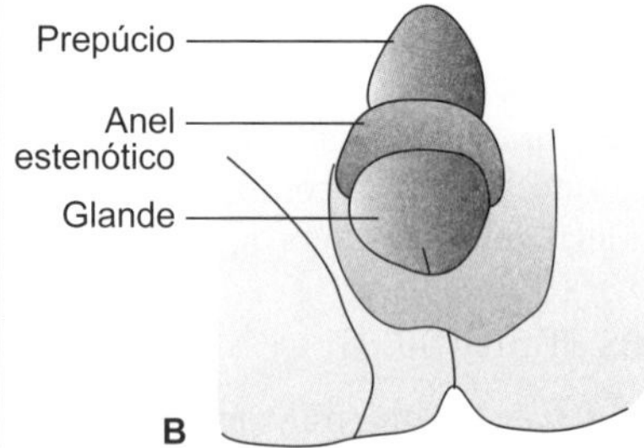

Figura 52.2 A e B. Parafimose.

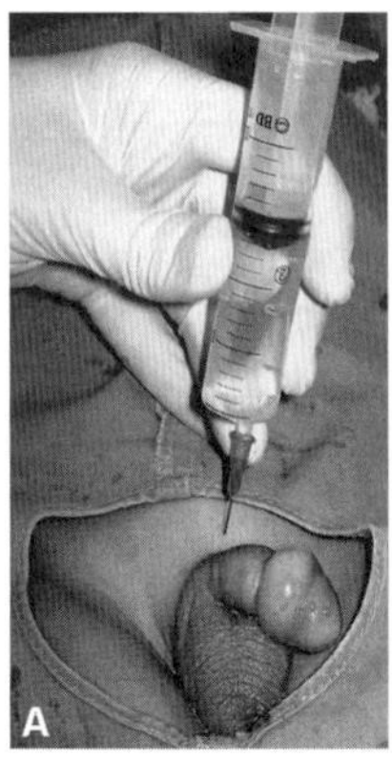

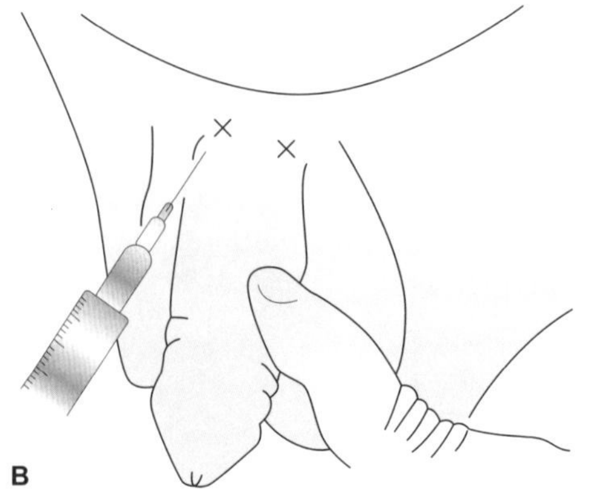

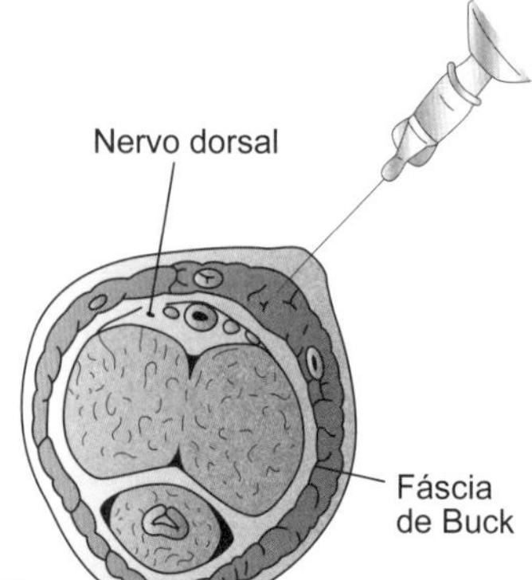

Figura 52.3 A a C. Bloqueio locorregional.

Técnica

- Posicionar o paciente em decúbito dorsal, imobilizado quando necessário
- Certificar-se da ausência de corpo estranho em volta do pênis, como pelo, roupa, objetos metálicos ou elásticos
- Realizar assepsia e colocar campos estéreis
- Aplicar anestesia local, bloqueio peniano com lidocaína a 2% sem vasoconstritor (dose máxima de 8 mg/kg). Aplicam-se cerca de 5 mℓ na parte dorsal em direção aos nervos localizados às 10 h e 2 h. O bloqueio ventral no subcutâneo faz um colar anestésico (Figura 52.3)
- Para redução manual do prepúcio sobre a glande, colocar os dedos indicadores na borda lateral do pênis, atrás do prepúcio retraído, e os polegares na extremidade da glande. Esta é empurrada de volta por meio do prepúcio com a ajuda da pressão do polegar, enquanto os indicadores puxam o prepúcio sobre a glande. A técnica pode ser facilitada pelo uso de gelo e/ou compressão da mão no prepúcio, na glande e no pênis para ajudar a diminuir o grau de edema antes da redução manual. Esta técnica, como todas as técnicas de redução, requer um grau razoável de paciência (Figura 52.4)
- Não sendo bem-sucedida a redução manual, deve-se puncionar a mucosa edemaciada em vários pontos com a agulha de insulina e comprimir com gaze até esvaziar o linfedema. A redução manual é facilmente efetuada após a expressão de líquido de edema da mucosa. Nesse caso, deve ser considerado o uso de antibiótico oral (cefalexina) depois da redução, pelo risco aumentado de infecção (Figura 52.5)
- Não se obtendo êxito após as punções, deve-se realizar uma postoplastia (Figura 52.6) no próprio pronto-socorro:
  - Incisão longitudinal na parte dorsal do anel prepucial em constrição e sutura transversal com categute simples 5-0. Esse procedimento de fenda dorsal liberará o anel de constrição e permitirá a fácil redução da parafimose.

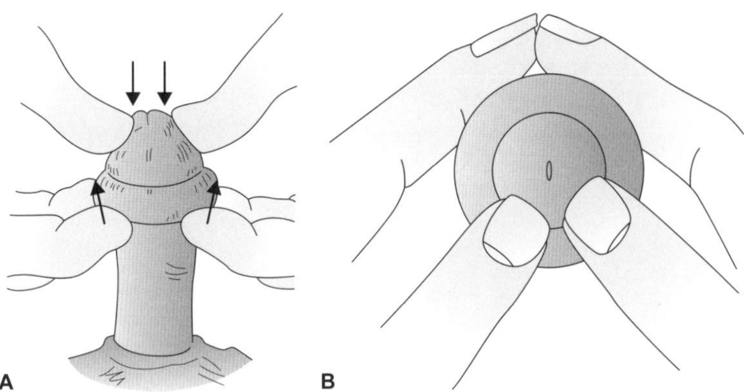

Figura 52.4 A e B. Redução da parafimose.

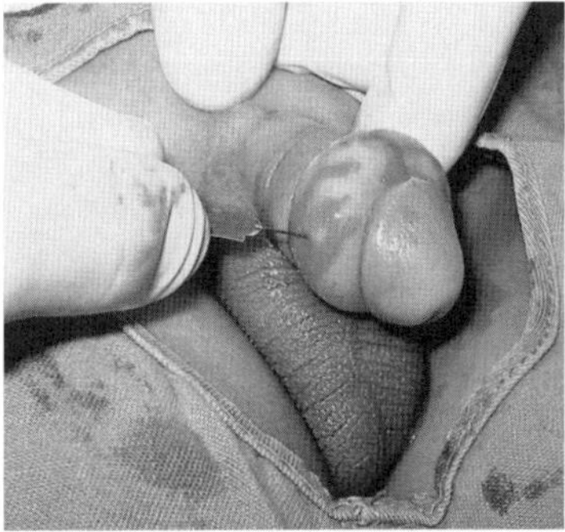

Figura 52.5 Perfuração da mucosa.

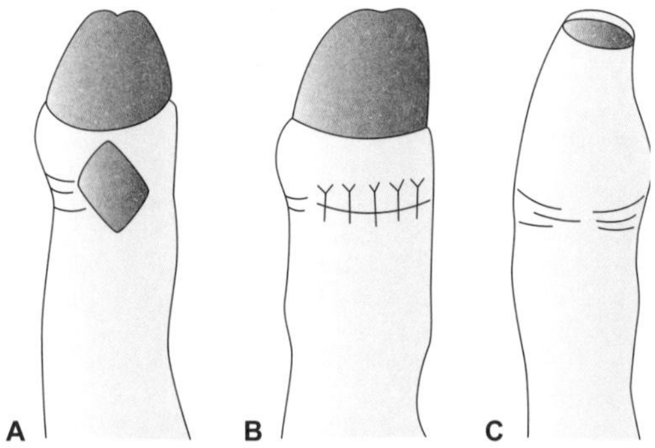

Figura 52.6 A a C. Postoplastia.

Cuidados após o procedimento

- Fazer curativo com assepsia
- Considerar antibióticos orais
- Agendar postectomia eletiva após algumas semanas.

Complicações

- Gangrena da glande
- Infecção consequente à contaminação local
- Postite (inflamação do prepúcio).

Orientação aos pais

É muito importante a orientação aos pais sobre a fimose congênita normal da infância, pois somente 10 a 15% dos casos têm indicação cirúrgica. Com o passar do tempo, as aderências entre a parte interna do prepúcio e a glande sofrerão lise por si mesmas. Muitas vezes, o exercício ensinado por alguns médicos piora o quadro, causando rachaduras diárias que acentuam o processo fibrótico local. O melhor exercício é a higiene local acentuada, nunca se esquecendo de reduzir a glande após eventual aplicação de pomada de corticoide. Os pais do paciente devem ser conscientizados sobre os problemas que podem resultar de uma fimose adquirida, como parafimose, obstrução do jato urinário, hematúria ou dor prepucial.

Bibliografia

BAIGRE, R. J. Treatment of paraphimosis. Br. J. Surgery, v. 78, n. 2, p. 252, 1991.

BARONE, J. G. Treatment of paraphimosis using the puncture technique. Pediatric Emergency Care, v. 9, n. 5, p. 298-299, 1993.

BERDEAU, D.; SAUZE, L.; HÁ-VIHN, P.; BLUM-BOISGARD, C. Cost-efectiveness analysis of treatments for phimosis: a comparison of surgical and medicinal approaches and their economic effect. Br. J. Urology, v. 87, n. 3, p. 239-244, 2001.

SAXENA, A. Reduction of paraphimosis. Br. J. Urology, v. 69, n. 2, p. 220, 1992.

Cistostomia por Punção

Michael Cerqueira, Tomas Moretti e Leonardo Oliveira Reis

Considerações gerais

A retenção urinária aguda é a impossibilidade de esvaziamento da bexiga, geralmente associada a uma obstrução infravesical, e é conhecida, de modo não literal, como *bexigoma*. É mais comum em homens e tem como principais causas a obstrução do fluxo urinário por aumento benigno da próstata e a estenose de uretra.

É uma condição que causa dor intensa no baixo ventre e aumento de volume abdominal com globo vesical palpável, além de sintomas vasovagais, como hipotensão, sudorese, náuseas e vômitos. Pode evoluir com repercussão no trato urinário superior, com uretero-hidronefrose e perda de função renal a curto e longo prazo.

Dessa maneira, trata-se de uma situação de urgência, sendo indicada prontamente uma derivação urinária para promover o esvaziamento vesical.

Quando não há possibilidade de cateterização uretral, o médico deve estar habilitado a realizar uma derivação urinária de urgência, sendo a cistostomia por punção uma opção prudente. Nela, um cateter é inserido na bexiga através da punção percutânea da parede abdominal.

Serão discutidos a seguir detalhes práticos para realização de um procedimento simples e útil, que deve estar entre as habilidades de profissionais que trabalham na área de urgências médicas.

Considerações anatômicas

A bexiga é uma víscera oca com paredes musculares, caracterizada por sua distensibilidade. Ela atua como reservatório temporário para urina, apresentando capacidade de armazenamento normal entre 400 e 500 mℓ.

No adulto, quando vazia (Figura 53.1 A), a bexiga é essencialmente um órgão pélvico, apresentando forma tetraédrica, localizada atrás da sínfise púbica, e repousando no assoalho pélvico, no espaço extraperitoneal. Em crianças e lactentes, ocupa posição mais alta, insinuando-se acima da pelve maior, mesmo quando vazia.

Quando cheia (Figura 53.1 B), a bexiga pode atingir até o nível da cicatriz umbilical, sendo facilmente palpada acima da sínfise púbica. Nos casos de retenção urinária aguda ou crônica, quando está hiperdistendida, torna-se proeminente e pode ser visível no hipogastro.

No momento da indicação da cistostomia, certificar-se de que a bexiga está suficientemente distendida é muito importante, pois é necessário que ela esteja localizada acima da sínfise púbica. Nesse momento, o peritônio visceral e as alças intestinais estão deslocados cranialmente e uma porção da parede anterior da bexiga está exposta no espaço retroperitoneal.

Durante a realização da punção, logo abaixo da pele, do tecido celular subcutâneo e da camada musculoaponeurótica, encontra-se o espaço retropúbico, que é avascular. Em seguida, são atingidas a serosa e a camada muscular da bexiga, adentrando assim no lúmen vesical.

Trata-se de procedimento seguro, com anatomia favorável e variações anatômicas mínimas.

Indicações

- Incapacidade de cateterismo vesical por via uretral, decorrente da estenose uretral ou do colo vesical
- Retenção urinária aguda ou crônica
- Derivação urinária em pacientes com bexiga neurogênica, que não consigam realizar cateterismo vesical intermitente por via uretral
- Alguns casos de pós-operatório de cirurgias prostáticas, vesicais e uretrais

- Cirurgias de ampliação ou substituição vesical, com realização de neobexiga
- Traumatismos uretrais ou vesicais, com ruptura do trato urinário inferior
- Certas anomalias congênitas, como válvula de uretra posterior, para derivação temporária ou definitiva da urina
- Infecção perineal grave, como no caso da síndrome de Fournier
- Alguns casos de fístula urinária.

Contraindicações

- Nos pacientes com suspeita ou diagnóstico de tumores malignos vesicais, a cistostomia não deve ser realizada, por causa da possibilidade de disseminação tumoral ou formação de fístulas vesicocutâneas
- Não é recomendável a realização dessa cirurgia nos pacientes com acentuada redução da capacidade vesical, por causa do maior risco de complicações na punção
- Pacientes com intervenção abdominal prévia ou cirurgia pélvica apresentam contraindicação relativa, sendo recomendada a utilização de ultrassonografia para localizar, com maior segurança, o local da punção
- A cistostomia por punção não é recomendada para pacientes submetidos à radioterapia e/ou cirurgias pélvicas, por causa do maior risco de lesão de alças intestinais, caso estas estejam aderidas à sínfise púbica.

Avaliação e preparo do paciente

- No exame físico, nota-se distensão vesical por meio do abaulamento da região do hipogastro, podendo ser visível até a cicatriz umbilical
- Na palpação, uma massa abdominal em baixo-ventre, dolorosa, regular e compatível com o fundo vesical, pode ser palpada acima da sínfise púbica. Condições como obesidade e cicatrizes de cirurgias abdominais prévias podem dificultar a propedêutica
- Avaliação hematológica pode ser necessária, se houver suspeita de discrasias sanguíneas
- No caso de dúvidas, de presença de cirurgias prévias abdominais ou de radioterapia, a ultrassonografia de abdome pode auxiliar na identificação da bexiga e de possíveis aderências com alças intestinais
- O procedimento deve ser realizado em local apropriado, como centro cirúrgico ou sala de procedimentos com todos os materiais necessários em unidades de emergência.

Material

- Material de antissepsia
- Campo estéril fenestrado
- Lâmina de bisturi nº 15 ou 23
- Anestésico local (p. ex., lidocaína 2% com vasoconstritor)
- Seringa de 20 mℓ com água destilada
- Abocath® 18 G
- 500 mℓ de solução fisiológica (SF) e equipo estéril
- Trocarte de cistostomia (18-16 Fr; Figura 53.2)
- Sonda Folley 18-16 Fr
- Lidocaína gel
- Fio náilon 2-0 agulhado
- Bolsa coletora de urina
- Gases e Micropore®.

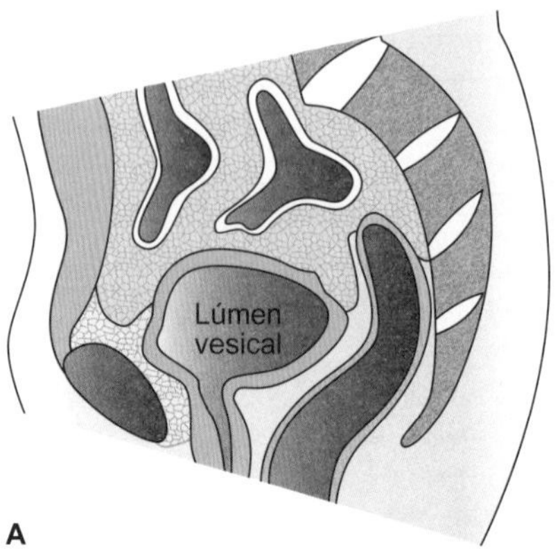

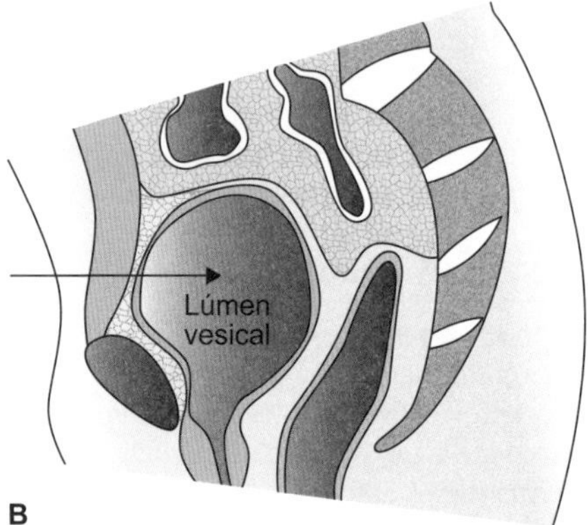

Figura 53.1 A. Bexiga vazia. B. Bexiga cheia.

Deve-se tomar cuidado com o calibre da sonda Folley e sempre testá-la, para verificar se passa sem resistência pelo trocarte, visto que, no momento do procedimento, a passagem deve ser rápida, para evitar o esvaziamento vesical e a perda do trajeto realizado.

Outro detalhe é seccionar a ponta da sonda Folley para expor o lúmen e permitir a passagem de um fio-guia, caso seja necessária a troca da sonda precoce antes da maturação do trajeto, que ocorre por volta de 3 semanas. Após esse período, a troca é simples.

Técnica

- A cistostomia pela via percutânea tem grande aceitação pelos urologistas, por causa da sua baixa morbidade, podendo ser realizada com ou sem auxílio de fluoroscopia, ultrassonografia ou endoscopia
- A abordagem fluoroscópica, de modo geral, é realizada pela técnica de Seldinger, na qual se faz punção inicial com agulha de 21 G vesical, sendo o trajeto dilatado com um implante de um cateter de 10 a 24 Fr
- A cistostomia percutânea guiada por ultrassonografia é segura, permite o monitoramento do procedimento em tempo real, com baixo custo, e é considerada mais segura que a abordagem às cegas
- O uso da endoscopia vesical com cistoscópio rígido ou flexível guiando as cistostomias percutâneas possibilita o monitoramento do procedimento sob visão direta, garantindo inserção mais segura do cateter e minimizando o risco de acometer vísceras adjacentes
- Está descrita a seguir a técnica cirúrgica de forma objetiva, que será utilizada, de modo geral, para cistostomia percutânea:
  - Posicionar o paciente em decúbito dorsal
  - Realizar antissepsia do terço inferior do abdome
  - Aplicar anestesia no local e trajeto da punção, plano por plano, até atingir a bexiga, não havendo contraindicação para utilizar lidocaína a 2% com vasoconstritor
  - Fazer incisão de 0,5 a 1 cm da pele, o suficiente para passagem do dedo indicador, com auxílio do bisturi, aproximadamente 2 cm acima da sínfise púbica, na linha média (Figura 53.3)
  - Realizar a dissecção digital do tecido celular subcutâneo até a identificação da aponeurose anterior
  - Fazer incisão da aponeurose com bisturi de aproximadamente 1 cm e complemento da anestesia nos planos profundos com lidocaína 2%
  - Introduzir o dedo indicador pela incisão e identificar a parede vesical distendida no espaço retropúbico
  - Fazer a punção da bexiga com Abocath® 14 G, para se certificar do local da introdução do trocarte. Nesse momento, espera-se que saia urina sob pressão. Cuidado ao retirar rapidamente o Abocath®, para não esvaziar a bexiga. Se a repleção vesical não estiver satisfatória, pode-se infundir soro fisiológico por esse Abocath®, usando um equipo simples até a distensão adequada da bexiga
  - Fazer a punção do mesmo local com o trocarte ou *kit* de cistostomia até atingir o interior da bexiga. Manter a repleção vesical para facilitar e dimimuir a morbidade do procedimento. É importante que o movimento de introdução do trocarte seja de rotação e com pressão constante, fazendo sua ponta dissecar as fibras musculares. Nesse tempo cirúrgico, é fundamental manter o dedo indicador da mão que empunha o trocarte estendido paralelamente a ele, que atuará como um limitador de segurança, evitando transfixação da bexiga (Figura 53.4)
  - Ocorrerá uma perda brusca de resistência, indicando que a bexiga foi perfurada e o trocarte está em seu lúmen (Figura 53.5)

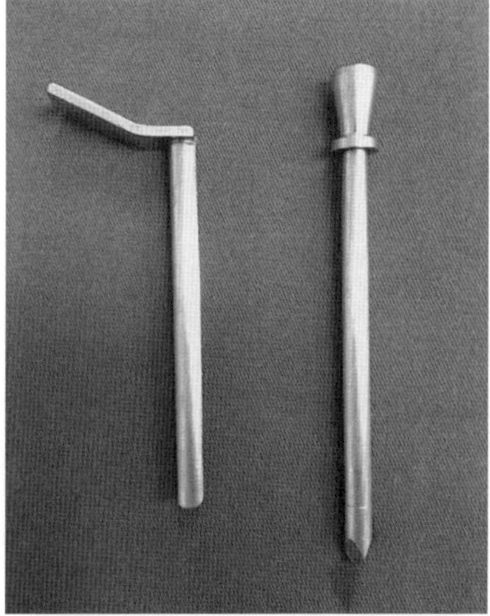

Figura 53.2 Trocarte de cistostomia.

- Retirar o obturador do trocarte, mantendo a bainha posicionada. Não demorar para realizar o próximo passo, pois, ao tirar o obturador, a bexiga começa a esvaziar pelo local da punção, podendo, com isso, perder o trajeto
- Introduzir o cateter Foley na bexiga, através da bainha do trocarte, insuflar o balão da sonda e remover a bainha (Figura 53.6)
- Realizar a fixação do cateter na pele e curativo local e acoplar a bolsa coletora (Figura 53.7)

- O cateter de cistostomia é deixado em drenagem contínua, em sistema fechado. Em casos emergenciais, quando não está disponível material para cistostomia, pode-se puncionar a bexiga com agulha de grande calibre, usando-se o mesmo local da punção anterior
- Quando a bexiga não está cheia, pode-se aguardar algum tempo com hidratação oral ou venosa, com ou sem diurético, para o seu enchimento, facilitando o processo da punção suprapúbica, ou realizar a punção guiada pela ultrassonografia.

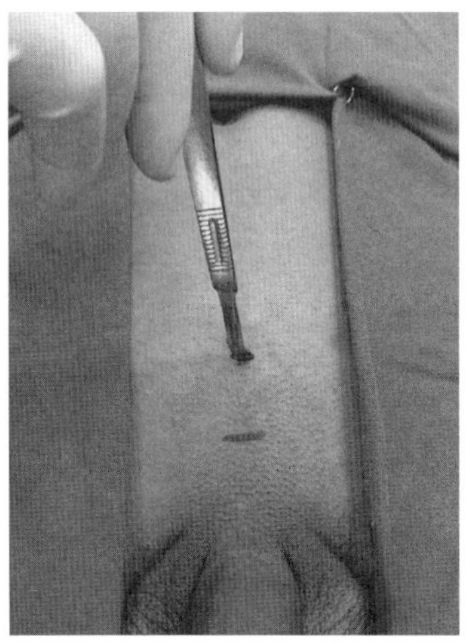

Figura 53.3 Incisão de 0,5 a 1 cm feita com bisturi, aproximadamente 2 cm acima da sínfise púbica, na linha média.

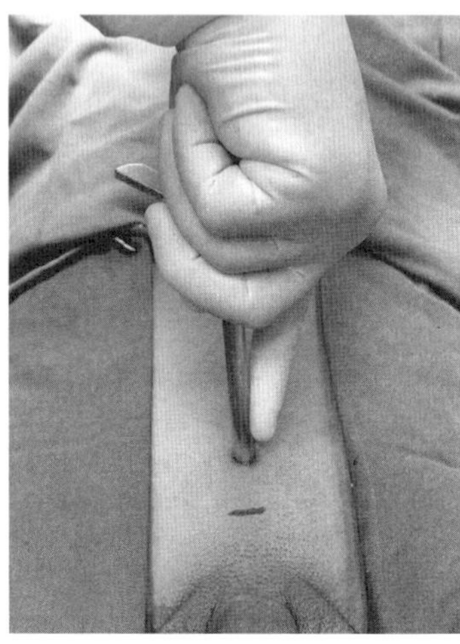

Figura 53.4 Punção da bexiga com o trocarte.

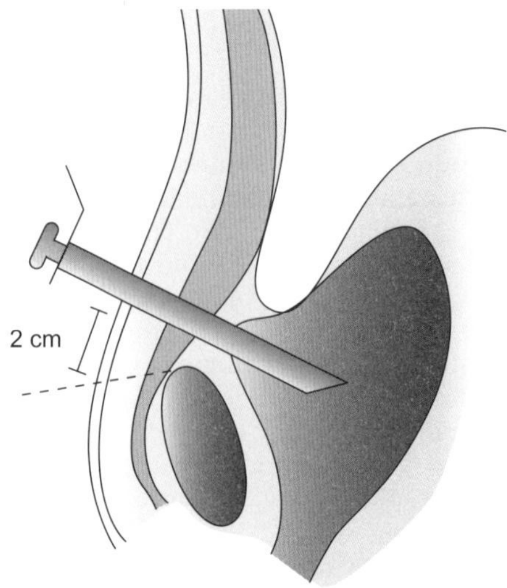

Figura 53.5 Introdução do trocarte.

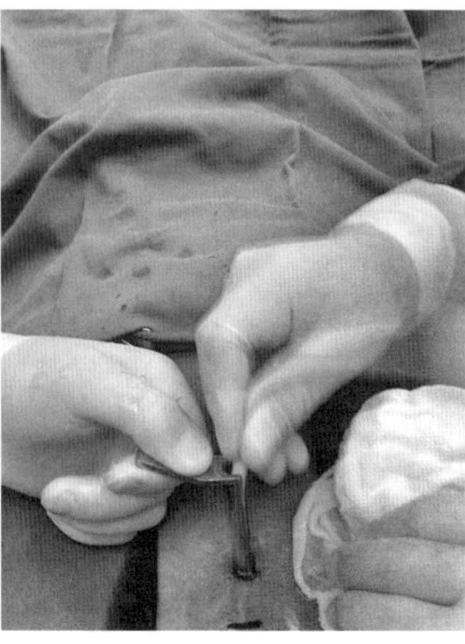

Figura 53.6 Introdução do cateter Foley.

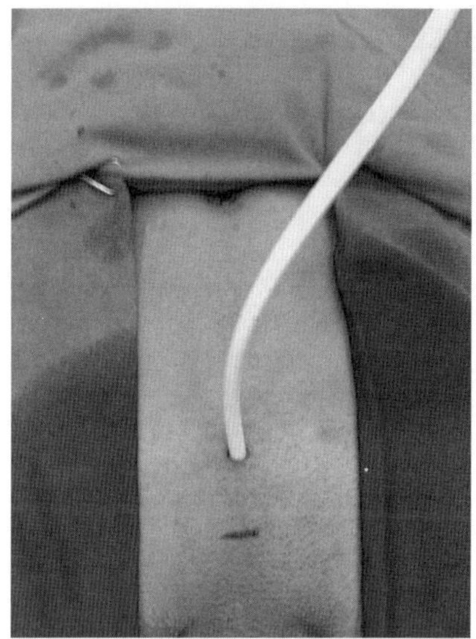

Figura 53.7 Bolsa coletora acoplada à bexiga.

Cuidados após o procedimento

- Evitar compressões extrínsecas ao cateter, mantendo-o sempre permeável
- Os cateteres vesicais devem ser trocados regularmente, a cada 3 a 4 semanas idealmente
- O curativo deve ser trocado diariamente, ou com maior frequência, caso fique sujo ou se solte
- A primeira troca deve ser realizada após 4 semanas, para permitir a maturação do trajeto de forma segura. Caso haja necessidade de troca precoce, um fio-guia deve ser introduzido pela sonda Folley, previamente cortada, para que a nova sonda seja introduzida de forma segura, pelo fio.

Complicações

As taxas de complicações variam entre 1,6 a 2,4% dos procedimentos e são principalmente caracterizadas por:

- Infecções das vias urinárias e da ferida operatória
- Hematúria
- Obstrução ou deslocamento do cateter de cistostomia
- Litíase vesical e incrustações cálcicas ao redor do cateter
- Extravasamento de urina ao redor do cateter ou infiltração de urina no tecido perivesical ou no trajeto de punção
- Perfuração do peritônio e/ou alça intestinal
- Perfuração da parede posterior da bexiga e/ou do reto
- Granuloma de corpo estranho ou queloide no orifício da pele.

Bibliografia

KAVOUSSI, L. R.; WEIN, A. J. Campbell - Wash: urology. 9ª ed. Philadelphia: Elsevier; 2007.

MOORE, K. L.; DALLEY, A. F. Anatomia orientada para a clínica. 4ª ed. Rio de Janeiro: Guanabara Koogan; 1999.

Uretrocistografia no Trauma de Uretra

Brunno Cezar Framil Sanches, Tomas Moretti,
Rogerio Fortunato de Barros e Leonardo Oliveira Reis

Considerações gerais

A uretrocistografia é um exame contrastado de grande valia na prática urológica, possibilitando avaliação anatômica do trato urinário inferior (uretra e bexiga). Por causa da sua relativa baixa morbidade e fácil realização, tornou-se aliada importante na investigação e no acompanhamento de doença do refluxo vesicouretral (possibilitando sua classificação em graus), nas estenoses de uretra ou colo vesical, nas fístulas do trato urinário inferior e nos traumas de uretra.

Nos traumas de uretra, esse exame pode descartar lesão ou identificar o grau e a topografia do acometimento, principalmente na uretra masculina, que é mais suscetível.

A uretra feminina, por ser mais curta (3 a 4 cm), está menos exposta ao trauma e, ao mesmo tempo, pode ser inspecionada na parede anterior da vagina, sendo a uretrocistografia na mulher mais indicada para investigações vesicais que uretrais.

Considerações anatômicas e clínicas

A uretra masculina é anatomicamente dividida em posterior (prostática e membranosa) e anterior (bulbar e peniana). A uretra posterior é mais frequentemente acometida nos traumas de grande impacto, em especial, aqueles com lesões de bacia e de região perineal (aproximadamente 70% e 20% das lesões uretrais posteriores são associadas a traumas de bacia e de bexiga, respectivamente).

A uretra anterior é comumente acometida nos traumas diretos penetrantes ou contusos. O segmento bulbar da uretra anterior é particularmente acometido pelo mecanismo de queda *a cavaleiro*, que promove choque da uretra contra os ossos púbicos. O acometimento da uretra peniana está comumente associado a processo inflamatório, lesões iatrogênicas e fraturas penianas graves.

Indicações

No trauma, a equimose perineal, a uretrorragia, a retenção urinária, as alterações da posição prostática ou as espículas ósseas ao toque retal são indícios de possível lesão na uretra e devem ser pesquisados por meio de uretrocistografia antes da realização de qualquer tipo de sondagem vesical.

Avaliações adicionais

- Traumas vesicais
- Diagnóstico e graduação de refluxo vesicouretral
- Alterações congênitas ou adquiridas no trato urinário inferior (divertículos, estreitamentos, válvula de uretra posterior)
- Avaliação de fístulas urinárias.

Contraindicações

- Infecção urinária
- Gestantes (principalmente no terceiro trimestre de gestação, por causa da radiação ionizante)
- Alergia ao contraste iodado.

Material

- Pinça de Brodney (Figura 54.1)
- Gaze estéril
- Antisséptico aquoso
- Campos estéreis
- Lidocaína gel e geleia estéril
- Sondas uretrais de diversos calibres (8, 10, 12 Fr)
- Sonda de Foley 12 Fr
- Seringa de 10 mℓ
- Água destilada
- Contraste iodado 30%.

Técnica

O procedimento deve ser realizado em ambiente limpo e de acordo com as padronizações sanitárias. As técnicas de antissepsia devem ser respeitadas, para minimizar o risco de contaminação do trato urinário ao realizar a cateterização uretral. O paciente deve ter exame atual de cultura de urina negativo.

É importante a realização de forma antisséptica do exame, e o uso de antibioticoprofilaxia pode diminuir o risco de complicações infecciosas.

Após antissepsia tópica e colocação de campos estéreis, realiza-se esvaziamento vesical completo com sonda uretral após lubrificação da uretra com gel estéril. Em seguida, deve-se realizar radiografia de abdome simples de controle antes do início da fase com contraste. A maioria das imagens realizadas será obtida com o paciente em decúbito oblíquo total ou em decúbito lateral.

O procedimento é dividido em quatro fases:

- Uretrografia retrógrada
- Cistografia
- Uretrocistografia miccional
- Cistografia tardia.

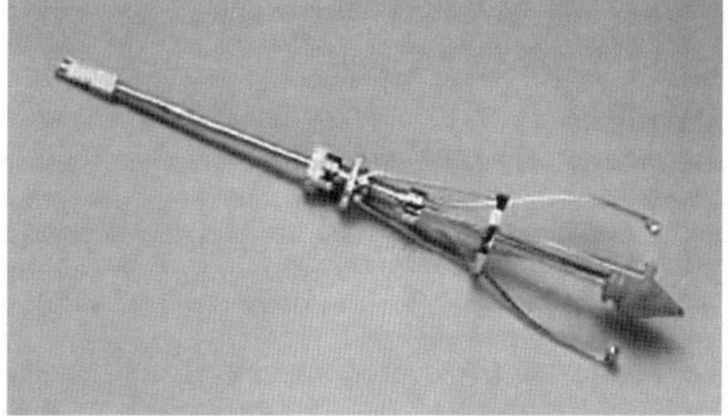

Figura 54.1 Pinça de Brodney.

Para promover a vedação do meato uretral e impedir o refluxo do contraste em pacientes do sexo masculino, faz-se introdução de sonda de Foley nº 8 a 10 na fossa navicular da uretra, insuflando o balão da sonda com 1 a 2 mℓ de água destilada ou solução salina. Podem ser usados também dispositivos como pinça de Zipser ou de Brodney (Figura 54.1). As pinças referidas não existem em tamanhos pequenos em todos os hospitais, portanto, nos pacientes pediátricos, utiliza-se apenas sonda uretral introduzida na uretra navicular, de modo que a sonda seja quase do diâmetro do meato, facilitando a oclusão e reduzindo o vazamento do contraste com leve compressão manual da glande. Cabe lembrar que os meninos são pouco colaborativos e uma sedação pode ser necessária em casos selecionados para o procedimento.

Procede-se à infusão lenta e contínua do contraste iodado (cerca de 6 mℓ) sob fluoroscopia e visualização da uretra durante toda a infusão. Depois de excluída a lesão uretral, deve-se prosseguir com a investigação vesical.

O contraste continua sendo infundido até enchimento completo da bexiga (cerca de 350 a 500 mℓ), com visualização de todo o contorno vesical moldado pelo contraste. Nesse momento, atenta-se para possíveis extravasamentos em traumas vesicais.

Para aumentar a sensibilidade do exame, pode-se pedir ao paciente a realização de manobras de Valsalva ou mudança de decúbito.

A fase miccional é particularmente importante na presença de fístulas urinárias que passaram despercebidas nas fases anteriores e ajuda a visualizar extravasamentos de contrastes com a contração e o aumento da pressão intravesical (Figura 54.2).

Na fase tardia, nota-se a presença de resíduo miccional. A persistência do contraste na radiografia após o esvaziamento vesical pode ser indicativa de lesões. Para ajudar nos casos de dúvida, pode-se lavar a bexiga com solução salina e realizar nova radiografia. Caso persista a imagem do contraste, provavelmente há lesão.

Cuidados após o procedimento

Deve-se fazer a avaliação do exame de maneira cuidadosa, para indicar uma derivação urinária no caso de lesões completas e associadas à retenção urinária. Também se deve observar o padrão miccional e de hematúria ou uretrorragia, visto que esta última raramente é espoliante e geralmente é autolimitante.

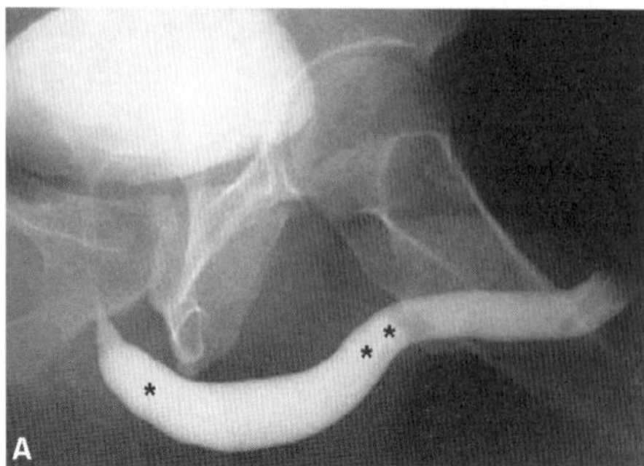

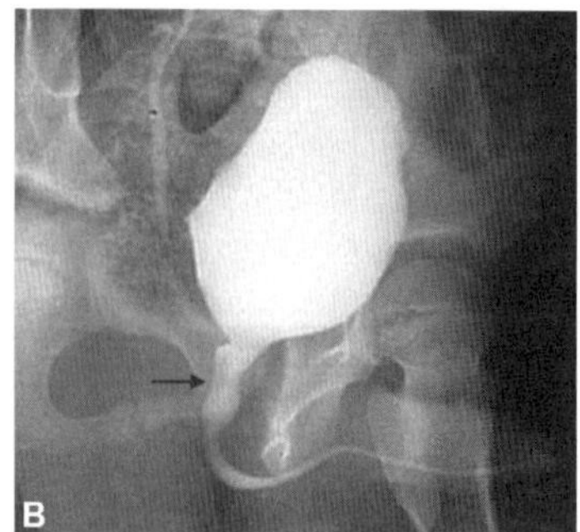

Figura 54.2 A. Fase retrógrada evidenciando uretra normal na porção bulbar e na porção peniana. B. Na seta, observa-se a uretra prostática visualizada na fase miccional de aspecto normal.

Complicações

Em decorrência da manipulação do trato urinário com sondas, sua principal complicação é o desenvolvimento de infecção do trato urinário após o procedimento. Traumas uretrais são menos frequentes e ocorrem principalmente relacionados com a má técnica.

Bibliografia

KAVOUSSI, L. R.; WEIN, A. J. Campbell – Wash: Urology. 9ª ed. Philadelphia: Elsevier; 2007.

MOORE, K. L.; DALLEY, A. F. Anatomia Orientada para a Clínica. 4ª ed. Rio de Janeiro: Guanabara Koogan; 1999.

Colocação de Cateter para Diálise Peritoneal (Tenckhoff) | Técnica Aberta

Stephanie Santin e Marcelo Augusto Fontenelle Ribeiro Junior

Considerações gerais

A primeira diálise peritoneal foi descrita por Richard Ruben, em 1959; e Henry Tenckhoff, em 1968, descreveu a técnica aberta para colocação do cateter que leva o seu nome.

A diálise peritoneal é um método alternativo a pacientes em terapia renal substitutiva, e a inserção do cateter de Tenckhoff torna esse método possível.

A colocação do cateter pode ser realizada de quatro maneiras diferentes: pelas técnicas aberta, laparoscópica, percutânea e peritonioscopia. Neste capítulo, a técnica abordada será a aberta.

Considerações anatômicas

O cateter é inserido na região abdominal, intraperitoneal, passando pelo músculo reto do abdome em região infraumbilical (Figura 55.1).

Indicações

- As indicações são as mesmas da hemodiálise, e a sugestão desse método deve ser discutida com o paciente, para que entenda o motivo de sua preferência
- É o método de diálise preferido para a população pediátrica e em pacientes com dificuldade de acesso vascular para hemodiálise
- Vantagens do método: melhor qualidade de vida, mobilidade, independência, facilidade de uso e baixa mortalidade.

Contraindicações

Absolutas

- Perda comprovada da função peritoneal ou múltiplas aderências peritoneais
- Incapacidade física ou mental para a compreensão do método

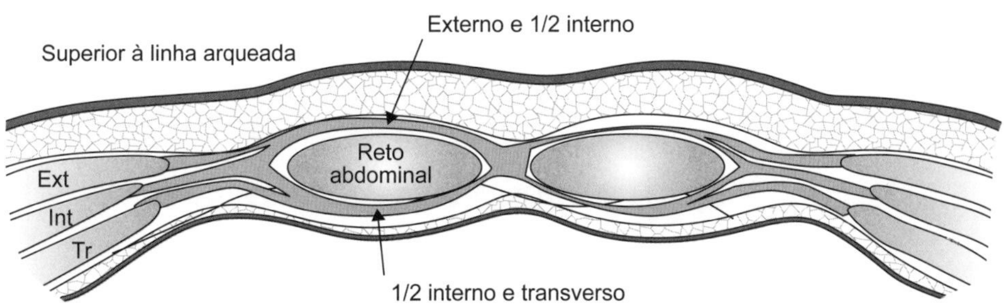

Figura 55.1 Corte transversal da parede abdominal no local apropriado para passagem do cateter. Ext = músculo oblíquo externo; Int = músculo oblíquo interno; Tr = músculo transverso abdominal.

- Condições cirúrgicas não corrigíveis: hérnias, onfalocele, gastrosquise, hérnia diafragmática, extrofia vesical e colostomias.

Relativas

- Presença de próteses vasculares abdominais há menos de 4 meses
- Presença de derivações ventriculoperitoneais recentes
- Episódios frequentes de diverticulite
- Doença inflamatória ou isquêmica intestinal
- Vazamentos peritoneais
- Intolerância à infusão do volume necessário para a adequação dialítica
- Obesidade mórbida.

Material

Preparo

Paramentação com avental estéril, gorro, luvas estéreis, máscara e óculos de proteção.

Assepsia e antissepsia

- Clorexidina ou polivinilpirrolidona-iodo (PVP-I)
- Pinça de Cheron
- Gaze estéril
- Campos estéreis.

Procedimento

- Bisturi com lâmina fria nº 22
- Pinça de Kelly
- Afastador de Farabeuf
- Tesoura Metzenbaum
- Pinça anatômica
- Porta-agulhas
- Fios de sutura, como Vicryl® e náilon
- Cateter de Tenckhoff apropriado (Figura 55.2).

Técnica aberta

1. Realizar assepsia e antissepsia com clorexidina ou PVP-I e colocar campos estéreis.
2. Fazer incisão mediana longitudinal de aproximadamente 5 cm infraumbilical com bisturi frio lâmina nº 22. Abrir a aponeurose do músculo reto abdominal e do peritônio após pinçamento com pinça de Kelly e tesoura de Metzenbaum. Identificar aderências e desfazê-las, se necessário.
3. Introduzir o cateter de Tenckhoff na cavidade peritoneal, fazendo a primeira bainha ser localizada no espaço pré-peritoneal (Figura 55.3).
4. Fechar a abertura da cavidade com fio absorvível, garantindo que a bainha distal esteja localizada no subcutâneo. A localização da bainha é importante para garantir a fixação do cateter e minimizar o risco de infecção.
5. A fim de evitar a exteriorização do cateter pela incisão mediana, o cirurgião deve criar um trajeto no subcutâneo, pelo qual o cateter possa ser direcionado com uma extensão de aproximadamente 5 cm, permitindo sua exteriorização por contra-abertura na pele.
6. Fechar a pele com pontos simples.
7. Fazer o teste do cateter com infusão de solução salina para observação de vazamento.

Cuidados após o procedimento

- O uso do cateter de Tenckhoff para diálise peritoneal pode ser realizado assim que colocado, ao contrário da fístula arteriovenosa, que requer período de maturação (Figura 55.4)
- Verificar com frequência a saída de secreções atípicas pelo cateter que possam sugerir complicações, como conteúdo fecal ou sangue.

Complicações

- Perfuração intestinal (rara)
- Sangramento
- Infecção de ferida
- Entupimento do cateter
- Vazamento
- Peritonite.

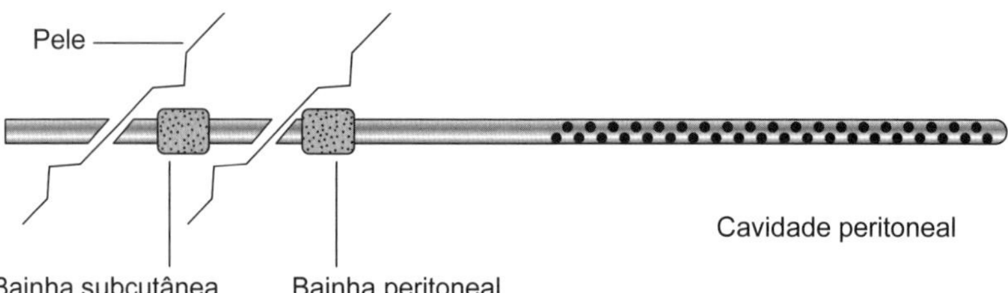

Figura 55.2 Cateter de Tenckhoff e esquema de localização de suas bainhas.

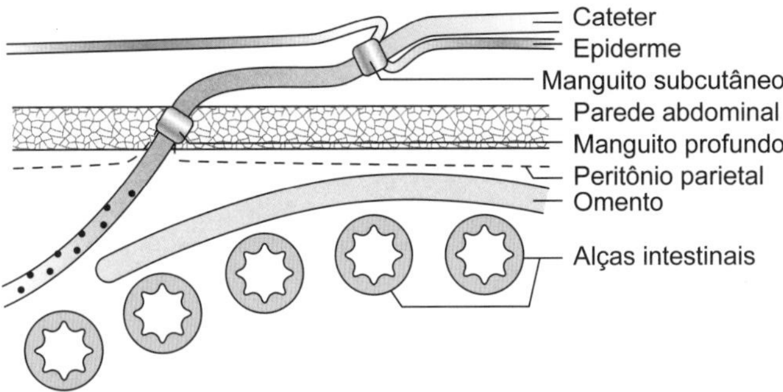

Figura 55.3 Corte transversal esquemático evidenciando a localização ideal das estruturas do cateter relativo à anatomia peritoneal.

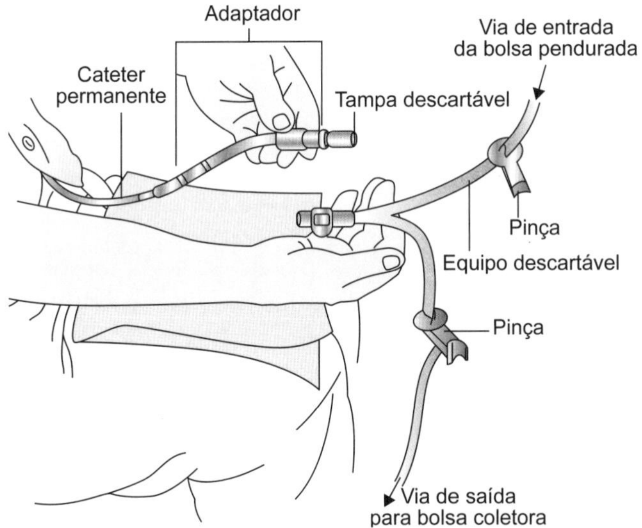

Figura 55.4 Utilização do cateter de Tenckhoff com equipo apropriado com duas vias.

Bibliografia

HOLLEY, J. L. Placement and maintenance of the peritoneal dialysis catheter. UpToDate, 2014.

PEPPELENBOSCH, A.; KUIJIK, W. H. M. V.; BOUVY, N. D. et al. Peritoneal dialysis catheter placement technique and complications. Neph Dial Trans., v. 4, p. 23-28, 2008.

Seção **8**

Ginecologia e Obstetrícia

Parto Normal

Juliana Lelis Spirandeli Amato

Considerações gerais

O diagnóstico do trabalho de parto consiste em um grupo de fatores, que são:

- Contrações uterinas rítmicas, com duração acima de 50 s e frequência de, no mínimo, duas contrações em 10 min
- Colo apagado ou dilatado para 2 cm, em primíparas, e colo semiapagado e com 3 cm de dilatação, em multíparas
- Formação da bolsa das águas
- Perda do tampão mucoso.

Considerações anatômicas

A pelve é formada por dois ossos ilíacos, sacro e cóccix, e se divide em grande e pequena bacia. O estreito superior se estende do promontório à borda da sínfise púbica. O estreito inferior vai da borda inferior da sínfise púbica à ponta do cóccix. O estreito médio passa no nível das espinhas ciáticas.

Indicações

- Colo uterino favorável
- Contrações rítmicas e eficazes
- Proporção cefalopélvica
- Parto normal anterior
- Vitalidade fetal preservada durante o trabalho de parto
- Apresentação viável.

Contraindicações

Absolutas

- Desproporção cefalopélvica
- Distocia funcional
- Comprometimento de partes moles, como condilomas e tumores prévios
- Paciente HIV-positiva (cesariana diminui a transmissão vertical)
- Apresentação fetal córmica (correspondente ao conjunto tronco e membros)
- Apresentação cefálica defletida
- Macrossomia fetal, com peso estimado maior que 4 kg
- Isoimunização fetomaterna
- Prolapso de cordão
- Placenta prévia.

Relativas

- Cesariana anterior
- Cirurgia ginecológica prévia
- Doenças maternas (síndrome HELLP – hemólise, elevadas enzimas hepáticas, baixas plaquetas, em associação com pré-eclâmpsia, associada a colo desfavorável, algumas cardiopatias, como coarctação da aorta, herpes genital com lesão ativa e púrpura trombocitopênica idiopática)
- Primiparidade tardia
- Cesariana a pedido
- Sofrimento fetal
- Apresentação pélvica
- Prematuridade (depende da dilatação)
- Gemelaridade
- Descolamento prematuro de placenta (depende do estágio do trabalho de parto).

Material

A sala de parto deve estar equipada com:

- Mesa de parto
- Carro de anestesia e medicações
- Berço aquecido

- Materiais de primeiro atendimento ao recém-nascido, incluindo material de reanimação cardiopulmonar
- Caixa com material estéril de parto normal (tesouras, pinças anatômicas, de Kelly e de Kocher, bisturi e porta-agulhas)
- Fios para sutura tipo categute simples ou cromado e compressas.

Avaliação e preparo da paciente

Para o trabalho de parto, a paciente é submetida a:

- Tricotomia da genitália externa
- Lavagem intestinal (não obrigatória)
- Toques vaginais no decurso do trabalho para avaliação de dilatação, altura da apresentação fetal e bolsa das águas
- Amniotomia depois de 5 cm de dilatação, objetivando encurtar o trabalho de parto e avaliar o líquido (não obrigatória)
- Avaliação da vitalidade do feto por ausculta dos batimentos cardíacos fetais
- Pode-se empregar ocitocina para aumentar a intensidade e a frequência das contrações uterinas
- Anestesia peridural quando chegar a 6 cm de dilatação
- Cardiotocografia intraparto.

Técnica e mecanismo do parto (Figura 56.1)

- Fazer exame físico na paciente, incluindo toque vaginal, verificação de contrações uterinas e frequência cardíaca fetal
- Colocar a paciente, quando estiver no período expulsivo, em posição ginecológica na mesa de parto
- Realizar assepsia com polivinilpirrolidona-iodo (PVP-I) ou clorexidina e colocar campos estéreis
- Ocorrerão como mecanismo de parto:
    - Insinuação: passagem da maior circunferência da apresentação através do estreito superior da bacia materna
    - Descida: quando a circunferência máxima da apresentação atingir o estreito médio da bacia, junto com a rotação interna da cabeça fetal e a insinuação das espáduas no estreito superior da bacia materna
    - Desprendimento: com o movimento de deflexão da cabeça fetal (hipomóclio), seguido de rotação externa da cabeça fetal, rotação interna das espáduas (ombro anterior sobre a arcada púbica) e posterior desprendimento das espáduas e do restante do feto

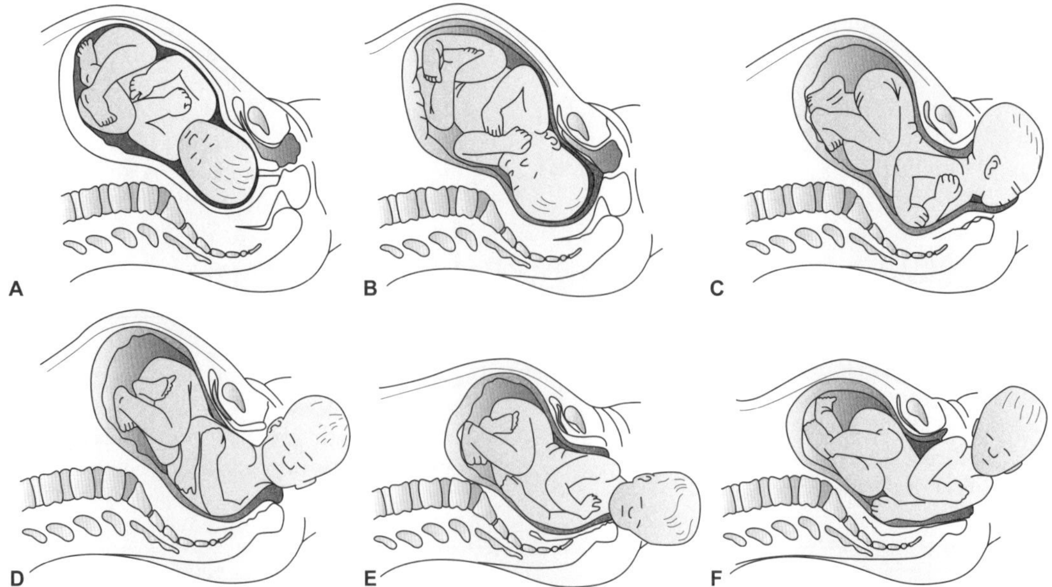

Figura 56.1 Mecanismo do parto na variedade de posição occipital esquerda anterior. A. Insinuação e flexão da cabeça. B. Rotação interna. C. Desprendimento da cabeça por deflexão. D. Rotação externa. E. Desprendimento do ombro anterior. F. Desprendimento do ombro posterior.

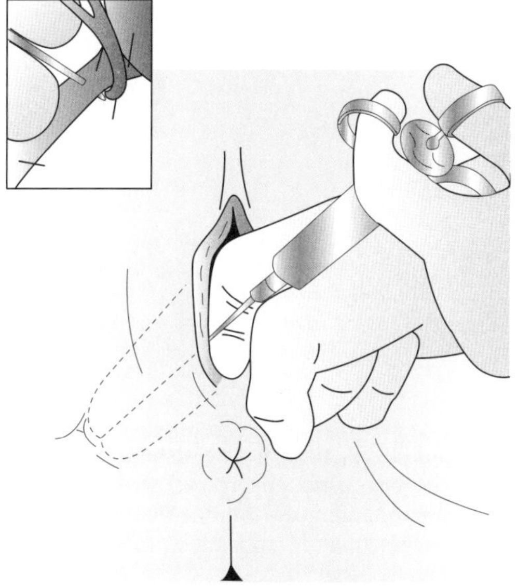

Figura 56.2 Técnica do bloqueio do nervo pudendo.

- Aplicar anestesia locorregional e episiotomia mediolateral esquerda no momento da descida fetal e antes do desprendimento cefálico (Figura 56.2)
- Pinçar e seccionar o cordão umbilical
- Entregar o recém-nascido ao pediatra, para primeiro atendimento
- Realizar a dequitação da placenta (Figura 56.3)
- Realizar episiorrafia e revisão rigorosa da hemostasia da vagina e do colo do útero.

Complicações

- Atonia uterina
- Laceração do canal de parto
- Sangramento
- Infecção.

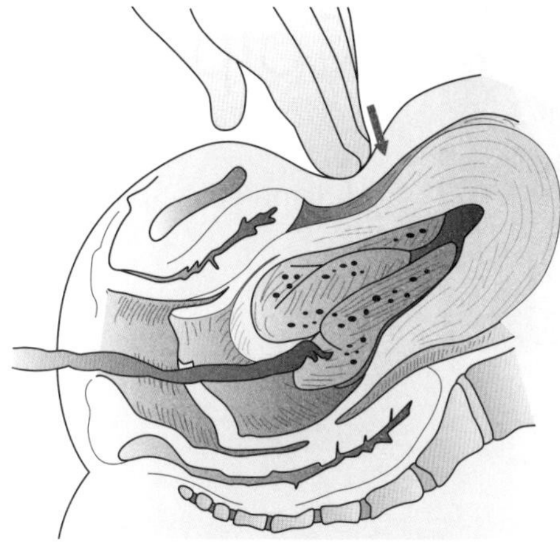

Figura 56.3 Auxílio à expulsão da placenta segundo o método de Brandt-Andrews. Assim que o fundo uterino estiver firme, uma tensão moderada é exercida sobre o cordão umbilical enquanto a outra mão descola a placenta da parede uterina por pressão para cima com a ponta dos dedos sobre a parede anterior do útero.

Bibliografia

BONICA, J. K. Principles and Practice of Obstetric Analgesia and Anestesia. Philadelphia: Davis; 1967.

BRASIL. Ministério da Saúde. Parto, Aborto e Puerpério – Assistência Humanizada à Mulher. Brasília: Ministério da Saúde; 2001.

FEBRASGO. Manual de Assistência ao Parto e Tococirurgia. 2003. Disponível em: www.febrasgo.org.br.

NISWANDER, K. Obstetrics and Gynecologic Disorders: a practitioner's guide. Flushing: Medical Examination; 1975.

REZENDE, J.; MONTENEGRO, C. A. B. Obstetrícia Fundamental. 9. ed. Rio de Janeiro: Guanabara Koogan; 2003.

WILSON, J. R. Atlas of Obstetrics Technique. 2. ed. St. Louis: Mosby; 1969.

Colposcopia

Juliana Lelis Spirandeli Amato

Considerações gerais

A colposcopia (do grego *kolpos* = vagina e *skopeo* = olhar com atenção) surgiu em 1924, com o Dr. Hans Hinselmann, que estudava métodos para o diagnóstico de câncer de colo uterino. Surgiu como sistema de lentes de dez aumentos iluminado por lâmpadas. Hoje, o colposcópio tem aumentos de 5 a 40 vezes e é utilizado para orientar diagnóstico de lesões malignas e pré-malignas do colo uterino.

Considerações anatômicas

É importante identificar toda zona de transformação do colo uterino (Figura 57.1), da qual se originam a neoplasia intraepitelial cervical (NIC) e o carcinoma cervical invasivo.

Indicações

- Resultado positivo no teste de triagem (NIC I, II ou III)
- Lesões de baixo grau que persistem por mais de 18 meses (citologia)
- Colo uterino de aspecto suspeito
- Infecção por papilomavírus humano
- Carcinoma invasivo (citologia)

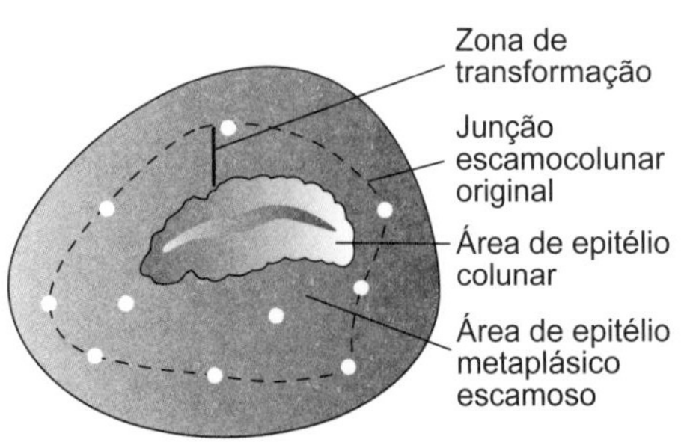

Figura 57.1 Anatomia do colo do útero.

- Qualidade insatisfatória persistente
- Auxílio diagnóstico em processos inflamatórios
- Acompanhamento de tratamentos oncológicos
- Alterações quando aplicados ácido acético e solução de lugol.

Contraindicação

Preparo inadequado da paciente para o procedimento.

Avaliação e preparo da paciente

Alguns dias antes do exame, a paciente deve evitar atividade sexual, cremes, duchas vaginais e exame que manipule o colo uterino. Explicar para a paciente, o procedimento a ser realizado.

Deve ser realizada, de preferência, no período pré-ovulatório, pois o orifício do colo entreaberto e o muco transparente facilitam a visualização da porção inicial do canal. Os epitélios glandular e pavimentoso fornecem melhores dados da atividade estrogênica.

Material

- Principal:
  - Mesa adequada para exame
  - Colposcópio (Figura 57.2)
  - Espéculos bivalves de vários tamanhos
  - Pinças para biopsia de colo
  - Solução salina
  - Solução de ácido acético a 3% e 5%
  - Solução de lugol
  - Reservatório com formol para material de biopsia
  - Espéculo endocervical (Figura 57.3)
  - Solução de nitrato de prata ou Monsel
- Assepsia:
  - Luvas de procedimento, algodão e gaze
  - Pinças de Cherron.

Técnica

- Colocar a paciente em posição de litotomia modificada: em decúbito dorsal, com as pernas apoiadas, as nádegas devem ficar próximas à borda da mesa, posição que facilita a introdução do espéculo
- Introduzir o espéculo vaginal seco e abri-lo para visualização do colo uterino
- Expor o colo e inspecionar caracteres que estão anormais
- Retirar o excesso de muco com solução salina, inspecionar e avaliar vasos e capilares – a utilização dos filtros verde ou azul aumenta o contraste dos vasos e proporciona maior aumento (15 vezes). É importante visualizar as margens proximal e distal da zona de transformação, caso contrário, o exame é insatisfatório
- Aplicar solução de ácido acético a 5% com pulverizador ou algodão e depois inspecionar a junção escamocolunar e avaliar atipias na zona de transformação
- Aplicar a solução de lugol (teste de Schiller) no colo e nas paredes vaginais. As células epiteliais escamosas normais contêm depósitos de glicogênio que se coram de castanho com solução que contenha iodo. Em contraponto ao epitélio escamoso e inflamatório, os condilomas e a zona de transformação anormal contêm pouco ou nenhum glicogênio e não se coram ou isso ocorre fracamente
- Proceder à biopsia quando encontrada zona de transformação anormal, ideal obter uma ou mais biopsias dirigidas do local suspeito ou anormal e que estejam mais próximas da junção escamocolunar. O produto deve ser colocado em solução de formol a 10%
- Revisar hemostasia do local biopsiado
- Inspecionar parede vaginal e retirar espéculo
- Inspecionar a vulva e o períneo e aplicar ácido acético, para posterior observação de lesões acetobrancas
- Retirar a paciente da mesa de exame
- Descrever em formulário apropriado o exame, as lesões encontradas e os locais biopsiados
- Encaminhar o material para exame anatomopatológico.

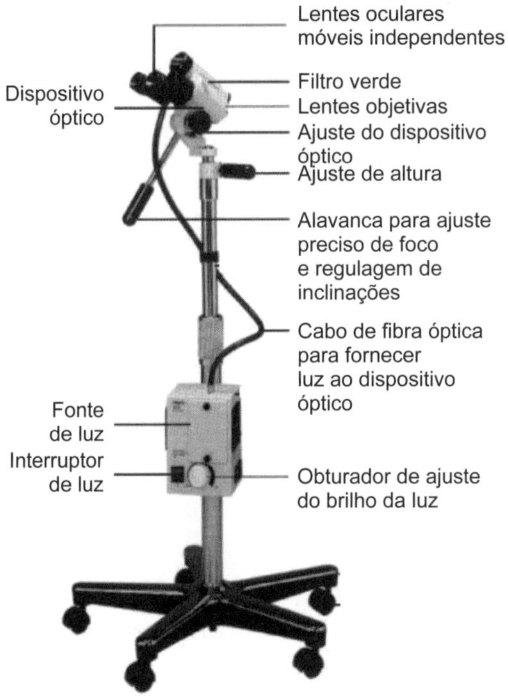

Interpretação

Achados normais

- Epitélio escamoso original
- Epitélio colunar
- Zona de transformação normal.

Achados anormais

- Epitélio acetobranco (plano/micropapilar ou microcircunvoluções)
- Pontilhado
- Mosaico

Figura 57.2 Colposcópio.

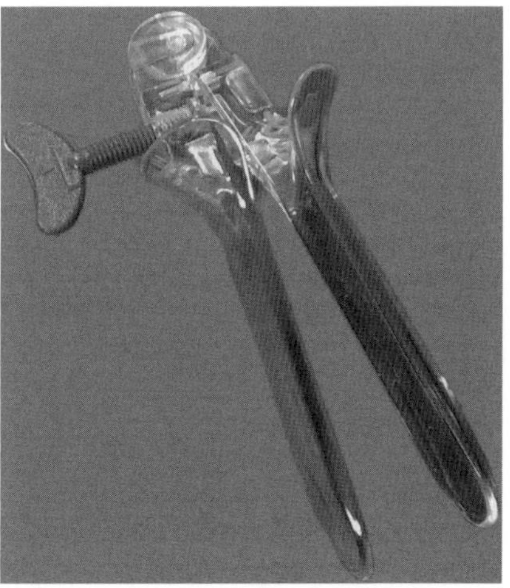

Figura 57.3 Espéculo.

- Leucoplasia
- Zona iodo-negativa
- Vasos atípicos.

Achados sugestivos de câncer invasor

Insatisfatórios

- Junção escamocolunar não visível
- Inflamação ou atrofia intensas
- Colo não visível.

Variados

- Superfície micropapilar não acetobranca
- Condiloma exofítico
- Inflamação
- Atrofia
- Úlcera.

Os achados colposcópicos anormais devem ser descritos de acordo com sua localização (dentro ou fora da zona de transformação).

Bibliografia

INTERNATIONAL AGENCY FOR RESEARCH ON CANCER. Atlas de colposcopia. Disponível em: www.screening.iarc.fr.

MARTINS, N. V.; RIBALTA, J. C. L. Patologia do trato genital inferior – Diagnóstico e tratamento. São Paulo: Roca; 2005.

Citologia Oncótica

Juliana Lelis Spirandeli Amato

Considerações gerais

Exame idealizado pelo médico patologista greco-americano George Nicholas Papanicolaou (1883-1962), que iniciou seus estudos observando células em esfregaço vaginal de cobaias animais e, posteriormente, promoveu testes em seres humanos, identificando as primeiras células relacionadas com o câncer de colo de útero.

Considerações anatômicas

A coleta do material é realizada na ectocérvice e no canal endocervical, pelo método de preparado fino (do inglês, *thin prep*) em meio líquido.

Indicação

Este exame é indicado para rastreamento de pacientes que fazem parte do grupo de risco para câncer de colo de útero.

Avaliação e preparo da paciente

- O exame deve ser realizado em mulheres com atividade sexual, independentemente da idade, e naquelas com mais de 25 anos, sem atividade sexual, dependendo da queixa ginecológica
- O período ideal para coleta é o periovulatório, pois a atividade estrogênica favorece o amadurecimento do epitélio
- Não deve ser feito no período menstrual e só pode ser realizado após 72 h do uso de cremes vaginais, relação sexual, duchas, toque vaginal e ultrassonografia transvaginal.

Material (Figura 58.1)

- Espéculo vaginal
- Frasco com líquido conservante
- Espátula de Ayre
- Escova endocervical.

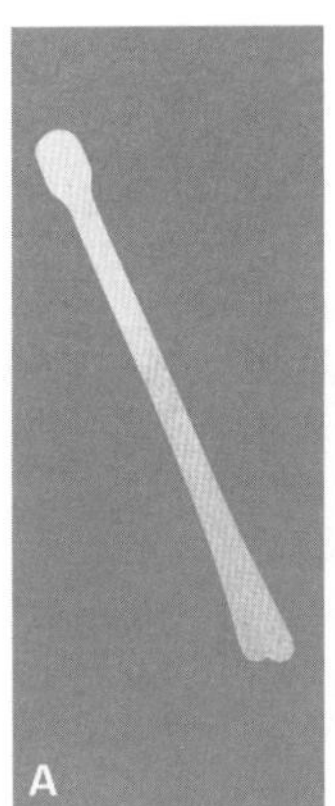

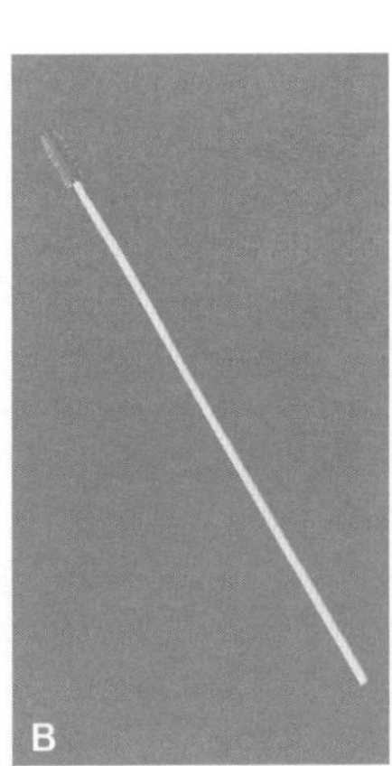

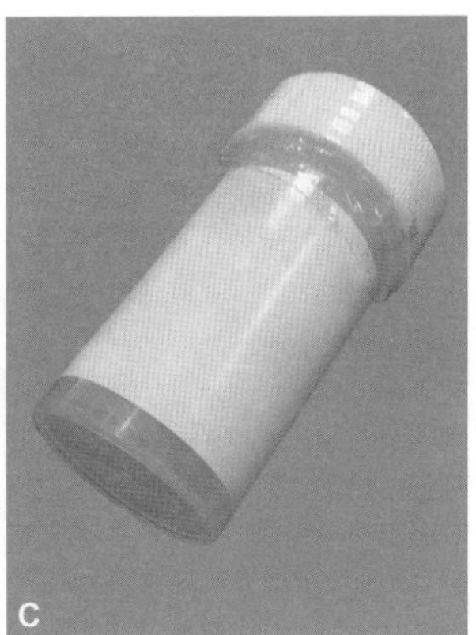

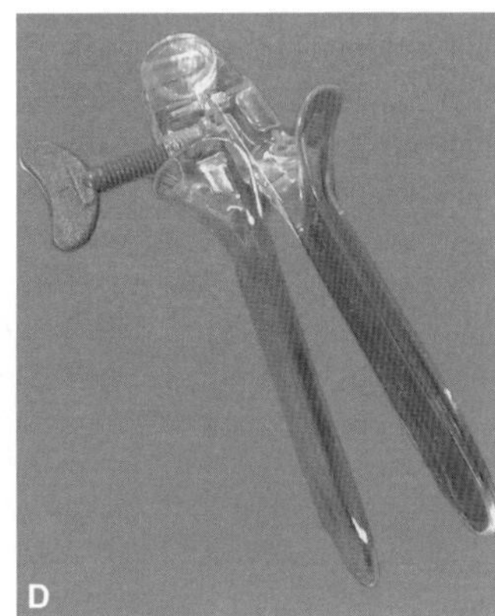

Figura 58.1 Material para citologia. A. Escova cervical. B. Espátula de Ayre. C. Frasco do preparado fino. D. Espéculo vaginal.

Técnica

- Identificar o frasco com o nome da paciente
- Colocar a paciente em posição ginecológica
- Inserir o espéculo vaginal e abrir
- Visualizar o colo uterino
- Obter amostra adequada da ectocérvice utilizando a espátula plástica
- Enxaguar a espátula no frasco que contém a solução conservante, girando-a 10 vezes no frasco
- Obter amostra do canal endocervical com escova cervical, girando lentamente meia volta em apenas uma direção
- Enxaguar a escova no mesmo frasco, girando-a 10 vezes na solução
- Fechar o frasco e encaminhar para análise patológica.

Observações

- Pacientes histerectomizadas devem realizar o exame, e o material colhido provém da cúpula vaginal
- Em grávidas, não se faz a coleta endocervical, pois a ação hormonal favorece a exposição da junção escamocolunar.

Resultado do exame

Resultado do exame, com base na revisão do Sistema de Bethesda (2001):

- Tipos de amostra:
  - Citologia em meio líquido
- Avaliação pré-analítica:
  - Material rejeitado por:
    - Ausência ou erro de identificação da lâmina
    - Lâmina danificada
- Adequação da amostra:
  - Satisfatória (Figura 58.2)
  - Satisfatória para avaliação, mas limitada por:
    - Ausência de informações clínicas
    - Ausência de células metaplásicas e/ou glandulares
    - Esfregaço obscurecido por (50 a 75%):
      - Artefatos de dessecamento
      - Superposição celular
      - Exsudato leucocitário
      - Hemácias
      - Outras causas
  - Insatisfatório (obscurecido acima de 75%) por:
    - Artefatos de dessecamento:
      - Superposição celular
      - Exsudato leucocitário
      - Hemácias
      - Outras causas
- Diagnóstico descritivo:
  - Alterações celulares benignas:
    - Inflamação
    - Reparação
    - Metaplasia escamosa imatura
    - Atrofia com inflamação
    - Radiação
    - Outras
  - Microbiologia:
    - *Lactobacillus* sp., cocos, bacilos, *Gardnerella vaginalis*, *Candida* sp., *Trichomonas vaginalis*, *Chlamydia* sp., *Actinomyces* sp., vírus do grupo herpes, entre outros
  - Alterações em células epiteliais:
    - Células epiteliais atípicas (significado indeterminado)
    - Escamosas: ASCUS (células escamosas atípicas de significado indeterminado) e ASC-H (células escamosas atípicas nas quais não se pode excluir lesão de alto grau)
    - Sem outras especificações
    - Possivelmente não neoplásica
    - Possivelmente neoplásica
  - Alterações em células escamosas:
    - Lesão intraepitelial de baixo grau (papilomavírus humano e neoplasia intraepitelial cervical grau I - NIC-I)
    - Lesão intraepitelial de alto grau: neoplasia intraepitelial cervical grau II (NIC-II) e grau III (NIC-III)
    - Lesão intraepitelial de alto grau: não se excluindo invasão
    - Carcinoma epidermoide invasor

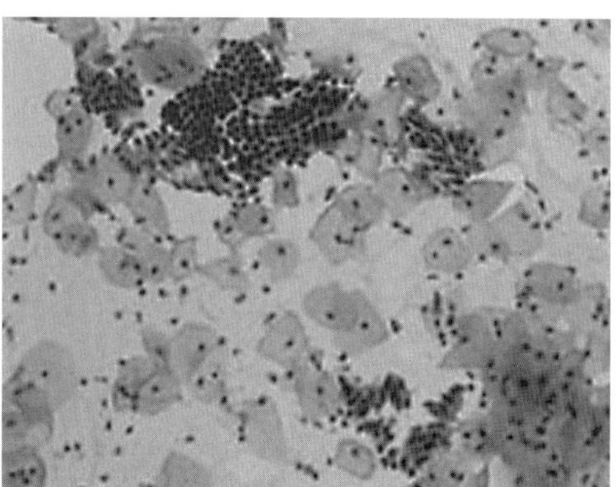

Figura 58.2 Esfregaço de exame normal.

- Alterações em células glandulares:
  - Adenocarcinoma *in situ*
  - Adenocarcinoma invasor
  - Cervical
  - Endometrial
  - Sem outras especificações
- Outras neoplasias malignas
- Presença de células endometriais na pós-menopausa ou acima de 40 anos.

Bibliografia

AMERICAN SOCIETY FOR COLPOSCOPY AND CERVICAL PATHOLOGY. Disponível em: http://www.asccp.org/consensus.shtml.

MARTINS, N. V.; RIBALTA, J. C. L. Patologia do trato genital inferior – diagnóstico e tratamento. São Paulo: Roca; 2005.

TUOTO, E. A. Biografias médicas. Disponível em: http://medbiography.blogspot.com/.

Dispositivo Intrauterino

Juliana Lelis Spirandeli Amato

Considerações gerais

O dispositivo intrauterino (DIU) é um dos métodos anticoncepcionais mais utilizados no mundo atualmente. Há vários modelos (Figura 59.1), descritos a seguir:

- DIU de cobre: Tcu 200, MLCu 375 *standard* ou *slim* e Tcu 380A, que diferem pela quantidade de fios de cobre e duração de uso
- DIU medicado: LNG 20, que libera pequenas quantidades de levonorgestrel
- DIU inerte ou não medicado.

Não são mais utilizados os de polietileno ou de aço inoxidável, tipo alça de Lippes.

Considerações anatômicas

O DIU promove reação inflamatória que altera o endométrio, provocando aumento da permeabilidade vascular, infiltração de células de defesa e liberação de citocinas e prostaglandinas, que oferecem um meio inadequado ao espermatozoide, ocasionando sua morte. O DIU medicado tem ação local, promovendo espessamento do muco cervical e do endométrio e deciduação.

Indicações

- Contraindicação ao anticoncepcional hormonal ou não adaptação a seu uso
- Hipertensão
- Diabetes
- Tabagismo
- Amamentação
- Doenças neurológicas que contraindicam métodos hormonais
- Relacionamento estável
- Desejo de não ter mais filhos ou intervalo entre gestações
- Não adequação aos métodos de barreira
- Endometriose
- Leiomiomatose uterina.

Contraindicações

- Absolutas:
  - Malformações uterinas
  - Doença inflamatória pélvica (DIP) recorrente ou ativa
  - Sangramento uterino não elucidado
  - Suspeita de gravidez
  - Imunossupressão
- Relativas:
  - Adolescência
  - Nuliparidade
  - Liomioma
  - Distúrbios de coagulação
  - Doença valvar cardíaca
  - Dismenorreia
  - Menorragia
  - Diabetes
  - Múltiplos parceiros (risco para doença sexualmente transmissível).

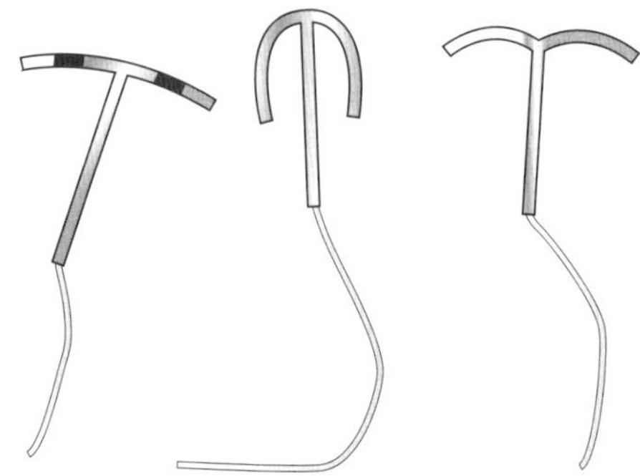

Figura 59.1 Tipos de dispositivo intrauterino: Tcu 380A, MLCu 375, SIU-LNG.

Avaliação e preparo da paciente

- A paciente deve ser orientada sobre todos os aspectos do método indicado, como modo de inserção, durabilidade, efeitos adversos (aumento do fluxo menstrual, dismenorreia, risco de expulsão, irregularidade menstrual e outros)
- Deve haver exame físico detalhado e investigação de hábitos para escolha do melhor DIU para a paciente. A ultrassonografia é necessária, para avaliação da anatomia e das medidas do útero
- O DIU pode ser inserido em qualquer período do ciclo menstrual, tendo-se a certeza de que não há gravidez. Durante o período de menstruação, a inserção é facilitada pela dilatação do colo uterino
- Em partos, a inserção pode ser realizada 10 min após a dequitação da placenta ou até 48 h depois. Se não houver indício de infecção, pode ser implantado logo após abortamento.

Material

- Espéculo vaginal
- Solução antisséptica
- Histerômetro
- Dispositivo intrauterino indicado à paciente
- Tesoura de fio
- Luvas estéreis
- Pinça de Pozzi.

Técnica

A técnica utilizada depende do tipo de DIU. Aqui a descrição se refere ao DIU de cobre e pouco difere em relação ao medicado, lembrando-se da importância da leitura da técnica de inserção antes do procedimento:

- Exame pélvico: toque bimanual para orientação quanto à posição do útero e seu tamanho
- Colocar espéculo vaginal
- Limpar o colo uterino e a vagina com solução antisséptica
- Pinçar o lábio anterior do colo do útero com pinça de Pozzi
- Proceder à histerometria
- Carregar o dispositivo no tubo de inserção sem retirá-lo da embalagem estéril
- Inserir o dispositivo pelo canal cervical delicadamente, sem tocar as laterais da vagina, até o fundo do útero, seguindo a histerometria
- Soltar o dispositivo e retirá-lo da cavidade uterina cuidadosamente
- Cortar o fio do DIU (deixar com 2 ou 3 cm de comprimento)
- Retirar o espéculo vaginal.

Complicações

- Sangramento
- Dor pélvica
- Doença inflamatória pélvica
- Perfuração.

Bibliografia

ALDRIGHI, J. M.; PETTA, C. A. Manual de orientação Febrasgo – Anticoncepção. São Paulo: Ponto; 2004.

ASSOCIAÇÃO DE OBSTETRÍCIA E GINECOLOGIA DO ESTADO DE SÃO PAULO (SOGESP). Protocolos SOGESP. Disponível em: www.sogesp.com.br/protocolos/manuais/anais_go/cap01_2.asp.

Abscesso da Glândula de Bartholin

Juliana Lelis Spirandeli Amato

Considerações anatômicas

As glândulas de Bartholin (Figura 60.1) localizam-se na vulva, com a função de lubrificação dos órgãos genitais externos. São homólogas às glândulas de Couper no sexo masculino. Podem ser infectadas por bactérias da microbiota local, agentes como *Chlamydia trachomatis* e *Neisseria gonorrhoeae*, aeróbios e anaeróbios.

A obstrução do orifício da glândula acumula secreção e massa purulenta, causando edema e dor.

Indicação

Deve-se proceder à drenagem quando houver edema com abscesso amolecido e flutuante. Em grande porcentagem dos casos, há drenagem espontânea.

Contraindicação

É contraindicado em caso de abscesso endurecido. Nesse caso, aconselha-se calor local e antibioticoterapia.

Material

São necessários polivinilpirrolidona-iodo (PVP-I), luvas estéreis, bisturi, gazes e soro fisiológico.

Técnica

- Colocar a paciente em posição ginecológica
- Realizar assepsia local com PVP-I ou clorexidina
- Colocar campo estéril fenestrado
- Palpar o abscesso (Figura 60.2)

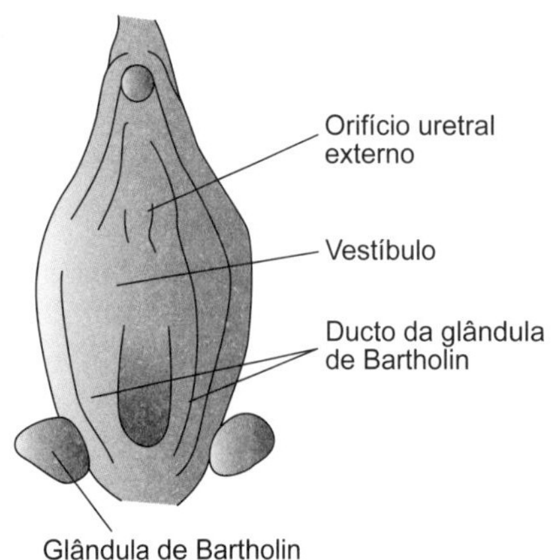

Figura 60.1 Anatomia da glândula de Bartholin.

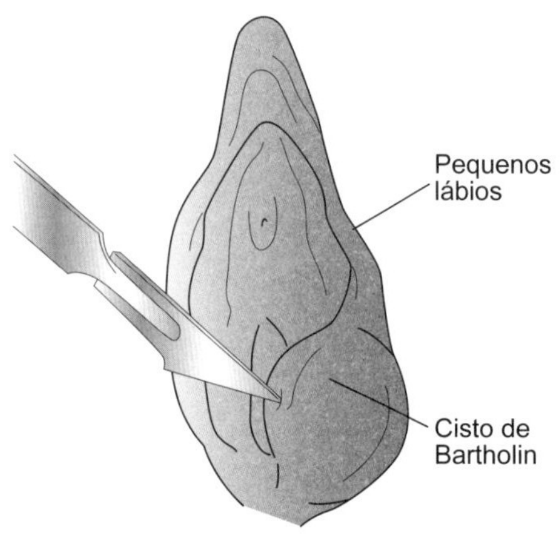

Figura 60.2 Localização do cisto da glândula de Bartholin, indicando o ponto de incisão.

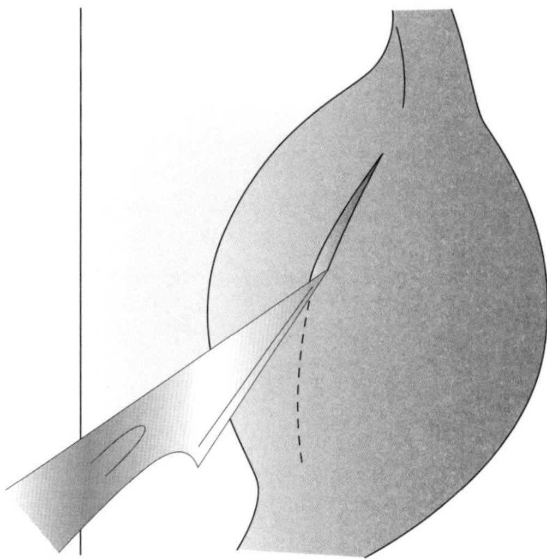

Figura 60.3 Incisão longitudinal na transição da mucosa vaginal.

- Realizar secção de aproximadamente 1 cm na mucosa vaginal logo acima da lesão (Figura 60.3)
- Drenar a secreção purulenta e limpar o local com soro fisiológico
- Deixar a lesão aberta, para drenagem de todo o conteúdo purulento
- Prescrever antibioticoterapia oral.

Complicações

- Celulite
- Sepse
- Fasciíte necrosante.

Bibliografia

LINDE, T. E. Ginecologia operatória. 8. ed. Rio de Janeiro: Guanabara Koogan; 1999.

MORAES, I. N. Tratado de clínica cirúrgica. São Paulo: Roca; 2005.

Seção **9**

Dermatologia

Drenagem de Abscesso Cutâneo

Alexandre Campos Moraes Amato

Considerações gerais

O abscesso é um acúmulo de pus. Em abscessos cutâneos, incisão e drenagem são os procedimentos mais realizados em um pronto-socorro. Pode ocorrer em qualquer parte do corpo e frequentemente a flora bacteriana normal do local é a causadora do abscesso, desde que não haja causa externa. A pele normal é extremamente resistente à infecção bacteriana e poucos são os microrganismos capazes de penetrá-la, se ela estiver intacta. O abscesso cutâneo é mais comum em pacientes imunocomprometidos.

O uso de drogas ilícitas parenterais predispõe a abscessos com microrganismos atípicos.

Nos casos em que não há flutuação, compressas mornas aceleram o processo de localização. Entretanto, é preciso considerar que, no início do processo, se consegue regressão com anti-inflamatórios, antibióticos e compressas mornas demoradas e frequentes. Isso é indicado principalmente para os locais que atingem esfíncteres, pois sua drenagem pode causar incontinência.

Considerações anatômicas

- Nas diversas regiões do organismo humano, o *Staphylococcus aureus* é o agente mais prevalente
- Nas axilas, o agente Gram-negativo mais comum e praticamente exclusivo é o *Proteus mirabilis*
- Nas nádegas e na região perianal, predominam os anaeróbios.

Indicações

- Incisão e drenagem são os tratamentos definitivos do abscesso cutâneo. Apenas antibióticos não são suficientes para regredir o processo em estado mais avançado
- Flutuação do abscesso.

Contraindicações

- Não há contraindicações absolutas ao procedimento
- Portadores de marca-passo cardíaco ou prótese devem fazer profilaxia prévia.

Material

- Principal:
  - Lâmina de bisturi nº 11 com cabo
  - Compressas e gazes estéreis
  - Pinça Kelly
  - Dreno de Penrose
- Assepsia:
  - Assepsia e campo estéril: solução antisséptica [polivinilpirrolidona-iodo (PVP-I; Povidine®) ou clorexidina]
  - Luvas
  - Máscara
  - Óculos protetores
  - Campo fenestrado
- Anestesia local:
  - Lidocaína a 2% (10 mℓ) sem vasoconstritor em extremidades
  - Seringa (10 mℓ)
  - Agulha fina de 25 G

- Infusão:
  - Soro fisiológico a 0,9%
  - Seringa de 20 mℓ
- Curativo/fixação:
  - Gazes e compressa
  - Tintura de benjoim (opcional)
  - Faixa crepe
  - Esparadrapo ou Micropore®.

Preparo do paciente

- Em pacientes com fatores de risco para endocardite bacteriana, é importante fazer a profilaxia 1 h ou 30 min antes do procedimento, conforme a Tabela 61.1, com antibiótico capaz de atuar contra o agente etiológico mais provável. Apesar de o *S. aureus* ser o agente mais prevalente, o local do abscesso pode ajudar nessa escolha (ver Anexo 7 – Profilaxia para Endocardite Infecciosa):
  - Para todas as regiões, exceto axilas, nádegas e região perianal, seguir as orientações para procedimentos dentários
  - Para axilas, nádegas e região perianal, seguir as orientações para prodecimentos gastrintestinais
- Se houver dúvida quanto ao diagnóstico de abscesso cutâneo, puncionar a massa com uma seringa e aspirar, evitando punções de pseudoaneurismas, aneurismas e outros que seriam prejudicados pela punção
- Abscessos faciais devem ser avaliados com cuidado, pois, quando acima do lábio superior e abaixo da testa, podem drenar para o seio cavernoso e a manipulação pode predispor à tromboflebite séptica. O tratamento inicial deve ser com antibióticos e compressas mornas (Figura 61.1)
- Em pacientes extremamente agitados ou queixosos, proceder a uma leve sedação
- Pacientes com inflamação em área endurecida devem ser orientados a fazer compressas mornas por 24 a 36 h, para haver flutuação e localização do abscesso, pois, se não houver flutuação, a incisão pode ser mais prejudicial do que benéfica
- Explicar o procedimento ao paciente
- Solicitar termo de consentimento assinado.

Técnica

- Em caso de dificuldade de localização do pus, é possível guiar-se por punção com agulha ou ultrassom
- A drenagem normalmente é feita no pronto-socorro, enquanto abscessos maiores, profundos ou perianais são manipulados no centro cirúrgico. Quando a anestesia local adequada não for possível, é obrigatória a drenagem em centro cirúrgico, com anestesia geral
- Fazer limpeza com o agente antisséptico escolhido e colocar o campo fenestrado
- A anestesia local é difícil e quase sempre insuficiente, pois os anestésicos têm baixa eficiência no pH baixo em que se encontram as infecções, além do que a injeção

Tabela 61.1 Profilaxia antibiótica.

Situação	Antibiótico	Regime
Procedimentos dentários, do trato respiratório e do esôfago		
Geral	Amoxicilina ou ampicilina	2 g ou 50 mg/kg* VO, 1 h AP 2 g (IM/IV) ou 50 mg/kg, 30 min AP
Alérgicos	Clindamicina ou cefalexina**	600 mg ou 20 mg/kg VO, 1 h AP ou IM, 30 min AP 2 g ou 50 mg/kg VO, 1 h AP
Procedimentos gastrintestinais (exceto esôfago) e geniturinários		
Alto risco	Ampicilina + gentamicina	2 g (IM/IV) ou 50 mg/kg 30 min AP + 6 h após 1 g ou 25 mg/kg (ou amoxicilina 1 g VO) 1,5 mg/kg (até 120 mg) IM/IV, 30 min AP
Alto risco e alérgicos	Vancomicina + gentamicina	1 g ou 20 mg/kg IV (infusão em 1 h), 30 min AP + 1,5 mg/kg (até 120 mg) IM/IV, 30 min AP
Risco moderado	Amoxicilina ou ampicilina	2 g ou 50 mg/kg VO, 1 h AP 2 g (IM/IV) ou 50 mg/kg, 30 min AP
Risco moderado e alérgicos	Vancomicina	1 g ou 20 mg/kg IV (infusão em 1 h), 30 min AP

* Dose calculada em mg/kg de peso em administração para crianças. ** Opções: cefadroxila, azitromicina, claritromicina, cefazolina. AP = antes do procedimento; IM = intramuscular; IV = intravenoso; VO = via oral.

de qualquer substância em um local tenso e dolorido ocasionará mais distensão, portanto, dor. Indica-se bloqueio regional, cuja alternativa é o bloqueio de campo. A pele acima da flutuação é extremamente fina, mas uma aplicação cuidadosa com agulha fina (25 G), paralelamente à pele, progride ao redor da parede do abscesso, provendo anestesia razoável (Figura 61.2). Cuidado para não aspirar pus com a seringa e injetá-lo novamente

- A incisão com a lâmina de bisturi deve seguir as linhas da pele, para minimizar a cicatriz, com cuidados extremos em áreas muito vascularizadas ou inervadas, como pescoço, virilha, fossa poplítea e fossa antecubital. A incisão deve ser linear e compreender toda a extensão do abscesso (Figura 61.3). Evitar incisões em X ou elípticas. Não utilizar a lâmina na cavidade. Incisões muito grandes devem ser evitadas em locais esteticamente desfavoráveis e onde há tensão. É prudente cobrir a área de incisão com gaze, visto que normalmente o abscesso está sob tensão e ocorre uma pequena explosão de seu conteúdo (Figura 61.4)
- Deixar o pus drenar e utilizar as gazes e compressas para absorver. Promover a expressão ao redor do abscesso
- Explorar a cavidade do abscesso com uma pinça Kelly envolta em gaze, para lise de bridas, e expor toda a cavidade ao meio exterior. É possível fazer isso com o dedo, porém, certificando-se de que não haja objetos estranhos pontiagudos na cavidade
- Limpar a cavidade com soro fisiológico sob pressão (seringa de 20 mℓ) e gaze, para remover os debris restantes
- Deixar na cavidade uma gaze aberta ou um dreno de Penrose, para evitar o fechamento da ferida antes de acabar a drenagem do tecido, além de remover o tecido necrótico na sua retirada (Figura 61.5)

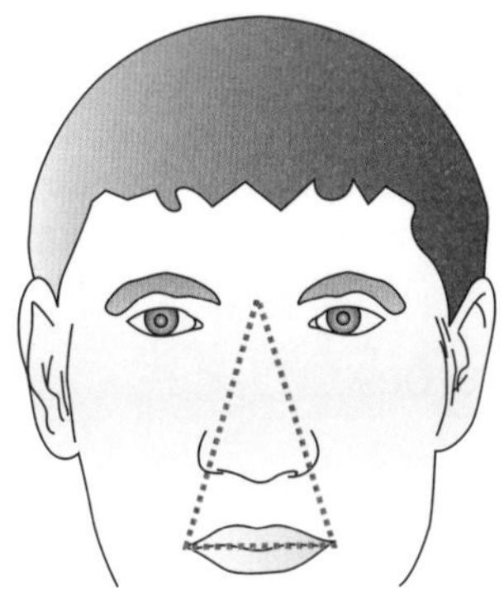

Figura 61.1 Área de risco para manipulação.

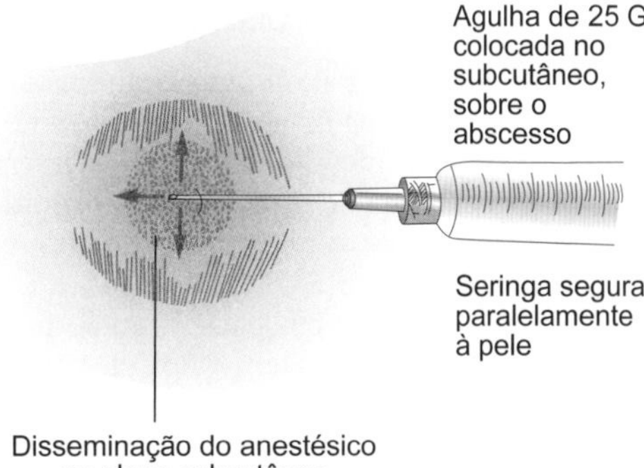

Figura 61.2 Aplicação de anestesia local sobre o abscesso paralelamente à pele.

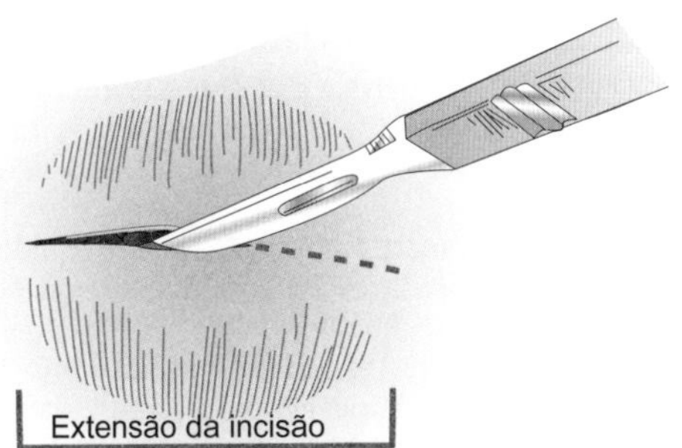

Figura 61.3 Incisão linear sobre o abscesso.

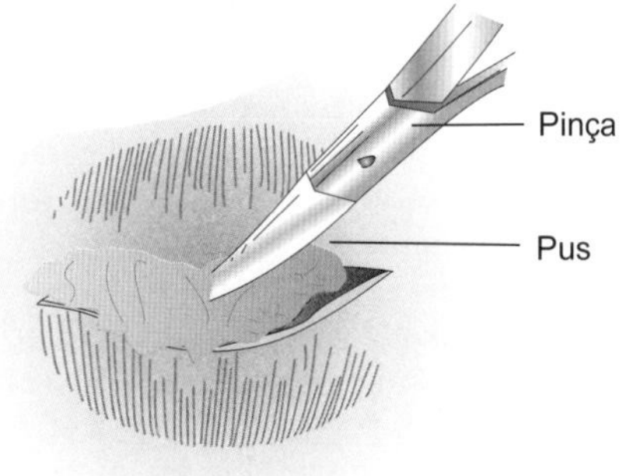

Figura 61.4 Saída do conteúdo purulento do abscesso.

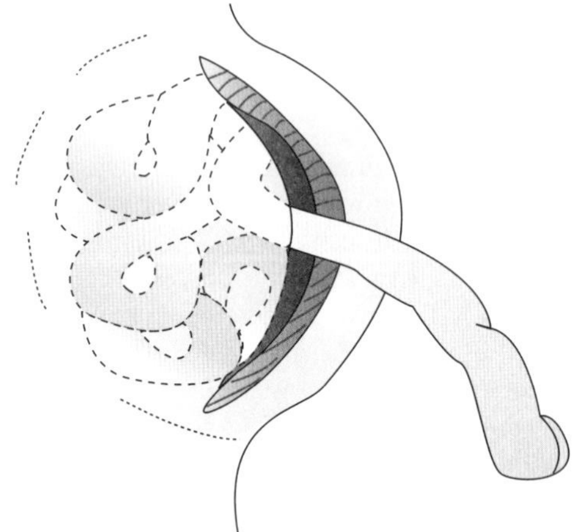

Figura 61.5 Colocação de gaze aberta ou dreno de Penrose na cavidade do abscesso.

- Fazer curativo oclusivo seco, com gazes ou compressas, com o cuidado de não ser compressivo.

Cuidados após o procedimento

- Cultura do material obtido é desnecessária, a não ser em casos de abscesso recorrente, falha no tratamento, disseminação da infecção, bacteriemia ou pacientes imunodeprimidos
- Ocasionalmente, um tumor maligno pode provocar abscesso
- Antibioticoterapia em pacientes não imunocomprometidos não tem valor científico, ao passo que seu uso é recomendável para pacientes imunocomprometidos ou com celulite, linfangite ou sintomas sistêmicos, como febre ou calafrios. A antibioticoterapia deve durar de 5 a 7 dias em pacientes imunocomprometidos e 3 a 5 dias em imunocompetentes:
  - A escolha do antibiótico depende do agente etiológico mais provável, sendo que o local do abscesso pode ajudar nessa escolha: cefalosporina de primeira geração, penicilina resistente à penicilinase, vancomicina, cefazolina
  - Cefalexina 500 mg 6/6 h; amoxicilina + clavulanato 500 mg VO 8/8 h; clindamicina 300 mg; eritromicina 250 a 500 mg
- Reavaliar o paciente após 24 a 48 h. Pacientes imunocomprometidos ou incapazes podem precisar de reavaliação mais frequente. Dependendo do tamanho e da localização da ferida, podem ser necessárias mais reavaliações
- Quando houver granulação e não existir risco de fechamento da ferida antes do fim da drenagem, retirar o dreno ou a gaze e instruir o paciente ou um familiar a lavar a ferida operatória diariamente, ocluindo-a. Antes de retirar a gaze, umedecê-la com soro fisiológico para evitar sangramentos
- Aguardar a cicatrização por segunda intenção. O fechamento por terceira intenção, embora seja desencorajado, pode ser realizado apenas em casos selecionados, nos quais o paciente imunocompetente apresenta uma grande ferida, já granulando e sem secreção ou sinais de infecção
- Orientar o paciente a retornar ao pronto-socorro se houver:
  - Aumento da dor e vermelhidão ao redor da ferida
  - Aparecimento de mais pus
  - Listras vermelhas ao redor do abscesso
  - Febre ou calafrios
  - Aumento do inchaço.

Interpretação

Pus fétido é indicativo de microrganismos anaeróbios e não de *Escherichia coli*, como geralmente se confunde. O pus de *E. coli* é inodoro.

Complicações

- Manter abscesso
- Lesão vascular ou nervosa
- Infecção secundária
- Bacteriemia ou septicemia
- Necrose do tecido
- Sangramento.

Bibliografia

BUTLER, K. H. Incision and drainage. In: ROBERTS, J. R.; HEDGES, J. R. Clinical procedures in emergency medicine. 4. ed. Paris: Saunders-Elsevier; 2004. p. 717-748.

JAMES, D. M. (ed.). Field guide to urgent and ambulatory care procedures. Philadelphia: Lippincott Williams & Wilkins; 2001.

SOCIEDADE BRASILEIRA DE CARDIOLOGIA. I Diretriz de avaliação perioperatória. Comissão de Avaliação Perioperatória (CATO). Arq. Bras. Cardiol., v. 88, n. 5, 2007. p. 139-178.

Biopsias

Alexandre Campos Moraes Amato

Considerações gerais

A biopsia é um procedimento que visa obter um fragmento de tecido para exame histopatológico, imunofluorescência e, às vezes, outras investigações. O diagnóstico histopatológico necessita de observação clínica. Os cortes histológicos podem esclarecer diagnósticos, fornecer evidências definitivas para estudos médicos e legais e ser guardados para estudos investigativos futuros.

Uma biopsia de pele pode ocorrer por cirurgia incisional, excisional, *shave* (raspagem) ou *punch* (em botão). Na suspeita de lesões malignas, é preferível realizar biopsia excisional com intuito de ser curativo, exceto em lesões na face e nas extremidades, em que, dependendo do tamanho da lesão, possa ser deformante ou limitante. Nesse caso, é preferível a biopsia incisional para diagnóstico e futura programação cirúrgica.

Recomenda-se assinalar a localização exata da lesão, principalmente quando realizar um *shave*, pois as lesões podem cicatrizar tão rapidamente que a localização para o tratamento definitivo subsequente pode ser dificultada.

Se possível, deve-se fotografar e documentar a lesão antes do procedimento em prontuário eletrônico.

Considerações anatômicas

Linhas de tensão da pele (linhas de Langer) ou rugas normalmente são perpendiculares aos grupos musculares faciais subjacentes (Figura 62.1).

Todas as incisões deixam alguma linha clinicamente detectável, mas quase sempre podem ficar ocultas em rugas preexistentes. Para detectar as linhas características, latentes em jovens, deve-se pedir ao paciente para realizar contorções faciais, como sorrir, semicerrar os olhos, expressar desdém e franzir a testa.

A cicatriz perpendicular às fibras musculares subjacentes e paralela às linhas de tensão na pele tende a ser mais estética (Figuras 62.2 e 62.3): mais achatada, mais estreita e com menos

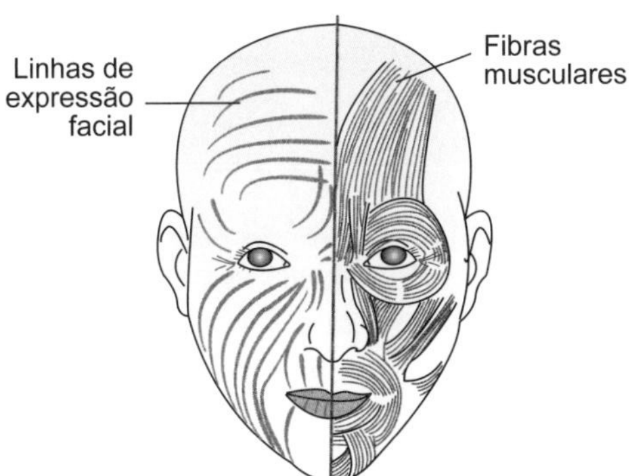

Figura 62.1 Orientação das linhas de expressão facial paralelas às fibras musculares.

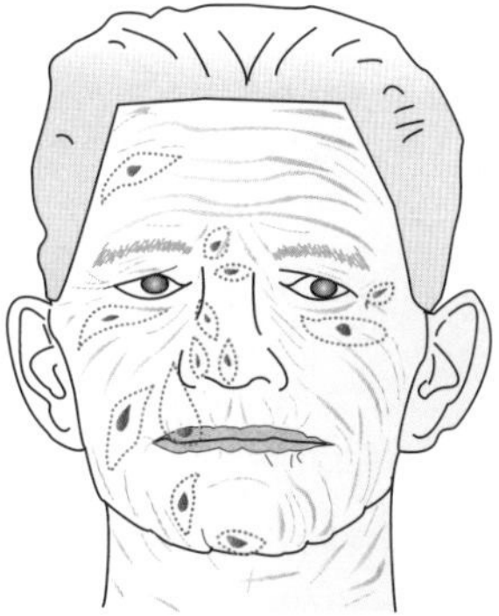

Figura 62.2 Orientação das incisões em face com base nas linhas de tensão da pele. As incisões devem ser paralelas às linhas de expressão facial.

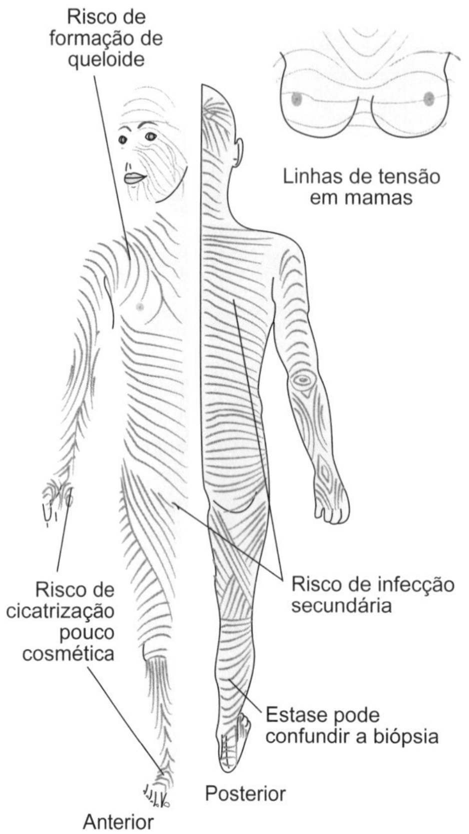

Figura 62.3 Linhas de tensão da pele relaxada (vistas anterior e posterior).

formação de colágeno do que a paralela às fibras musculares subjacentes e perpendicular às linhas de tensão. Estando perpendiculares à musculatura subjacente, à medida que as fibras musculares se contraem, reaproximam as bordas da ferida. Se estiverem paralelas, a contração tende a causar afastamento das bordas, causando mais tensão e formação de cicatriz não estética.

Indicações

Biopsia por *shave* ou *shaving*

A biopsia por *shave* ou *shaving* é inicada para lesões na epiderme e na derme superficial (Figura 62.4), como queratose actínica, queratose seborreica, estucoqueratose, verrugas planas e lesões pigmentadas benignas, como nevos intradérmicos e nevos planos negros. Em tais casos, o procedimento pode ser tanto diagnóstico quanto curativo. A biopsia por *shave* pode ser empregada também para obter fragmentos de tumores, como carcinoma basocelular de pele. Fibromas pedunculados elevados podem ser erradicados da mesma maneira.

Biopsia por *punch*

A biopsia por *punch* é um método barato, fácil e rápido para retirar um cilindro de tecido (Figura 62.5) desde a superfície cutânea até a hipoderme subjacente.

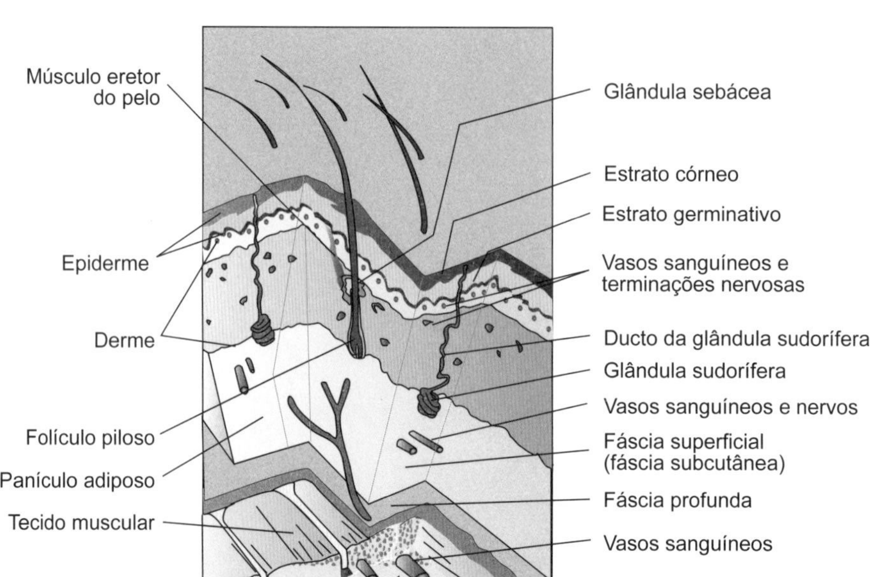

Figura 62.4 Corte tridimensional e ampliado da pele demonstrando suas diversas camadas e fâneros.

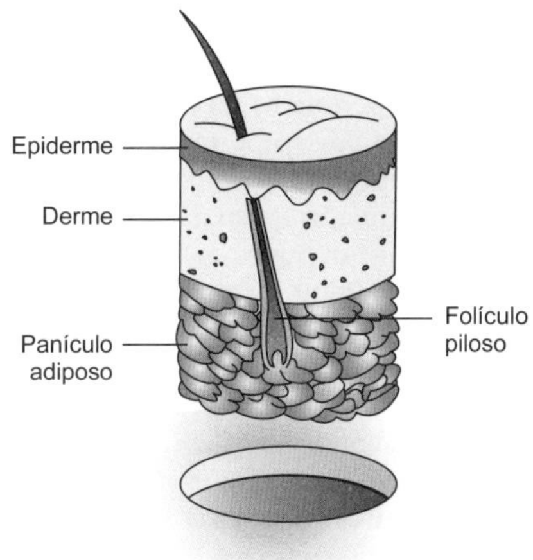

Figura 62.5 Tecido de biopsia retirado pela técnica de *punch*, evidenciando o formato cilíndrico do tecido.

Esse método fornece informação sobre doenças nessas camadas e é adequado a lesões com acometimento mais profundo, como lúpus eritematoso, processos granulomatosos e vasculites. Tal biopsia também pode ser usada para obter amostras de tumores e oferecer mais informação sobre a invasão tumoral que a biopsia por *shave*.

Biopsias excisional e incisional

As biopsias excisional e incisional fornecem grandes quantidades de tecido para estudos histológicos, bacteriológicos e de microscopia eletrônica. A biopsia incisional ou em cunha é similar a uma pequena excisão fusiforme, mas, por definição, ela retira apenas parte da lesão, enquanto uma biopsia excisional remove toda a lesão. Quando realizada perpendicularmente à borda da lesão, a incisional mostra a transição do tecido doente para o normal (Figura 62.6).

Além disso, a incisão em cunha pode se estender profundamente para a gordura subcutânea, a fáscia e os músculos; portanto, é indispensável quando há suspeita de paniculite, fasciíte ou dermatomiosite.

Em biopsia excisional, o desenho da excisão depende de diversos parâmetros, como tamanho e orientação da lesão, resultado funcional e cosmético, existência de margens livres, linhas de tensão da pele ou local favorável ao fechamento e presença de cartilagem subjacente (p. ex., nariz ou orelha).

Contraindicações

- *Shave:*
  - Fortes evidências de malignidade
- Relativas:
  - Distúrbio de coagulação
  - Processo infeccioso local.

Material

- Comum:
  - Solução de formol a 10% (o volume a ser adicionado ao material deve representar cerca de 10 a 20 vezes o volume da peça a ser fixada) ou solução de álcool etílico comercial ou éter sulfúrico. Nesses casos, o material deve ser enviado ao laboratório no prazo mais breve possível. Para análises de imunofluorescência de pele, usar solução de Mitchel
  - Frasco para armazenar a biopsia, devidamente identificado
  - Gaze 4 × 4
  - Lidocaína a 1% com ou sem epinefrina 1:100.000
  - Seringa de 3 mℓ
  - Agulha nº 26
  - Caneta marcadora
- Biopsia por *shave:*
  - Lâmina de bisturi nº 15
  - Cabo de bisturi Bard Parker
  - Pinça anatômica delicada de Adson sem dente
  - Substância hemostática (cloreto de alumínio, solução de Monsel – sulfato férrico a 20%)
  - Hastes flexíveis de algodão
  - Pomada antibacteriana
  - Esparadrapo
- Biopsia por *punch:*
  - *Punch* estéril de 3 a 4 mm
  - Tesoura de íris
  - Gancho de pele
  - Pinça delicada de Adson com dente
  - Porta-agulhas
  - Fio de sutura (náilon 6-0 na face e 4-0 nos demais locais)
- Biopsia incisional ou excisional:
  - Lâmina nº 15
  - Cabo de bisturi nº 3 (Bard Parker)
  - Pinça delicada de Adson com dente
  - Gancho de pele
  - Tesoura de íris
  - Porta-agulhas
  - Fio de sutura
  - Eletrocautério.

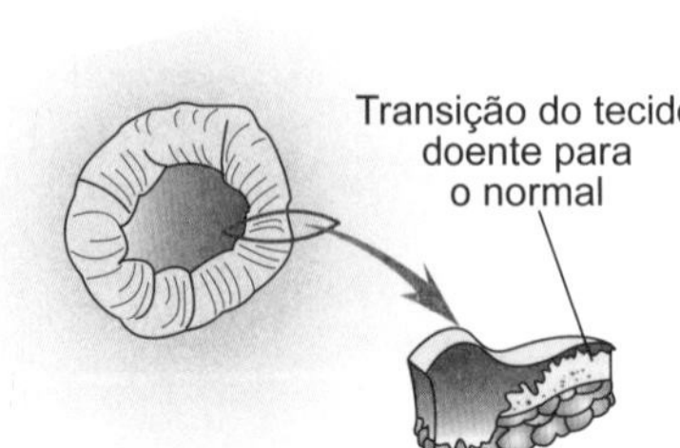

Figura 62.6 Biopsia incisional em cunha envolvendo tecidos sadios e comprometidos.

Avaliação e preparo do paciente

- Explicar o procedimento para o paciente
- Solicitar termo de consentimento assinado.

Técnica

- Escolher a lesão quando houver mais de uma:
  - Lesão bem desenvolvida e representativa se for uma erupção cutânea. Tratando-se de lesão vesicobolhosa, optar por uma em fase inicial, podendo ser ainda papulosa edemaciada
  - Evitar lesões escoriadas e infeccionadas (secundárias)
  - Evitar áreas de importância estética
  - Evitar membros inferiores de pacientes com mais de 40 anos ou diabéticos
- *Shave:*
  - Limpar o local com solução antisséptica, como um procedimento de limpeza; uma completa técnica estéril com campos estéreis é desnecessária
  - Aplicar anestesia local: lidocaína a 1% com epinefrina injetada com seringa e agulha nº 26, a fim de produzir uma pequena pápula sob a lesão (Figura 62.7)
  - Estabilizar a pele, tracionando-a com os dedos em dois pontos, simultaneamente
  - Limitar o perímetro da lesão a ser removida, com a passagem muito superficial da lâmina (Figura 62.8). Evitar criar um sulco ou uma borda irregular. É possível realizar um *shaving* um pouco mais profundo
  - Segurar a lâmina paralelamente à superfície da pele (Figura 62.9 A) e, cuidadosamente, seccionar a lesão no plano da pele, com movimento regular, deslizando a lâmina, contínua e lentamente, de um lado para o outro (Figura 62.9 B). Lesões pedunculadas podem ser seccionadas na base, com uma tesoura
  - A peça estará solta de sua base. A separação da conexão da pele restante pode ser auxiliada pela estabilização do fragmento com uma pinça
  - Promover hemostasia local, comprimindo com gaze. Pode ser necessária eletrocoagulação local
  - Fazer um curativo oclusivo com gaze e pomada antibacteriana
- *Punch:*
  - Preparar a área da biopsia com limpeza local com solução antisséptica e cobri-la com campos estéreis
  - Aplicar anestesia com lidocaína a 1% e epinefrina. Injetar o anestésico diretamente na lesão pode alterar tanto a arquitetura normal quanto as características patológicas, sendo aconselhável infiltrá-lo ao redor da lesão, formando uma circunferência (Figura 62.10)
  - Fazer uma pequena vesícula no ponto de injeção e injetar lenta e gradualmente, avançando ao redor da lesão, com uma agulha nº 26

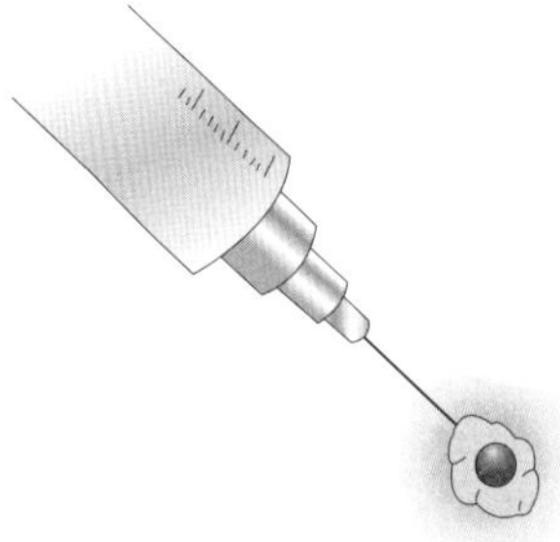

Figura 62.7 Anestesia local sob a lesão.

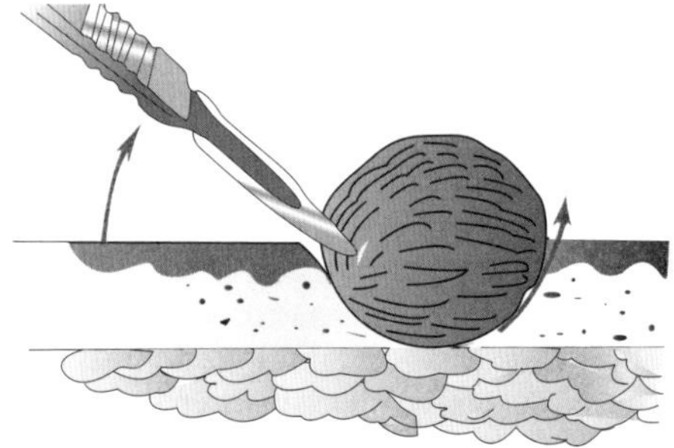

Figura 62.8 Passagem superficial da lâmina sob a lesão.

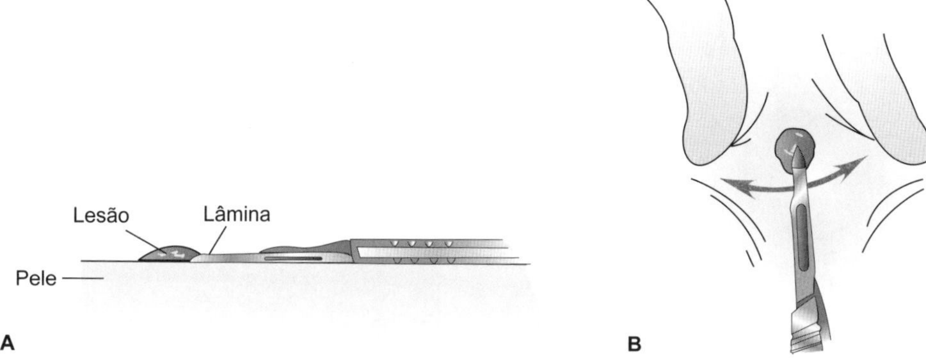

Figura 62.9 A. Lâmina paralela à superfície da pele. B. Estabilização da pele entre os dedos da mão não dominante e passagem superficial da lâmina, paralelamente ao plano da pele, com movimento regular, deslizando a lâmina de um lado para outro.

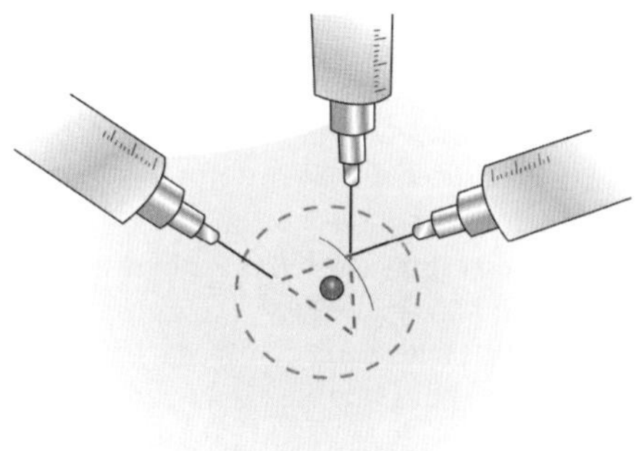

Figura 62.10 Infiltração de anestésico ao redor da lesão, formando uma circunferência.

- Esperar 5 min
- O *punch* pode ser descartável ou reesterilizável; em geral, o de 3 mm é ideal. O *punch* tem um cabo para melhor manipulação
- Segurar o *punch* entre os dedos polegar e indicador, para auxiliar na torção necessária (Figura 62.11)
- Um defeito elíptico é mais fácil de suturar cosmeticamente do que um circular e, para tornar elíptico um defeito circular produzido por biopsia por *punch*, é necessário aplicar tensão em ambos os lados da lesão, imediatamente antes e durante a biopsia por *punch* (Figura 62.12). Aplicar uma simples tração transversalmente à lesão com o polegar e o indicador em ângulo reto às linhas de relaxamento de tensão da pele. Liberando-se a tensão, a elasticidade natural da pele recua e faz o defeito alinhar-se com a orientação ideal para fechamento
- Pressionar firmemente o *punch* de metal, com a pele mantida esticada, contra a lesão. Torcer o *punch* para um lado e para o outro. Simultaneamente torça-o em rápida sucessão
- Ao cruzar da derme para a hipoderme, percebe-se nitidamente uma perda da resistência
- O fragmento deve ser manuseado delicadamente com um gancho de pele ou uma agulha. Levantar e seccionar sua base com uma tesoura de íris. Algumas vezes, o fragmento separa-se espontaneamente e aloja-se na câmara cilíndrica de aço, sendo possível retirá-lo com uma agulha
- Pressionar a lesão para promover hemostasia. Quando for necessária eletrocoagulação, evitar fulguração às cegas, fazendo a hemostasia com precisão apenas nos pontos sangrantes
- A lesão do *punch* pode cicatrizar por segunda intenção; entretanto, obtém-se melhor resultado estético com o fechamento imediato. Fazer apenas um ou dois pontos, utilizando fio de náilon, para coaptar as bordas da ferida (Figura 62.13)
- Fazer curativo oclusivo seco

- Incisional:
  - Fazer assepsia local com solução antisséptica e colocar campos estéreis
  - A cunha é mais fusiforme do que elíptica (Figura 62.14 A). Ela deve ser orientada perpendicularmente ao perímetro da lesão, estendendo-se da pele normal até o centro da lesão

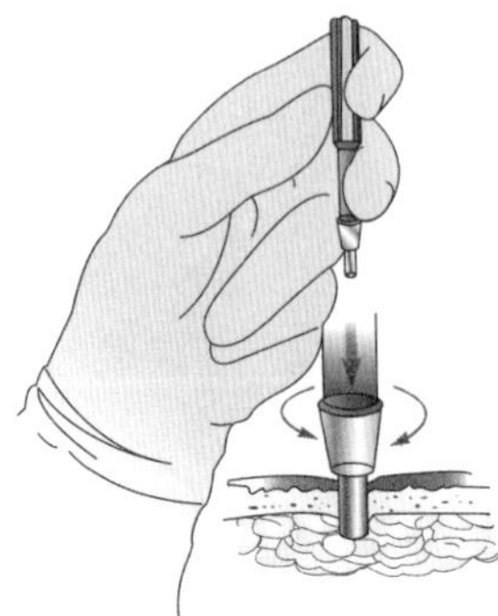

Figura 62.11 Segurar o *punch* entre os dedos polegar e indicador e promover torção para ambos os lados, com pressão sobre a pele.

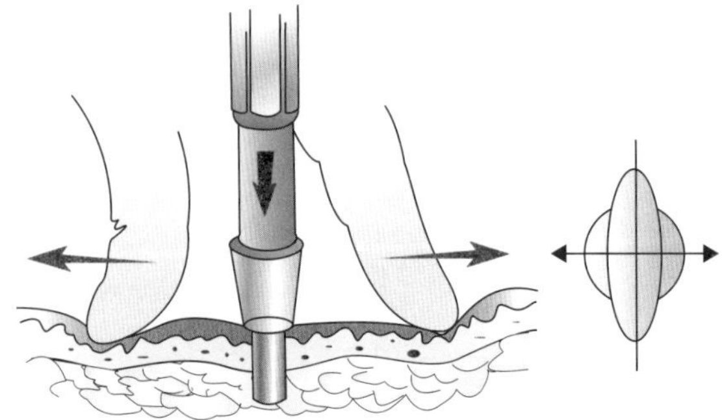

Figura 62.12 Aplicar tração transversalmente à lesão com o polegar e o indicador da mão não dominante, em ângulo reto às linhas de tensão da pele. Ao liberar a tensão, a pele recua e o defeito se torna elíptico.

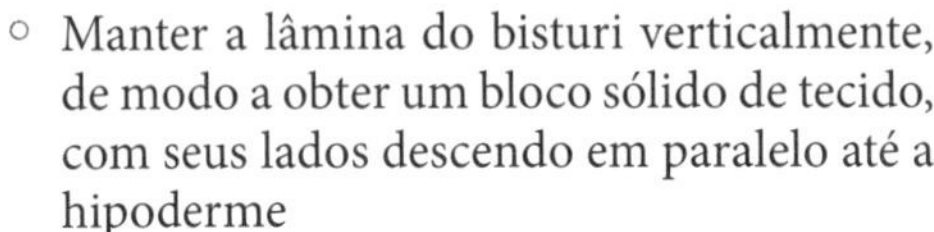

   - Manter a lâmina do bisturi verticalmente, de modo a obter um bloco sólido de tecido, com seus lados descendo em paralelo até a hipoderme
   - A profundidade da excisão depende do diagnóstico clínico, mas deve incluir tecido adiposo e, possivelmente, fáscia e músculo, quando indicado
   - Remover o tecido por dissecção com bisturi ou tesoura romba
   - Eletrocoagular, com precisão, para hemostasia, evitando fulguração às cegas
   - Suturar a lesão como em uma excisão fusiforme
   - Fazer curativo oclusivo seco
- Excisional:
   - Fazer assepsia local com solução antisséptica e colocar campos estéreis
   - Planejar a excisão
   - A excisão fusiforme não é elíptica, mas em formato de fuso, com extremos afilados, mais do que elípticos. Apresenta uma razão comprimento × largura de 3:1, com ângulos de 30° em ambas as extremidades (Figura 62.14 A). O fechamento com ângulos de 30° evita a formação de orelhas de cachorro (cone vertical). Ângulos maiores resultarão em pregueamento do tecido. Essas dimensões são relativamente flexíveis, dependendo da localização, textura e mobilidade da pele. A excisão fusiforme tem três segmentos: um cilindro circular de tecido contendo a lesão, ladeado por dois blocos triangulares de pele normal (Figura 62.14 B e C). Ela permite ao cirurgião prever as orelhas de cachorro e evitá-las em um único procedimento (Figura 62.14 D)
   - Delinear a excisão planejada com caneta marcadora estéril. Margens apropriadas de excisão devem ser definidas para lesões malignas, como carcinomas e melanoma. Planejar uma excisão que possa ser fechada sem tensão excessiva
   - Mostrar a demarcação ao paciente com um espelho para que ele possa compreender as dimensões da excisão, ajudando-o a aceitar melhor a cicatriz final
   - Aplicar anestesia local com lidocaína a 1%. Ficar atento, pois o anestésico local pode branquear tanto o local da excisão quanto a lesão, podendo torná-la invisível
   - Determinar a profundidade que permita adequada avaliação histopatológica e as margens requeridas para a remoção completa do tumor, se for o caso. Em geral, é necessário aprofundar a incisão até a porção média da hipoderme, para obter um espécime como um bloco sólido de tecido com laterais verticais e extremidades perpendiculares descendo até a base (Figura 62.15)
   - Estabilizar a pele com dois ou três pontos de tração; a incisão é iniciada distalmente e trazida em direção ao cirurgião. Fazer a incisão no tecido demarcado com a lâmina nº 15 Bard Parker (Figura 62.16). Pode ser preciso virar a lâmina na direção oposta, ao alcançar o lado proximal. Isso é importante quando se trabalha ao redor de uma estrutura essencial, como o olho

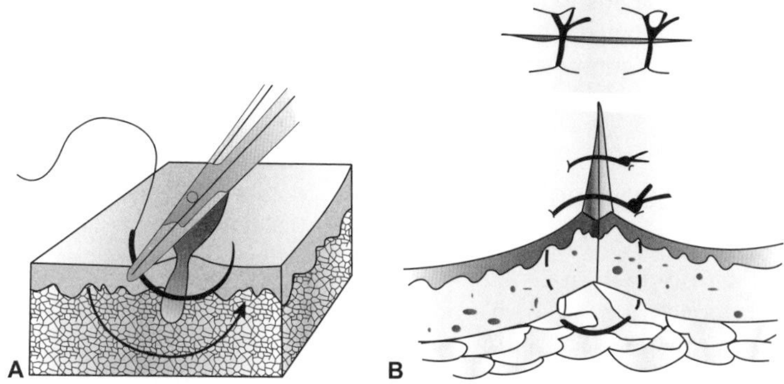

Figura 62.13 A e B. Lesão oval da biopsia por *punch* fechada com dois pontos de náilon em primeira intenção.

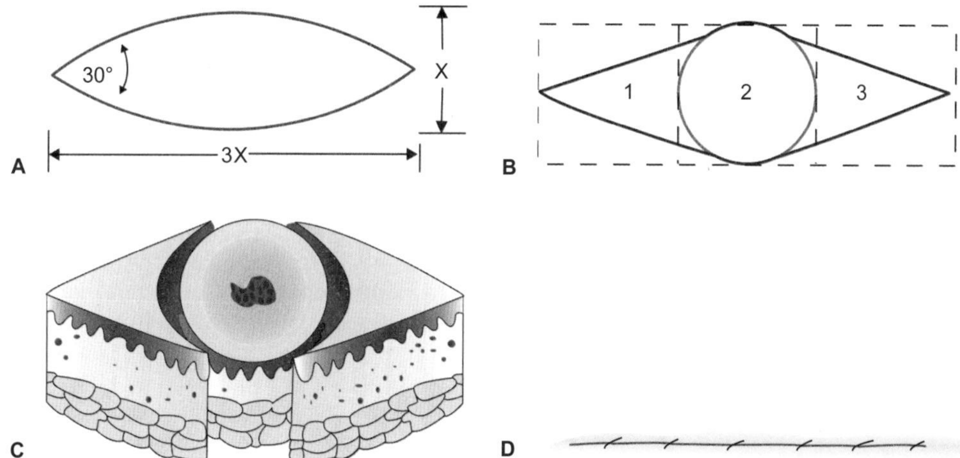

Figura 62.14 A. Formato fusiforme de biopsias incisional e excisional. A extensão da incisão é três vezes maior que sua largura. O ângulo fusiforme é de 30°, para evitar formação de orelhas e facilitar o fechamento. B. 1 e 3: Abas de formato fusiforme para facilitar o fechamento da lesão. 2: Área central, circular, que deve conter a lesão a ser retirada na biopsia excisional. C. Vista tridimensional da peça retirada, evidenciando as diversas camadas da pele. D. Vista final da lesão, após sutura, demonstrando ótima coaptação das bordas utilizando esse método.

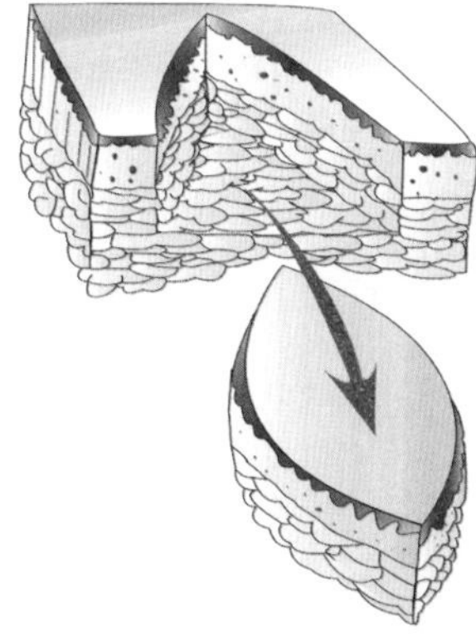

Figura 62.15 Biopsia com profundidade dos tecidos até o panículo adiposo, em formato fusiforme.

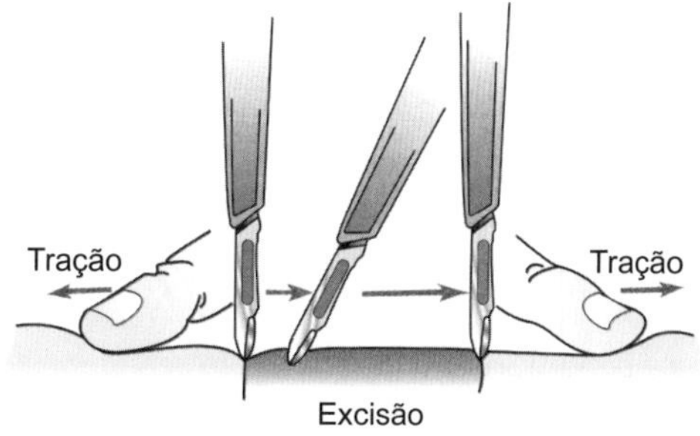

Figura 62.16 Estabilizar a pele com os dedos da mão não dominante (ou ajuda de um auxiliar) e iniciar a incisão distalmente, trazendo-a em direção ao cirurgião.

- Fazer a incisão paralela aos folículos para evitar sua secção transversal (Figura 62.17)
- Promover hemostasia rigorosa com eletrocautério, evitando fulgurar a esmo
- Fazer curativo oclusivo seco.

Cuidados após o procedimento

- *Shave:*
  - A ferida deve ser limpa, 1 ou 2 vezes/dia, com água e sabonete neutro e mantida umedecida com uma pomada antimicrobiana até sua cicatrização, o que ocorre por volta de 10 dias. A crosta cai sozinha em 10 a 14 dias. Em geral, o resultado estético é excelente, apenas com uma discreta depressão cutânea, podendo surgir hipopigmentação da área central, quase sempre transitória
  - Evitar a luz do sol nos meses subsequentes
- *Punch:*
  - A área suturada deve ser limpa 1 ou 2 vezes/dia

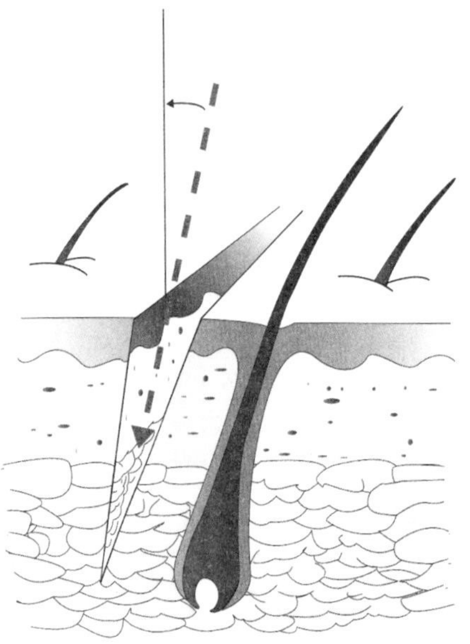

Figura 62.17 Incisão paralela aos folículos pilosos, evitando sua secção transversal. A figura mostra o ângulo proposto, que impede o biselamento.

  - Os pontos devem ser removidos entre 7 e 14 dias, dependendo da localização. Na face, podem ser retirados após 3 dias
  - Áreas que não foram suturadas podem ser tratadas com curativo oclusivo umedecido com pomada antimicrobiana, porém, elas demorarão mais tempo para cicatrizar e resultarão em uma cicatriz mais evidente
  - Evitar a luz do sol nos meses subsequentes
- Excisional e incisional:
  - A área suturada da biopsia deve ser limpa 1 ou 2 vezes/dia. Os pontos devem ser removidos entre 7 e 14 dias, dependendo da localização. Na face, podem ser retirados após 3 dias. Manter seco o local da biopsia
  - Evitar a luz do sol nos meses subsequentes
- As feridas de couro cabeludo e de mucosa costumam necessitar de pouco cuidado, exceto a proteção física contra traumas.

Complicações

- Alterações estéticas
- Margens livres, tais como asas nasais, pálpebras e lábios, são vulneráveis a feridas sem tensão de oposição. Mesmo uma moderada tração sobre a pálpebra inferior pode resultar em ectrópio, infecção ou ulceração corneana
- A formação de cicatriz demora 6 a 12 meses para maturar e a possibilidade de uma contratura tardia não deve ser descartada
- Infecção
- Hemorragia ou hematoma
- Queloides ou cicatrizes hipertróficas: uma cicatriz hipertrófica é limitada à área da cicatrização, ao passo que um queloide tende a ultrapassar os limites da lesão inicial da pele
- Quando se realiza um *shave* sobre um nevo melanocítico, células pigmentadas intradérmicas residuais podem resultar em hiperpigmentação subsequente na área da biopsia.

Bibliografia

EPSTEIN, E.; EPSTEIN JR., E. Técnicas em cirurgia da pele. São Paulo: Roca; 1988.

ZACHARY, C. B. Cirurgia cutânea básica. Rio de Janeiro: Revinter; 1995.

Cantoplastia | Tratamento Cirúrgico da Onicocriptose

Kamilla Silva Campos e Rogério Fortunato de Barros

Considerações gerais

A onicocriptose, também conhecida como unha encravada, é uma forma comum de doença ungueal que pode causar dor e infecção com posterior crescimento excessivo de tecido de granulação na borda lateral da unha acometida (Figura 63.1). Ocorre quando a unha lesa a pele adjacente, encravando-a ao seu redor. Acomete mais comumente os dedos dos pés, sendo o hálux o mais comum.

Sua incidência é maior em adolescentes e adultos do sexo masculino (2,5:1).[1]

A onicocriptose pode ser dividida em três estágios:[2]

- Estágio I: dor, edema e hiperemia
- Estágio II: piora da dor e edema, presença de tecido de granulação, drenagem de secreção purulenta e possível ulceração
- Estágio III: inflamação crônica com piora da granulação e hipertrofia lateral da pele.

Os principais fatores etiológicos são:

- Fatores externos: trauma agudo (com lesão da matriz) ou crônico, como o uso de sapatos apertados ou salto alto
- Unha: hipercurvatura transversa, infecção fúngica, distrofias por doenças inflamatórias e métodos errôneos de corte
- Fatores anatômicos: casos de malformação (hálux valgo, pé plano), nos quais a falange pode propiciar compressão da pele quando em contato com o sapato
- Doenças associadas: tuberculose, sífilis e diabetes.

Modo correto de cortar as unhas

A borda anterior da placa ungueal deve ser deixada reta, evitando cortar as bordas laterais. Não é indicado deixar as unhas muito curtas, o que pode facilitar o crescimento inapropriado (Figura 63.2).

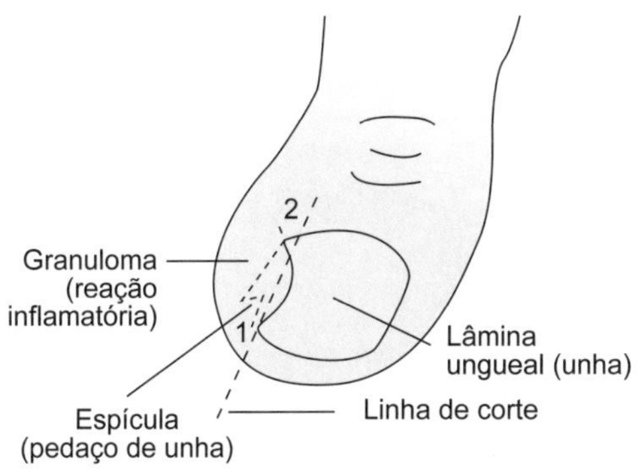

Figura 63.1 Onicocriptose.

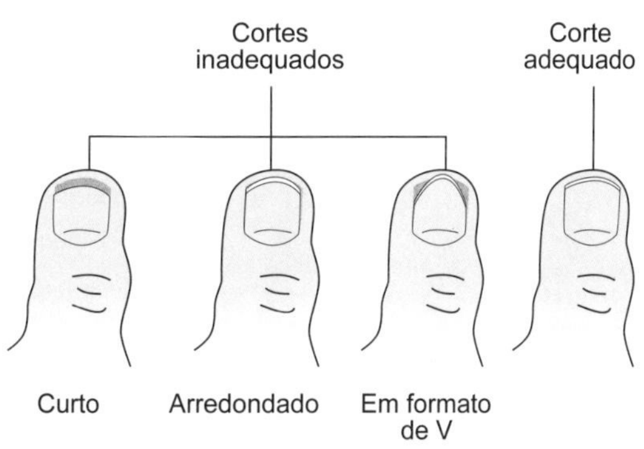

Figura 63.2 Cortes das unhas.

Se as bordas laterais forem deformadas, as irregularidades criadas pelo corte incorreto, associado à pressão do sapato, ao peso do corpo e ao sentido do crescimento da unha, lesarão progressivamente a pele circunvizinha.[3]

Considerações anatômicas

A unha apresenta quatro partes (Figura 63.3):

- Matriz ungueal
- Corpo da unha
- Pregas ou dobras ungueais laterais
- Borda livre.

Tratamento

Nos casos leves ou em que o tratamento cirúrgico está contraindicado, o tratamento conservador pode ser realizado, utilizando-se:

- Analgésicos
- Anti-inflamatórios
- Antibióticos
- Higiene local
- Maneira correta de cortar as unhas
- Dispositivos que protejam a pele adjacente: fita elástica, algodão, fio dental, haste flexível cortada e sonda estéril.[4]

O método de tratamento definitivo mais utilizado, no entanto, é a excisão da borda lateral da unha até sua base, seguida de matricectomia (química ou cirúrgica).[2]

Indicações

- Alívio da dor
- Retorno mais precoce às atividades normais
- Prevenção da recidiva.

Contraindicações

- Diabetes descompensado
- Doença arterial obstrutiva periférica
- Osteomielite
- Discrasias sanguíneas
- Doença neurológica periférica
- Uso de medicamentos que interagem com anestésicos locais
- Uso de antiagregantes plaquetários.

Avaliação e preparo do paciente

Nos pacientes com idade até 12 anos, uma boa sedação ou anestesia geral deve ser considerada, pois o bloqueio locorregional é doloroso e o paciente é geralmente pouco colaborativo nessa situação. Após a inconsciência do paciente, o procedimento segue a rotina da cirurgia do adulto, com bloqueio troncular de membro utilizando anestésico local sem vasoconstritor.

Material

- Material principal:
    - Seringa de 10 mℓ
    - Agulha rosa 40 × 1,2 mm

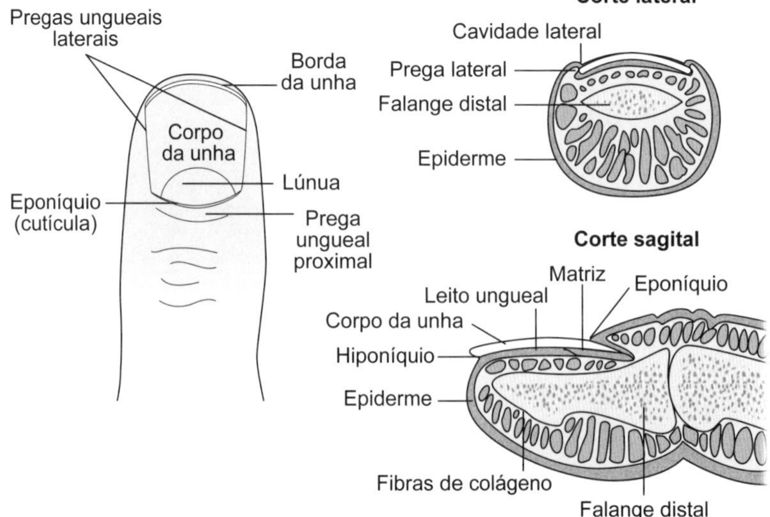

Figura 63.3 Anatomia da unha.

  - Agulha de insulina 8 × 0,3 mm
  - Lidocaína 2% sem vasoconstritor
  - Garrote (Penrose ou punho da luva estéril)
  - Cuba
  - Pinça de Kelly reta ou tentacânula
  - Tesoura
  - Pinça dente de rato
  - Lâmina de bisturi nº 11 ou 15
  - Náilon 3-0
  - Bisturi elétrico
  - Fenol 88% (em caso de matricectomia química)
- Assepsia:
  - Gazes estéreis
  - Gliconato de clorexidina ou polivinilpirrolidona-iodo (PVP-I)
  - Máscara
  - Gorro
  - Avental estéril
  - Campo fenestrado esterilizado
  - Luvas estéreis
- Anestesia:
  - Seringa de 10 mℓ
  - Agulhas já referidas
  - Lidocaína 2% sem vasoconstritor
- Curativo:
  - Gazes estéreis
  - Sulfato de neomicina + bacitracina
  - Micropore® esterilizado.

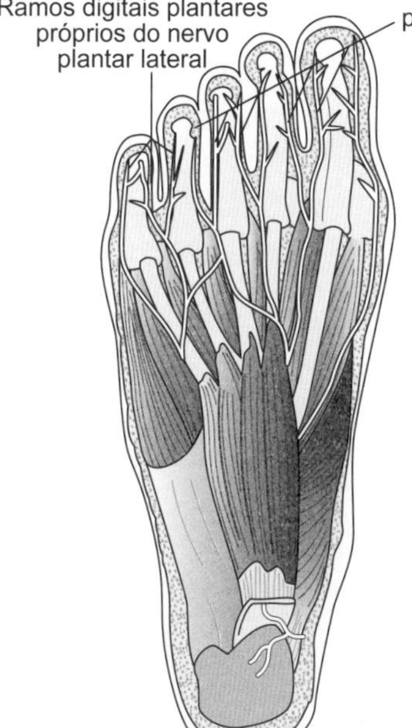

Figura 63.4 Inervação do hálux.

Técnica

1. Posicionar o paciente em decúbito dorsal e próximo da placa do bisturi elétrico.
2. Realizar assepsia e colocar campos estéreis.
3. Realizar bloqueio troncular com lidocaína a 2% sem vasoconstritor na base do dedo acometido em sua face medial e lateral, local onde se encontram os ramos nervosos (Figura 63.4).
4. Fazer torniquete com Penrose ou, na falta deste, improvisar um garrote com o punho da luva cortado (Figura 63.5).
5. Liberar a unha da prega ungueal lateral acometida com pinça de Kelly reta ou tentacânula.
6. Fazer incisão ou corte com tesoura forte desde sua borda livre até sua base com posterior ressecção (Figura 63.6).
7. Ressecção do tecido de granulação adjacente (tendo o cuidado de não lesar área hígida).
8. Fazer hemostasia rigorosa e matricectomia parcial, que pode ser realizada com:
   - Cauterização da matriz ungueal com eletrocautério em coagulação
   - Cauterização com fenol. Aplica-se o fenol a 88% no leito ressecado, incluindo a matriz lateral, usando um palito envolto em algodão. Esse processo deve ser repetido cinco vezes com intervalo de 30 s, tomando-se o cuidado de não acometer a área hígida. Após a aplicação, deve-se lavar o local com álcool a 70% para neutralização[1,5]
9. Fixar a prega ungueal lateral à unha com náilon 3-0 (opcional).
10. Retirar o garrote (tempo máximo indicado: 20 min).
11. Fazer curativo com sulfato de neomicina, bacitracina, gazes e Micropore® estéril.

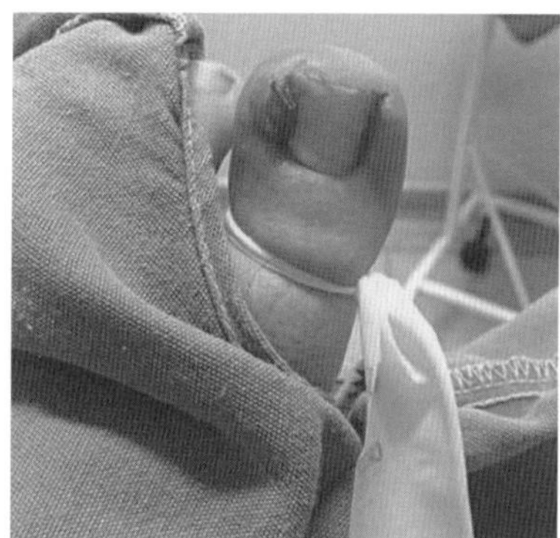

Figura 63.5 Torniquete.

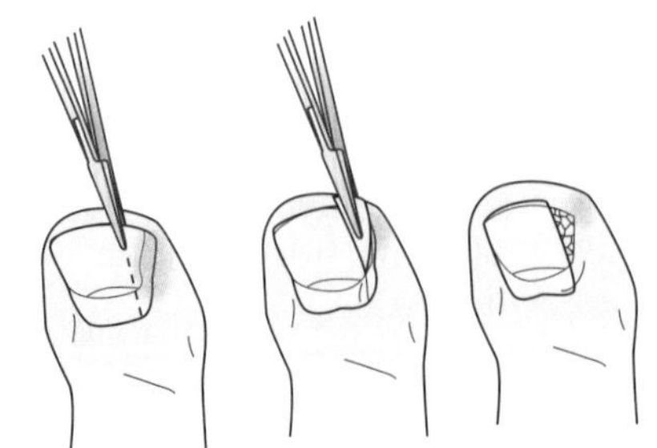

Figura 63.6 Ressecção da parte encravada da unha.

Cuidados após o procedimento

- Retirar o garrote (nunca esquecer)
- Antibiótico tópico
- Antibiótico sistêmico nos casos infectados.

Complicações

- Precoces:
  - Sangramento
  - Necrose
  - Infecção
  - Queimadura química pelo fenol
- Tardias:
  - Recidiva
  - Unhas irregulares.

Referências bibliográficas

1. AZULAY, R.; MENDONÇA, I. Afecções das unhas. In: AZULAY, R. Dermatologia. 4ª ed. Rio de Janeiro: Guanabara Koogan; 2006. p. 663-664.
2. RAMANATH, N. H.; MASQUIJO, J.; BETTOLLI, M. Nail-fold excision for the treatment of ingrown toenail. Children. J. Pediatr., 2012.
3. HEIDELBAUGH, J. J.; LEE, H. Management of the ingrown toenail. American Family Physician., v. 79, n. 4, p. 303-308, 2009.
4. HANEKE, E. Controversies in the treatment of ingrown nails. Dermatology Research and Practice; v. 12.
5. ISLAM, S.; LIN, E. M.; DRONGOWSKI, R.; TEITELBAUM, D. H.; CORAN, A. G. et al. The effect of phenol on ingrown toenail excision in children. J. Ped Surg., 2005.

Bibliografia

MOUSAVI, S. R.; KHOSHNEVICE, J. A new surgical technique for ingrown toenail. ISRN Surgery; 2012.

Biopsia Linfonodal

Stephanie Santin e Alexandre Zanchenko Fonseca

Considerações gerais

A biopsia linfonodal é usada para diagnóstico da disseminação linfonodal de doenças de natureza oncológica ou infecciosa. Além do diagnóstico, também permite o estadiamento da doença, a avaliação de fatores prognósticos e o planejamento terapêutico adequado.

Considerações anatômicas (Figura 64.1)

- Cabeça e pescoço:
  - Linfonodos pré-auriculares: drenam o couro cabeludo e a pele
  - Submandibulares: drenam a cavidade oral
- Cervicais anteriores: drenam a laringe, a língua, a orofaringe e o pescoço anterior
- Cervicais posteriores: drenam o couro cabeludo, o pescoço e a pele do tórax superior
- Supraclaviculares: drenam os tratos gastrintestinal e geniturinário e os pulmões
- Axilares: drenam a mama, a extremidade superior e a parede torácica
- Epitrocleares: drenam o antebraço e as mãos
- Inguinais: drenam o abdome inferior, a pele da genitália, o canal anal, o terço inferior da vagina e os membros inferiores.

Indicação

Linfonodo maior que 1 cm de diâmetro.

Contraindicações

- Infecções no sítio de biopsia
- Pacientes com doenças hematológicas com distúrbios de coagulação (relativa).

Material

- Preparo:
  - Paramentação com avental estéril, gorro, luvas estéreis, máscara e óculos de proteção
- Assepsia e antissepsia:
  - Clorexidina ou polivinilpirrolidona-iodo (PVP-I)
  - Pinça de Cheron
  - Gaze estéril
  - Campos estéreis
- Procedimento:
  - Bisturi com lâmina fria nº 22
  - Bisturi elétrico
  - Pinça de Kelly
  - Afastador de Farabeuf
  - Tesoura Metzenbaum
  - Pinça anatômica
  - Porta-agulhas
  - Fios de sutura, como Vicryl® e náilon
- Anestesia local:
  - Agulha
  - Seringa
  - Lidocaína.

Preparo do paciente

Definição do linfonodo a ser biopsiado por meio de palpação ou demarcação guiada por ultrassom.

Técnica aberta

1. Colocar o paciente em decúbito dorsal com demarcação de linfonodo a ser biopsiado.
2. Realizar assepsia e antissepsia com clorexidina ou PVP-I e colocar os campos estéreis.
3. Aplicar anestesia local com lidocaína para pele e subcutâneo.

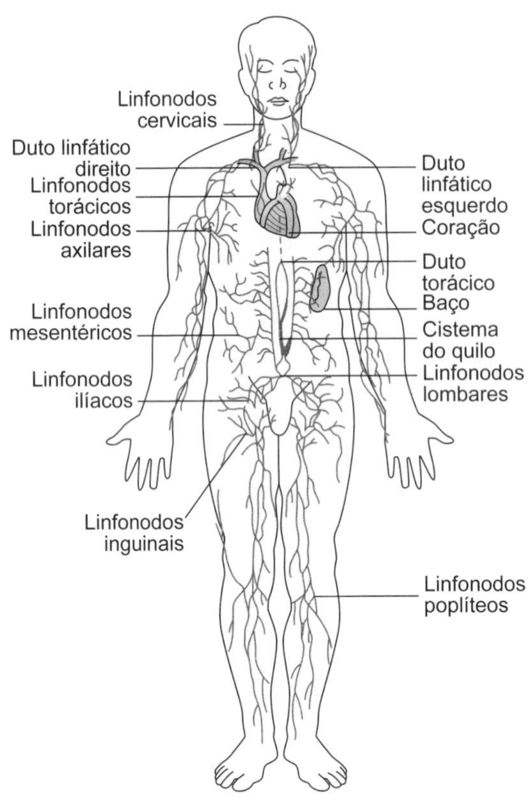

Figura 64.1 Localização dos principais linfonodos.

4. Realizar incisão, respeitando as linhas de força, sobre o linfonodo, da pele.
5. Fazer dissecção com pinça romba até identificação do linfonodo, respeitando as estruturas adjacentes. Os afastadores podem auxiliar na exposição. Evitar apreensão do linfonodo para não romper a cápsula ou esmagá-lo.
6. Identificar o hilo do linfonodo com posterior ligadura do mesmo com fio de algodão.
7. Fechar a pele.

Cuidado após o procedimento

Fazer curativo compressivo.

Complicações

- Sangramento
- A depender da localização, lesão nervosa
- Fistula linfática, linforragia
- Dor
- Infecção
- Linfocele.

Bibliografia

HENDRIKCS, J. C. Node biopsys. Supraclavicular and Inguinal. Op Tech Geen Surg., p. 223-234, 2002.

Seção **10**

Sistema Musculoesquelético

Fraturas, Luxações e Imobilizações

Ronaldo Jorge Azze e Rafael Trevisan Ortiz

Fraturas

A fratura é a interrupção da continuidade de um osso produzida por traumatismo ou esforço. É acompanhada de lesões mais ou menos importantes das partes moles vizinhas e, ao conjunto, denomina-se foco da fratura. As fraturas podem ser ocasionadas por trauma direto (arma de fogo, roda de veículo, outro agente impactante) ou por causa indireta (queda ocasionando torção, hiperflexão ou hiperextensão do osso ou até ação muscular em contração muito forte).

Tipos

- Incompletas: trabeculares, em galho verde, por compressão, fissuras
- Subperiosteais: fratura completa sem lesão do periósteo
- Completas:
    - Simples – dois fragmentos
    - Cominutivas – três ou mais fragmentos:
        - Transversas
        - Oblíquas
        - Espiraladas
        - Longitudinais
    - Com desvio: angular, rotacional, longitudinal, lateral ou impactada
    - Sem desvio
- Fechadas: sem lesão do tegumento cutâneo
- Expostas: com lesão do tegumento cutâneo e exposição óssea
- Por estresse: microtraumas repetidos
- Patológicas: desmineralização óssea (osteoporose e raquitismo), processos inflamatórios ou infecciosos, cistos, tumores e fragilidade óssea congênita.

Diagnóstico e tratamento

Em todos os tipos de fratura, é importante a observação cuidadosa do paciente como um todo e só depois a realização do exame da região fraturada. Na área lesada, podem ser observadas a presença ou a ausência de deformidade, edema, reações inflamatórias e lesão da pele, nervosa ou vascular. A avaliação radiológica confirma a fratura e permite sua classificação (Figuras 65.1 a 65.6). Somente depois disso, têm-se conclusões para o tratamento, que pode ser não cirúrgico ou cirúrgico, de urgência ou eletivo. As antigas

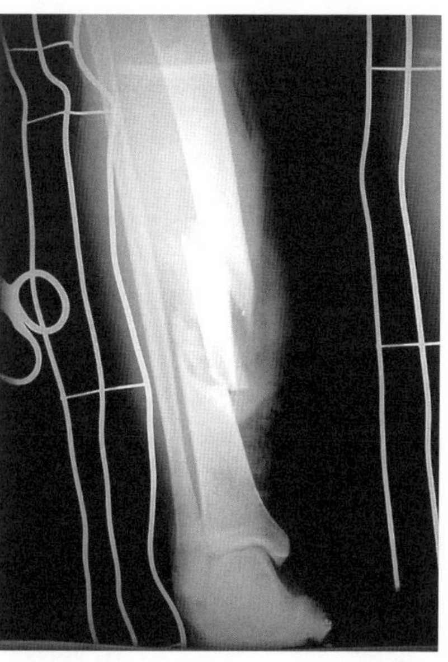

Figura 65.1 Fratura cominutiva da tíbia: observar os vários fragmentos ósseos.

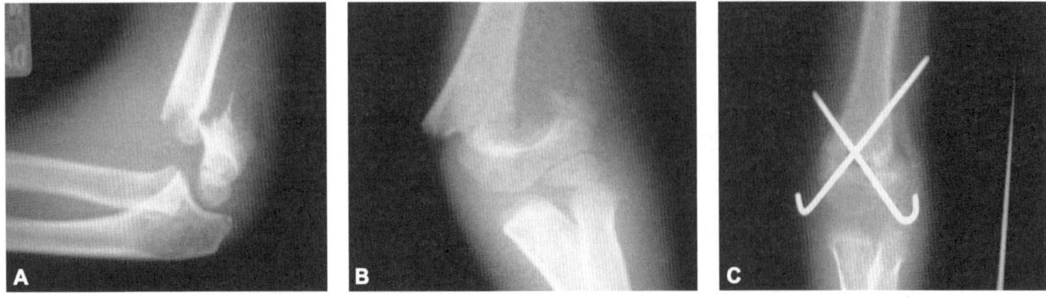

Figura 65.2 A a C. Fratura supracondiliana do úmero acometendo o cotovelo de uma criança de 7 anos, tratada com redução associada à fixação com fios de aço.

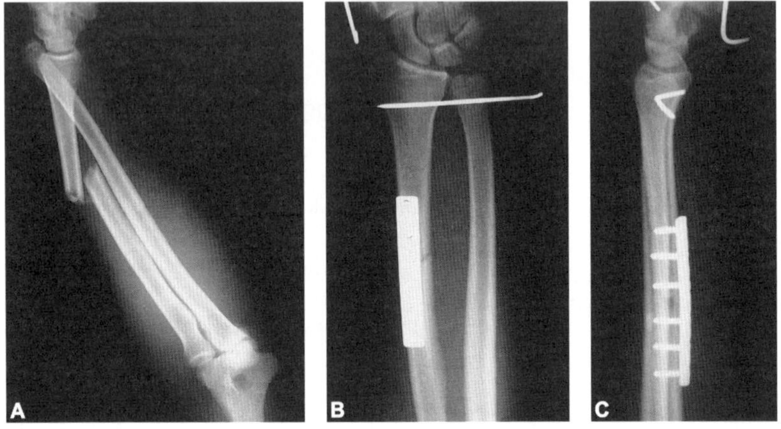

Figura 65.3 A a C. Fratura do rádio tratada com placas e parafusos e um fio de aço.

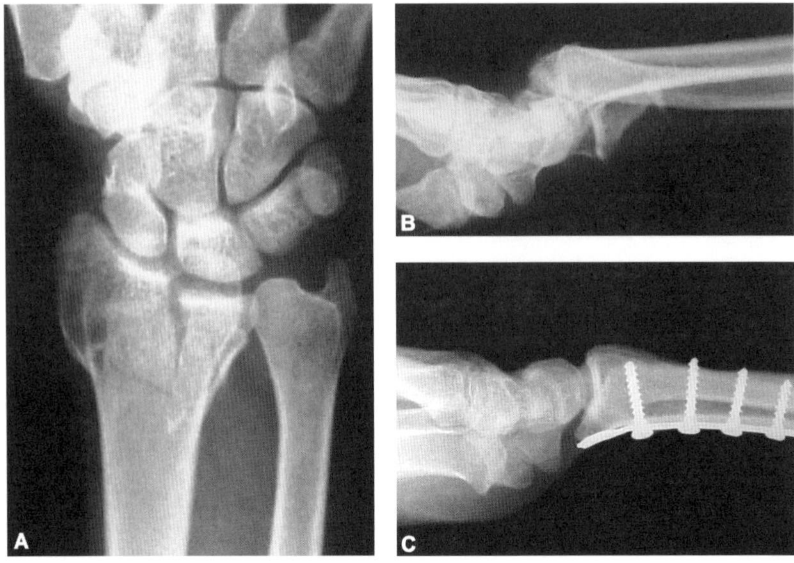

Figura 65.4 A a C. Fratura intra-articular do rádio distal tratada com redução e fixação abertas com uma placa.

e grandes salas de gesso estão cedendo lugar a tratamentos mais intervencionistas em salas de cirurgia, em razão das maiores proteções antibióticas e dos novos métodos de redução e fixação percutânea ou aberta. A imobilização com aparelho gessado está reservada aos casos mais simples ou como complemento pós-cirúrgico (Figuras 65.7 a 65.9). Sempre que o paciente estiver com uma fratura, utilizando ou não imobilizações externas, deve-se ter em mente a possibilidade de compressão, que pode provocar a instalação da temível síndrome compartimental.

Fraturas expostas (Figuras 65.10 a 65.12 A) ou com lesões graves de partes moles devem ser tratadas inicialmente em urgência, com limpeza e desbridamento. Nas situações em que as partes moles que protegem o osso e os demais tecidos tenham sido irremediavelmente lesadas, podem ser necessários retalhos de cobertura cutânea de vizinhança ou a distância, com ou sem utilização de microanastomoses vasculares (Figura 65.12). Essa técnica pode evitar necrose, infecção e gangrenas, que podem causar perda do membro, inutilidade funcional ou morte.

Técnica epifisiólise ou descolamento epifisário

Em indivíduos jovens que ainda apresentam cartilagem de crescimento nos ossos longos, principalmente em meninos, em vez de fraturas e luxações, pode haver o escorregamento da epífise de um osso (úmero, rádio, fêmur; Figura 65.13). Pode ser parcial ou total e ocasionado por causas diretas ou indiretas. Essas lesões são urgências, em virtude do risco de lesão definitiva da placa de crescimento, o que pode causar parada do crescimento do osso e discrepância do comprimento ou deformidade angular da região acometida (Figura 65.14).

Luxações

A luxação é a perda da relação entre as superfícies articulares dos ossos. Pode ser total (luxação completa) ou incompleta (subluxação). Junto com a luxação articular, haverá lesões capsulares e ligamentares e até lesões nervosas e vasculares, que devem ser detectadas em urgência. Também

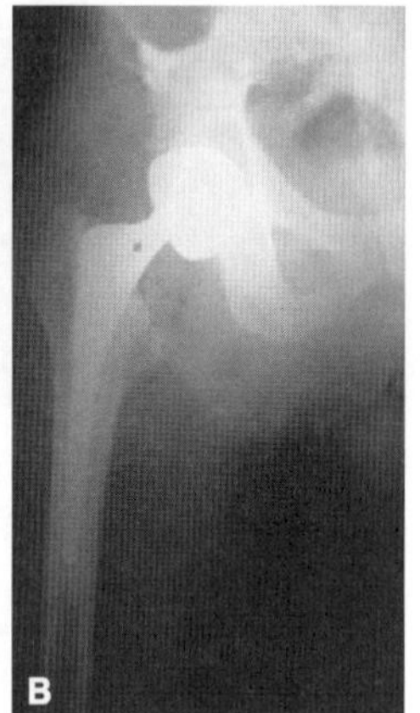

Figura 65.5 A e B. Fratura de colo do fêmur tratada com prótese do quadril.

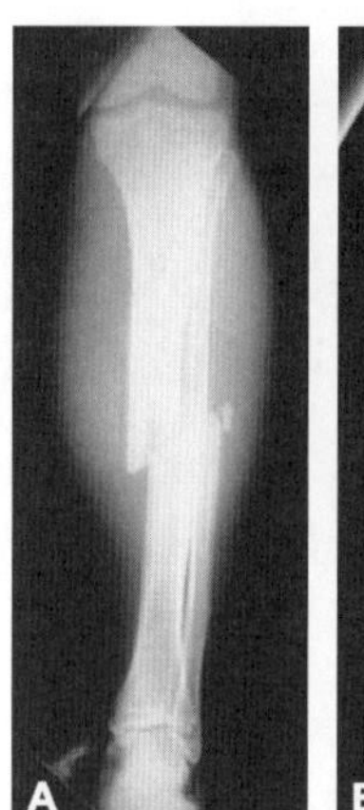

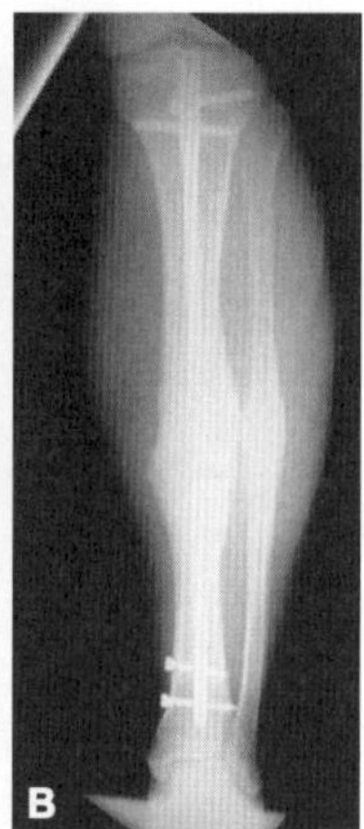

Figura 65.6 A e B. Fratura diafisária dos ossos da perna tratada com haste intramedular bloqueada.

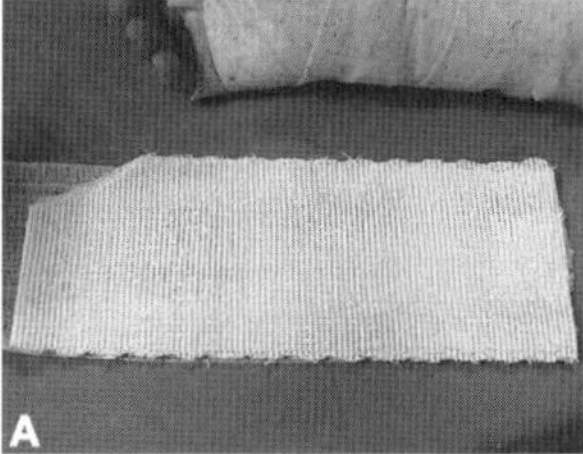

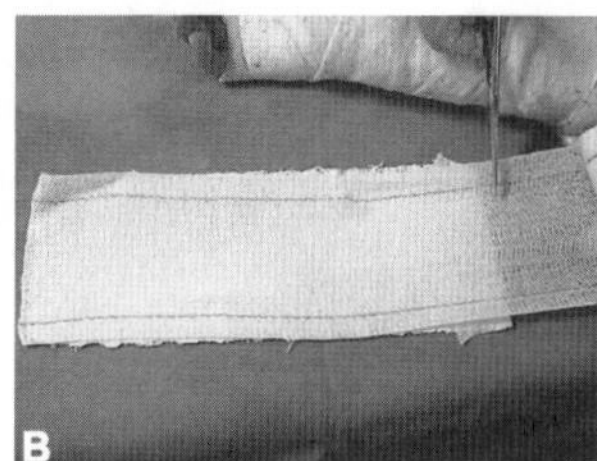

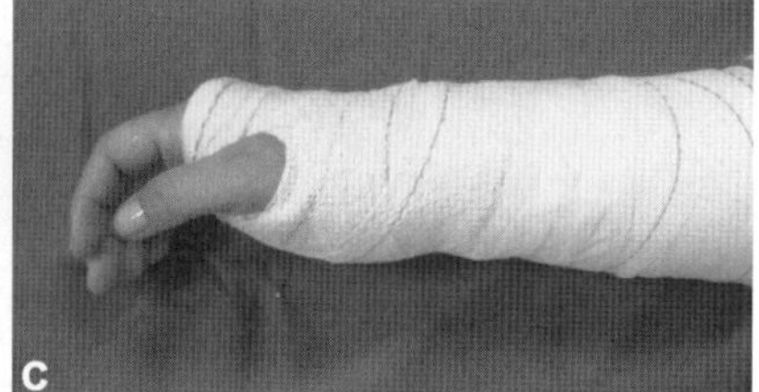

Figura 65.7 A a C. Confecção de tala gessada.

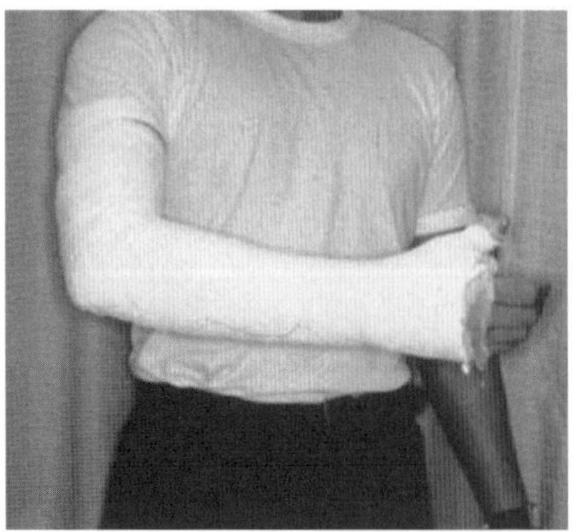

Figura 65.8 Aparelho gessado axilopalmar, utilizado para imobilização do antebraço.

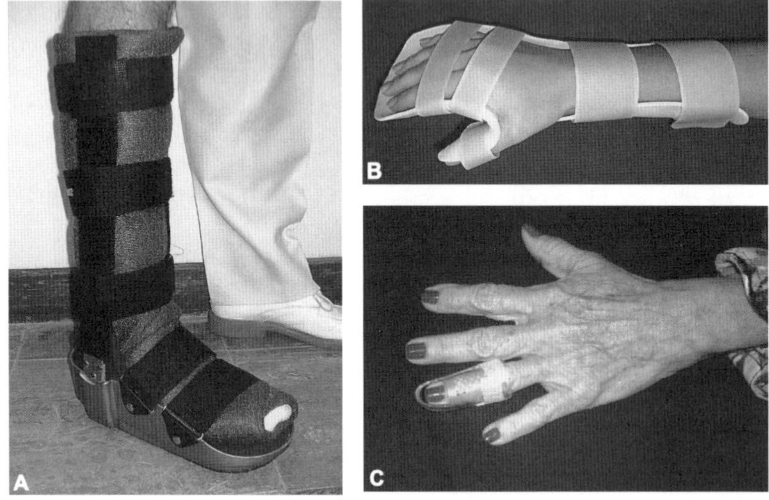

Figura 65.9 A a C. Exemplos de dispositivos removíveis utilizados para imobilização das extremidades do corpo.

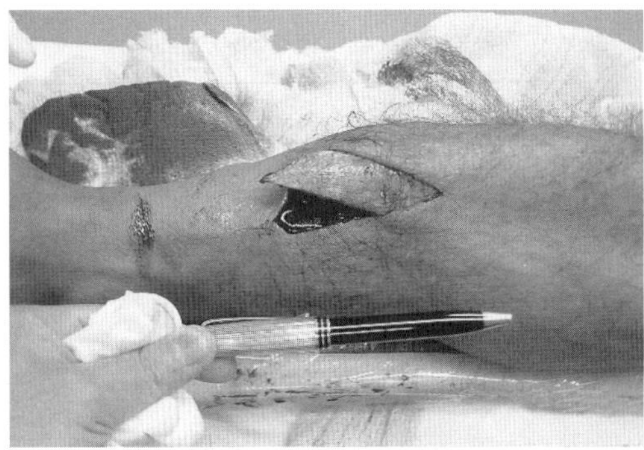

Figura 65.10 Fratura exposta: observar a lesão da pele, pela qual o osso entra em contato com o meio externo.

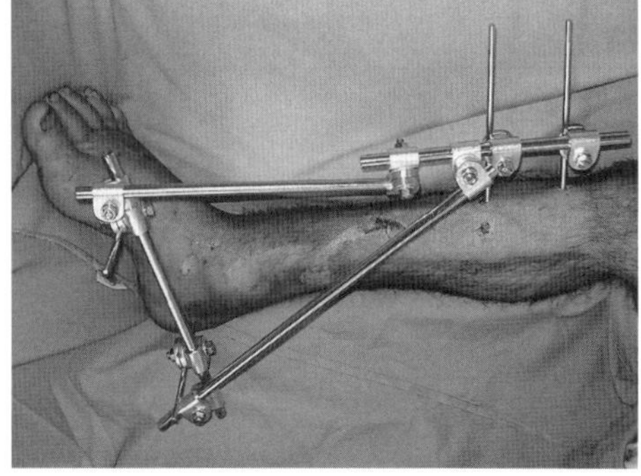

Figura 65.11 Fixador externo comumente utilizado como estabilizador provisório em fraturas expostas.

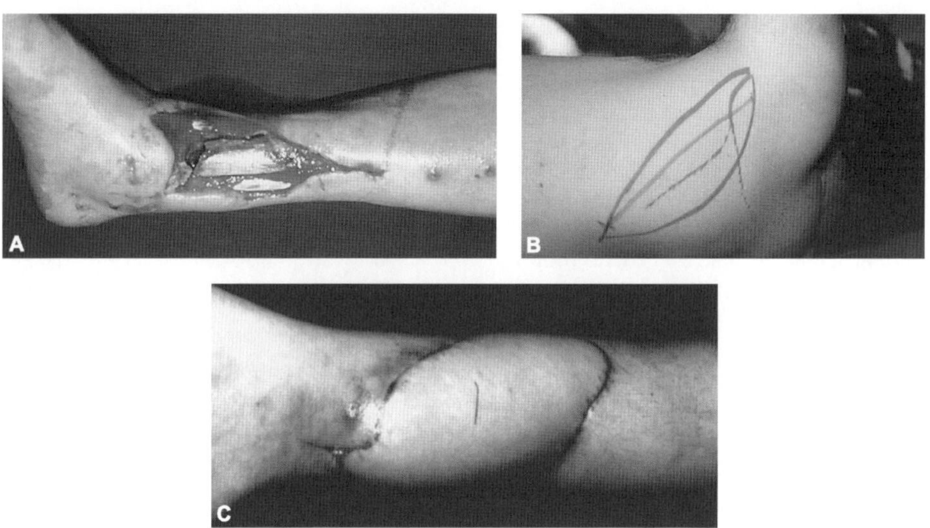

Figura 65.12 A a C. Fratura exposta grave coberta com retalho microcirúrgico.

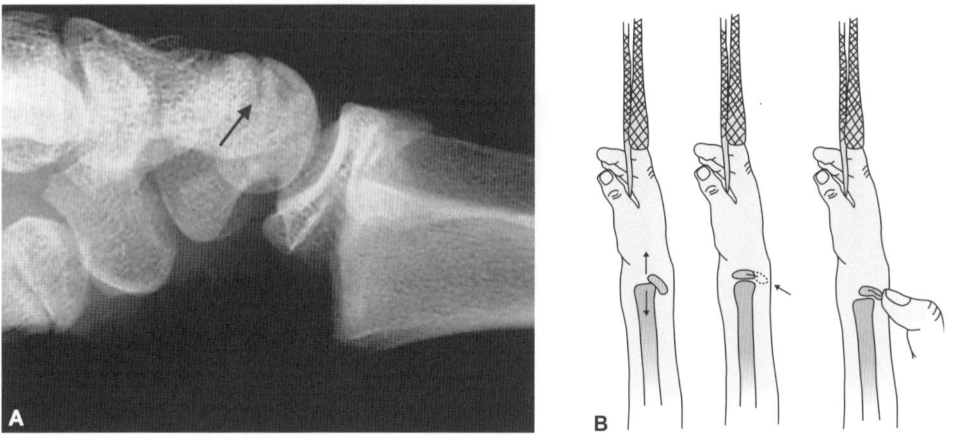

Figura 65.13 A e B. Descolamento epifisário.

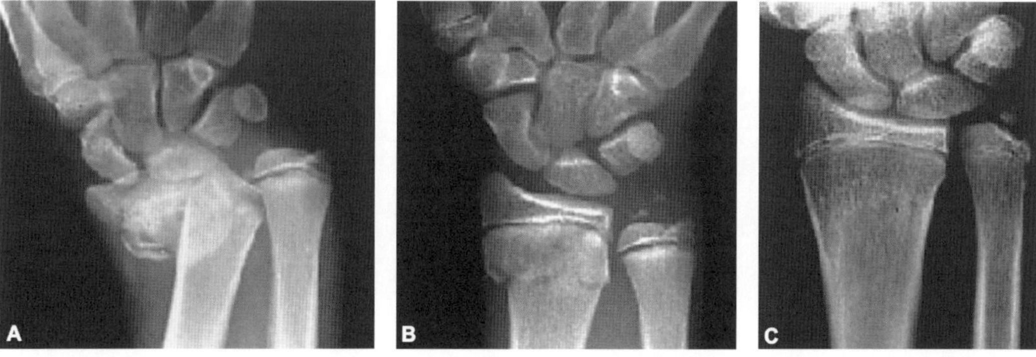

Figura 65.14 A a C. Remodelação: crianças com potencial de crescimento podem ter suas fraturas remodeladas.

podem ocorrer lesões cartilaginosas e ósseas. Essas lesões podem comprometer o bom funcionamento articular posterior à redução. Exemplos desse comprometimento são as luxações recidivantes ou habituais, muito comuns nos ombros (Figuras 65.15 e 65.16).

As luxações devem ser tratadas com urgência, porque, sem o contato ósseo adequado, a cartilagem articular necrosa e as partes moles se retraem, tornando a luxação irredutível.

Apesar de a maior parte das luxações ocorrer após um trauma, há ainda as luxações congênitas (mais comumente no quadril) e as patológicas, causadas por infecções articulares (pioartrite).

Diagnóstico e tratamento

Como em todo tipo de traumatismo de membros, não se pode esquecer de avaliar o paciente como um todo, planejando-se o tratamento depois disso. Todos os cuidados devem ser tomados para evitar que a manobra de redução não seja mais agressiva que o trauma que ocasionou a lesão. As manobras de redução devem ser suaves, em sentido contrário ao trauma e, de preferência, com anestesia geral, a qual relaxa a musculatura, facilitando a redução. Em certos casos, como nas luxações de articulações menores, pode-se usar anestesia local (infiltração articular) ou bloqueio a distância.

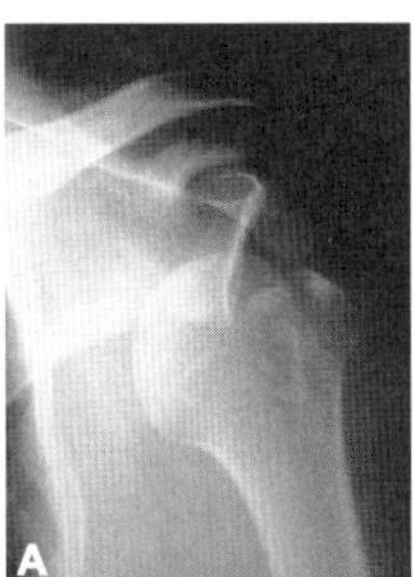

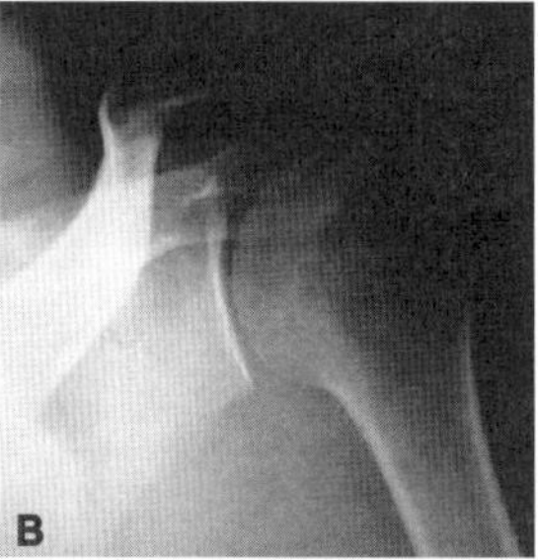

Figura 65.15 A e B. Luxação do ombro, antes e depois da redução. Observar pequena fratura da tuberosidade visível na radiografia antes da redução.

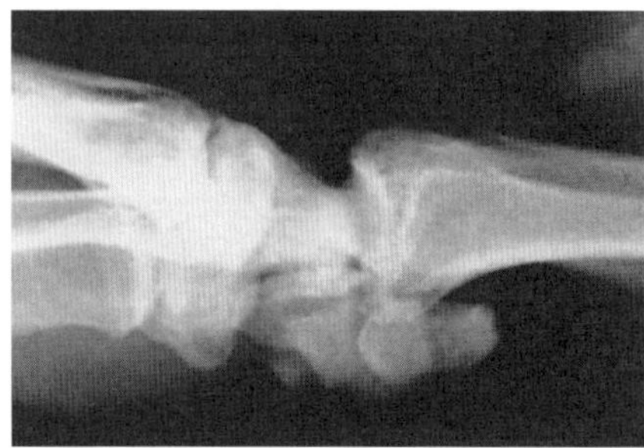

Figura 65.16 Luxação do semilunar e do escafoide para dentro do túnel do carpo.

O pós-tratamento é a imobilização (gesso ou tipoia, como em ombro e cotovelo) até a cicatrização das partes moles envolvidas (2 a 4 semanas, dependendo da articulação) e um programa de reabilitação bem executado, para evitar rigidez ou novos episódios de luxação.

Bibliografia

CAMPBELL, W. C. Operative orthopedics. 10. ed. St. Louis: Mosby; 2004.

ROCKWOOD, C. A.; GREEN, D. P. Fractures in adults. 6. ed. Philadelphia: Lippincott, Williams & Wilkins; 2006.

ROCKWOOD, C. A.; GREEN, D. P. Fractures in children. 6. ed. Philadelphia: Lippincott, Williams & Wilkins; 2005.

Aspiração Articular e Análise do Líquido Sinovial

Ronaldo Jorge Azze e Rafael Trevisan Ortiz

Considerações gerais

Todas as articulações sinoviais no corpo humano apresentam uma pequena quantidade de líquido produzido pela membrana sinovial. Esse líquido tem as funções de lubrificar a articulação e nutrir a cartilagem articular. O aumento da quantidade de líquido dentro da articulação é chamado de derrame articular. Este geralmente é doloroso, pois distende a cápsula articular e, por bloqueio mecânico, diminui a amplitude de movimento total da articulação. Diversos processos patológicos podem ocasionar derrame articular, e a análise laboratorial do líquido articular pode ajudar a distinguir cada um desses processos. Com o diagnóstico preciso, pode-se iniciar o correto tratamento. O Quadro 66.1 mostra as diversas etiologias possíveis para o derrame articular.

Considerações anatômicas

As referências anatômicas para punção das diferentes articulações estão ilustradas na Figura 66.1.

Técnica

O líquido sinovial pode ser obtido por punção aspirativa articular. Tal procedimento deve ser realizado sob condições rigorosamente assépticas, com o cuidado de não contaminar uma articulação estéril ou introduzir outra bactéria em uma articulação contaminada. A região a ser aspirada deve ser lavada com clorexidina degermante ou outro sabão cirúrgico. A antissepsia com clorexidina alcoólica deve completar a limpeza da pele. É imprescindível a paramentação estéril com luvas cirúrgicas, campos, máscara e gorro.

Quadro 66.1 Artropatias que podem cursar com derrame sinovial.

Não inflamatórias

- Osteoartrose
- Artropatias traumáticas leves:
  - Pequenas fraturas ou luxações
  - Lesões meniscais centrais
  - Sobrecarga mecânica
- Osteocondrite dissecante
- Osteonecrose

Inflamatórias

- Artrite reumatoide
- Síndrome de Reiter
- Gota
- Condrocalcinose
- Lúpus eritematoso sistêmico
- Febre reumática
- Artrite paraneoplásica

Hemorrágicas

- Artropatias traumáticas graves:
  - Grandes fraturas ou luxações
  - Lesões ligamentares, capsulares, meniscais e osteocondrais

Discrasias sanguíneas

- Hemofilia
- Uso de anticoagulantes

Neoplásica

- Sinovite vilonodular pigmentada

Outros tumores

Artropatia de Charcot

Infecciosas

- Pioartrite
- Tuberculosa

Devem ser evitadas punções através de pele que não esteja normal: lesões cutâneas, escoriações, abrasões, crostas, bolhas, vesículas, epidermólises, eritemas, celulites e flegmões. A anestesia local não é rotineiramente utilizada. O líquido deve ser aspirado com uma agulha calibrosa, acondicionado em frascos adequados, encaminhados de imediato para avaliação laboratorial.

Interpretação

Os principais parâmetros usados para avaliação do líquido articular são o aspecto macroscópico (cor e claridade), a citologia (contagem diferencial e total dos leucócitos e presença de eritrócitos e bactérias), a refringência obtida com microscopia de luz polarizada (que detecta cristais de ácido úrico e de pirofosfato de cálcio) e a relação entre as concentrações articular e sérica da glicose e das proteínas. A suspeita de processo infeccioso exige ainda a realização de microscopia com coloração de Gram e cultura do líquido sinovial. Por se tratar de urgência, pacientes com suspeita de infecção articular devem permanecer hospitalizados até comprovação ou exclusão do diagnóstico. A alteração desses parâmetros nas diversas patologias pode ser comparada na Tabela 66.1.

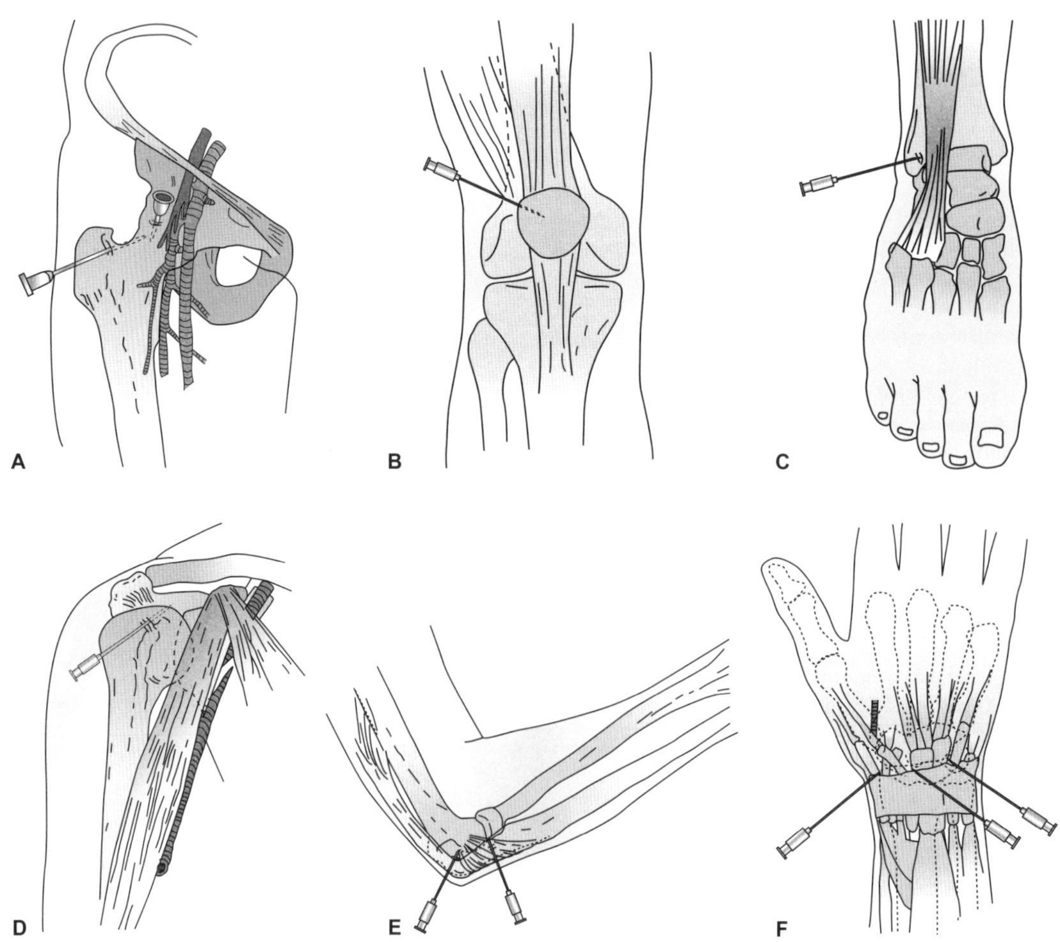

Figura 66.1 A a F. Vias de acesso para punção articular.

Tabela 66.1 Alteração dos parâmetros analisados nas artropatias.

Diagnóstico	Cor	Claridade	Leucócitos totais por mm³	% de PMN	Eritrócitos	Bactérias	Refringência com luz polarizada	Glic.	Prot.
Normal	Amarelo-citrino	Transparente	< 200	–	–	–	–	Nl	Nl
Osteoartrose	Amarelo-citrino	Transparente	< 1.000	< 20	–	–	–	Nl	Nl
Trauma	Sanguinolento	Transparente ou turvo	< 2.000	< 20	–	–	–	Nl	Nl
Artrite reumatoide	Amarelo-esverdeado	Opaco	15.000 (1.000 a 60.000)	55	–	–	–	?	?
Lúpus	Amarelo-citrino	Opaco	5.000	–	–	–	–	?	?
Gota	Branco leitoso	Opaco	10.000 a 14.000	60 a 70	–	–	–	Nl/?	?
Pioartrite	Purulento ou cinzento	Turvo purulento	60.000 a 200.000 (20.000 na tuberculosa)	90	–	–	–	??	?

Glic. = glicose; Nl = normal; PMN = leucócitos polimorfonucleares (a punção articular pode perfurar alguns vasos, fazendo surgir laivos de sangue mesmo nos casos atraumáticos); prot. = proteína.

Bibliografia

BRANNAN, S. R.; JERRARD, D. A. Synovial fluid analysis. J. Emerg. Med., v. 30, n. 3, p. 331-339, 2006.

HEBERT. S.; XAVIER, R. Ortopedia e traumatologia, princípios e prática. 3. ed. Porto Alegre: Artmed; 2003.

MARGARETTEN, M. E.; KOHLWES, J.; MOORE, D.; BENT, S. Does this adult patient have septic arthritis? JAMA, v. 297, n. 13, p. 1478-1488, 2007.

PASCUAL, E.; JOVANI, V. Synovial fluid analysis. Best Pract. Res. Clin. Rheumatol., v. 19, n. 3, p. 371-386, 2005.

TACHDJIAN, N. O. Ortopedia pediátrica. São Paulo: Manole, 1995.

Ponto-gatilho e Ponto Doloroso

Ronaldo Jorge Azze e Rafael Trevisan Ortiz

Considerações gerais

O ponto-gatilho (*trigger point*) é um ponto focal de dor e irritabilidade, em geral, único, localizado em um corpo muscular irradiando dor a distância, por trauma agudo ou microtraumas, não fazendo parte de qualquer síndrome.

O ponto doloroso é um dolorimento localizado, em geral, múltiplo, em localizações simétricas, normalmente nas inserções musculares, não causando dor a distância. É muito comum em determinadas patologias, como a fibromialgia.

Diagnóstico e tratamento

O ponto-gatilho (Figura 67.1) pode causar dor em repouso, é doloroso à palpação, com dor referida a distância semelhante a que o paciente sente, como se fosse uma irradiação (Figura 67.2). Em geral, não provoca dor espontânea, mas restringe os movimentos por fraqueza muscular. O ponto doloroso é associado somente à dor à palpação sem irradiação, mas com hipersensibilidade local.

O tratamento dos pontos dolorosos é concomitante ao da síndrome que os ocasiona e, assim como o tratamento de pontos-gatilho, deve incluir analgésicos e medicamentos que promovam relaxamento muscular.

Outros meios de tratamento, principalmente dos pontos-gatilho, são acupuntura, massagem, aplicação de calor e gelo, diatermia, ultrassom, estimulação nervosa elétrica transcutânea (TENS, do inglês, *transcutaneous electrical nerve stimulation*) e infiltrações com anestésico local e esteroides.

As infiltrações com ou sem medicação são os métodos mais usados no tratamento dos pontos-gatilho. Porém, há contraindicações às infiltrações: paciente fazendo uso de anticoagulantes, infecção próxima do local da infiltração, alergia ao anestésico local, trauma muscular agudo e excesso de medo ou receio que o paciente possa demonstrar em relação às infiltrações.

Material

A agulha deve ser escolhida dependendo da localização do ponto a ser atingido: em geral, varia entre o calibre 21 e 22 e o comprimento de 4 a 6 cm. Nos pontos mais acessíveis, até uma agulha para injeções de insulina é adequada.

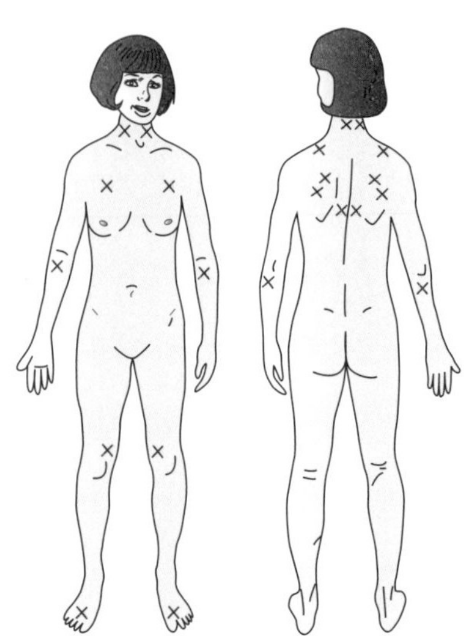

Figura 67.1 Pontos-gatilho mais comuns.

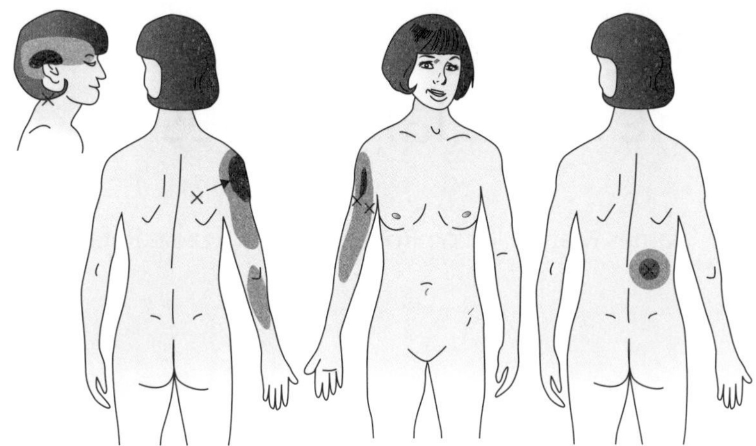

Figura 67.2 Exemplos de pontos-gatilhos (x), cuja palpação conduz à sensação de dor irradiada próxima (faixa vinho) ou distante (faixa rosa).

Usa-se sempre uma mistura em partes iguais de lidocaína a 1% e um corticosteroide, em geral 1 mℓ + 1 mℓ.

Avaliação e preparo do paciente

O paciente deve ser colocado em posição confortável, de preferência em decúbito, para minimizar a ocorrência de um distúrbio vasovagal.

Técnica

O ponto-gatilho deve ser localizado com cuidado e, depois de adequada assepsia local, a agulha deve ser introduzida delicadamente até alcançar o ponto doloroso (Figura 67.3). Faz-se uma aspiração para excluir a invasão de um vaso e se injeta lentamente a solução no ponto-gatilho e em volta dele. Comprimindo o ponto injetado para evitar sangramento, retira-se a agulha e observa-se a reação do paciente durante um pequeno curativo, antes de liberá-lo para se levantar. A movimentação do membro pode ser iniciada de imediato.

Cuidados após o procedimento

O resultado deve ser avaliado 1 semana depois. Havendo necessidade, podem ser feitas novas infiltrações. Não se devem efetuar mais de três infiltrações, para evitar lesão muscular ou tendinosa pela ação do corticoide.

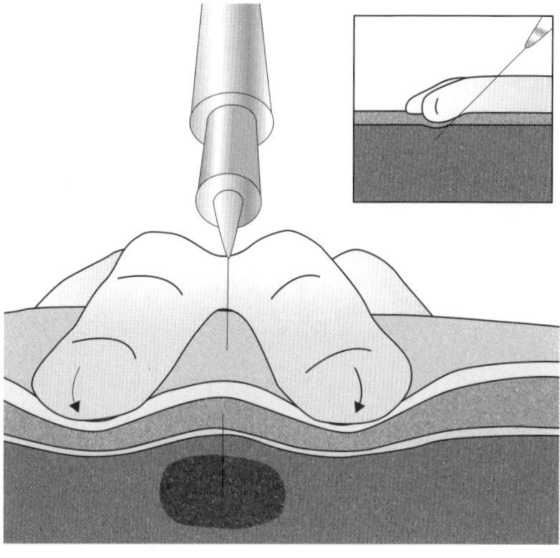

Figura 67.3 Infiltração intramuscular do ponto-gatilho depois de adequada localização.

Bibliografia

ALVAREZ, D. J.; ROCKWELL, P. J. Trigger points: diagnosis and management. American Family Physician., v. 65, n. 4, p. 653-660, 2002.

IMAMURA, S. T. et al. Pain management using myofascial approach when other treatment failed. Phys. Med. Rheabil. Clin. North., v. 8, p. 179-196, 1997.

MACHADO, C. M. Diagnóstico diferencial da dor referida e do trigger point através da corrente interferencial vetorial. Fisio Web Gate, 2002.

Reimplantes e Revascularizações

Rames Mattar Júnior, Ronaldo Jorge Azze e Rafael Trevisan Ortiz

Considerações gerais

O primeiro reimplante realizado com sucesso foi relatado, em 1962, por Malt e McKhann[1], ao conseguirem reimplantar um braço amputado no nível proximal do úmero, em uma criança de 12 anos de idade. Em 1968, Komatsu e Tamai[2] realizaram o primeiro reimplante de polegar utilizando a técnica microcirúrgica. Desde então, vários centros de tratamento de pacientes vítimas de amputações e revascularizações surgiram no mundo todo, promovendo uma grande série de procedimentos cirúrgicos. O mesmo não ocorreu no Brasil, que ainda conta com um número muito pequeno de centros especializados, tornando insuficiente e precário o atendimento médico nesse setor. Hoje, ortopedistas e traumatologistas devem estar familiarizados com essa técnica, bem como suas aplicações e indicações. Na impossibilidade de realização do procedimento, por falta de condições técnicas ou de instrumental e equipamentos, deve-se saber quando a cirurgia reconstrutiva será possível, encaminhando o paciente, de maneira adequada, a um centro especializado.

Definição

Reimplante

O reimplante é o procedimento cirúrgico de reconstrução de artérias e veias e das demais estruturas de um segmento amputado, de maneira completa. O objetivo do reimplante não é apenas restabelecer a perfusão sanguínea, mas obter o retorno da função da extremidade.

Revascularização

A revascularização é o procedimento de reconstrução vascular e de outras estruturas em amputações incompletas. Como permanecem conexões teciduais, pode haver drenagem venosa e/ou preservação de tendões ou nervos, proporcionando, teoricamente, melhor índice de sucesso em termos de viabilidade ou função.

Cuidados

Iniciais

Todo paciente vítima de amputação é candidato potencial ao procedimento de reimplante ou revascularização.

Devem-se tomar todos os cuidados iniciais para manutenção do equilíbrio hemodinâmico e de vias respiratórias livres, antibioticoterapia, profilaxia do tétano, tratamento de traumas associados etc. Em alguns pacientes politraumatizados, a prioridade pode ser salvar a vida e não a extremidade amputada. Quanto mais proximal for a amputação, maior a possibilidade de haver lesão em outros sistemas. As amputações proximais também estão associadas a grande perda sanguínea.

Segmento amputado

A parte amputada deve ser limpa o mais rápido possível. O ideal é lavá-la com substância antisséptica, protegendo a parte cruenta, seguida de irrigação com grande quantidade de soro fisiológico. Nessa fase, não deve ser feito o desbridamento. Todo o tecido deve ser preservado e apenas o cirurgião que realizará a reconstrução decide sobre a ressecção dos tecidos desvitalizados e contaminados. O segmento amputado, após a limpeza, é envolvido em compressa estéril (ou similar) embebida em soro fisiológico e colocado em um saco plástico estéril (ou similar). Este é colocado em um recipiente capaz de manter baixas temperaturas (geladeira de isopor ou similar), contendo cubos de gelo. O objetivo é manter o segmento amputado em hipotermia (cerca de 4°C), sem contato direto com o gelo, o que poderia causar queimadura. Hoje se evita mergulhá-lo em soro fisiológico, o que pode provocar maceração da pele (Figura 68.1).

Segmento proximal

O segmento proximal deve ser lavado o mais precocemente possível, deixando o desbridamento cirúrgico para o momento da cirurgia reconstrutiva. Deve-se evitar, ao máximo, a ligadura de vasos para hemostasia. Normalmente, o sangramento pode ser controlado com curativos compressivos (Figura 68.2). A ligadura de vasos significa o sacrifício de alguns milímetros que poderiam ser utilizados em microanastomoses vasculares terminoterminais, forçando a indicação de enxertos para promover a reperfusão dos tecidos isquêmicos.

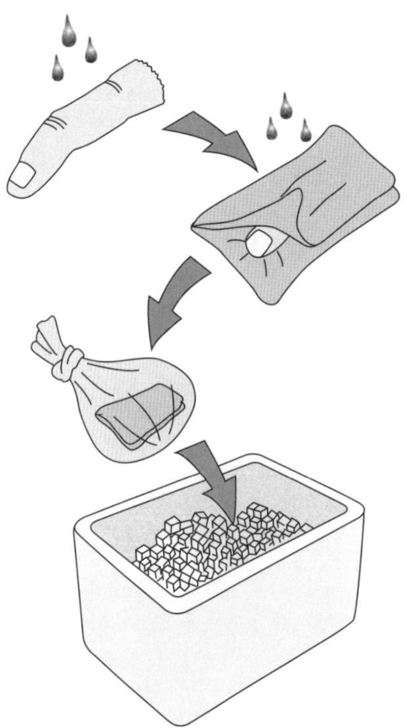

Figura 68.1 Tratamento de segmento amputado: lavagem com soro fisiológico; a seguir, envolvimento em compressa umedecida com soro fisiológico e colocação em saco plástico estéril. Este é introduzido em um recipiente com gelo, próprio para conservar baixas temperaturas (geladeira de isopor ou similar).

Desvascularizações (amputações incompletas)

Nas desvascularizações, deve-se lavar o ferimento o mais rápido possível, fazer um curativo compressivo, associado ou não à imobilização, e colocar uma bolsa de gelo ao redor do segmento isquêmico.

Indicações

Cada paciente vítima de amputação ou desvascularização traumática deve ser analisado individualmente. Sempre considerar que o maior objetivo da cirurgia reconstrutiva é a obtenção de uma extremidade viável e funcional. Alguns fatores podem influenciar o resultado funcional, como idade do paciente (quanto mais jovem, melhor o resultado), motivação, ocupação e tempo de isquemia. A isquemia normotérmica por período prolongado pode inviabilizar um reimplante. O tecido muscular estriado sofre necrose após cerca de 3 h de isquemia normotérmica. Quanto mais proximal a amputação, maior a quantidade de tecido muscular isquêmico comprometido e menor o tempo de isquemia

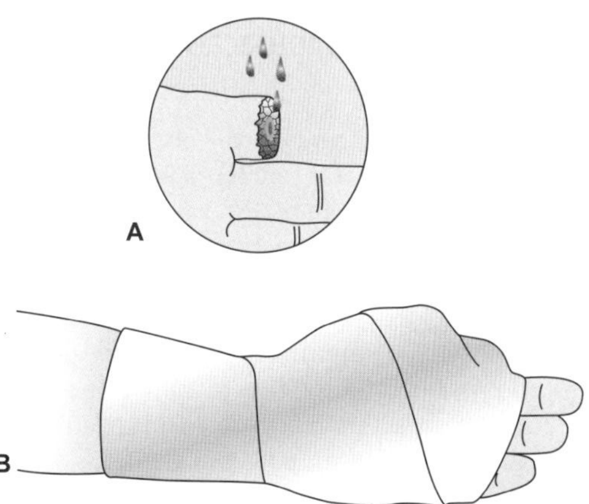

Figura 68.2 A e B. Tratamento do segmento proximal: lavagem com soro fisiológico, curativo com gazes e compressas estéreis e enfaixamento compressivo.

permitido. Em amputação proximal, o tempo máximo aceito de isquemia normotérmica é de 6 h, ao passo que, em amputações distais, varia de 8 a 12 h. A hipotermia protege os tecidos da isquemia, de modo que, em amputações distais, podem ser toleradas até 24 h e, em amputações proximais, no máximo, cerca de 12 h. A temperatura ideal para manter os tecidos em hipotermia é 4°C. Indica-se sempre o reimplante em vez de amputações de polegar, múltiplos dedos, dedo único distalmente à inserção do flexor superficial na falange média, mão, punho, antebraço, cotovelo e braço, desde que as condições para o procedimento sejam favoráveis. Quanto ao mecanismo de trauma, as amputações provocadas por instrumentos cortantes incisos têm o melhor prognóstico, seguidas pelos mecanismos de cortocontusão, esmagamento e avulsão. Os dois últimos mecanismos requerem maior desbridamento, técnica cirúrgica mais complexa e com pior índice de sucesso. Algumas situações são consideradas particularmente complexas, como as amputações em mais de um nível e as bilaterais, cujas indicações de reimplante devem ser analisadas individualmente.

Reimplantes em amputações proximais

É muito importante conhecer e controlar o tempo de isquemia, pois, no momento da perfusão, após a soltura dos clampes venosos, há liberação de substâncias tóxicas que causam desequilíbrio metabólico de difícil controle, podendo, inclusive, provocar a morte.

Reimplantes em amputação de dedo único

Quando a amputação ocorre distalmente à inserção do tendão flexor superficial na falange média, realiza-se sempre o reimplante, pois proporciona boa função e produz um aspecto cosmético adequado. Da mesma maneira, em amputações de múltiplos dedos ou quando há amputação de um dedo associada a comprometimento grave de outros, o procedimento de reimplante sempre está indicado para tentar recuperar o máximo possível de função. Em amputações de dedo único proximais à inserção do flexor superficial ou em amputações de dedos provocadas por arrancamento (como em avulsões provocadas por anel), indica-se o reimplante com análise individual dos pacientes.

Técnica (Figuras 68.3 e 68.4)

Limpeza dos ferimentos

Os segmentos distal e proximal são lavados exaustivamente com soro fisiológico, utilizando-se solução antisséptica no tegumento cutâneo íntegro. Para evitar sangramento, usa-se um torniquete pneumático no segmento proximal.

Desbridamento e dissecção das estruturas

As incisões nos segmentos proximal e distal são planejadas de acordo com o tipo de ferimento. Basicamente, procura-se criar dois retalhos: um volar e outro dorsal. Na grande maioria das vezes, realizam-se incisões mediolaterais ou em múltiplos Z. Em antebraço, punho, mão e dedos, por meio do levantamento do retalho volar, tem-se acesso a artérias, nervos e estruturas musculotendíneas flexoras. O levantamento do retalho dorsal proporciona acesso a veias e estruturas musculotendíneas extensoras. Todo tecido desvitalizado e contaminado deve ser ressecado, tomando-se o cuidado de utilizar lentes de magnificação. Lembrar-se de que o tecido desvitalizado é a principal causa de infecção.

Com o desbridamento, procura-se transformar uma amputação provocada por mecanismo de esmagamento ou avulsão em uma provocada por mecanismo inciso, do tipo guilhotina.

Sequência da reconstrução

Se não houver tempo de isquemia crítico, o cirurgião pode escolher a melhor estratégia para reconstruir as estruturas. A sequência mais utilizada é a reconstrução óssea (encurtamento ou regularização com fixação), seguida de reconstrução dos tendões extensores, anastomose das veias dorsais, sutura da pele dorsal, tenorrafia dos flexores, anastomose das artérias, neurorrafias e sutura da pele volar. Em algumas situações, fazer a anastomose arterial antes da venosa é vantajoso, pois reduz o período de isquemia e possibilita localizar as veias com maior facilidade, por causa do sangramento. Por outro lado, soltar a anastomose arterial antes da venosa provoca maior perda sanguínea e edema mais acentuado no segmento distal. Quando o tempo de isquemia é muito grande e a viabilidade do reimplante é crítica, procede-se rapidamente à osteossíntese e às anastomoses arterial e venosa.

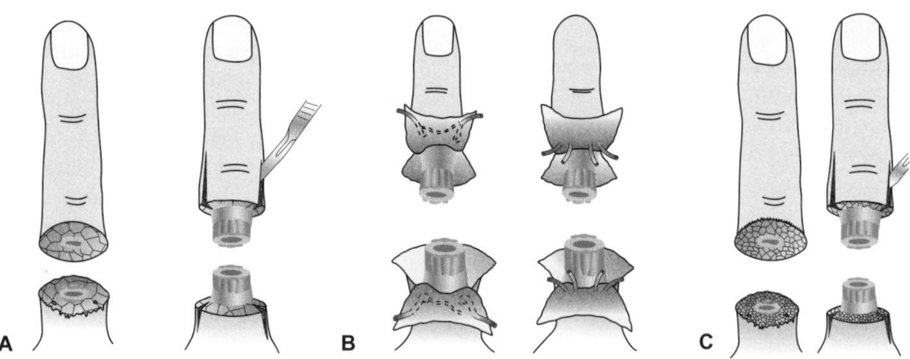

Figura 68.3 A a C. Desbridamento dos segmentos proximal e distal, deixando o ferimento com bordas e estruturas regularizadas. Realizam-se incisões mediolaterais, para permitir o levantamento de retalhos ventrais e dorsais.

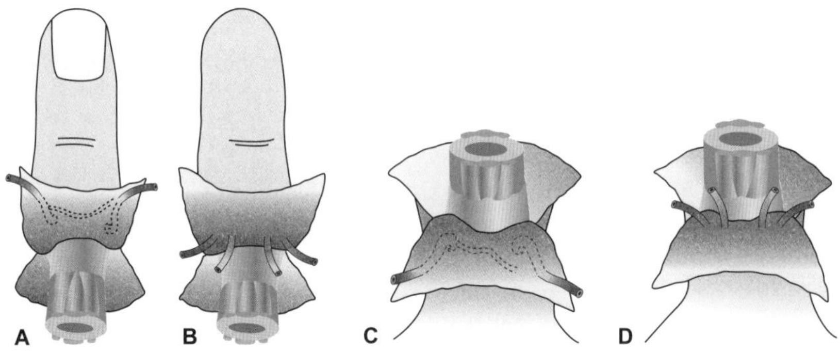

Figura 68.4 A a D. Retalhos dorsais levantados, em que é possível visualizar e dissecar as veias dorsais e o aparelho extensor do dedo. Na região ventral, após o levantamento dos retalhos, é possível localizar e dissecar os tendões flexores, a artéria e o nervo digital.

Encurtamento ósseo e osteossíntese

Após o desbridamento de todas as estruturas, o osso deve ser encurtado e fixado. O encurtamento é para promover a fixação entre extremidades regulares, limpas e viáveis. Esse procedimento melhora o índice de sucesso quanto à consolidação óssea e diminui a tensão das outras estruturas a serem reconstruídas, como vasos, nervos e tendões. O tipo de osteossíntese a ser escolhido depende das condições do tecido ósseo e da localização da lesão. Deve-se sempre escolher a osteossíntese mais eficiente, com o objetivo de proporcionar movimentação articular precoce, simples e rápida. Entre as opções mais utilizadas, estão as placas de impacção, os fios de Kirschner, os fixadores externos, as amarrilhas e as bandas de tensão (Figura 68.5). As lesões que comprometem uma articulação podem ser tratadas com artrodese primária.

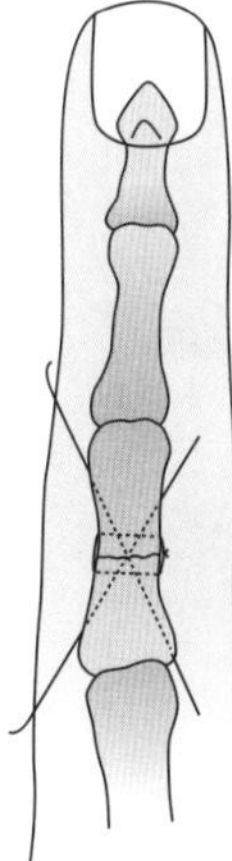

Figura 68.5 Osteossíntese das falanges, após desbridamento, rapidamente realizada com dois fios de Kirschner cruzados, associando-se uma amarrilha com fio de aço.

Tenorrafias

Os tendões flexores e extensores podem ser encurtados, assim como a parte óssea, tentando-se manter a mesma tensão muscular. Os tendões devem ser reconstruídos com as técnicas convencionais ou as que proporcionem maior resistência, empreendendo-se todos os esforços para evitar aderências tendinosas. Os tendões extensores devem ser suturados antes da realização das anastomoses venosas. A movimentação da parte reimplantada dependerá da qualidade das estruturas musculotendíneas e da evolução das microanastomoses vasculares. Tanto o tendão flexor superficial quanto o profundo devem ser reconstruídos. Em razão das anastomoses vasculares e nervosas, normalmente não se inicia a movimentação do dedo por, pelo menos, 7 a 10 dias depois da cirurgia. Hoje se dá preferência às técnicas de tenorrafia mais resistentes. Para os tendões cilíndricos, prefere-se a técnica de quatro passagens de fio 4-0 associada à sutura contínua com fio 6-0 (técnica de Strickland modificada), que permite a movimentação ativa mais precocemente (Figura 68.6).

Anastomose vascular

Em geral, as anastomoses vasculares realizam-se concomitantemente após a reconstrução dos tendões flexores e extensores. As microanastomoses são feitas com auxílio de microscópio cirúrgico, instrumental e fios de microcirurgia. A técnica de microanastomose vascular deve ser aprendida e treinada em laboratórios de microcirurgia. Para procedimentos de reimplantes, normalmente utilizam-se anastomoses terminoterminais de artérias e veias (Figura 68.7). Com frequência, após o desbridamento, há necessidade de enxertos vasculares para reconstrução da perda segmentar dos vasos. Pode-se usar heparina tópica para diminuir o índice de trombose e xilocaína sem vasoconstritor para evitar o espasmo. Para evitar as tromboses das microanastomoses, o vaso deve ser desbridado, de modo que a sutura se faça entre vasos normais. Frequentemente, após o desbridamento, há necessidade de enxertos vasculares para reconstrução da perda segmentar dos vasos.

Anastomose nervosa

Os nervos são, em geral, as últimas estruturas a serem reconstruídas. O sucesso da função do reimplante está intimamente relacionado com a qualidade da reconstrução dos nervos periféricos. A técnica de reconstrução do nervo periférico depende do nervo e do local envolvido. Em geral, os nervos digitais, que são oligofasciculares e puramente sensitivos, são reconstruídos com sutura epineural externa. Os nervos mediano e ulnar, que têm estrutura fascicular organizada, podem ser reconstruídos com sutura epineural interna. Muitas vezes, após o desbridamento, há perda segmentar do nervo periférico, o que exige reparação com enxertos de nervo (Figura 68.8).

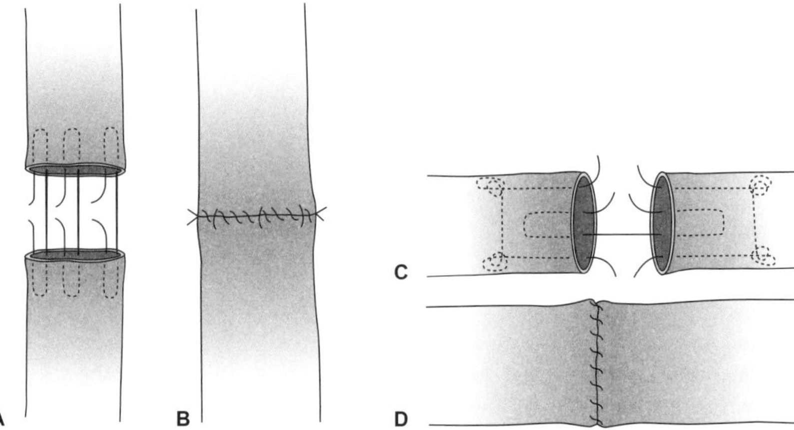

Figura 68.6 A e B. Tenorrafia dos extensores. C e D. Tenorrafia dos flexores. Os tendões extensores podem ser suturados com pontos de fio 4-0 ou 5-0, separados, em U, associando-se uma sutura contínua com fio 6-0. Nos flexores, atualmente, preferem-se suturas com passagem de quatro fios 4-0, associadas a uma sutura contínua do epitendão com fio 6-0.

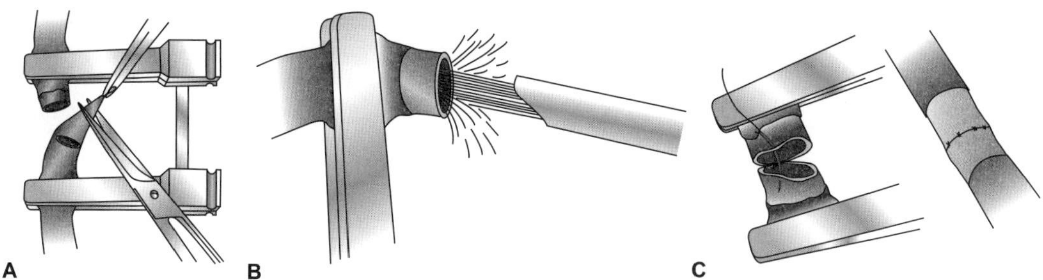

Figura 68.7 A a C. A anastomose venosa é realizada com auxílio de magnificação por microscópio cirúrgico. Após a colocação de clampes vasculares apropriados, resseca-se a camada adventícia, lava-se, dilata-se o lúmen da veia e procede-se à microanastomose com pontos separados de fio 10-0 ou 11-0. A anastomose arterial tem igual procedimento e sua microanastomose emprega fio 10-0.

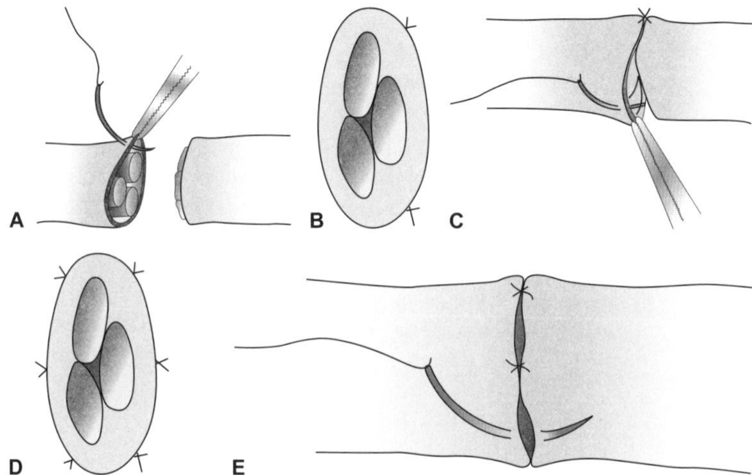

Figura 68.8 A a E. A anastomose nervosa é realizada com auxílio de magnificação por microscópio cirúrgico. Após a identificação e o mapeamento dos grupos fasciculares, realiza-se a sutura do epineuro com pontos separados de fio 9-0 ou 10-0, obedecendo à orientação dos fascículos nervosos.

Fechamento da pele

A pele deve ser suturada com pontos separados e sem tensão (Figura 68.9). É fundamental a proteção da cobertura cutânea de todas as estruturas reconstruídas. Se necessário, deve-se lançar mão de enxertos de pele ou retalhos cutâneos.

Cuidados após o procedimento

O membro submetido ao reimplante deve ser imobilizado e elevado acima do nível do ombro por, pelo menos, 10 dias, quando as drenagens linfática e venosa passam a ser eficientes. O monitoramento da perfusão deve ser iniciado de imediato. Normalmente, a extremidade reimplantada tem cor mais rósea, temperatura mais quente e velocidade de perfusão mais rápida que o normal durante 24 a 48 h. O monitoramento da perfusão pode ser clínico, por visualização, palpação e teste de perfusão da extremidade reimplantada a cada hora. Alguns aparelhos que medem o fluxo sanguíneo capilar, como o Doppler, podem ser utilizados com vantagem sobre a avaliação clínica, principalmente durante o período noturno, quando pode haver iluminação insuficiente e avaliação por pessoal menos treinado. Outra maneira de monitorar a perfusão sanguínea é a medida da temperatura. Quando a perfusão está adequada, a temperatura do segmento reimplantado mantém-se entre 33°C e 35°C; quando está inferior a 30°C, há baixo fluxo sanguíneo. É muito importante manter o paciente com o quadro

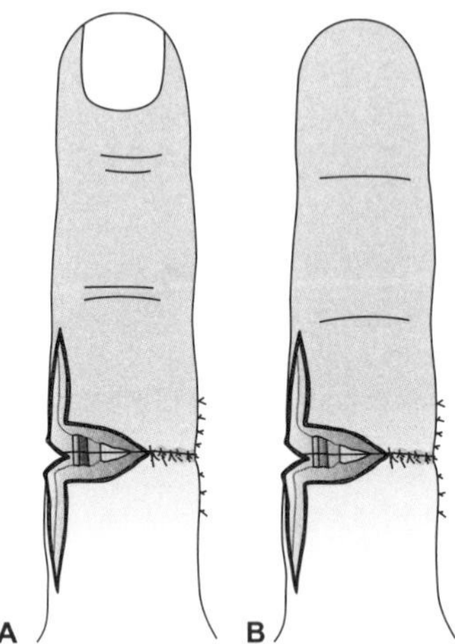

Figura 68.9 A e B. Após a reconstrução de todas as estruturas, procede-se à sutura da pele, sem tensão.

hemodinâmico estável, pois hipotensão arterial é causa significativa de trombose das anastomoses. É interessante manter o paciente discretamente hemodiluído, controlando hematócrito e hemoglobina, pois, nessa situação, o índice de trombose é menor. Mantém-se a antibioticoterapia por, pelo menos, 10 dias. Proíbe-se o paciente de fumar, em razão do grande risco de espasmo e trombose vascular. Para diminuir o índice de trombose, administra-se ácido acetilsalicílico (100 a 200 mg/dia) ou dipiridamol (25 mg a cada 6 h), por via oral, para diminuir a adesividade plaquetária, e utilizam-se expansores de volume para manter a hemodiluição (macromoléculas), por via intravenosa, durante 3 dias. A heparina, de baixo peso molecular ou não, só é empregada em casos críticos. A reabilitação deve ser orientada pelo cirurgião, com base na evolução clínica e nas condições anatômicas das diversas estruturas. A movimentação inicia-se o mais cedo possível, evitando-se agredir as microanastomoses vasculares, mas tentando prevenir a rigidez e as aderências tendinosas.

Reimplantes de membro inferior

Os reimplantes de membro inferior são menos frequentes por várias razões:

- Os traumas que provocam amputações no nível do membro inferior geralmente são de alta energia cinética e promovem grave lesão tecidual, o que pode inviabilizar o reimplante
- Há frequente associação de lesões em outros órgãos, o que contraindica o procedimento (lesões intra-abdominais, torácicas ou cranianas)
- O bom resultado funcional proporcionado pelas próteses de membro inferior é uma realidade.

Quanto mais distal a amputação no membro inferior e quanto mais jovem o paciente, melhor o resultado do reimplante, em especial, se a lesão não for provocada por mecanismo de avulsão.

O objetivo é a restauração, não apenas da aparência, mas principalmente da função da extremidade. Um membro inferior reimplantado deve oferecer equilíbrio e apoio para suportar a carga durante a marcha. A sensibilidade do pé é fundamental para a propriocepção e para evitar a formação de úlceras de pressão. Portanto, em reimplantes de membro inferior, para se obter bom resultado funcional, é fundamental o retorno da sensibilidade.

Existem poucos relatos na literatura de reimplantes de membros inferiores com sucesso funcional. Mattar *et al.*[3] relatam êxito em reimplante de uma perna em criança de 4 anos de idade que, 4 anos após a cirurgia, apresentava crescimento esquelético, boa qualidade na regeneração nervosa, boa aparência e excelente resultado funcional. Em amputações bilaterais, ao se analisar os segmentos proximal e distal de cada lado, há relatos de reimplantes de um pé na perna oposta, de modo que o hálux se transformava no pododáctilo mais lateral.

Morrison e O'Brien[4] referem que os reimplantes do membro inferior são menos indicados, em razão da pior qualidade da regeneração nervosa, que nem sempre proporciona sensibilidade protetora, e da maior qualidade das próteses de membro inferior. Relatam que as amputações do membro inferior provocadas por grande esmagamento ou avulsão não devem ser submetidas a cirurgias de reimplante. Da mesma maneira, em pacientes idosos, pode haver patologia vascular degenerativa e ser fator significativo a ser considerado na indicação do procedimento.

Os cuidados pré-operatórios quanto à extremidade distal amputada (limpeza, colocação em recipiente com soro fisiológico e resfriamento sem contato direto com gelo) e ao segmento proximal (limpeza, curativo compressivo e evitar ligaduras) são os mesmos para amputações em outros níveis. O tempo de isquemia crítico, assim como no membro superior, também depende do nível da amputação, havendo tolerância de até 6 h de isquemia em hipotermia em amputações proximais e tempos maiores em amputações distais. Deve-se sempre estar atento ao fato de que longos tempos de isquemia podem produzir, após a reperfusão do segmento amputado, alterações metabólicas e do equilíbrio acidobásico, que podem provocar a morte do paciente.

A técnica cirúrgica inclui desbridamento cuidadoso de todo o tecido desvitalizado, regularização e encurtamento dos fragmentos ósseos, osteossíntese, reconstrução de músculos e tendões, anastomoses vasculares e nervosas com ou sem enxertos. O uso do microscópio cirúrgico possibilita anastomoses vasculares e nervosas de boa qualidade que, por sua vez, proporcionam a sobrevida e o sucesso funcional do reimplante.

Complicações

As complicações podem ser divididas em precoces e tardias. As precoces relacionam-se às vasculares (trombose das microanastomoses, sangramento, infecções, necrose e perda de cobertura cutânea):

- Trombose das microanastomoses: o primeiro sinal de insuficiência arterial é a diminuição de velocidade da perfusão capilar. A extremidade reimplantada torna-se pálida, podendo assumir coloração levemente cianótica. A temperatura diminui e a polpa da extremidade fica vazia. As tromboses arteriais podem surgir imediatamente após o término da anastomose e a liberação dos clampes, ou até 12 dias depois
- Edema: normalmente, o edema é pouco acentuado se houver boa qualidade na drenagem venosa. Quando excessivo, deve ser tratado com liberação de pontos e elevação da extremidade
- Congestão e trombose venosas: há aumento da velocidade de perfusão capilar. O dedo torna-se túrgido, mais frio e com coloração arroxeada. Quando se detecta uma congestão venosa, deve-se remover todo o curativo e procurar pontos de possível compressão. As tromboses das microanastomoses venosas também podem ocorrer precoce ou tardiamente
- Reoperação em trombose das microanastomoses: quando há trombose das microanastomoses, tanto arterial quanto venosa, há necessidade de reexploração cirúrgica. Esse procedimento deve ser considerado uma emergência e pode corrigir algum erro técnico, causador da complicação, como tensão exagerada do vaso, vaso redundante, trajeto inadequado do vaso etc. Normalmente, nas reexplorações, há necessidade de ressecar o local da anastomose trombosada e de interpor um enxerto vascular
- Sangramento: é comum por lesão de veias ou pequenos furos nas artérias. Quando ocorrer durante o uso de heparina, esta deve ser descontinuada. Em casos extremos, é necessária revisão cirúrgica
- Infecção: as amputações traumáticas são ferimentos potencialmente infectados e associados à desvascularização de tecidos. O tratamento deve se basear em desbridamento meticuloso, inclusive ósseo, e antibioticoterapia adequada
- Necrose: a persistência de tecido necrosado (ósseo, muscular, cutâneo e outros) pode causar outras complicações, como infecção, edema e até trombose das anastomoses. O desbridamento deve ser minucioso e todo o tecido necrosado detectado deve ser ressecado
- Necrose de pele: a pele pode sofrer por comprometimento vascular. Desde que não haja exposição de estruturas profundas (osso, tendão etc.), pode ser tratada apenas com desbridamento e curativos. Se houver exposição, deve ser tratada com desbridamento e tratamento cirúrgico para promover uma cobertura cutânea adequada. Os retalhos utilizados para esse fim vão depender da região de exposição, das condições anatômicas e da experiência do cirurgião
- Complicações ósseas:
  - Pode surgir pseudartrose, principalmente em razão do comprometimento vascular dos ossos. Quando tratado de modo conveniente, o tecido ósseo cicatriza e promove a consolidação. O tratamento baseia-se em revisão das osteossínteses e enxertia óssea
  - As consolidações viciosas podem ser evitadas pelo alinhamento ósseo adequado no momento do reimplante ou mesmo durante sua evolução. Caso haja deformidades com prejuízo da função, deve-se indicar osteotomias corretivas.

Casos clínicos

Os casos clínicos estão descritos nas Figuras 68.10 a 68.12.

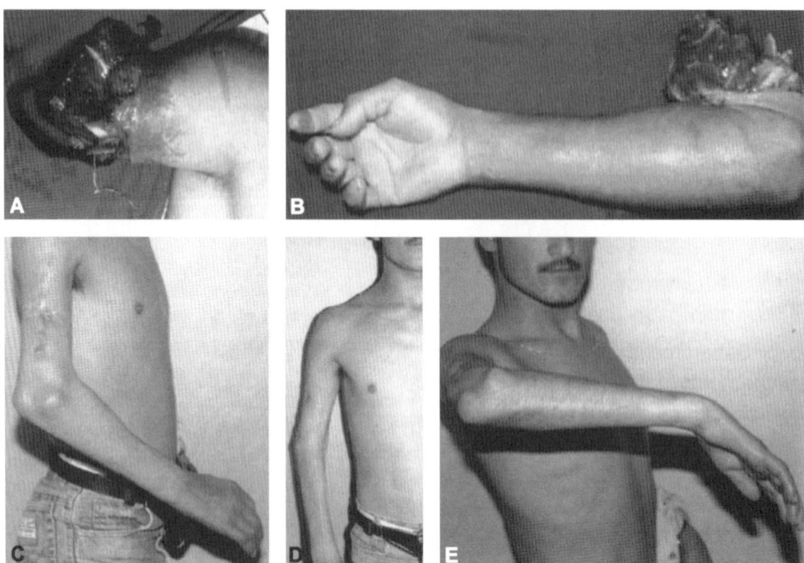

Figura 68.10 A a E. Reimplante de braço após amputação provocada por mecanismo de esmagamento/ avulsão.

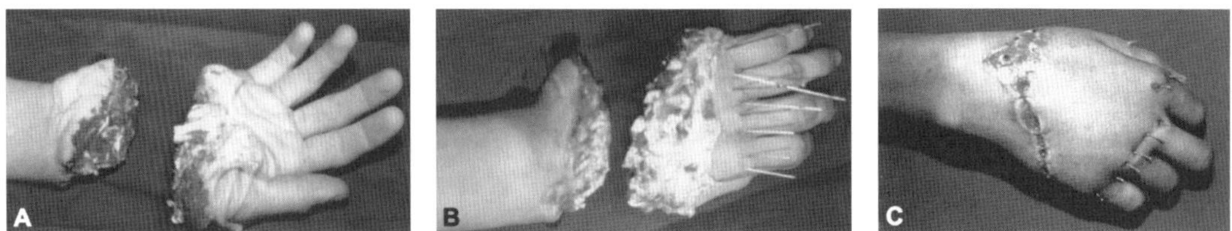

Figura 68.11 A a C. Reimplante no nível da mão.

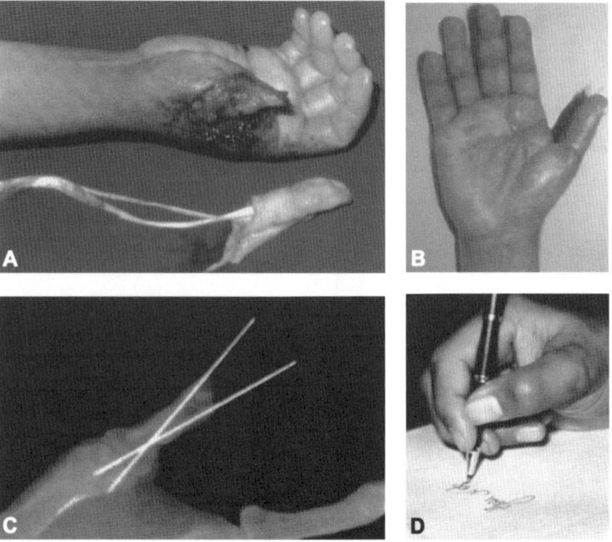

Figura 68.12 A a D. Reimplante de polegar após amputação por avulsão.

Referências bibliográficas

1. MALT, R. A.; MCKHANN, C. F. Replantation of severed arms. JAMA, v. 189, p. 716, 1964.
2. KOMATSU, S.; TAMAI, S. Successful replantation of a completely cut off thumb: case report. Plast. Reconstr. Surg., v. 42, p. 374, 1968.
3. MATTAR JÚNIOR, R.; DE PAULA, E. J. L.; KIMURA, L. K.; STARCK, R.; CANEDO, A. C.; AZZE, R. J. Reimplante nas amputações provocadas por mecanismo de avulsão. Rev. Bras. Ortop., v. 28, p. 657-661, 1993.
4. MORRISON, W. A.; O'BRIEN, B. M.; MACLEOD, A. M. A long term review of digital replantation. Aust. NX J. Surg., v. 47, p. 767, 1977.

Bibliografia

BUNCKE, H. J.; BUNCKE, C. M.; SCHULZ, W. R. Experimental digital amputation and reimplantation. Plast. Reconstr. Surg., v. 36, p. 62, 1965.

DOI, K. Replantation of an avulsed thumb, with application of a neurovascular pedicle. Hand, v. 8, p. 258, 1976.

FERREIRA, M. C. et al. Reimplantes de mão. Rev. Assoc. Med. Bras., v. 25, p. 149-152, 1975.

JACOBSON, J. H.; SUAREZ, E. L. Microsurgery in the anastomosis of small vessels. Surg. Forum, v. 9, p. 243, 1960.

KLEINERT, H. E.; JABLON, M.; TSAI, T. M. An overview of replantation and results of 347 replants in 245 patients. J. Trauma, v. 20, p. 390, 1980.

MALT, R. A.; HARRIS, W. H. Long terms results in replanted arm. Br. J. Surg., v. 56, p. 705, 1969.

MATTAR JÚNIOR, R.; AZZE, R. J.; KIMURA, L. K.; STARCK, R.; DE PAULA, E. J. L. Reimplante de membro inferior: relato de caso com sete anos e seis meses de evolução. Rev. Bras. Ortop., v. 29, p. 531-534, 1994.

O'BRIEN, B. M. Replantation surgery. Clin. Plast. Surg., v. 1, p. 405, 1974.

STRAUCH, B.; TERZIS, J. K. Replantation of digits. Clin. Orthop., v. 133, p. 35, 1978.

TAMAI, S. Digit replantation: analysis of 163 replantations in an 11 year period. Clin. Plast. Surg., v. 5, p. 105, 1979.

ZUMIOTTI, A. Reimplante de membros. Rev. Bras. Ortop., v. 19, p. 137-142, 1984.

Biopsias Musculares

Manoel Tavares Neves Junior, Samuel Katsuyuki Shinjo e
Ana Beatriz Andreo Garcia

Considerações gerais

O estudo anatomopatológico do tecido muscular obtido pela biopsia tem um importante papel na complementação diagnóstica de diversas doenças musculares e neuromusculares (Quadro 69.1). Além disso, pode fornecer informações sobre a possível origem (neurológica ou não neurológica) e o grau de cronicidade do distúrbio, bem como ser útil na avaliação da evolução da doença e na resposta ao tratamento.

Considerações anatômicas

A priori, a biopsia pode ser realizada em qualquer músculo do corpo, bastando atentar para a presença de estruturas nobres, como vasos sanguíneos e nervos. Entretanto, com o intuito de aumentar a sensibilidade diagnóstica, geralmente são escolhidas as áreas clinicamente mais afetadas, isto é, com maior fraqueza muscular. Essas regiões podem ser determinadas com base no estudo por eletroneuromiografia (ENMG) e/ou ressonância magnética. Por outro lado, não é aconselhável obter a amostra de locais excessivamente acometidos, pois pode haver perda de fibras musculares, bem como lipossubstituição e/ou fibrose. Além disso, devem ser evitadas áreas recentemente avaliadas por ENMG (sugere-se realizar a biopsia no membro contralateral), com trauma recente ou que receberam injeções no local.

Na prática, os músculos bíceps braquial e quadríceps da coxa (retofemoral ou vasto lateral) são os mais indicados para a avaliação de doenças com acometimento preferencialmente proximal. Contudo, geralmente se opta pelo tibial anterior, quando o envolvimento é particularmente distal, ou pelo deltoide, quando há suspeita de doença muscular mitocondrial (Figura 69.1).

Indicações

A principal indicação da biopsia muscular é estabelecer o diagnóstico definitivo de doenças musculares e neuromusculares (Quadro 69.1), uma vez que o quadro clínico dessas enfermidades pode ser semelhante. No entanto, ainda é bastante útil para verificar o grau de cronicidade, a evolução do distúrbio e a resposta ao tratamento.

Quadro 69.1 Exemplos de doenças que podem ser definidas por meio de estudo anatomopatológico do músculo.

Distúrbios hereditários
Distrofias musculares
Distrofias miotônicas
Miopatias congênitas
Canalopatias
Doenças musculares metabólicas
Miopatias adquiridas
Inflamatórias idiopáticas
Induzidas por medicamentos
Endócrinas
Associadas às colagenoses
Infecciosas (triquinose, toxoplasmose etc.)

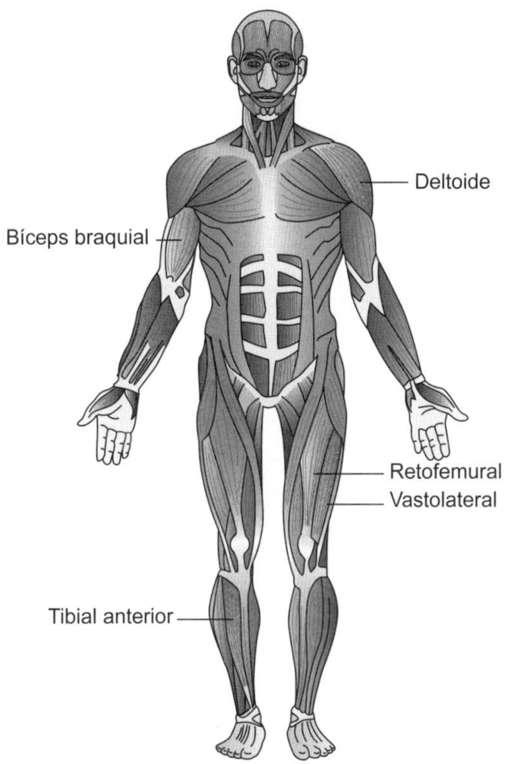

Figura 69.1 Músculos estriados mais recomendados para a realização de biopsia muscular.

Contraindicações

Por se tratar de um procedimento bastante simples e seguro, praticamente não há contraindicações absolutas. Todavia, deve-se estar atento para as seguintes condições:

- Infecção cutânea adjacente ao local da biopsia muscular
- Diástase hemorrágica significativa
- Distúrbio da coagulação (p. ex., hemofilia grave)
- Uso de medicamentos que aumentem o risco de sangramento, como anticoagulantes
- Tendência a formar queloides.

Tipos de procedimento

Há três tipos de biopsias musculares: as abertas (a céu aberto), as semiabertas e as percutâneas. As técnicas abertas e semiabertas são muito parecidas e constituem pequenas cirurgias, sendo necessário, após a incisão cutânea, realizar a divulsão dos tecidos, plano a plano, até chegar ao músculo para obter a amostra. A maior diferença entre elas é a utilização, nas semiabertas, de um pequeno fórceps (Figura 69.2), com a intenção de diminuir o tamanho do corte. Não obstante, o tecido retirado também é menor, além de menos uniforme.

Já as biopsias percutâneas são realizadas por meio de agulhas (Figura 69.3). A mais utilizada é a de Bergström, que foi a primeira descrita na literatura científica, porém modificada para uso com sucção (Figura 69.4). Apesar disso, recomenda-se usar a Allendale, por facilitar a realização do procedimento com apenas uma das mãos. Já a pistola automática, apesar de ser a de mais fácil execução, vem sendo abandonada em alguns países, pelo pouco controle sobre a profundidade, podendo, em casos extremos, até atingir o osso.

Cada uma dessas técnicas tem vantagens e desvantagens. Apesar de a biopsia a céu aberto possibilitar, em geral, obter um material maior e com menos desgaste, a percutânea é menos invasiva, mais rápida, menos traumática, praticamente não deixa cicatriz e ainda pode facilitar a obtenção em determinados grupos de pacientes, como nos obesos.

Material

A Tabela 69.1 lista os materiais utilizados tanto nas biopsias abertas ou semiabertas quanto nas percutâneas, de forma comparativa.

Técnicas aberta e semiaberta

1. Colocar o paciente em decúbito dorsal horizontal.
2. Realizar antissepsia cutânea.
3. Colocar campos cirúrgicos.
4. Aplicar anestesia do subcutâneo com 2 a 3 mℓ de lidocaína a 2%, sem vasoconstritor.
5. Realizar incisão cutânea longitudinal de 2 a 3 cm de extensão.
6. Fazer hemostasia por meio de compressão mecânica.
7. Realizar divulsão do tecido subcutâneo.

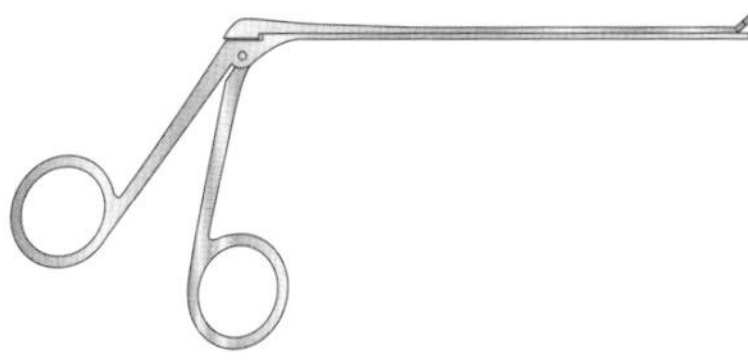

Figura 69.2 Fórceps Conchotome utilizado nas biopsias semiabertas.

8. Fazer incisão longitudinal de 0,5 cm na fáscia muscular.
9. Realizar divulsão da fáscia muscular.
10. Remover 0,5 × 1 cm de tecido muscular.
11. Armazenar a peça em gaze levemente embebida em soro fisiológico a 0,9%.
12. Revisar a hemostasia.
13. Suturar a fáscia muscular com fio absorvível.
14. Suturar o subcutâneo com fio absorvível.
15. Suturar a pele com fio não absorvível.
16. Fazer curativo compressivo.

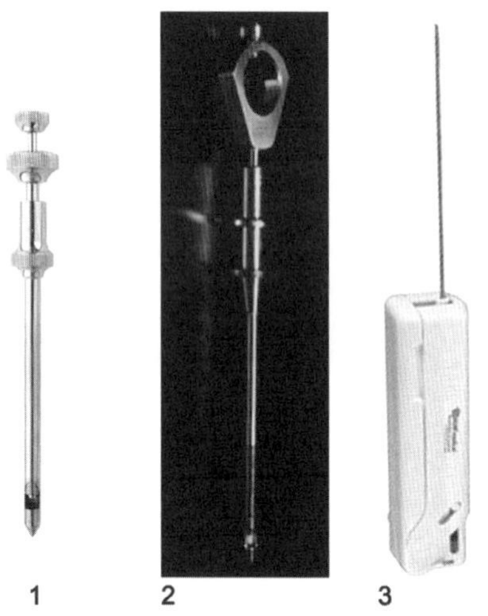

Figura 69.3 Agulhas para biopsias percutâneas: (1) Bergström-Stille, (2) Allendale, (3) pistola automática. Os tamanhos não são proporcionais.

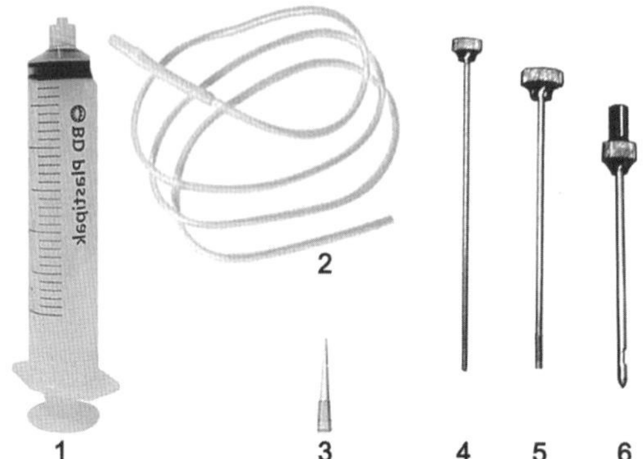

Figura 69.4 Partes da agulha de biopsia muscular e do sistema de sucção: à seringa (1) é acoplado um tubo de equipo cortado (2), que é inserido, por meio de uma ponteira de pipeta (3) ao trocater interno da agulha (5), já dentro da cânula externa (6). O êmbolo (4) serve para retirar a amostra de músculo do trocater após o procedimento.

Tabela 69.1 Materiais necessários para a realização de biopsias musculares.

Etapas	Biopsia aberta ou semiaberta	Biopsia percutânea
Antissepsia	Gazes estéreis Clorexidina degermante a 2% Clorexidina alcoólica a 0,5% Avental estéril Máscara, gorro e luvas estéreis Campos cirúrgicos	Gazes estéreis Clorexidina degermante a 2% Clorexidina alcoólica a 0,5% Luvas estéreis (não obrigatório) Campo cirúrgico oftálmico (não obrigatório)
Anestesia	Lidocaína 2% sem vasoconstritor	Lidocaína 2% sem vasoconstritor
Biopsia	Cabo de bisturi nº 3 e lâmina de bisturi nº 10 (para a biopsia aberta) ou fórceps Conchotome (para a semiaberta) Afastadores de Farabeuf Pinças hemostáticas de Kelly Pinças de dissecção com e sem dentes Porta-agulhas de Hegar Tesoura cirúrgica	Lâmina de bisturi nº 11 Agulha de biopsia muscular Equipo para sucção Seringa de 60 mℓ Ponteira descartável de pipeta automática (para conectar o equipo à seringa)
Sutura	Fios absorvíveis (categute simples 3-0) Fio não absorvível (poliamida filamentar: náilon 4-0)	Curativo ponto falso
Curativo	Esparadrapo	Esparadrapo Bandagem esterilizada

Técnica percutânea por agulha

1. Manter o paciente em decúbito dorsal horizontal.
2. Realizar antissepsia cutânea.
3. Colocar campo cirúrgico oftálmico (não é obrigatório).
4. Aplicar anestesia intradérmica com 1 a 3 mℓ de lidocaína a 2%, sem vasoconstritor.
5. Fazer incisão cutânea de 0,5 cm de extensão e com profundidade suficiente para, se possível, ultrapassar a fáscia muscular.
6. Introduzir a agulha de biopsia muscular com o equipo e seringa acoplados.
7. Cortar o músculo, por meio da ação conjunta de fechamento da janela da cânula externa pelo trocater interno e da realização de sucção com a seringa.
8. Realizar hemostasia por meio de compressão mecânica.
9. Armazenar a peça em gaze levemente embebida em soro fisiológico a 0,9%.
10. Fazer curativo com ponto falso.
11. Fazer curativo compressivo com bandagem esterilizada.

Armazenamento da amostra muscular

O material biológico, uma vez processado, é armazenado em nitrogênio líquido a -170°C. A rotina diagnóstica inclui cortes seriados e transversais de 5 μm de espessura, para a realização das reações histológicas, histoquímicas e imuno-histoquímicas.

Cuidados após o procedimento

- Biopsias abertas ou semiabertas:
  - O paciente não pode realizar esforço físico nas primeiras 24 h e deve manter um repouso relativo do membro por 5 a 7 dias
  - Evitar molhar o curativo. Após 24 h, retirá-lo e realizar limpeza local com água e sabonete comum
  - Remover os pontos após 7 a 10 dias
- Biopsias percutâneas:
  - Não é necessário repouso, mas aconselha-se evitar traumas maiores, como esportes de contato físico
  - Evitar molhar o curativo
  - Retirar o ponto falso após 3 dias.

Complicações

A complicação mais frequente é a dor no local do procedimento, em geral, leve e transitória. Contudo, embora raras, as seguintes complicações já foram descritas:

- Sensação de dormência ou de formigamento na região próxima à ferida operatória, no músculo biopsiado ou mesmo distalmente a ele. Em geral, há desaparecimento completo dos sintomas após algumas semanas, mas casos permanentes já foram relatados
- Hipotrofia do segmento afetado
- Formação de hematoma local, em geral, de pequena monta
- Cicatrização inadequada do corte ou formação de queloide (em indivíduos com essa tendência)
- Infecção superficial ou profunda
- Deiscência de sutura
- Hérnia muscular ou do tecido subcutâneo.

Bibliografia

BERMAN, A. T.; GARBERINO, J. L.; ROSENBERG, H.; HEIMAN-PATTERSON, T.; BOSACCO, S. J. et al. Muscle biopsy: proper surgical technique. Clin Orthop Relat Res., v. 198, p. 240-243, 1985.

CONNOR, A.; STEBBINGS, S.; ANNE, H. N.; HAMMOND-TOOKE, G.; MEIKLE, G. et al. STIR MRI to direct muscle biopsy in suspected idiopathic inflammatory myopathy. J Clin Rheumatol., v. 13, p. 341-345, 2007.

DERRY, K. L.; NICOLLE, M. N.; KEITH-ROKOSH, J. A.; HAMMOND, R. R. Percutaneous muscle biopsies: review of 900 consecutive cases at Longon Health Sciences Centre. Can J Neurol Sci., v. 36, p. 201-206, 2009.

EDWARDS, R. H.; ROUND, J. M.; JONES, D. A. Needle biopsy of skeletal muscle: a review of 10 years experience. Muscle Nerve., v. 6, p. 676-683, 1983.

NEVES JR, M.; BARRETO, G.; BOOBIS, L.; HARRIS, R.; ROSCHEL, H. et al. Incidence of adverse events associated with percutaneous muscular biopsy among healthy and diseased subjects. Scand J Med Sci Sports, v. 22, p. 175-178, 2012.

TARNOPOLSKY, M. A.; PEARCE, E.; SMITH, K.; LACH, B. Suction-modified Bergström muscle biopsy technique: experience with 13500 procedures. Muscle Nerve, v. 43, p. 717-725, 2011.

Seção **11**

Neurologia

Punção Lombar

Marcelo Campos Moraes Amato e Ricardo Santos de Oliveira

Considerações gerais

A punção liquórica pode ser feita nos espaços subaracnóideos, sendo lombar (local mais frequente) e suboccipital; ou no sistema ventricular, sendo transfontanelar (em lactentes), por meio de trepanação craniana e, excepcionalmente, supraorbitária. Será descrita aqui a técnica inerente ao local mais comum, de maior utilidade no cotidiano médico.

O correto posicionamento do paciente é o fator isolado mais importante para uma punção eficaz e atraumática.

Considerações anatômicas

Em adultos, a medula termina no nível vertebral L2, portanto, a punção deve ser feita abaixo desse nível, preferencialmente entre os processos espinhosos de L3 e L4. Deve-se traçar uma linha imaginária entre as espinhas ilíacas posterossuperiores e encontrar o local adequado na intersecção com a linha mediana. Os planos a serem ultrapassados em sequência posteroanterior são: pele, subcutâneo, ligamento supraespinal, ligamento interespinal, ligamento amarelo, dura-máter e, finalmente, o espaço subaracnóideo, contendo líquido cefalorraquidiano (LCR; Figura 70.1).

Indicações

Punções diagnósticas

- Doenças infecciosas (meningite)
- Doenças inflamatórias (desmielinizantes)
- Afecções mecânicas (compressões medulares pela manobra de Queckenstedt-Stookey, hipertensão intracraniana, hidrocefalia de pressão normal)
- Doenças neoplásicas (câmara de sedimentação).

Punções terapêuticas

- Punção de alívio em casos de neurocriptococose, após neurocirurgia endoscópica ou tratamento de fístulas liquóricas adquiridas (pós-cirúrgicas ou pós-traumáticas)
- Injeção intratecal de medicamentos.

Contraindicações

- Lesão expansiva intracraniana
- Hidrocefalia obstrutiva
- Há o risco de piora neurológica aguda e, em alguns casos, de coma seguido por parada respiratória (hérnia de uncus), caso a punção seja realizada em vigência de lesão expansiva intracraniana ou hidrocefalia obstrutiva
- Infecção no local da punção
- Discrasia sanguínea (contagem de plaquetas < 50.000)
- Portadores de disrafismos espinais.

Avaliação e preparo do paciente

- Exame neurológico à procura de sinais focais (déficit de nervos cranianos, déficit motor, anormalidade de reflexos) e sinais de hipertensão intracraniana (papiledema)
- Tomografia computadorizada de crânio, se houver suspeita de lesão expansiva ou hipertensão intracraniana
- Coagulograma completo: contagem de plaquetas (> 50.000) e tempos de protrombina e tromboplastina parcial ativada
- Explicar o procedimento ao paciente e aos familiares, relatando suas complicações potenciais e obtendo consentimento por escrito, se possível.

Posicionamento

- O paciente deve estar deitado de lado, na borda do leito
- Joelhos e cabeça flexionados, flexionando, assim, a coluna vertebral e abrindo os espaços intervertebrais
- Travesseiros entre as pernas e embaixo da cabeça e dos braços ajudam a manter a coluna reta, paralela à cama (Figura 70.2).

Material

- Principal:
  - Agulha de punção lombar (nº 20) para uso geral. Quanto maior o número, menor o diâmetro
  - Tubos de ensaio
  - Manômetro
- Antissepsia:
  - Gazes estéreis
  - Polivinilpirrolidona-iodo (PVP-I) ou clorexidina alcoólica
  - Luvas estéreis
  - Campos estéreis (opcionais)
- Anestesia (opcional):
  - Seringa
  - Agulha
  - Lidocaína a 2% sem vasocontritor.

Técnica

- Posicionar o paciente, conforme descrito anteriormente
- Realizar antissepsia e colocar campos estéreis, estendendo-se a antissepsia até a espinha ilíaca para confirmar o local a ser puncionado

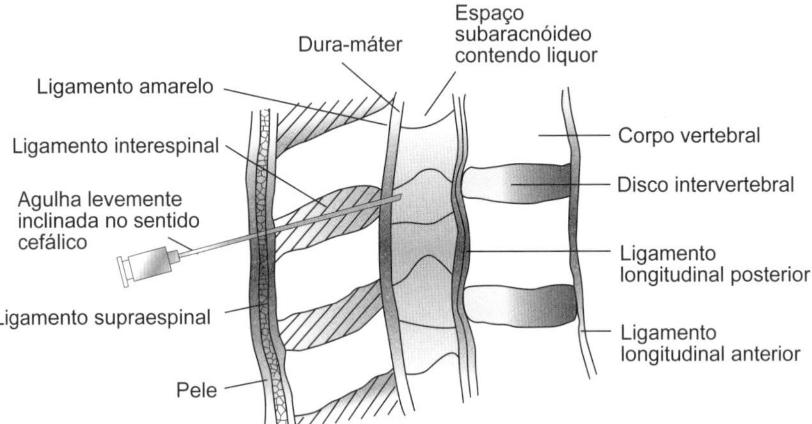

Figura 70.1 Punção lombar.

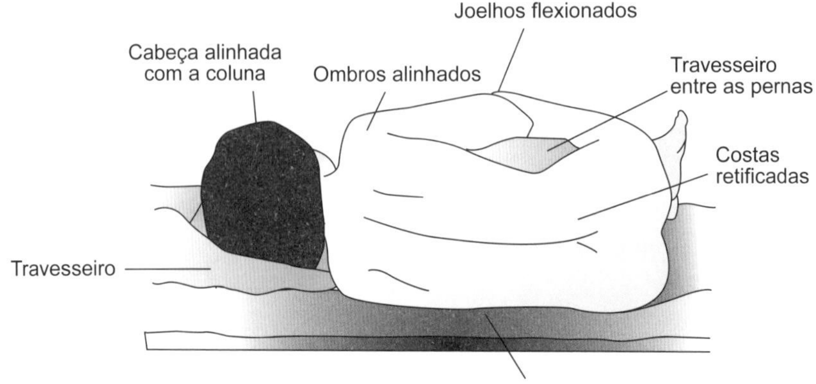

Figura 70.2 Coluna paralela ao leito.

- Aplicar botão anestésico de 1 cm na pele e logo abaixo dela (opcional)
- Introduzir a agulha perpendicularmente à pele, na linha mediana, exatamente entre os dois processos espinhosos escolhidos (L3-L4, de preferência)
- O bisel da agulha deve estar voltado para cima (lateral do paciente), tornando mais fácil a sua passagem entre os ligamentos e a dura-máter, que apresentam fibras longitudinais
- Caso a agulha não progrida e seja percebida resistência compatível com osso, retirar a agulha até o subcutâneo e introduzi-la outra vez, ligeiramente angulada em direção à cabeça
- Na maioria dos pacientes, após 3,5 a 4 cm, o ligamento amarelo e a dura-máter apresentarão uma resistência maior, que deve ser vencida
- Vencida essa resistência e percebida a sensação de *pop*, retirar o guia e girar a agulha 45°, até que o bisel fique voltado para cima. Se o liquor não fluir, recolocar o guia, avançar por mais 3 mm e retirar novamente o guia. Se não for bem-sucedido, repetir o procedimento até ser encontrada uma resistência firme (corpo vertebral, disco intervertebral ou ligamento longitudinal posterior) ou o paciente se queixar de dor em uma das pernas. Se a dor for do lado direito, retirar a agulha até o subcutâneo e repetir o procedimento, inserindo a agulha ligeiramente voltada para o lado esquerdo.

Cuidados após o procedimento

- Repouso
- Hidratação.

Complicações

- Cefaleia por hipotensão liquórica
- Herniação cerebelar
- Hematoma intrarraquidiano
- Meningite
- Dor radicular
- Empiema epidural.

Bibliografia

PATTEN, J. Diagnóstico diferencial em neurologia. Rio de Janeiro: Revinter; 2000. p. 267-272.

Monitoramento da Pressão Intracraniana

Marcelo Campos Moraes Amato e Ricardo Santos de Oliveira

Considerações gerais

O sensor para monitoramento da pressão intracraniana (PIC) pode ser instalado nos espaços epidural, extradural, intraparenquimatoso ou intraventricular. O cateter intraventricular apresenta, além da propedêutica da PIC, a possibilidade de drenagem liquórica para o tratamento da hipertensão intracraniana. Neste capítulo, será descrita a técnica para inserção de cateter intraparenquimatoso.

Considerações anatômicas

O cateter deve ser inserido em região não eloquente do encéfalo; para tal, escolhe-se a parte anterior do lobo frontal, que deve ser alcançada por trepanação na intersecção da linha mediopupilar com a sutura coronal ou até 1 cm anterior a esta. Nessa região, existe um risco desprezível de lesão da área motora. A sutura coronal pode ser palpada aproximadamente na linha biauricular entre 11 e 13 cm da glabela (Figura 71.1).

Indicações

- Diagnóstico e terapêutica dirigida de hipertensão intracraniana aguda (p. ex., traumatismo cranioencefálico ou acidente vascular encefálico associados a Glasgow < 8)
- Diagnóstico de hipertensão intracraniana crônica (neurocisticercose, mau funcionamento de válvulas, malformações cranianas, neoplasias, craniossinostoses complexas etc.).

Contraindicação

Distúrbios da coagulação.

Avaliação e preparo do paciente

- Exame neurológico (avaliação da escala de coma de Glasgow)
- Tomografia computadorizada ou ressonância nuclear magnética de crânio
- Coagulograma completo para avaliação da contagem de plaquetas (deve ser > 100.000) e dos tempos de protrombina e tromboplastina parcial ativada
- Explicar o procedimento ao paciente e aos familiares, relatando complicações potenciais e obtendo o consentimento informado por escrito, se possível.

Material

O procedimento deve ser feito preferencialmente em centro cirúrgico, podendo, em caráter excepcional, ser realizado nas dependências do centro de terapia intensiva (CTI).

- Principal:
  - Lâminas nº 10 e nº 15
  - Rugina
  - Afastador autoestático
  - Trépano manual, elétrico ou pneumático
  - Aspirador
  - Eletrocautério bipolar
  - Soro fisiológico
  - Cateter de monitoramento de PIC subdural/intraparenquimatoso
  - Sistema da monitoramento
  - Fios Vicryl® 2-0, de náilon 3-0 e de algodão 2-0

- Antissepsia:
  - Gazes estéreis
  - Polivinilpirrolidona-iodo (PVP-I) ou clorexidina degermante e alcoólica
  - Luvas estéreis
  - Campos estéreis
- Anestesia:
  - Seringa
  - Agulhas
  - Lidocaína a 2% com vasoconstritor
- Curativo:
  - Gazes
  - Duas faixas de crepe com 10 cm
  - Esparadrapo.

Técnica

- Posicionar o paciente em decúbito dorsal com a cabeça centralizada e angulação da mesa ou da cabeceira em 30°
- Realizar tricotomia local e antissepsia rigorosa com PVP-I degermante e alcoólica
- Aplicar anestesia local com lidocaína a 2% com vasoconstritor
- Utilizar Ioban® (adesivo asséptico estéril)
- Fazer incisão reta parassagital na linha mediopupilar e com o centro em cima da sutura coronal. Fazer incisão subperiosteal
- Descolar o periósteo com rugina
- Fazer a trepanação com trépano manual, elétrico ou pneumático, em cima da sutura coronal
- Fazer a coagulação da dura-máter com eletrocautério bipolar
- Fazer a incisão da dura-máter com lâmina nº 15
- Fazer a coagulação das bordas da dura-máter e da pia-máter exposta
- Fazer a inserção do cateter por contra-abertura e, então, 3 cm para o interior do parênquima
- Fazer o teste do sistema de monitoramento de PIC (alguns sistemas precisam ser calibrados com pressão zero antes de serem inseridos)
- Fazer sutura da gálea com Vicryl® 2-0 e do couro cabeludo com náilon 3-0
- Fixar o cateter com algodão 2-0
- Fazer curativo oclusivo.

Cuidados após o procedimento

- Testar a mensuração da PIC com manobra de Valsalva, elevação da cabeceira ou compressão das jugulares, situações em que a PIC deve subir
- Adotar medidas preventivas para evitar tração inadvertida do cateter (fixação em mais de um ponto)
- Trocar o curativo a cada 2 dias
- Retirar o cateter após 5 dias do procedimento ou de acordo com o quadro clínico.

Complicações

- Falha do sistema
- Infecção da ferida operatória
- Meningite
- Hematomas intracranianos
- Déficits neurológicos.

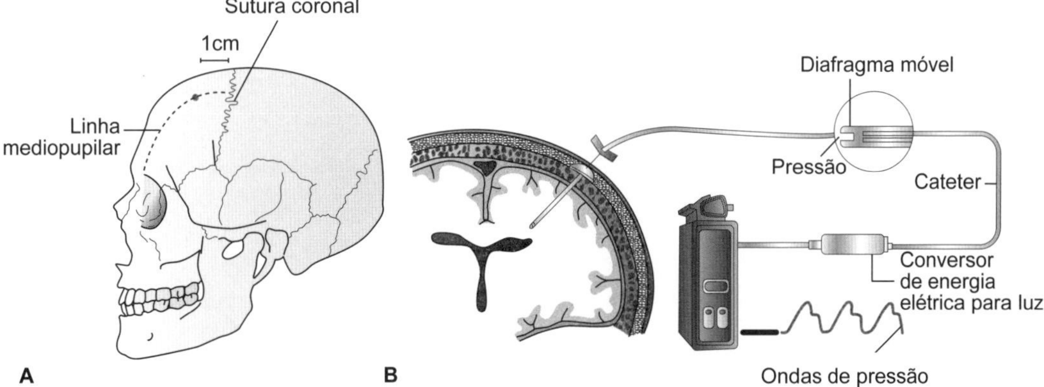

Figura 71.1 Medida de pressão intracraniana. A. Ponto para trepanação e medida. B. Monitoramento da PIC intraparenquimatosa.

Bibliografia

AGUIAR, P. H.; ANDRADE, A. F.; MARINO JUNIOR, R. Hipertensão intracraniana. In: MORAES, I. N. (ed.) Tratado de clínica cirúrgica. São Paulo: Roca; 2005.

AGUIAR, P. H.; SANTANA JUNIOR, P. A.; ANDRADE, A. F.; MARINO JUNIOR, R. Trauma cranioencefálico. In: MORAES, I. N. (ed.) Tratado de clínica cirúrgica. São Paulo: Roca; 2005.

COOPER, P. R. Head Injury. 3. ed. Baltimore: Williams & Wilkins, 1993.

FELDMAN, Z.; NARAYAN, R. K. Intracranial pressure monitoring: techniques and pitfalls. In: COOPER, P. R. Head injury. 3. ed. Baltimore: Williams & Wilkins; 1993. cap. 12, p. 247-274, 1993.

MARCHAC, D.; RENIER, D. Craniofacial surgery for craniossinostosis. Boston: Little Brown & Co; 1982.

Eletroencefalograma

Marcelo Campos Moraes Amato e Alan Luiz Eckeli

Considerações gerais

O eletroencefalograma (EEG) é um exame que avalia a atividade elétrica cerebral. Abrange registro e análise dos sinais elétricos gerados pela atividade sináptica do córtex subjacente por intermédio da diferença de potencial captada entre dois eletrodos colocados no couro cabeludo. As ondas ou os ritmos cerebrais refletem a contínua variação das diferenças de potenciais entre diversas regiões, portanto, esse exame informa mais sobre as características fisiológicas do que as estruturais do cérebro. É um procedimento simples, seguro e barato.

Considerações anatômicas

Identificação, no escalpo, das referências anatômicas para colocação dos eletrodos conforme o sistema internacional 10-20 (cada eletrodo está afastado 10 a 20% do eletrodo vizinho): násio, ínio, orelhas direita e esquerda (Figura 72.1).

Indicações

- Epilepsia
- Estado de mal epiléptico
- Alterações no nível de consciência
- Doenças infecciosas
- Intoxicações
- Distúrbios metabólicos
- Morte encefálica
- Demências.

Repetição do eletroencefalograma

- Quando o diagnóstico de epilepsia permanecer incerto, surgirem novos sintomas e o exame anterior for inespecífico
- Em estado de mal epiléptico
- Equipamentos especiais:
  - Polígrafo digital: para avaliação de neonatos e distúrbios do sono
  - Videoencefalograma: para avaliação pré-cirúrgica em epilepsias de difícil controle e auxílio diagnóstico em crises não epilépticas
  - EEG quantitativo: síndromes demenciais, epilépticas e vasculares
  - Eletrocorticografia: monitoramento e estimulação intraoperatória.

Contraindicações

Não há contraindicações. Podem ocorrer dificuldades técnicas para realização do exame em pacientes pouco colaborativos.

Avaliação e preparo do paciente

O couro cabeludo deve estar limpo e lavado, e os cabelos devem estar secos, sem laquê, gel, cremes ou outras substâncias que possam interferir na obtenção do registro. Algumas manobras podem aumentar a sensibilidade do estudo, como privação de sono, hiperventilação e fotoestimulação com lâmpada estroboscópica. A sensibilidade para detecção de atividade epileptiforme no período intercrítico aumenta com a repetição do exame e com as manobras descritas.

Posicionamento

Paciente deitado confortavelmente em ambiente tranquilo, silencioso e termicamente agradável.

Material

- Eletrodos
- Pasta condutiva
- Gaze
- Aparelho de EEG (analógico ou digital).

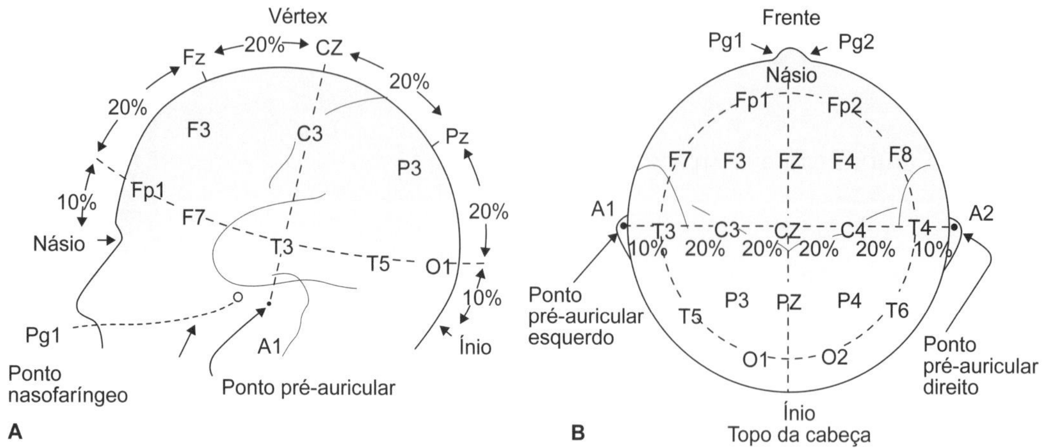

Figura 72.1 A e B. Montagem internacional segundo o sistema 10-20.

Técnica

- Quando se deseja um EEG ambulatorial, o paciente deve ficar deitado na cama por 20 a 90 min. Durante o curso do procedimento, ele pode permanecer acordado ou dormindo. Não é um procedimento doloroso
- A aplicação dos eletrodos no escalpo junto com a pasta condutora exige habilidade técnica para assegurar um bom contato e evitar artefatos. Os eletrodos são distribuídos de acordo com o sistema internacional 10-20 (Figura 72.1). Os ritmos elétricos cerebrais captados por meio do osso, da dura-máter e do escalpo são amplificados e filtrados, resultando no registro dos sinais. O aparelho de EEG é capaz de registrar várias regiões do escalpo ao mesmo tempo. Esses registros são dispostos em múltiplos canais, em distribuições conhecidas como montagens, que costumam ser anteroposteriores e transversais
- São usados 16 a 25 eletrodos, dispostos sobre as regiões frontal (F), temporal (T), central (C), parietal (P) e occipital (O), um eletrodo de aterramento e dois eletrodos auriculares (A) que servem como referência, seguidos de números pares para o lado direito, ímpares para o lado esquerdo e pela letra Z para eletrodos situados na linha média
- Calibração do aparelho
- O registro de repouso é feito com o paciente tranquilo, abrindo e fechando os olhos quando solicitado. Isso revela o ritmo alfa da vigília, que deve ser bloqueado com a abertura ocular. Então, pede-se que o paciente hiperventile durante 3 min, ação que promove lentidão e aumento da amplitude dos ritmos. Depois, o paciente é fotoestimulado com os olhos abertos e fechados. Nesse momento, potenciais fásicos na mesma frequência do estímulo podem aparecer na região occipital. Tais procedimentos podem acentuar as anormalidades e provocar paroxismos epileptiformes em pacientes suscetíveis, muitas vezes, podendo desencadear crise clínica
- O tempo mínimo de registro é de 20 min (cerca de 120 páginas/épocas com 10 s de traçado).

Cuidado após o procedimento

Consulta com o médico solicitante do exame.

Complicação

Manobras de ativação podem desencadear crises.

Interpretação

- Frequência beta: 14 a 30 Hz
- Frequência alfa: 8 a 13 Hz
- Frequência teta: 4 a 7 Hz
- Frequência delta: inferior a 4 Hz
- Ritmo alfa da vigília: ritmo em vigília com os olhos fechados, com frequência entre 8 e 11 Hz, presente nos quadrantes posteriores (occipitais), bloqueado pela abertura dos olhos
- Fusos do sono: atividade sinusoidal e rítmica, na frequência de 12 a 14 Hz, presente em região do vértex

- Onda aguda do vértex: atividade bifásica, bilateral, síncrona e presente na região do vértex
- Complexo K: uma onda aguda do vértex seguida por um fuso de sono, na região do vértex.

Anormalidades

- Alteração na atividade de base: alteração inespecífica, podendo ser sugestiva de disfunção subjacente
- Alentecimento difuso ou focal do traçado: alteração inespecífica, podendo sugerir lesão subjacente
- Onda trifásica: comumente encontrada em distúrbios metabólicos
- Paroxismos epileptiformes focais ou generalizados (ponta e onda aguda): achados frequentes em epilepsia
- Atividades periódicas focais ou generalizadas: podem ocorrer no contexto de doenças infecciosas (encefalite herpética, sarampo, síndrome de Creutzfeldt-Jakob) e estado de mal epiléptico.

Observações

- Lesões intracranianas determinam o aparecimento de sinais de sofrimento que se manifestam por ondas lentas focais ou difusas. O EEG pode confirmar a localização da lesão, porém, não pode oferecer evidências conclusivas da sua natureza. É um exame com boa sensibilidade, mas de baixa especificidade. Por exemplo, não pode diferenciar um acidente vascular encefálico de um tumor
- Em intoxicações ou distúrbios metabólicos que afetam o nível de consciência, também se observam ondas lentas difusas. O desaparecimento das ondas cerebrais (silêncio elétrico) pode surgir no contexto de coma, hipotermia, hipotensão grave, distúrbios metabólicos (hipoglicemia) e morte encefálica
- A única emergência em que se indica um EEG é o estado de mal epiléptico, no qual a realização e a interpretação do exame são importantes para o tratamento do paciente.

Bibliografia

EBERSOLE, J. S.; PEDLEY, T. Current practice of clinical eletroencephalography. Lippincott Williams & Wilkins; 2003.

NIEDERMEYER, E.; SILVA, F. L. Electroencephalography: basic principles, clinical applications and related fields. Lippincott Williams & Wilkins; 2005.

NITRINI, R.; BACHESCHI, L. A. A Neurologia que todo médico deve saber. São Paulo: Atheneu; 2004.

PATTEN, J. Diagnóstico diferencial em neurologia. Rio de Janeiro: Revinter; 2000.

Eletroneuromiografia

Marcelo Campos Moraes Amato e Maurício Fernandes de Oliveira

Considerações gerais

A eletroneuromiografia (ENMG) é um exame complementar indispensável para diagnóstico, avaliação evolutiva e definição prognóstica das doenças que acometem o neurônio motor inferior, os nervos periféricos (neuropatias), a junção neuromuscular e os músculos (miopatias). Divide-se, basicamente, em duas partes: o estudo da condução (sensitiva e motora) e a eletromiografia ou exame de agulha.

Considerações anatômicas

Para o procedimento, é preciso conhecer a anatomia detalhada do sistema nervoso periférico: anatomia de superfície dos nervos periféricos e localização dos diversos grupos musculares, dermátomos, miótomos e todo o trajeto das raízes da medula, dos plexos nervosos e dos nervos periféricos (Figura 73.1).

Indicações

- Diagnóstico topográfico de lesões do sistema nervoso periférico (doenças do neurônio motor, radiculopatias, plexopatias, neuropatias periféricas, doenças da junção neuromuscular e miopatias)
- Eventualmente, no diagnóstico etiológico dessas afecções
- Avaliação da gravidade da doença
- Estudo evolutivo e avaliação do tratamento
- Estabelecimento de prognóstico.

Contraindicações relativas

- Discrasia sanguínea e imunossupressão para o exame de agulha
- Utilização de marca-passo para o estudo da condução
- Lesões de pele extensas.

Avaliação e preparo do paciente

Deve-se explicar os passos do exame e que se trata de um procedimento relativamente doloroso, mas sem deixar o paciente excessivamente ansioso ou com receio de realizá-lo. Também deve-se ressaltar a importância da avaliação neurofisiológica para o diagnóstico de seu problema e que esse exame traz informações não fornecidas por outros métodos diagnósticos.

Material

- Eletroneuromiógrafo é o equipamento específico para o exame e, geralmente, funciona acoplado a um computador comum de mesa ou portátil
- Estimuladores (em garfo, em anel, para neuroma de Morton etc.), por meio dos quais é emitido o estímulo elétrico, visando a geração de um potencial de ação que será captado pelos eletrodos
- Eletrodos específicos para captação dos potenciais no estudo da condução
- Eletrodos de agulha (monopolares ou coaxiais), utilizados em eletromiografia ou exame de agulha
- Pasta de colódio para diminuir a impedância no estudo da condução entre o eletrodo de captação e a pele.

Técnica

Estudo da condução motora

O eletrodo de captação é alocado no ponto motor, no qual se localiza o maior número de placas motoras, de um músculo superficial inervado pelo nervo que se deseja estudar. Estimula-se o tronco daquele nervo em dois pontos de seu trajeto: um distal e um proximal. Mede-se a distância entre os dois pontos estimulados. Observam-se, entre outros dados, a latência distal (tempo decorrido entre o estímulo e a obtenção do potencial), a morfologia do potencial gerado, a amplitude (tamanho) do potencial e a velocidade de condução naquele nervo.

Estudo da condução sensitiva

Coloca-se o eletrodo de captação (na superfície da pele ou no subcutâneo) sobre o trajeto do tronco de um nervo sensitivo. Promovem-se estímulos elétricos distais (chamados de ortodrômicos) ou proximais (antidrômicos) em relação à posição dos eletrodos de captação. Mede-se a distância entre o ponto de estímulo e o eletrodo de captação. Os dados a serem observados são basicamente os mesmos do estudo da condução motora.

Exame de agulha (eletromiografia)

Escolhem-se os grupos musculares a serem estudados com base nas hipóteses diagnósticas e nos achados do estudo da condução. Nesses músculos, insere-se o eletrodo de agulha, que captará a atividade elétrica gerada fisiologicamente pelo músculo. Observa-se se há atividade de inserção e atividade espontânea durante o

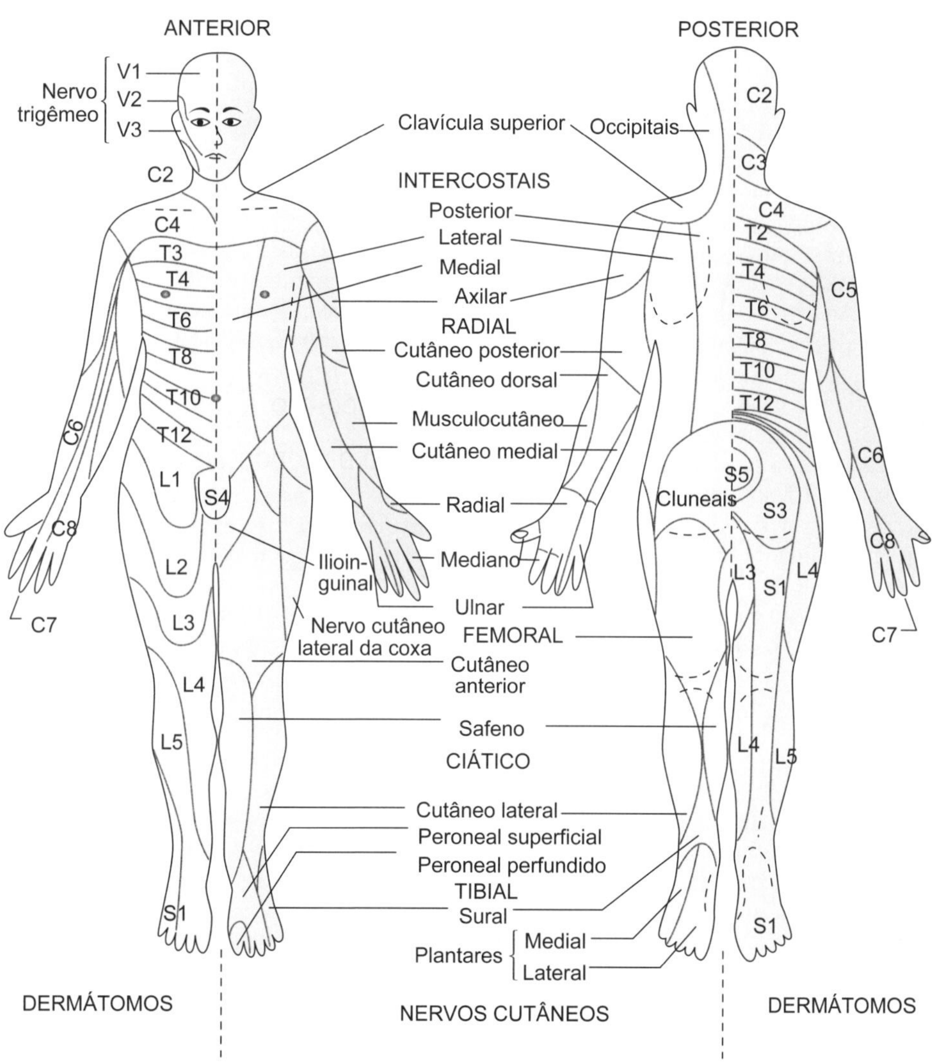

Figura 73.1 Dermátomos e territórios dos nervos sensitivos periféricos.

repouso, ou seja, potenciais gerados espontaneamente pelo tecido muscular, como fasciculação, fibrilação, ondas agudas positivas, miocimia, miotonia etc. Esses potenciais são, de maneira geral, considerados patológicos. Em seguida, solicita-se ao paciente que ative (contraia) o músculo em estudo e observam-se os potenciais de ação musculares gerados. Nessa etapa, são analisados: o padrão de interferência, o número de unidades motoras ativadas e a sua morfologia.

Outras técnicas

- Estimulação repetitiva: utilizada na avaliação da junção neuromuscular. Qualquer nervo motor pode ser avaliado. Inicialmente, empregam-se os mesmos princípios do estudo da condução motora, mas após a obtenção do potencial distal, o eletroneuromiografista solta trens de dez estímulos seguidos, em frequências variáveis (geralmente 2, 3 e 5 Hz) e observa o comportamento dos potenciais obtidos. Se as amplitudes estão decaindo, ao fenômeno observado, dá-se o nome de eletrodecremento. Se estiverem aumentando consecutivamente em amplitude, chama-se eletroincremento. O decremento e o incremento são medidos em porcentagem em relação ao primeiro potencial obtido e, dependendo da relação, pode-se dizer se há, ou não, comprometimento da junção neuromuscular
- Respostas tardias:
  - Onda F: é a resposta obtida pela estimulação de um nervo motor, em que apenas algumas unidades motoras são recrutadas por meio de um estímulo que percorre toda a extensão das fibras motoras em direção proximal, chega até o corpo celular do neurônio no corno anterior da medula e retorna até o músculo inervado, gerando um potencial tardio. É importante para avaliação das neuropatias desmielinizantes
  - Reflexo H: estimula-se um nervo misto e o potencial é captado sobre o músculo inervado pela raiz que se deseja estudar. Sua fisiopatologia é semelhante à dos reflexos de estiramento muscular. O estímulo chega até a medula pela raiz dorsal, desencadeia um arco reflexo e retorna ao músculo daquele segmento pela raiz motora
  - Reflexo do piscamento (*blink reflex*): utilizado para avaliar a integridade do V e do VII nervo craniano. O princípio é semelhante ao do reflexo H: o estímulo percorre o nervo trigêmeo até o tronco cerebral, desencadeia um arco reflexo e retorna ao músculo orbicular do olho, bilateralmente, por meio do nervo facial
- Eletromiografia de fibra única: é uma técnica especial de exame de agulha usada para avaliação da junção neuromuscular. Tenta-se isolar apenas uma fibra muscular e compara-se a latência de recrutamento com uma segunda fibra da mesma unidade motora.

Cuidados após o procedimento

- Observar se há sangramento excessivo nos locais de inserção dos eletrodos de agulha
- Orientar consulta de retorno com o médico solicitante, para verificar o resultado do estudo neurofisiológico.

Complicações

- Sangramento, hematoma ou infecção nos locais de inserção dos eletrodos de agulha
- Infecções sistêmicas em pacientes imunocomprometidos (raro)
- Pneumotórax durante o exame de agulha da musculatura intercostal.

Interpretação

Estudo da condução

- Latência distal (m/s): é o tempo decorrido entre o estímulo mais distal ao longo de um nervo e a geração de um potencial de ação muscular composto. Pode aumentar em doenças desmielinizantes
- Velocidade de condução motora (m/s): após um segundo estímulo mais proximal sobre o mesmo nervo, obtém-se o valor dessa latência. Calcula-se a diferença entre a latência distal e a proximal. A distância entre os pontos desses dois estímulos é medida e dividida pela diferença das latências. Nos membros superiores, as velocidades acima de 50 m/s são consideradas normais. Já nos membros inferiores, são consideradas normais as velocidades acima de 40 m/s. Velocidades de condução baixas ocorrem em neuropatias desmielinizantes ou em axônicos, quando são lesadas as fibras mais grossas
- Velocidade de condução sensitiva (m/s): não são necessários dois estímulos. Mede-se a

distância entre o local do estímulo e o da captação, ao longo do trajeto do nervo, dividida pela latência do potencial

- Amplitude dos potenciais (mV ou μV): cada nervo tem seu valor mínimo normal de amplitude bem documentado. Queda na amplitude dos potenciais de ação significa, a princípio, lesão axônica, com perda do número de axônios que estão conduzindo um determinado estímulo. Amplitudes baixas também podem surgir em miopatias
- Queda superior a 50% na amplitude de um potencial proximal em relação a um distal indica um fenômeno chamado bloqueio de condução. Ocorre, de maneira geral, em neuropatias desmielinizantes, mas também pode ser demonstrado em lesões axônicas precoces agudas, quando elas estão entre os locais dos estímulos distal e proximal
- Onda F: o estímulo é feito no mesmo local do estímulo distal do estudo da condução motora. Provoca-se um segundo potencial de ação muscular (onda F) após o potencial de ação muscular composto (onda M). Aumento na latência entre a onda M e a onda F indica lesão proximal do nervo ou da raiz nervosa, em geral, em doenças desmielinizantes e radiculopatias por espondilose.

Eletromiografia

A atividade elétrica do músculo é estudada com um eletrodo de agulha nele inserido e é transmitida a um aparelho que transforma os potenciais elétricos em ondas, chamadas de potenciais de unidades motoras (impressas ou na tela do osciloscópio), e em sons característicos. A atividade elétrica é estudada durante o repouso e as contrações musculares discretas e intensas.

Normalmente, a introdução da agulha no músculo causa uma breve sequência de potenciais que cessa assim que a posição da agulha não é mais alterada, refletindo a irritabilidade das fibras musculares. Nesse momento do exame, avalia-se a chamada atividade de inserção, que pode estar diminuída, elevada ou em estado normal.

No músculo normal, em repouso, não deve haver mudanças na linha de base, ou seja, não são gerados potenciais espontâneos, ocorrendo silêncio elétrico. Durante a contração mínima do músculo, é possível analisar a amplitude e a duração dos potenciais das unidades motoras. Durante a contração máxima, no músculo normal, observa-se o padrão de interferência, em que os potenciais de diversas unidades motoras recrutadas se sobrepõem no traçado, causando ruído característico.

Quando o músculo avaliado está desnervado, em razão de uma lesão qualquer do nervo periférico, pode haver geração de potenciais espontâneos durante o repouso (fibrilação, fasciculação e ondas agudas positivas). Durante a contração muscular mínima, os potenciais de unidade motora apresentam-se com amplitude e duração maiores (potenciais gigantes) e maior número de fases (potenciais polifásicos longos). Esse fenômeno resulta da reinervação de fibras musculares que perderam a inervação original, por axônios vizinhos ainda preservados, aumentando, assim, o número de fibras musculares das unidades motoras remanescentes. Durante a contração máxima, observa-se um padrão de interferência rarefeito, em que quase não se tem sobreposição de potenciais. Em lesões intensas, podem ser observados os potenciais de apenas uma ou duas unidades motoras disparando com frequência elevada (acima de 20 Hz).

Em miopatias, doenças primárias dos músculos, identifica-se maior recrutamento de unidades motoras, desproporcional à mínima contração muscular realizada pelo paciente, chamado de recrutamento paradoxal. A amplitude dos potenciais das unidades motoras também é caracteristicamente baixa, em razão da lesão das fibras musculares. Em geral, a avaliação durante o repouso evidencia apenas silêncio elétrico, mas, em miopatias inflamatórias, as fibras lesadas são mais irritáveis e podem ser observados potenciais de fibrilação e ondas agudas positivas com o músculo em repouso. Nas miopatias em que ocorre miotonia (distrofia miotônica e miotonia congênita), podem-se identificar descargas miotônicas na avaliação muscular em repouso. Essas descargas surgem como surtos de potenciais, com alguns segundos de duração, que aumentam e diminuem em amplitude sucessivamente e produzem um ruído característico semelhante a um avião bombardeiro em mergulho.

Em portadores de miastenia grave, em que há acometimento pós-sináptico da junção neuromuscular, observa-se o fenômeno de decremento durante a estimulação repetitiva a baixas frequências (Figura 73.2). Já naqueles com a síndrome miastênica de Lambert-Eaton, outra entidade em que existe disfunção da junção neuromuscular, também se verifica decremento

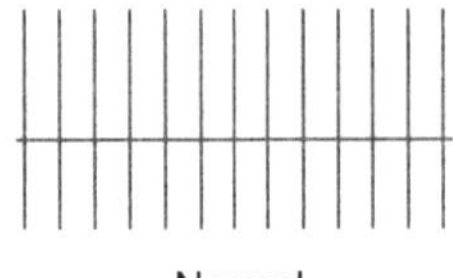

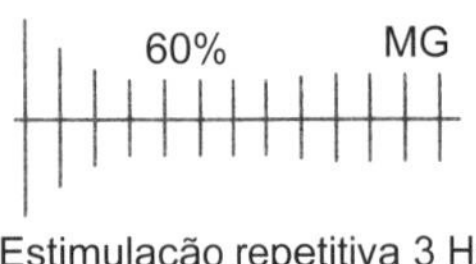

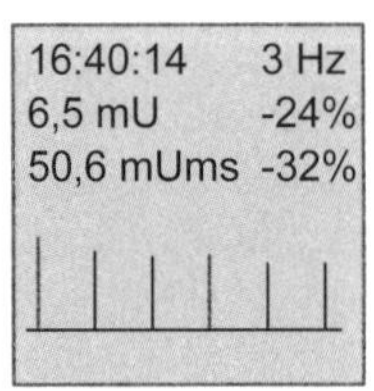

Figura 73.2 Miastenia grave. À estimulação repetitiva com 3 Hz, nota-se o fenômeno do decremento dos potenciais motores.

a baixas frequências, mas, em estímulos com alta frequência (20 Hz), o incremento dos potenciais é um achado característico.

Bibliografia

DUMITRU, D.; AMATO, A. A.; ZWARTS, M. Electrodiagnostic medicine. 2. ed. Philadelphia: Hanley & Belfus; 2002.

KIMURA, J. Electrodiagnosis in diseases of nerve and muscle: principles and practice. 3. ed. Oxford: Oxford University Press; 2001.

NITRINI, R.; BACHESCHI, L. A. A Neurologia que todo médico deve saber. São Paulo: Atheneu, 2004.

OH, S. J. Clinical Electromyography. 3. ed. Philadelphia: Lippincott Williams & Wilkins; 2003.

PATTEN, J. Diagnóstico diferencial em neurologia. Rio de Janeiro: Revinter; 2000.

Implante de Eletroestimulador Medular para Dor Crônica

Efrem Civilini, Luca Bertoglio, Mascia Daniele, Rinaldi Enrico e Roberto Chiesa

Considerações gerais

As primeiras tentativas de eletroestimulação do sistema nervoso central (SNC) para o tratamento da dor crônica datam da década de 1960 e foram baseadas na teoria *Gate Control* proposta por Melzack e Wall. Elas indicavam o implante de eletroestimulador intratecal por meio de laminectomia, mas somente em 1975, com a utilização de eletrodos percutâneos, houve maior desenvolvimento do procedimento. Inicialmente, foram utilizados eletrodos unipolares. Eletrodos bipolares e multipolares, utilizados hoje, foram introduzidos a partir de 1980 (Figura 74.1).

O mecanismo de ação é uma interação recíproca entre as fibras nervosas nociceptivas e as não nociceptivas da medula espinal, modulada por neurônios inibidores, que são pequenos neurônios intercalados no circuito de transmissão do impulso da fibra proveniente do receptor tátil e da dor ao neurônio medular.

Com base na teoria do portão (*Gate Control Theory*) para o controle da dor, o impulso gerado pelo eletroestimulador é capaz de produzir um estímulo ortodrômico que causa parestesia, avisada pelo paciente; ou um estímulo antidrômico, que conduz os impulsos nervosos em direção contrária e ativa os interneurônios dorsais, produzindo um efeito inibitório nas fibras nociceptivas. Além disso, foram evidenciados mecanismos secundários que agem por meio da ativação da via inibitória central e liberação de neurotransmissores de ação inibitória [p. ex., ácido gama-aminobutírico (GABA)], que podem ter um papel importante na redução da transmissão do estímulo da dor.

O implante do eletroestimulador definitivo é indicado para aqueles pacientes que, após um período de teste de 30 dias, referem estimulação adequada com o sistema temporário com melhora da sintomatologia (dor de repouso e lesão trófica) no nível das extremidades dos membros isquêmicos.

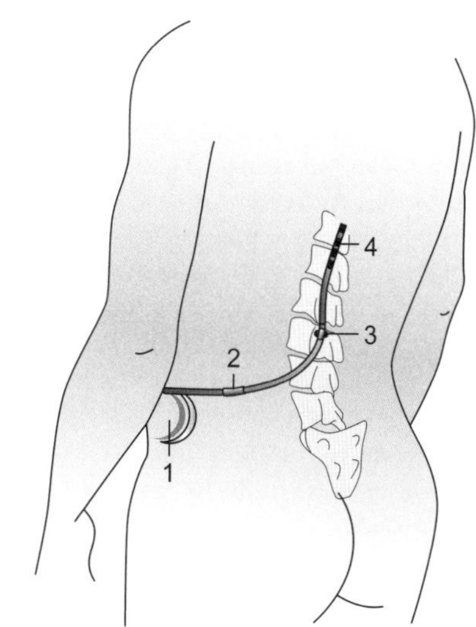

Figura 74.1 Sequência de evolução dos cateteres de estimulação epidural.

Considerações anatômicas

A coluna vertebral é uma estrutura osteoartromuscular que se encontra posteriormente no tronco e tem função de suporte e proteção da medula espinal, que percorre seu interior na maior parte de seu comprimento. Com a sobreposição dos forames vertebrais, forma-se o canal vertebral, que se estende do forame magno ao hiato sacral, delimitado posteriormente pelas lâminas vertebrais, que se dirigem posterior e caudalmente para se encontrar na linha mediana. Do ângulo de união das duas lâminas, origina-se o processo espinhoso, que se dirige posteriormente e apresenta forma e direção variáveis nos diversos tratos da coluna vertebral. As vértebras têm morfologia diferente, de modo que não há duas vértebras iguais no mesmo indivíduo. Essas variações morfológicas influenciam sensivelmente o diâmetro do canal vertebral, que é estreito na região torácica e mais largo nas regiões cervical e lombar. A medula espinal ocupa o canal vertebral do forame magno occipital até as vértebras lombares L1-L3; apresenta duas intumescências, cervical e lombar, no nível da emergência das raízes destinadas aos plexos nervosos dos membros, e termina no cone medular. Este se prolonga através do filamento terminal, que mantém a fixação caudal, unindo-se mediante o ligamento sacrococcígeo à fáscia dorsal do cóccix.

O SNC é circundado por três membranas: as meninges, formadas por fibras longitudinais que envolvem o cérebro e a medula espinal; a dura-máter, que envolve as raízes espinais até o forame intervertebral; e a aracnoide, aderida à dura-máter, que é uma membrana fina e avascular, separada da pia-máter pelo espaço subaracnóideo que contém o liquor. As vértebras se articulam entre si: os corpos vertebrais, por meio dos discos intervertebrais, e os processos articulares, por meio das facetas articulares. As vértebras contíguas se conectam por meio de ligamentos: ligamento amarelo, inter e supraespinal e intertransversário. O ligamento amarelo é constituído essencialmente por tecido elástico estendido entre as lâminas vertebrais, a sua face anterior está em contato com a dura-máter, e a posterior está em contato com os músculos espinais. Os processos espinhosos são unidos entre si pelos ligamentos interespinais e supraespinais. Os processos transversos das vértebras próximas são unidos entre si pelos ligamentos intertransversários.

Indicações

- Isquemia crítica crônica dos membros inferiores sem melhora ao tratamento cirúrgico/endovascular e sem controle adequado com tratamento clínico (Figura 74.2)
- Neuropatia periférica
- Síndrome da dor complexa regional
- Angina de peito.

Contraindicações

- Paciente não colaborativo
- Expectativa de vida menor que 6 meses
- Osteomielite
- Gangrena úmida com lesões maiores de 3 cm^2 (Figura 74.3)
- Relativa: hérnia discal lombossacral (Figura 74.4).

Material (Figura 74.5)

- Principal:
  - Fio de sutura (não reabsorvível: algodão/seda) e agulha semicircular 1/2
  - Fio de sutura (reabsorvível: Vicryl® 2-0) e agulha semicircular 3/8
  - Fio de sutura (monofilamentar não absorvível: náilon 4-0) e agulha semicircular 1/2

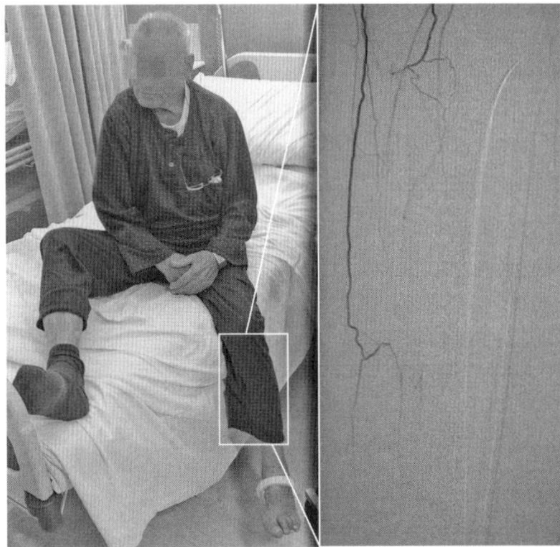

Figura 74.2 Candidato típico à eletroestimulação epidural: paciente com isquemia crítica e dor de repouso, sem lesão trófica, mas com necessidade de manter a posição antálgica de pé para aliviar os sintomas. A angiografia evidencia circulação colateral filiforme e ausência de deságue adequado para revascularização cirúrgica ou endovascular.

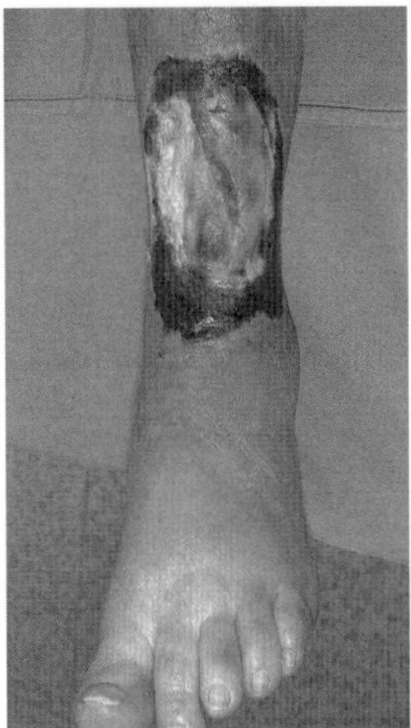

Figura 74.3 Extensa gangrena úmida no membro inferior com provável infecção. Nesse caso, a implantação de um estimulador é inútil e contraindicada.

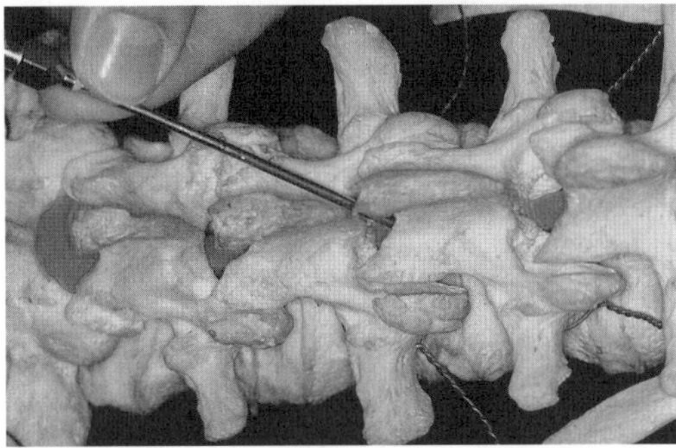

Figura 74.4 Reconstrução óssea da coluna lombossacral. Destacado em cinza escuro o canal vertebral, que neste nível contém a cauda equina. É evidente o trajeto correto da agulha através das estruturas cartilaginosas e ósseas para atingir o espaço epidural. Para ampliar a estreito canal de acesso para o espaço interespinal, é útil flexionar ventralmente a coluna.

  - Campo estéril fenestrado
  - Porta-agulhas
  - Pinça cirúrgica
  - Tesoura de Mayo
- Assepsia:
  - Luvas de procedimento
  - Gazes estéreis
  - Polivinilpirrolidona-iodo (PVP-I; Povidine®) ou clorexidina
- Anestesia:
  - Seringas de 10 mℓ e 20 mℓ
  - Agulha de 25 G
  - Lidocaína a 2% (10 mℓ)
  - Soro fisiológico 0,9%
- Curativo/fixação:
  - Esparadrapo ou Micropore®
- Eletroestimulador temporário:
  - Sala cirúrgica equipada: mesa radiotransparente, fluoroscopia/arco em C
  - Material especial: *kit* eletroestimulador temporário
- Eletroestimulador definitivo:
  - Material especial: *kit* eletroestimulador definitivo.

Avaliação e preparo do paciente

- A indicação do implante de eletroestimulador medular é baseada em critérios clínicos e exames secundários. O diagnóstico clínico é isquemia crítica crônica com dor de repouso, sobretudo noturno, com melhora parcial na posição antálgica de pé pendente
- Índice tornozelo-braço: < 0,20

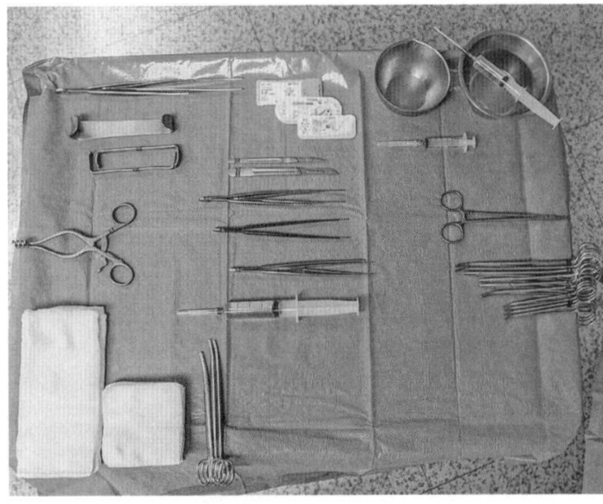

Figura 74.5 Mesa com as ferramentas necessárias para o procedimento.

- Pressão de oxigênio transcutâneo ($TCPO_2$): < 10 mmHg
- Angiografia: oclusão de eixo femoropopliteutibial não passível de revascularização cirúrgica ou endovascular.

Técnica

Implante do eletroestimulador temporário

- Posicionar o paciente em decúbito ventral
- Posicionar a mesa cirúrgica: a coluna do paciente deve formar um ângulo de cerca de 30 a 40°, mantendo a bacia e os ombros na mesma linha no plano horizontal (Figura 74.6)

- Aplicar anestesia local: seringa de 10 mℓ com 5 mℓ de lidocaína 2% e 5 mℓ de soro fisiológico (Figura 74.7)
- Infiltrar a pele, o subcutâneo e os ligamentos supraespinal e intraespinal ao longo da linha mediana
- Posicionar o arco em C em projeção anteroposterior
- Utilizar a agulha de Tuohy presente no *kit* do eletroestimulador e inseri-la no espaço do nível intervertebral L4-L5 e ao longo de uma linha imaginária paramediana a cerca de 1 cm da ponta do processo espinhoso (Figura 74.8)

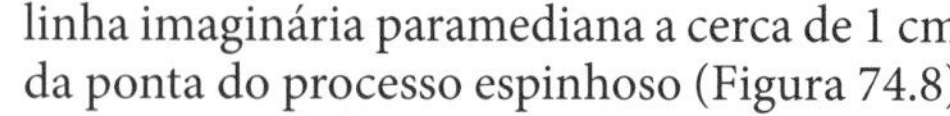

- Avançar medialmente a agulha até o contato com a lâmina vertebral
- Sob vigilância fluoroscópica, inserir a agulha a 45° através dos ligamentos supraespinal e intraespinal (Figura 74.9)
- Remover o mandril da agulha, utilizado apenas para atravessar o ligamento
- Conectar na agulha a seringa de 20 mℓ cheia de soro fisiológico

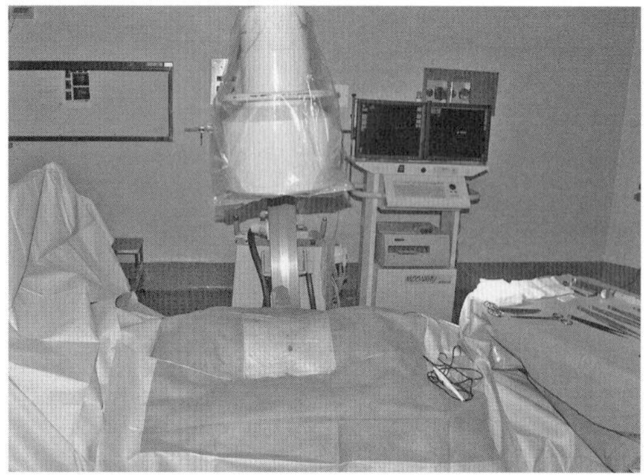

Figura 74.6 O campo operatório é feito com um cuidado extremo na esterilidade, deixando livre apenas a coluna e o lado esquerdo do paciente. Para assepsia mais eficaz, pode-se utilizar Steri-Drape® na pele, tomando cuidado para não furar o plástico diretamente com a agulha Tuohy e não levar objetos estranhos ao espaço epidural.

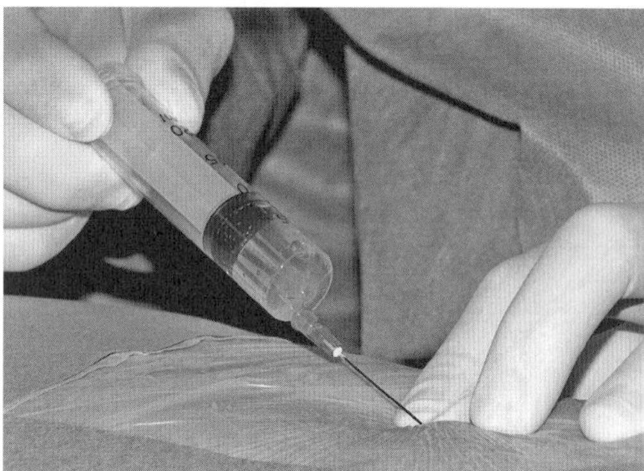

Figura 74.7 Infiltração local de anestésico na pele, no tecido subcutâneo e nos ligamentos supraespinal e interespinal.

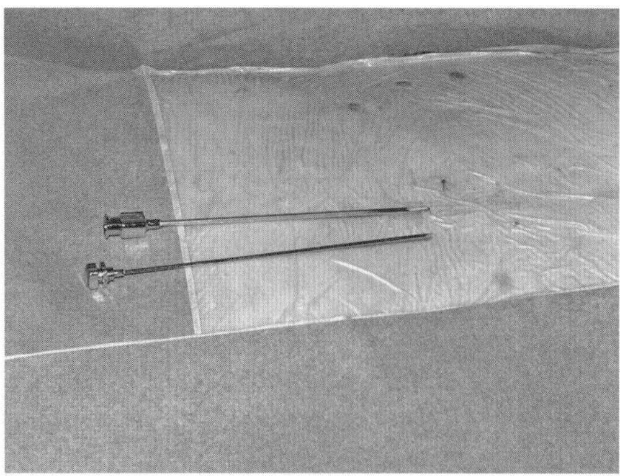

Figura 74.8 A agulha de Tuohy tem a ponta direcional característica e, junto com o seu mandril, é extremamente rígida. Uma vez inserida através do ligamento interespinal e retirado o mandril, garante um canal muito estável de trabalho para manobrar o eletrodo.

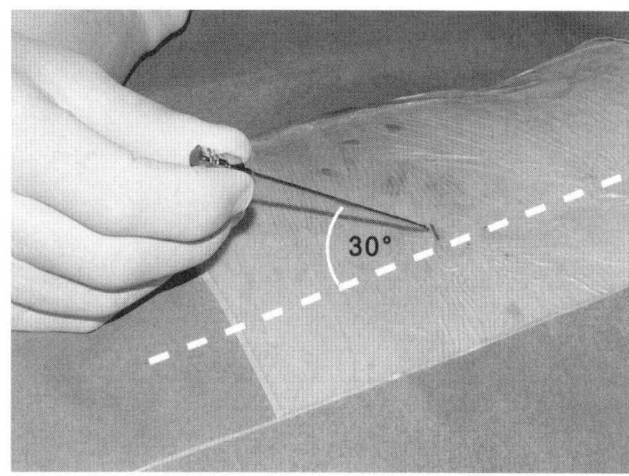

Figura 74.9 Para criar um túnel subcutâneo de comprimento adequado e estável ao longo do tempo, deve-se puncionar a pele em um espaço intervertebral inferior ao acesso da coluna vertebral real, com a orientação inicial da agulha ligeiramente mais baixa do que a necessária para ir mais profundamente. Notar a pré-incisão paramediana da pele com um bisturi ao nível do local de punção para impedir a entrada de material estranho no interior do espaço epidural.

- Segurar a seringa com a mão dominante, mantendo pressão constante no êmbolo da seringa
- Empurrar a agulha (Figura 74.10)
- Assim que a agulha atravessa o ligamento interespinal, sente-se perda de resistência no êmbolo (Figura 74.11). Alguns sistemas utilizam ar no lugar do soro fisiológico, método menos sensível, porém mais específico. Aspirar líquido significa que houve perfuração da dura-máter

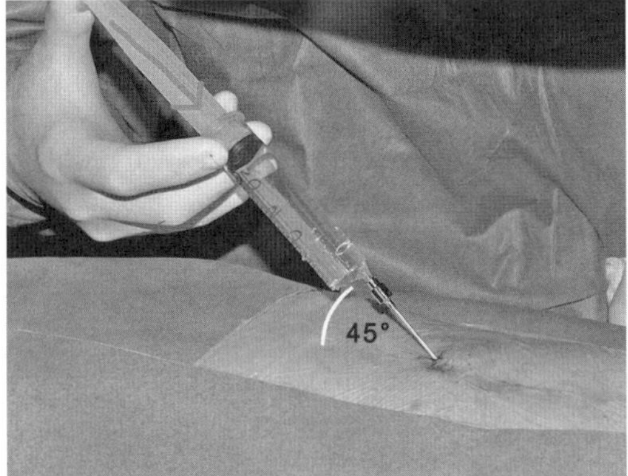

Figura 74.10 Atingido o processo espinhoso, deve-se angular e empurrar a agulha do mandril através da resistência do ligamento por cerca de 1 cm. Se estiver na posição correta (verificar com fluoroscópio), deve-se sentir a agulha firmemente ancorada aos planos cartilaginosos, mas ainda capaz de avançar. Em seguida, retira-se o mandril e conecta-se a seringa com solução salina (técnica de perda de resistência).

- Aspirar com a seringa. Se houver sangue, remover a agulha e repetir o procedimento, movendo-a alguns milímetros; se aspirar líquido cefalorraquidiano (LCR), retirar a agulha alguns milímetros ou trocar de espaço vertebral
- O eletrocateter é normalmente suportado por um fio-guia metálico no seu interior (sistema coaxial - *over the wire*). A extremidade distal da guia é angulada e pode ser dobrada à vontade, possibilitando rodar o cateter no espaço epidural (Figura 74.12). Uma vez que o posicionamento do eletrodo está correto, o fio-guia é removido (Figura 74.13)
- Se o eletrodo/eletrocateter se situar ao redor da medula, posicionando-se no espaço epidural anterior, é necessário reposicioná-lo seguindo um diferente percurso
- Para garantir uma estabilidade maior do sistema, posicionar o eletrodo ao menos 7 a 8 cm entre o espaço epidural até o nível T10-L1
- Conectar o eletrodo ao gerador temporário (Figura 74.14)
- Enviar uma corrente elétrica de teste para assegurar-se de que o eletrodo está bem posicionado. Atenção: ao ligar o gerador, certificar-se de que a voltagem está no mínimo. Aumentar gradualmente a voltagem até obter a intensidade de estimulação adequada
- Perguntar ao paciente se o estímulo é sentido no nível do membro isquêmico até o pé
- Caso o estímulo não seja referido adequadamente, mudar a polaridade do eletrodo, ajustando o gerador temporário até obter a estimulação adequada

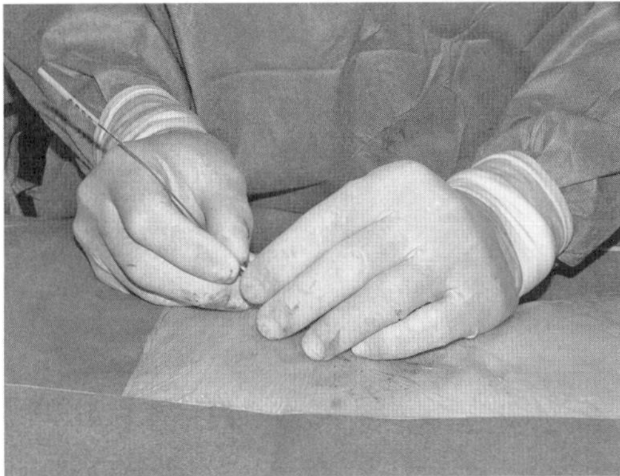

Figura 74.11 Atingido o espaço epidural (perda de resistência), deve-se fazer a inserção do eletrodo para além da ponta da agulha.

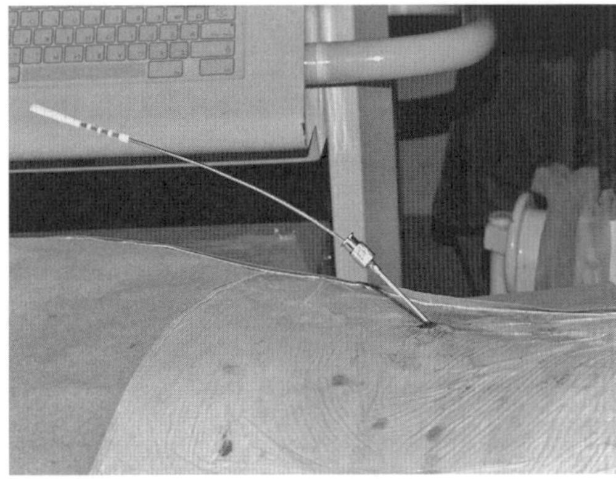

Figura 74.12 A agulha é estabilizada no ligamento interespinal: um canal de trabalho temporário e ótimo para inserção do eletrodo até atingir a posição desejada.

- Fazer uma pequena incisão na pele (cerca de 3 cm) no ponto de saída (Figura 74.15) do eletrodo que será fixado à coluna com fio não reabsorvível e agulha semicircular 1/2 (Figura 74.16)
- Fazer a tunelização no subcutâneo, passando a extensão do cateter até contraincisão no flanco esquerdo (Figuras 74.17 e 74.18)
- Fechamento por planos da ferida operatória
- Conectar a extensão do cateter ao eletroestimulador provisório, para repetir o teste de posicionamento adequado no local (Figura 74.19).

Implante do eletroestimulador definitivo

- Posicionar o paciente em decúbito lateral direito

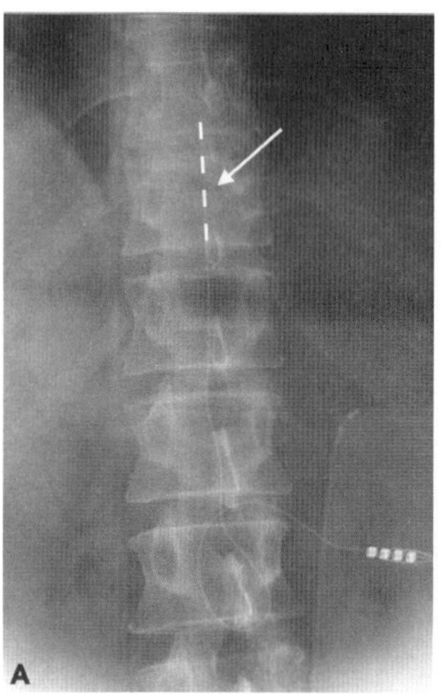

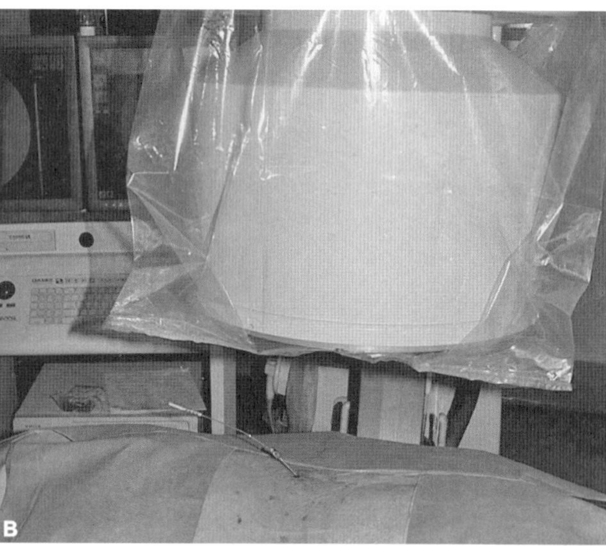

Figura 74.13 A e B. Verificação fluoroscópica anteroposterior do posicionamento correto do eletrodo no nível T10-L1 paramediano. A escolha de deixar a ponta do eletrodo um pouco à direita ou esquerda do eixo mediano depende da necessidade de selecionar o membro a ser tratado.

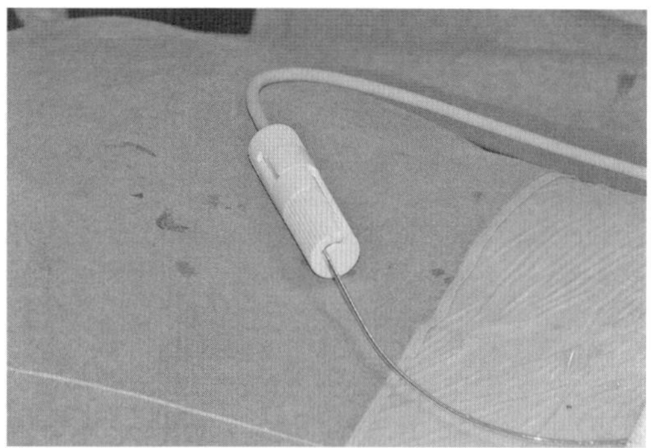

Figura 74.14 Antes de ser fixado definitivamente, o eletrodo é conectado para um teste do correto posicionamento. Esta é a fase mais importante, com a indicação em tempo real do paciente, que deve estar acordado. É possível atingir o ajuste fino e a otimização da eletroestimulação quanto ao local e à intensidade.

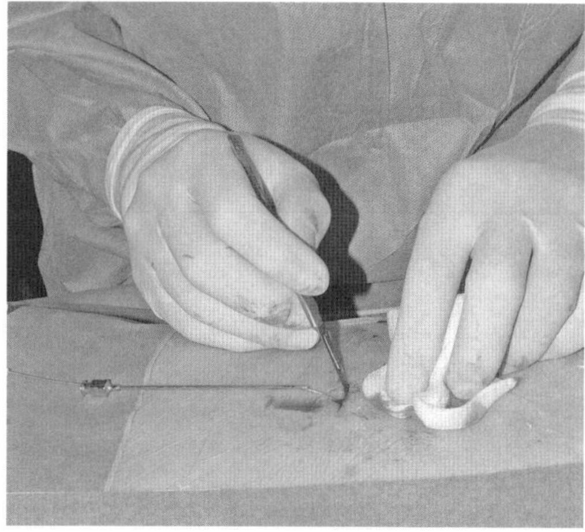

Figura 74.15 Incisão cutânea de cerca de 3 cm no nível da saída do eletrodo, fixado à coluna com uma sutura não reabsorvível.

- Aplicar anestesia local: seringa de 10 mℓ com 5 mℓ de lidocaína 2% e 5 mℓ de soro fisiológico
- Infiltrar a pele e o tecido subcutâneo na ferida operatória paramediana e na linha de incisão do flanco esquerdo
- Fazer incisão cutânea na parede abdominal esquerda na altura da cintura e dissecar uma bolsa subcutânea para inserir o gerador definitivo
- Reabrir a ferida operatória paramediana e isolar a conexão entre o eletrodo e a extensão temporária (Figura 74.20)
- Substituir a extensão temporária pela extensão definitiva (Figura 74.21)
- Fazer tunelização da nova extensão pelo subcutâneo até a área dissecada, para locar o gerador definitivo (Figura 74.22)
- Inserir o gerador definitivo com o cuidado de manter a extensão com excesso e em um

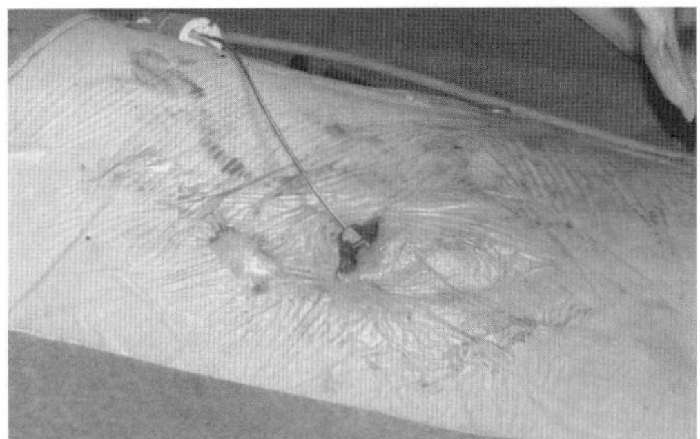

Figura 74.16 Frequentemente, sistemas de ancoragem são fornecidos para manter a estabilidade do cateter. Uma ancoragem adequada nos planos profundos, cartilaginosos, deve ser realizada, pois, caso contrário, a movimentação do cateter causará a falha do procedimento.

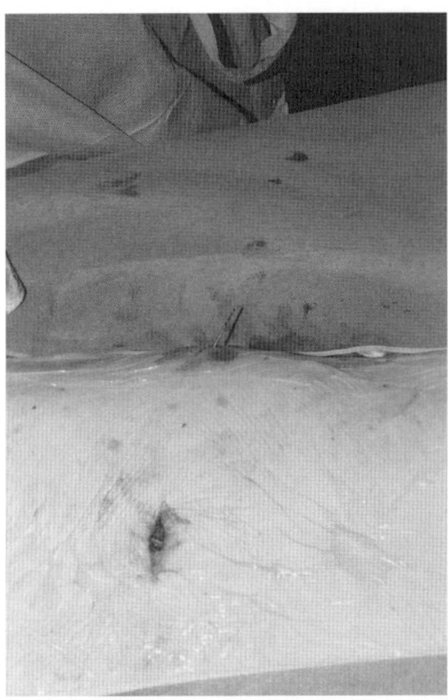

Figura 74.18 O cateter aparece ancorado corretamente no ponto de inserção e tunelizado no flanco.

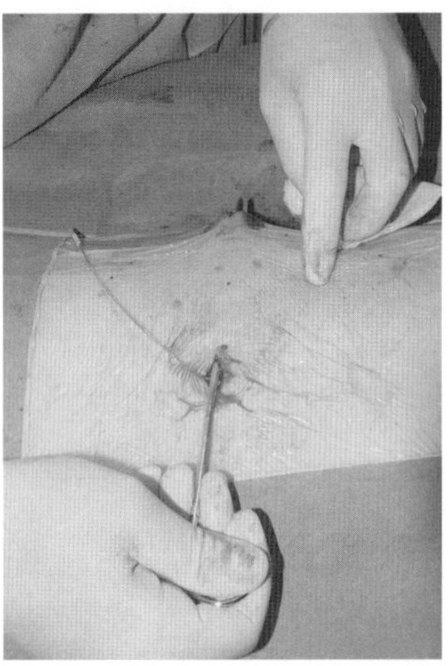

Figura 74.17 O túnel, realizado sob anestesia local em seu percurso, tem o objetivo de diminuir o risco de infecção do espaço epidural por contaminação externa e estabilizar o eletrodo.

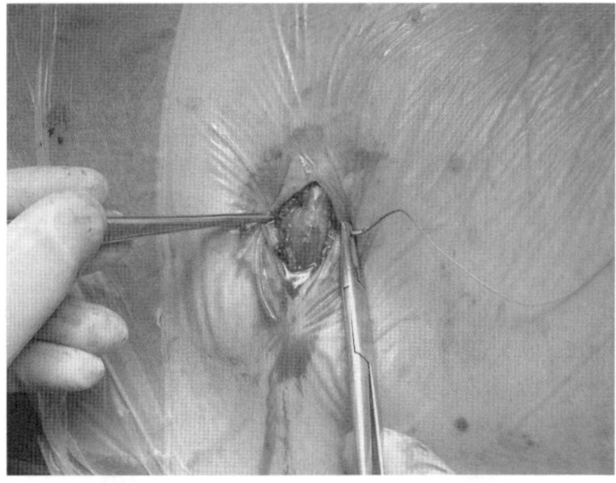

Figura 74.19 A extensão temporária do cateter é conectada e, para maior segurança, ancorada nas estruturas fasciais do flanco com sutura não reabsorvível, antes de proceder com a síntese da derme.

plano mais profundo que o eletroestimulador (Figura 74.23)

- Realizar fechamento por planos da ferida operatória.

Cuidado após o procedimento

Cuidados locais com a ferida operatória.

Complicações

- Precoces:
  - Sangramento: não é uma complicação frequente; um hematoma ou uma equimose pode ocorrer no trajeto da tunelização ou na área de dissecação em que se localiza o gerador. Portanto, é necessário realizar

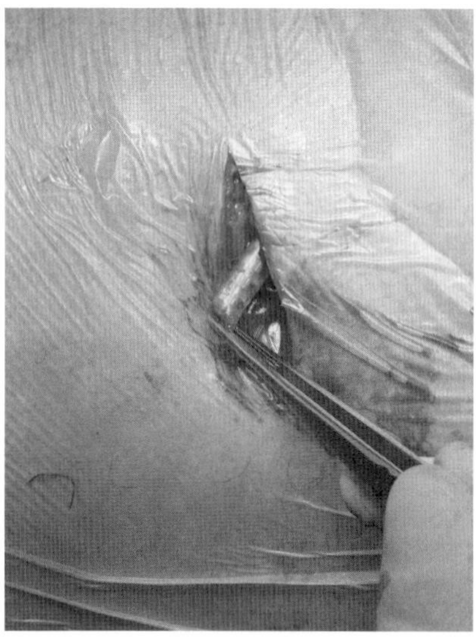

Figura 74.20 Isolamento da conexão entre o eletrodo e a extensão provisória. Nessa fase, é necessária atenção máxima, para evitar tracionar o eletrodo e mudar sua posição. Uma vez isolada, a extensão do cateter provisório deve ser removida.

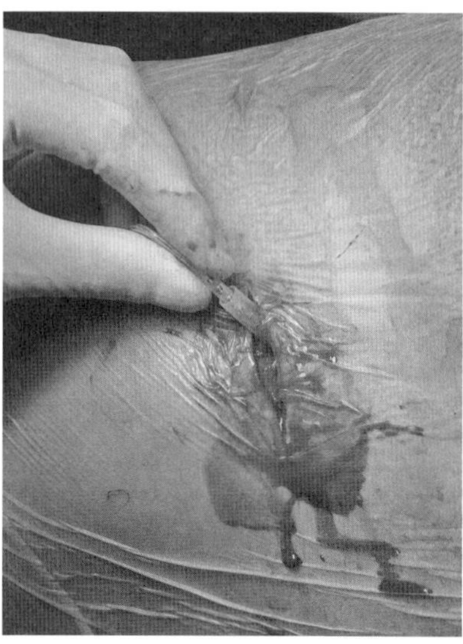

Figura 74.21 Conexão da extensão do cateter definitivo que será fixado no subcutâneo com sutura não reabsorvível.

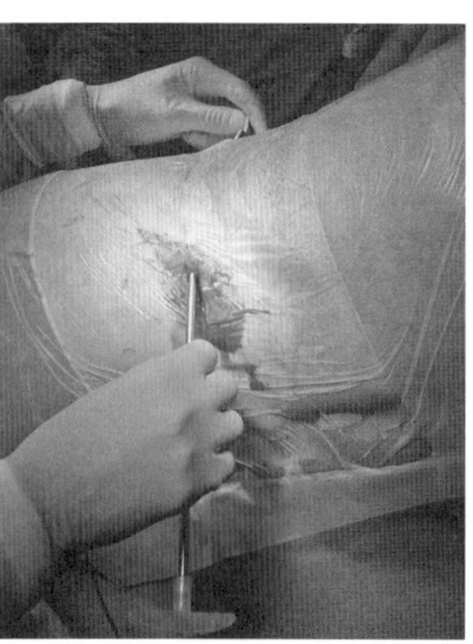

Figura 74.22 Nova tunelização da extensão definitiva no nível da área subcutânea já dissecada.

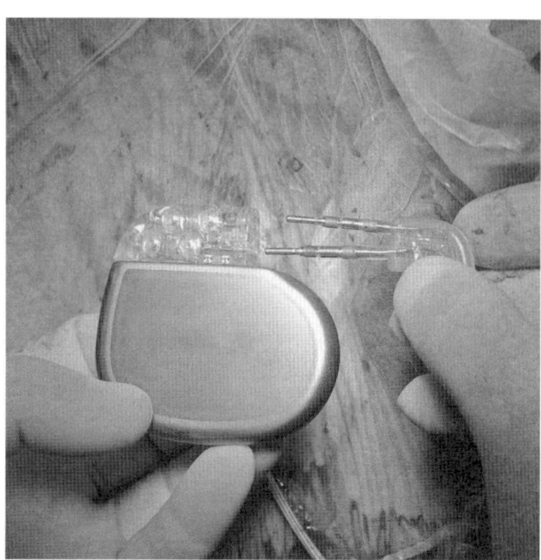

Figura 74.23 A extensão definitiva é conectada ao eletroestimulador implantável. Feita a conexão, coloca-se o implante na área dissecada subcutânea.

hemostasia rigorosa do tecido subcutâneo durante a dissecção cirúrgica. O hematoma epidural, por sua vez, é uma complicação grave e ocorre em pacientes com coagulopatias ou doenças hepáticas, mas pode ser também secundário ao mal posicionamento do eletrodo, sobretudo quando a manobra requer várias tentativas para resultado adequado. Deve-se ter atenção duplicada com os pacientes em uso de dupla antiagregação. Nesses casos, é prudente suspender pelo menos um dos dois antiagregantes (clopidogrel ou ticlopidina) por 7 a 14 dias antes do procedimento

  - Danos nervosos ou espinais: podem ocorrer na passagem da agulha ou do eletrodo, que, nesse caso, deve ser imediatamente removido
  - Perfuração sacodural: o risco de perfuração dural aumenta em caso de aproximação medial e punção com agulha em um ângulo maior que 60°. Nesse caso, pode se manifestar com cefaleia em posição ortostática, náuseas, tontura e zumbido. O tratamento consiste em repouso no leito, analgesia, hidratação e curativo compressivo no local da punção
  - Infecção
  - Abscesso epidural
  - Seroma
- Tardias:
  - Fibrose epidural
  - Estenose do canal vertebral
  - Ulceração cutânea ao redor do gerador
  - Migração
  - Perda da estimulação.

Bibliografia

PETRAKIS, I. E.; SCIACCA, V. Epidural spinal cord electrical stimulation in diabetic critical lower limb ischemia. J Diabetes Complications, v. 13, n. 5-6, p. 293-299, 1999.

Craniotomia para Hematomas

Marcelo Campos Moraes Amato e Ricardo Santos de Oliveira

Considerações gerais

O traumatismo cranioencefálico é a causa mais comum de hemorragia intracraniana, que, de acordo com sua localização, pode ser extradural, subdural, subaracnóidea ou intraparenquimatosa. O acidente vascular encefálico do tipo hemorrágico também pode causar hematomas subaracnóideos, intraparenquimatosos e, mais raramente, subdurais. A evacuação do hematoma extradural (HED) pode ser considerada uma emergência médica. A causa mais comum desse tipo de lesão é a hemorragia da artéria meníngea média ou de seus ramos, secundária à fratura do osso temporal. O HED estará localizado entre a dura-máter e a calota craniana.

Considerações anatômicas

A artéria meníngea média, a maior das artérias meníngeas, é um ramo da artéria maxilar. Essa artéria entra no assoalho da fossa média do crânio através do forame espinhoso, percorre lateralmente e curva-se superoanteriormente sobre a asa maior do esfenoide, na qual ela se divide em ramos anterior e posterior. O ramo anterior da artéria meníngea média cursa acima do ptério e depois se curva para trás, subindo em direção ao vértice do crânio.

O ptério, portanto, é um ponto de referência anatômico importante, pois está intimamente relacionado com os ramos anteriores dos vasos meníngeos médios, que se situam nos sulcos da face interna da parede lateral da calvária (Figura 75.1). O ptério está à largura de dois dedos acima do arco zigomático e à largura de um dedo atrás do processo frontal do arco zigomático. Um trauma lateral na cabeça pode fraturar os ossos finos que formam o ptério, especialmente a parte escamosa do osso temporal, rompendo o ramo anterior da artéria meníngea média. O hematoma resultante pode exercer pressão contra a dura-máter e, consequentemente, contra o encéfalo subjacente.

O espaço extradural, ou epidural, normalmente não é real, mas sim um espaço virtual entre os ossos do crânio e a camada externa da dura-máter. Em situações normais, a dura-máter encontra-se aderida à parte interna dos ossos do crânio. O espaço extradural torna-se real apenas patologicamente, como, por exemplo, quando o sangue proveniente dos vasos

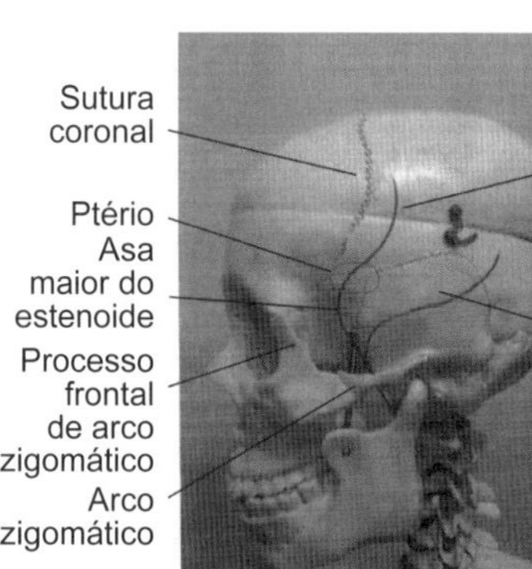

Figura 75.1 Face lateral do crânio mostrando a localização do ptério e a projeção dos ramos anterior e posterior da artéria meníngea média, assim como os pontos de referência para localização dessas estruturas: sutura coronal, asa maior do esfenoide, arco zigomático e parte escamosa do osso temporal.

meníngeos lacerados afasta o periósteo do crânio e se acumula nesse compartimento, resultando em compressão das estruturas adjacentes.

Quadro clínico

A apresentação clássica do HED agudo caracteriza-se por breve perda de consciência póstraumática seguida por um intervalo lúcido de algumas horas (*talking and die*) e, então, obnubilação, hemiparesia contralateral e dilatação pupilar ipsilateral.

Se não tratado, o paciente pode evoluir em poucas horas com hipertensão intracraniana grave, descerebração, sofrimento respiratório e morte. Outros possíveis achados clínicos são: cefaleia, vômitos, convulsão, hemi-hiper-reflexia e sinal de Babinski unilateral (reflexo cutâneo plantar com extensão do hálux).

O diagnóstico é confirmado por meio da tomografia computadorizada (TC), que, geralmente, mostra lesão expansiva biconvexa (lenticular) de alta densidade adjacente ao crânio (Figura 75.2).

Indicações

Na maioria dos casos, o HED é uma condição de tratamento cirúrgico. O tratamento conservador pode ser considerado nas seguintes condições:

- Subagudo ou crônico
- < 1 cm de espessura máxima na TC
- Sinais ou sintomas neurológicos mínimos e sem evidência de herniação cerebral.

Deve-se considerar que, em 50% dos casos, ocorre aumento transitório no tamanho do HED entre o 5º e o 16º dia e alguns pacientes não operados inicialmente podem necessitar de cirurgia em período tardio.

Contraindicações

- Escala de coma de Glasgow igual a 3 sem evidência de sedação, ausência de reflexo respiratório e instabilidade hemodinâmica grave
- Por tratar-se de cirurgia de emergência, comumente realizada em politraumatizados, deve-se seguir a ordem de prioridade para estabilização clínica do paciente, porém sem atrasar a resolução do quadro neurológico. Cada minuto é crucial para evitar sequelas neurológicas graves e morte.

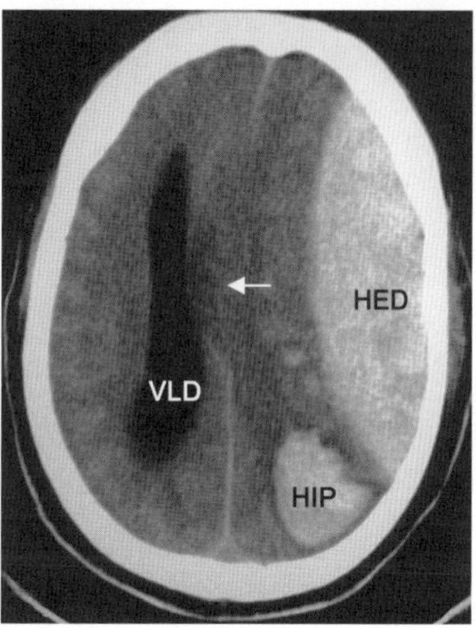

Figura 75.2 Corte axial de TC do crânio mostrando volumoso HED com formato típico biconvexo em posição frontotemporoparietal esquerda. Nota-se um hematoma intraparenquimatoso de menor volume, na parte posterior do HED. Ambas as lesões promovem efeito expansivo e desviam a linha média para o lado contralateral (seta). A TC demonstra ainda dilatação do ventrículo lateral direito e ausência do ventrículo lateral esquerdo, cujas paredes estão provavelmente colabadas. Esses sinais demonstram prejuízo da circulação liquórica e, junto com o apagamento dos sulcos encefálicos, que não podem ser evidenciados próximos à calota craniana, corroboram o diagnóstico de hipertensão intracraniana.

Material

O procedimento deve ser feito no centro cirúrgico sob anestesia geral.

- Principal:
  - Lâmina de bisturi nº 23
  - Rugina
  - Afastador autoestático
  - Trépano manual, elétrico ou pneumático
  - Serra de Gigli ou craniótomo elétrico ou pneumático
  - Goiva ou saca-bocado
  - Aspirador
  - Pinça anatômica larga ou pinça de tumor
  - Eletrocautério bipolar e monopolar
  - Soro fisiológico
  - Dreno a vácuo
  - Fios Prolene® 4-0, Vicryl® 2-0, de náilon 3-0 e de algodão 2-0
- Antissepsia:
  - Gazes estéreis

- Polivinilpirrolidona-iodo (PVP-I) ou clorexidina degermante e alcoólica
- Luvas estéreis
- Campos estéreis
- Curativo:
  - Gazes
  - Duas faixas de crepe com 10 cm
  - Esparadrapo.

Técnica

- Posicionar o paciente em decúbito dorsal, cabeça virada com o lado da lesão para cima e coxim sob o ombro ipsilateral à lesão. É fundamental que tenha sido realizado um estudo da coluna cervical (radiografia da coluna cervical), para ter conhecimento prévio de possível trauma cervical
- Realizar tricotomia local e antissepsia rigorosa com PVP-I (ou clorexidina) degermante e alcoólica
- Fazer incisão reta em direção craniocaudal, subperiosteal, 2,5 cm anterior ao meato acústico externo e acima do arco zigomático (ou guiado pela TC). A incisão não deve ser inferior ao processo zigomático, para evitar lesão dos ramos do nervo facial
- Fazer incisão no músculo e na fáscia temporal, se possível com eletrocautério monopolar
- Descolar o periósteo com a rugina
- Fazer a exposição com o afastador autoestático
- Realizar trepanação óssea com trépano manual, elétrico ou a gás, no osso temporal. O osso sobre o hematoma apresenta grande chance de estar fraturado. O orifício ou a própria fratura podem ser ampliados por meio da ressecção óssea com goivas (saca-bocado), procedimento denominado craniectomia (Figura 75.3 A). Ou então, a craniotomia pode ser realizada com motor elétrico ou pneumático, a partir da trepanação inicial, respeitando os limites esperados do hematoma (Figura 75.3 B). Para utilização da serra de Gigli, pelo menos três trepanações são necessárias
- Após o acesso ao hematoma, removê-lo com auxílio de aspirador e pinça anatômica larga ou pinça de tumor
- Os ramos da artéria meníngea média, responsáveis pelo sangramento, devem ser coagulados com auxílio do eletrocautério bipolar. Pode ser necessário coagular a artéria meníngea média em sua entrada na fossa média, no forame espinhoso
- Ancorar a dura-máter ao periósteo do crânio ou a pequenos orifícios confeccionados na margem óssea com Prolene® 4-0, de maneira a deixar a dura-máter suspensa e evitar o acúmulo pós-operatório de sangue no espaço epidural

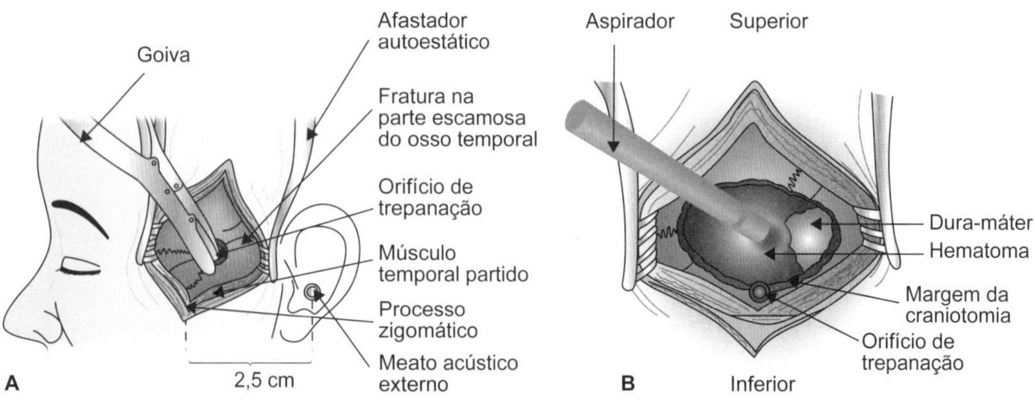

Figura 75.3 A. Exposição de fratura temporal e realização de craniectomia com goiva a partir de orifício de trepanação realizado no centro da exposição. Dessa maneira, a ressecção óssea pode ser gradativamente ampliada de acordo com a extensão do hematoma subjacente. B. Exposição semelhante, porém a ressecção óssea foi realizada com craniótomo através de orifício de trepanação único, realizado na porção inferior da exposição e do hematoma. Parte do hematoma pode ficar coberta por osso e mesmo assim ser ressecada e aspirada; posteriormente, é importante a ancoragem da dura-máter às margens ósseas, para que o sangramento residual do próprio acesso não cause novo hematoma no espaço extradural formado.

- Utilizar dreno com frasco de aspiração (p. ex., Suctor® 3.2) também ajuda a evitar o acúmulo de sangue no pós-operatório
- Fazer sutura da gálea com Vicryl® 2-0 e do couro cabeludo com náilon 3-0
- Fixar o dreno à pele com algodão 2-0
- Fazer curativo oclusivo.

Cuidados após o procedimento

- Encaminhar o paciente para unidade de terapia intensiva (UTI)
- Caso o paciente tenha sido admitido com Glasgow > 8, sem outras lesões encefálicas, sem necessidade de assistência ventilatória e estável hemodinamicamente, a retirada do tubo endotraqueal pode ser realizada após a cirurgia. Caso contrário, é interessante a utilização de um cateter de PIC para monitoramento neurológico e auxiliar na decisão do melhor momento para retirada da sedação e da assistência ventilatória
- Realizar medidas clínicas para hipertensão intracraniana, como cuidados intensivos, cabeceira elevada a 30°, jugulares livres por meio do correto posicionamento da cabeça e ajuste de distúrbios hidreletrolíticos, metabólicos e respiratórios
- Retirar o dreno após 24 h. Caso haja débito significativo e/ou presença de sangue no espaço epidural na tomografia de controle realizada no 1º dia de pós-operatório, o prazo para a retirada do dreno pode ser estendido para 48 h, tomando-se as medidas necessárias para evitar infecção de sítio cirúrgico.

Complicações

- Recidiva do hematoma
- Infecção da ferida operatória e surgimento de abscesso epidural.

Bibliografia

AGUIAR, P. H.; SANTANA JUNIOR, P. A.; ANDRADE, A. F.; MARINO JUNIOR, R. Trauma cranioencefálico. In: MORAES, I. N. (ed.) Tratado de clínica cirúrgica. São Paulo: Roca; 2005.

COOPER, P. R. Head injury. 3. ed. Baltimore: Williams & Wilkins; 1993.

GREENBERG, M. S. Manual de neurocirurgia. 5. ed. Porto Alegre: Artmed; 2003.

SALCMAN, M.; HEROS, R. C.; LAWS, E. R.; SONNTAG, V. K. H. Neurocirurgia operatória de Kempe. 2. ed. São Paulo: Springer Verlag e Livraria Santos; 2006.

Hérnia de Disco Lombar | Tratamento Endoscópico Percutâneo

Marcelo Campos Moraes Amato, Cezar Augusto de Oliveira e Alvaro Dowling

Considerações gerais

A hérnia de disco lombar é causa importante de lombociatalgia. A dor na face posterolateral de uma das extremidades inferiores é o principal sintoma associado à compressão da raiz nervosa, e a elevação da perna estendida reproduzindo essa dor (sinal de Lasegue) é o sinal clínico elementar. Em adição à dor, a radiculopatia pode ser caracterizada por dormência, fraqueza e/ou perda dos reflexos tendinosos profundos. Os locais mais comuns para hérnia de disco lombar são os dois espaços intervertebrais lombares inferiores (L4-L5 e L5-S1). A herniação paramediana ou lateral costuma causar compressão da raiz descendente, ou seja, L5 no caso de hérnia de disco L4-L5. Nesse mesmo espaço, o disco herniado muito lateralmente comprime a raiz de L4, e a herniação medial grande nesse nível pode causar compressão de S1 e/ou causar sintomas bilaterais. A cirurgia é indicada quando o tratamento conservador falha e o paciente tem déficits neurológicos que correspondem à anormalidade observada nos estudos por imagem. Há indicação imediata de cirurgia nos casos com déficit neurológico incapacitante ou progressivo, disfunções vesical ou intestinal ou dor intensa refratária a outros métodos de tratamento. A correta indicação constitui o elemento fundamental para o sucesso do tratamento cirúrgico.

Existem diversas técnicas cirúrgicas capazes de tratar um disco lombar herniado. As técnicas minimamente invasivas têm sido incorporadas em todos os campos da cirurgia, incluindo a cirurgia da coluna. Os benefícios da discectomia lombar endoscópica percutânea incluem:

- Realização com anestesia local e sedação. Não necessita de anestesia geral, como a cirurgia tradicional aberta
- Possibilidade de realizar o procedimento mesmo em pacientes com comorbidades que impeçam a anestesia geral
- Menor incisão, perda sanguínea irrisória e menor taxa de infecção
- Separação das fibras musculares em vez de descolamento e secção muscular
- Menor tempo cirúrgico e de internação e menos dor pós-operatória. O procedimento é ambulatorial, ou seja, o paciente recebe alta no mesmo dia em que for submetido a ele
- Alto índice de sucesso, com retorno imediato às atividades diárias e retorno mais rápido ao trabalho
- Menor custo para o hospital, o paciente e o plano de saúde.

A endoscopia para cirurgia da coluna não é apenas um procedimento, mas sim uma técnica cirúrgica que, além das vantagens descritas, constitui uma maneira revolucionária de encarar a doença da coluna. Assim como algumas décadas atrás o microscópio cirúrgico trouxe melhoria nos resultados operatórios e o endoscópio revolucionou a gastrocirurgia e a neurocirurgia, essa técnica permite o mesmo para a cirurgia de coluna quando bem utilizada. Apesar de já existir há bastante tempo, o seu uso demorou a se estabelecer por causa de sua curva de aprendizado mais longa.

Considerações anatômicas e fisiopatológicas

Os discos intervertebrais proporcionam fixações resistentes entre os corpos vertebrais e são os maiores responsáveis por absorver os choques diários que atingem a coluna e suportam o peso durante a flexão, extensão, rotação e flexão lateral da coluna vertebral. Cada disco intervertebral é formado por uma parte fibrosa externa, o anel fibroso, e pelo núcleo pulposo, que é o cerne central do disco, mais cartilaginoso do que fibroso e normalmente muito elástico.

A degeneração do disco inicia-se a partir dos 20 anos de idade, por meio de progressiva desidratação do núcleo pulposo, da redução de sua resistência e da altura dos espaços discais. A diminuição da altura de um disco intervertebral também resulta no estreitamento dos forames intervertebrais, o que pode causar compressão dos nervos espinais. A flexão da coluna vertebral produz compressão do disco anteriormente e estiramento ou tensão posteriormente, empurrando o núcleo pulposo para trás, em direção à parte mais fina do anel fibroso. Se ocorrer degeneração do ligamento longitudinal posterior e desgaste do anel fibroso, o núcleo pulposo pode herniar para dentro do canal vertebral e comprimir a medula espinal ou as raízes nervosas. Portanto, as protrusões discais e hérnias do núcleo pulposo costumam ocorrer posterolateralmente, local em que o anel fibroso é relativamente fino e mal sustentado pelo ligamento longitudinal posterior.

A cirurgia aberta para hérnia de disco lombar é classicamente realizada com auxílio de um microscópio. Por meio de acesso posterior, afastamento de musculatura paravertebral, hemilaminectomia e afastamento medial da raiz nervosa descendente, remove-se o núcleo pulposo (Figura 76.1 A e B).

Em 1990, Kambin descreveu e ilustrou o triângulo de segurança (Figura 76.2), uma zona para trabalho no disco intervertebral por meio de acesso percutâneo, com auxílio de intensificador de imagens (arco C) e menor risco às estruturas nervosas. Essa zona é limitada anterior e lateralmente pela raiz emergente, inferiormente pela placa terminal do segmento vertebral inferior, posteriormente pelo processo articular superior da vértebra inferior e medialmente pela dura-máter e pela raiz descendente (Figura 76.2). Por meio dessa descrição, tornou-se possível a introdução de equipamentos mais sofisticados, que possibilitassem a utilização do endoscópio e a correta identificação das estruturas anatômicas e patológicas de cada indivíduo, trazendo mais segurança para a realização do acesso transforaminal percutâneo para a discectomia endoscópica (Figura 76.1 C e D).

Contraindicação

Distúrbio de coagulação.

Avaliação e preparo do paciente

- O exame neurológico e locomotor deve ser compatível com os achados dos exames complementares, especialmente da ressonância magnética
- Pacientes muito ansiosos devem estar devidamente preparados para o procedimento, que dura de 30 a 40 min em posição prona.

Material

O procedimento deve ser feito em centro cirúrgico equipado com intensificador de imagens e sistema de monitoramento anestésico.

Técnica

- A discectomia lombar endoscópica percutânea é realizada sob sedação e anestesia local
- Posicionar o paciente em posição genopeitoral ou prona sobre coxins e mesa radiotransparente
- O procedimento é guiado por intensificador de imagens
- O ponto de entrada na pele é calculado previamente por meio do exame de ressonância magnética e varia de 8 a 12 cm lateral a linha média, do lado sintomático. Infiltrar a pele e o subcutâneo com lidocaína 2% (Figura 76.3)
- A agulha é direcionada 10° inferiormente e inclinada para formar um ângulo de 10° com a placa terminal

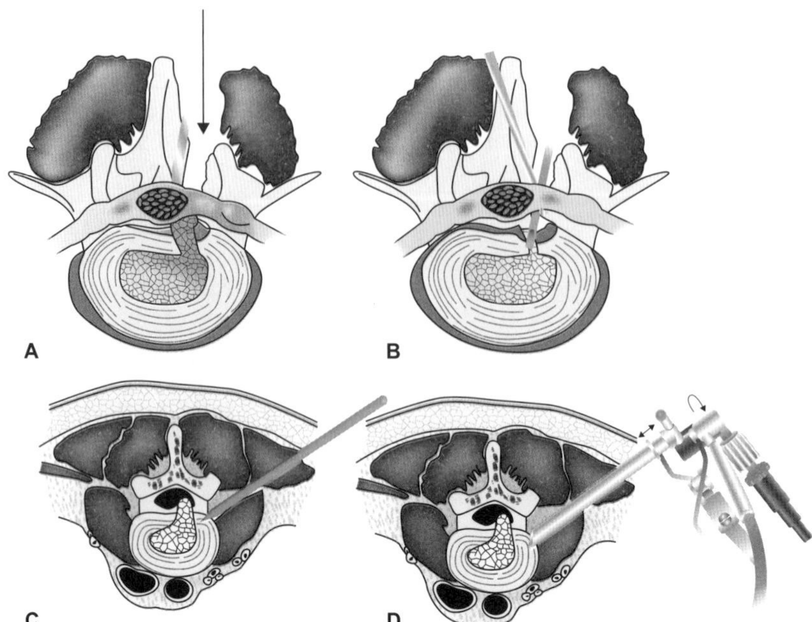

Figura 76.1 Acesso tradicional aberto com o afastamento da musculatura paravertebral e hemilaminectomia (A) e a remoção do núcleo pulposo com pinças Lowe (B). Introdução do dilatador (C) e do canal de trabalho para o endoscópio (D) no acesso percutâneo transforaminal.

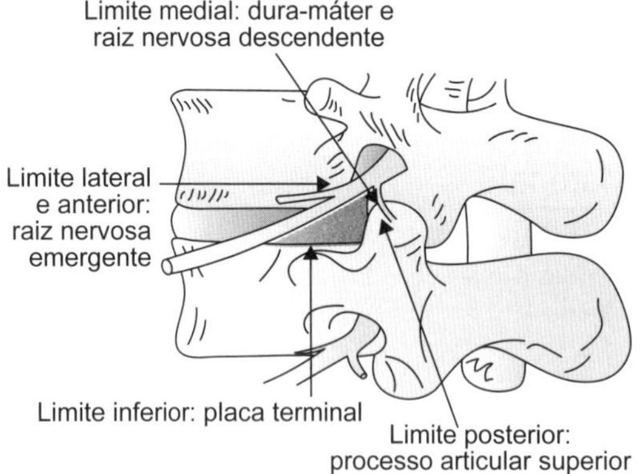

Figura 76.2 Triângulo de segurança de Kambin demonstrando seus limites anterolateral, inferior, posterior e medial.

- A primeira resistência óssea encontrada é a faceta lateral. A agulha deve ser direcionada, com auxílio do intensificador de imagens, para passar ventralmente à faceta e atingir a janela foraminal no triângulo de segurança de Kambin
- O trajeto de inserção da agulha, assim como o espaço epidural, deve ser infiltrado com anestésico local (lidocaína 1%)
- O ponto de entrada no ânulo fibroso deve ser na linha pedicular medial, na imagem anteroposterior, e na linha vertebral posterior, na imagem lateral. Esse ponto corresponde à zona axilar entre as raízes emergente e descendente no triângulo de segurança de Kambin
- É realizada a discografia injetando-se solução de 2 a 3 mℓ de contraste radiopaco com azul de metileno (Figura 76.4 A). Essa solução permite tanto a avaliação radiográfica do disco quanto a identificação mais fácil do fragmento herniado pelo endoscópico por causa da coloração azulada
- A agulha é trocada pelo fio-guia e pelos dilatadores após ampliar o ponto de entrada com incisão na pele de aproximadamente 2 cm. Em seguida, a cânula de trabalho é avançada. Nesse momento, se o paciente reclamar de dor na perna, a cânula deve ser rodada até que sua abertura confronte a raiz emergente. Os dilatadores podem então ser retirados para a inserção do endoscópio
- A partir desse momento, o procedimento é realizado com irrigação contínua com solução salina fria, controlada por meio de bomba de irrigação. A gordura epidural deve ser coagulada com radiofrequência bipolar

- A fenestração anular pode ser realizada com o anulótomo ou trefina
- A fragmentectomia é realizada com o auxílio de pinças de disco, sob visualização direta com o endoscópio, até a descompressão total das estruturas nervosas, que, ao final do procedimento, tornam-se livres e pulsam livremente
- A nucleoplastia e a anuloplastia podem ser realizadas com auxílio do aparelho de radiofrequência (Figura 76.4 B)
- Revisar a hemostasia e fazer infiltração com solução de lidocaína e Depo-Medrol®, sutura com um ou dois pontos simples e curativo oclusivo.

Cuidados após o procedimento

- Deambular antes da alta hospitalar, após 6 h do procedimento
- Orientar cuidados com ferida operatória
- Orientar retorno imediato às atividades profissionais que não envolvam esforço físico
- Orientar retorno às atividades físicas após reavaliação ambulatorial.

Complicações

- As complicações são as mesmas do procedimento tradicional e incluem laceração de dura-máter

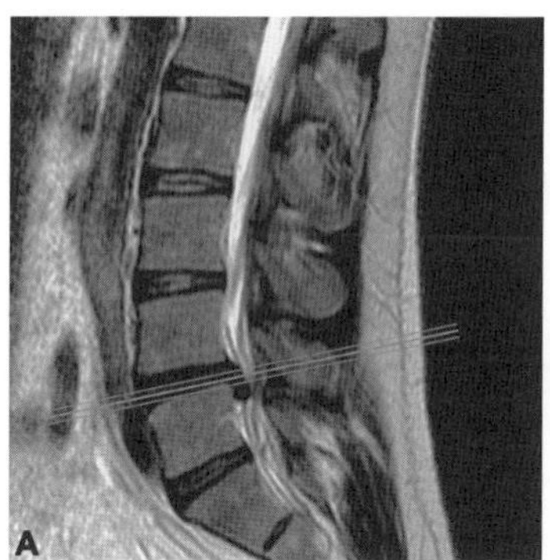

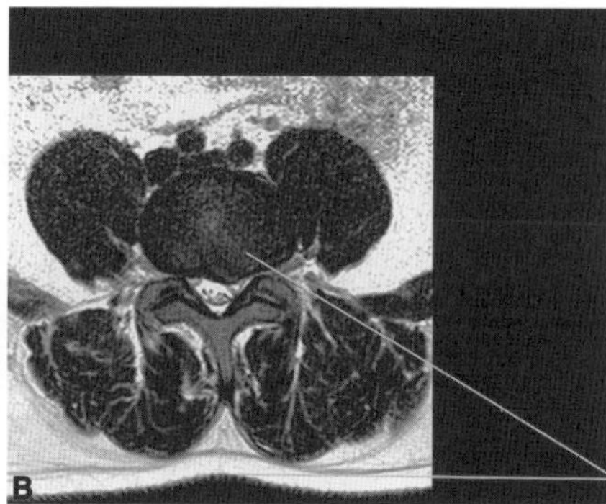

Figura 76.3 Cortes sagital (A) e axial (B) de ressonância nuclear magnética da coluna lombar mostrando hérnia de disco L4-L5 com fragmento de núcleo pulposo extruso e migrado inferiormente. As linhas traçadas no corte axial mostram a distância aproximada de 12 cm da linha média para a introdução dos equipamentos para discectomia percutânea e, também, a angulação aproximada para atingir o triângulo de segurança de Kambin.

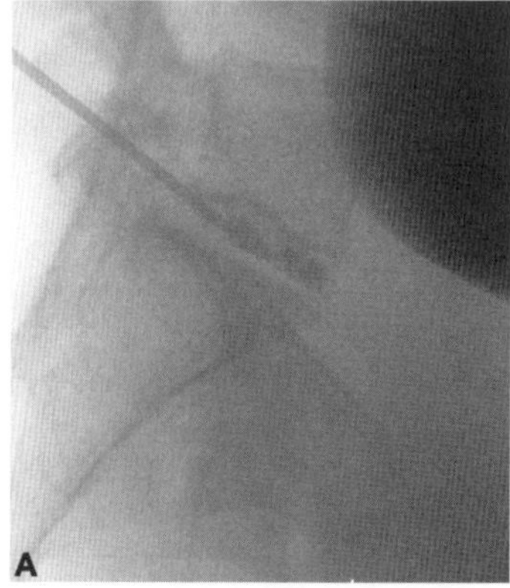

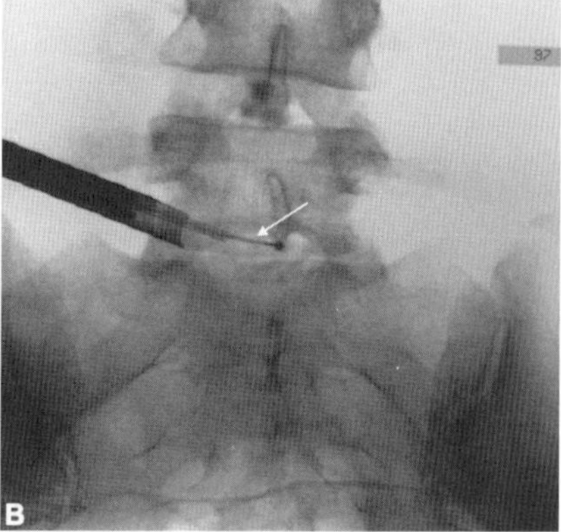

Figura 76.4 Imagens obtidas a partir de intensificador de imagens. A. Imagem em perfil durante a realização da discografia de L5-S1. Notar a agulha localizada na porção inferior do forame intervertebral no triângulo de segurança de Kambin. B. Imagem em AP mostrando o canal de trabalho, pelo qual é introduzido o endoscópio e o instrumento responsável pela anuloplastia e nucleoplastia por radiofrequência (*seta*).

- Lesões definitivas de raiz nervosa são raras, mas podem ocorrer, assim como nos procedimentos tradicionais
- Podem haver parestesias e, ocasionalmente, paresias transitórias secundárias ao uso do anestésico.

Bibliografia

DEUTSCH, H.; RATLIFF, J. Endoscopic and minimally invasive surgery of the spine. In: SCHMIDEK, H. H.; ROBERTS, D. W. Operative neurosurgical techniques. 5. ed. Philadelphia: Elseviers, 2006. v.2.

KIM, D. H.; CHOI, G.; LEE, S. Endoscopic spine procedures. New York – Stuttgart: Thieme; 2011.

MAYER, H. M.; BROCK, M. Percutaneous endoscopic discectomy: surgical technique and preliminary results compared to microsurgical discectomy. J Neurosurg., v. 78, p. 216-255, 1993.

MOORE, K. L.; DALLEY, A. F. Anatomia orientada para a clínica. 4. ed. Rio de Janeiro: Guanabara Koogan; 2001.

PARK, J. W.; NAM, H. S.; CHO, S. K.; JUNG, H. J.; LEE, B. J. et al. Kambin's triangle approach of lumbar transforaminal epidural injection with spinal stenosis. An Rehabil Med., v. 35, p. 833-843, 2011.

SALCMAN, M.; HEROS, R. C.; LAWS JR, E. R.; SONNTAG, V. K. H. Neurocirurgia operatória de Kempe. 2. ed. v. 2. São Paulo: Santos; 2006.

Infiltrações na Coluna e Uso da Radiofrequência

Marcelo Campos Moraes Amato e Helder Picarelli

Considerações gerais

As infiltrações de anestésicos locais e corticosteroides em estruturas da coluna vertebral (articulações, músculos e nervos espinais) estão associadas a alívio temporário ou permanente da dor de origem mecânica, facetária, articular ou miofascial. Além do efeito analgésico, elas também são importantes na redução do uso de medicamentos sistêmicos, na prevenção da realização de intervenções cirúrgicas mais agressivas, no diagnóstico correto das estruturas anatômicas envolvidas na geração da dor, no diagnóstico diferencial, na otimização da reabilitação física e, por consequência, na melhora da função. Na maioria das vezes, são intervenções simples, com baixo custo, complexidade e morbidade. Comumente, não necessitam de recursos técnicos especiais, apresentam curva de aprendizado e relação custo-benefício bastante favorável e podem ser realizadas repetidas vezes. Os procedimentos mais comuns nessa categoria, em ordem crescente de complexidade, são:

- Infiltração de pontos dolorosos (PD) e pontos-gatilhos (PG) miofasciais com anestésicos locais e agulhamento seco
- Bloqueios facetários seletivos com anestésicos locais e corticosteroides
- Bloqueios e infiltrações epidurais de nervos espinais com anestésicos locais e corticosteroides
- Infiltração epidural de anestésicos locais e corticosteroides
- Rizotomias seletivas de facetas com radiofrequência.

A infiltração de anestésicos ou o agulhamento de PD e PG miofasciais, além dos efeitos terapêuticos e funcionais, são úteis no diagnóstico diferencial, isto é, radiculopatias e dores referidas. São extremamente simples, não exigem recursos tecnológicos especiais e podem ser realizados em regime ambulatorial, repetidas vezes e em curto espaço de tempo. A simples observação de nódulos na musculatura com zonas que, ao estímulo mecânico, provocam contrações musculares ou reações autonômicas, reproduzindo a dor, são suficientes para a localização precisa da região a ser tratada. O ultrassom pode refinar a técnica, entretanto, não é essencial. Acredita-se que o efeito terapêutico ocorra por ação mecânica, rompendo zonas de concentrações elevadas de substâncias algogênicas, e pela melhora da vascularização local.

Os bloqueios facetários com anestésicos locais e ou corticosteroides, além da promoção de analgesia e melhora da função, também são importantes no diagnóstico diferencial das radiculopatias, dores de origem facetária e miofascial. Além disso, predizem o sucesso das radiculotomias por radiofrequência, que são procedimentos mais complexos, duradouros e caros. Geralmente, são realizados em ambiente hospitalar e necessitam de fluoroscopia (intensificador de imagem), monitoramento cardiorrespiratório, anestesia local e sedação, além de equipamento específico (gerador de radiofrequência e eletrodos). São menos invasivos que as cirurgias convencionais e não envolvem períodos longos de observação e recuperação pós-operatória.

Os bloqueios anestésicos das raízes nervosas no forame intervertebral podem identificar corretamente a raiz nervosa afetada e, quando associada à infiltração epidural de corticosteroides, eles reduzem o processo inflamatório local, promovendo efeito analgésico mais prolongado. Apesar de simples, é necessário o uso de fluoroscopia para a localização precisa da raiz e o procedimento deve ser realizado com anestesia local, monitoramento cardiorrespiratório e em ambiente hospitalar. São importantes nos casos de radiculopatias em doenças degenerativas da coluna, nas quais, algumas vezes, os exames clínico, de imagem e funcionais não são suficientes para esclarecer qual é a raiz responsável pela sintomatologia.

A infiltração de corticosteroides no espaço epidural também pode ser realizada por meio de punções do espaço epidural, punções entre os processos espinhosos ou pelo forame sacral, entretanto, a distribuição do medicamento envolverá múltiplas raízes. Esses métodos podem ser úteis em casos de múltiplos níveis acometidos, como nas doenças degenerativas, nas aracnoidites e nos *status* pós-operatórios. São procedimentos um pouco mais complexos que também devem ser realizados em ambiente hospitalar e requerem mais treinamento, suporte e monitoramento, por causa do risco mais elevado de injeção de medicamentos no espaço subaracnóideo ou intravascular. Também não necessitam de períodos longos de observação e restabelecimento pós-operatório.

Os bloqueios facetários e a radiculotomia lombar seletiva por radiofrequência, que serão descritos mais detalhadamente neste capítulo, estão indicados para diagnóstico e tratamento da dor facetária e miofascial paravertebral refratária à terapia analgésica e à reabilitação física adequada. Os bloqueios facetários podem ser realizados com a injeção dos medicamentos (anestésicos locais e corticoides) diretamente nas articulações zigapofisárias, entretanto, eles são comumente realizados com a aplicação do medicamento junto aos ramos mediais dos ramos primários dorsais dos nervos espinais, que inervam as articulações zigapofisárias da coluna lombar, parte da musculatura paravertebral (músculos multifídeo e interespinhoso), o periósteo e alguns ligamentos dos arcos vertebrais e processos espinhosos, bloqueando temporariamente a inervação nociceptiva dessa região. Na radiculotomia (neurotomia) seletiva por radiofrequência, um eletrodo é posicionado no mesmo local que o procedimento anterior e irá provocar uma lesão térmica controlada nas fibras nervosas (C e A delta) responsáveis pela condução dos estímulos dolorosos e das estruturas adjacentes. A desenervação e a analgesia promovidas pela radiculotomia podem durar vários meses e estão indicadas nos casos em que houve resposta positiva ao bloqueio facetário. Atualmente, existem dois tipos de radiofrequência: a convencional e a pulsada. No primeiro caso, a lesão térmica é provocada pelo aquecimento da ponta do eletrodo (geralmente a 80°C por 60 a 90 s) seletivamente sobre as fibras C e A delta, e em menor intensidade nos tecidos circunvizinhos. Na radiofrequência pulsada, a temperatura do eletrodo geralmente não supera os 45°C e é aplicada em dois ciclos de 20 ms cada, durante 60 s. Acredita-se que, neste último método, o dano tecidual seja menos extenso, ocorrendo, na verdade, uma modulação seletiva sobre as fibras de condução rápida.

Considerações anatômicas

Na coluna vertebral lombar típica, as raízes ventral e dorsal dos nervos espinais descem no canal vertebral para formar os nervos espinais nos forames intervertebrais. Os forames, por sua vez, têm sua face voltada para a lateral, e seu assoalho e seu teto são formados pelos pedículos das vértebras consecutivas. A parede posterior do forame é formada principalmente pelo processo articular superior da vértebra inferior e em parte pelo processo articular inferior da vértebra superior e pela cápsula da articulação zigoapofisária entre os dois processos articulares. A parede anterior é formada pelo corpo vertebral e pelo disco intervertebral. O nervo espinal localiza-se na porção anterior e superior do forame, logo inferior ao pedículo.

As articulações zigapofisárias ou facetárias são estruturas pareadas que se localizam posterolateralmente nas vértebras, na junção entre a lâmina e o pedículo medialmente, e a base do processo transverso, lateralmente. As articulações facetárias são articulações verdadeiras, com superfícies cartilaginosas opostas e revestimento sinovial, portanto, estão sujeitas ao mesmo processo inflamatório e degenerativo que acometem as outras articulações sinoviais pelo corpo. Cada vértebra tem um processo articular superior e um inferior. O processo articular superior de uma vértebra forma a porção inferior de cada articulação facetária. A estrutura e a localização das articulações facetárias são distintas nas regiões cervical, torácica e lombar. As articulações facetárias lombares, por exemplo, estão orientadas de forma oblíqua e possibilitam flexão, extensão e rotação, esta última é maior que na torácica, porém menor que na cervical.

A inervação sensitiva para a articulação facetária é previsível e os nervos sensitivos são facilmente acessíveis por via posterior. Os nervos espinais saem através do forame intervertebral em cada nível e se dividem em ramos primários anterior e posterior. O ramo anterior contém a maior parte das fibras sensitivas e motoras de cada nível vertebral. O ramo posterior primário, por sua vez, divide-se em ramo lateral, que provê inervação para a musculatura paravertebral e uma pequena e variável distribuição sensitiva para a pele sobre os processos espinhosos, enquanto o ramo medial cursa no sulco entre o processo transverso e o processo articular superior para suprir a sensibilidade da articulação. Cada articulação facetária recebe inervação sensitiva do ramo medial localizado no mesmo nível vertebral, assim como de um ramo descendente do nível acima, portanto, dois ramos nervosos mediais precisam ser bloqueados para anestesiar cada articulação facetária. Por exemplo, ramos mediais localizados em L4 (proveniente do ramo dorsal de L3) e L5 (proveniente do ramo dorsal de L4) precisam ser bloqueados para conseguir o bloqueio da articulação facetária de L4-L5 (Figura 77.1).

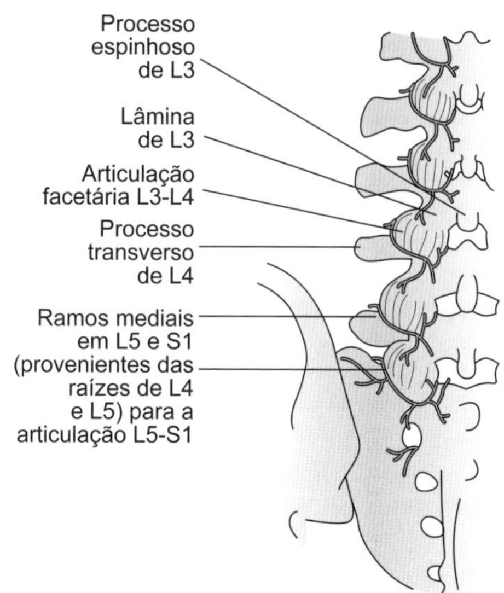

Figura 77.1 Diagrama em vista posterior da coluna lombar. Pode-se observar em todos os segmentos o processo espinhoso, a lâmina, a articulação facetária, o processo transverso e os ramos mediais provenientes dos ramos posteriores dos nervos espinais. Notar que a inervação de uma articulação facetária é realizada por ramos mediais de dois segmentos.

Indicações

As infiltrações podem ser indicadas para pacientes com dor na coluna cervical, torácica e lombar, acompanhada ou não de dor e/ou parestesias nos membros, na ausência de déficit neurológico progressivo, e refratárias ao tratamento clínico adequado (reabilitação física e analgesia), com finalidade diagnóstica ou terapêutica. As rizotomias seletivas de facetas têm as mesmas indicações e são reservadas para pacientes que apresentaram boa resposta aos bloqueios facetários seletivos.

Contraindicações

- Distúrbio de coagulação
- Infecção na pele ou no trajeto da punção
- A presença de déficit motor ou neurológico progressivo constitui contraindicação relativa. Ao bloquear a dor de um paciente por meio de bloqueio, elimina-se o sinal de alerta, e uma compressão neurológica pela doença degenerativa pode acentuar-se com pouca ou nenhuma dor, ou seja, sem avisar o paciente.

Avaliação e preparo do paciente

- Exame neurológico
- Ressonância nuclear magnética da região-alvo da coluna vertebral
- Coagulograma completo
- Explicar o procedimento, a finalidade e as possíveis complicações da intervenção ao paciente e aos familiares
- Obter o termo de consentimento livre e informado por escrito para a realização do procedimento.

Material

O procedimento deve ser realizado em centro cirúrgico ou em sala de procedimento equipada com intensificador de imagens e equipamento de monitoramento cardiorrespiratório.

- Principal:
    - Maca radiotransparente
    - Arco em C (intensificador de imagens ou fluoroscopia)
    - Dois travesseiros
    - Agulha de raquianestesia de 22 G por 9 cm de comprimento

  - Acetato de metilprednisolona
  - Bupivacaína 0,5%
  - Lidocaína 2% com vasoconstritor
  - Seringas e agulhas
  - Aparelho de radiofrequência convencional e *kit* com cânulas de 10 cm e ponta ativa de 5 mm
- Antissepsia:
  - Gazes estéreis
  - Polivinilpirrolidona-iodo (PVP-I) ou clorexedina degermante e alcoólica
  - Luvas estéreis
  - Campos estéreis
- Curativo:
  - Gazes
  - Esparadrapo.

Técnica

- Posicionar o paciente em decúbito ventral com a cabeça virada para o lado e colocar travesseiro sob as pernas e o abdome inferior, de maneira a rodar a pelve para trás, afastando as cristas ilíacas da junção lombossacral (Figura 77.2)
- Realizar antissepsia rigorosa com PVP-I (ou clorexidina) degermante e alcoólica
- Posicionar o arco em C oblíquo entre 25 e 35° do plano sagital para o lado acometido, de maneira a visualizar a junção entre o processo transverso e a faceta articular superior. A angulação caudal deve ser ajustada, de forma que os platôs vertebrais formem uma linha contínua
- Identificar o ponto de entrada e marcar com agulha de 22 G e 25 mm (agulha preta)
- Aplicar anestesia local na pele e no subcutâneo com lidocaína a 2% com vasoconstritor utilizando a agulha preta
- Retirar a agulha preta e inserir a agulha de 22 G e 9 cm em plano coaxial com o eixo de passagem dos raios X até ficar firme com os tecidos profundos. O arco em C deve ser utilizado continuamente, de maneira a ajustar a agulha para que se mantenha coaxial, ou seja, apenas um ponto é visto no monitor (Figura 77.3). Avançar a agulha até encontrar o anteparo ósseo da junção entre o processo transverso e o processo articular superior
- Com a agulha em posição, injetar 2 a 3 mℓ de solução de bupivacaína 0,5% com Depo-Medrol®. Soluções com mais de 0,5 mℓ reduzem a eficácia diagnóstica do bloqueio, pois o anestésico pode se alastrar para outras regiões, porém aumentam a chance de alcançar o ramo medial dorsal caso a agulha não esteja bem localizada
- Para o tratamento por radiofrequência, realizar angulação caudal do arco em C de 25 a 35° com o plano axial e, em vez da agulha de raquianestesia, são utilizadas as cânulas com 10 cm de comprimento e 5 mm de ponta ativa. Após a cânula encontrar a junção entre o processo transverso e o articular superior, avançar 2 a 3 mm para que a ponta ativa se posicione ao longo do curso do ramo medial dorsal

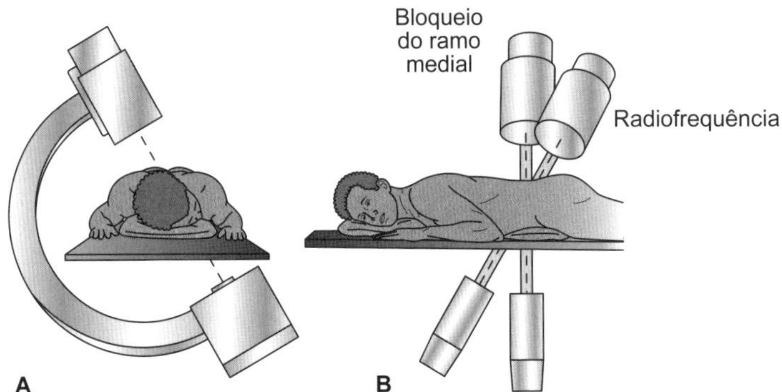

Figura 77.2 A. Posicionamento do paciente com um travesseiro sob o abdome e outro sob a cabeça, que permanece virada para um dos lados. B. Posicionamento do arco de raios X em posição oblíqua para observação das estruturas anatômicas em *scotty dog*, conforme a Figura 77.3. Notar que, para a rizotomia facetária por radiofrequência, o arco deve ser posicionado em angulação mais caudal, para que a ponta ativa da cânula fique paralela ao ramo medial do ramo posterior do nervo espinal.

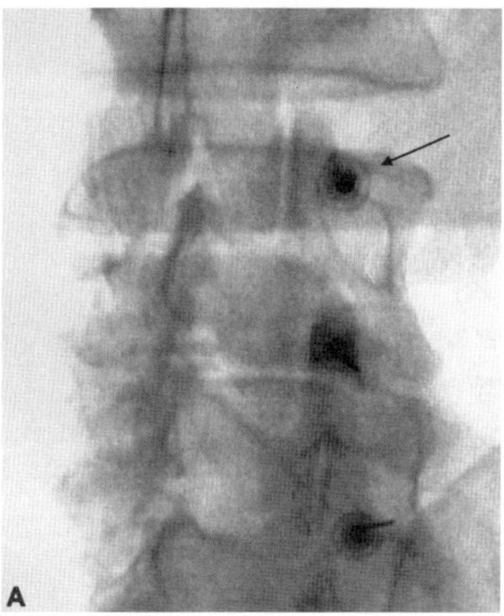

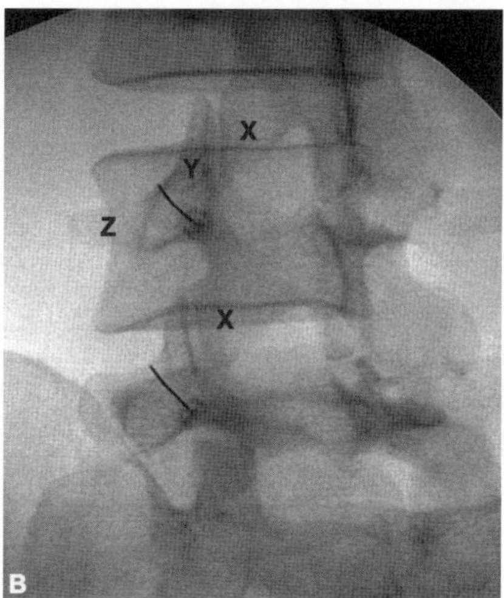

Figura 77.3 A. Imagem realizada por fluoroscopia. Agulhas direcionadas para bloqueio do ramo medial na junção entre o processo articular superior e o processo transverso. Notar a posição coaxial da agulha (*seta*) em relação aos raios do arco C, que está posicionado a 25 a 30° oblíquo para o lado direito. B. Imagem de outro paciente com o arco C em oblíquo para esquerda. Notar as pontas das agulhas localizadas na junção entre o processo articular superior e o processo transverso, localização do ramo medial. A imagem obtida em oblíquo é também conhecida como *scotty dog*, na qual X (processo articular inferior) corresponde às pernas dianteiras do cachorro, Y (processo articular superior) corresponde às orelhas e Z (processo transverso) corresponde ao focinho.

- Realizar teste sensitivo (o paciente deve relatar dor ou parestesias durante estimulação a 50 Hz e 0,5 V) e motor (não deve haver resposta motora do miótomo correspondente do membro inferior a 2 Hz e 3 V). Após o teste, tomar cuidado para prevenir qualquer movimento inadvertido da cânula
- Aplicar injeção com 0,5 mℓ de lidocaína 2% e iniciar a lesão por radiofrequência a 80°C por 60 a 90 s. Após a lesão, costuma-se injetar solução de anestésico com Depo-Medrol®
- Para o tratamento de uma articulação facetária, lembrar-se de que o nível de cima também deve ser tratado
- Fazer curativo oclusivo.

Cuidados após o procedimento

Orientar o paciente a anotar o grau de alívio da dor nas horas seguintes ao procedimento e também diariamente, até o retorno com o médico em 1 a 2 semanas.

Complicações

- Dor leve no local da injeção por 1 ou 2 dias após o bloqueio lombar
- Após o tratamento por radiofrequência, como ocorre lesão tecidual, é comum a exacerbação da dor durar de poucos dias até 1 semana
- Pode ocorrer déficit motor ou sensitivo secundários à lesão de raiz nervosa. No entanto, se a técnica for seguida adequadamente e o teste neurofisiológico for realizado, as chances dessas complicações são mínimas.

Bibliografia

HALL, J. A. The role of radiofrequency facet denervation in chronic low back pain. Jacksonsville Medicine, 1998.

O'CONNOR, T.; ABRAM, S. Atlas of pain injection techniques. London: Churchill Livingstone; 2003.

OGSBURY, J. S.; SIMON, R. H.; LEHMAN, R. A. W. Facet "denervation" in the treatment of low back syndrome. Pain, v. 3, p. 257-263, 1977.

RATHMELL, J. P. Atlas of image-guided intervention in regional anesthesia and pain medicine. Philadelphia: Lippincott Williams & Wilkins; 2006.

RESNICK, D. K.; HAID JR, R. W.; WANG, J. C. Surgical management of low back pain. New York: Thieme; 2008.

STOLKER, R. J.; VERVEST, A. C. M.; GROEN, G. J. The management of chronic spinal pain by blockades: a review. Pain, v. 58, p. 1-20, 1994.

Seção **12**

Cabeça e Pescoço

Cricotireoidostomia

Alexandre Campos Moraes Amato

Considerações gerais

Prefere-se a cricotireoidostomia por agulha à cirúrgica em recém-nascidos e crianças pequenas, por causa da fragilidade das estruturas da laringe. É uma técnica temporária que permite oxigenação, mas retém CO_2, enquanto se instala uma via respiratória adequada; no caso, a traqueostomia.

Considerações anatômicas

A laringe é um órgão tubular, situado mediana e anteriormente no pescoço. Além da função respiratória, também participa da fonação. Localiza-se anteriormente à faringe e é continuada diretamente pela traqueia.

Apresenta um esqueleto cartilaginoso, no qual a maior das cartilagens é a tireóidea, constituída de duas lâminas que se unem anteriormente em V. A cartilagem cricóidea é ímpar e tem formato de anel de sinete, situando-se inferiormente à tireóidea (Figura 78.1).

Topograficamente, a membrana cricotireóidea é facilmente reconhecida palpando-se a proeminência laríngea (pomo-de-adão) na cartilagem tireóidea e deslizando suavemente o dedo para a borda inferior, em direção à cartilagem cricóidea (Figura 78.2). Palpa-se uma depressão elástica, seguida de uma elevação de consistência mais firme (cartilagem cricóidea). Nessa depressão, entre a membrana cricóidea e a pele, há pouco tecido subcutâneo e o músculo platisma (Figura 78.3).

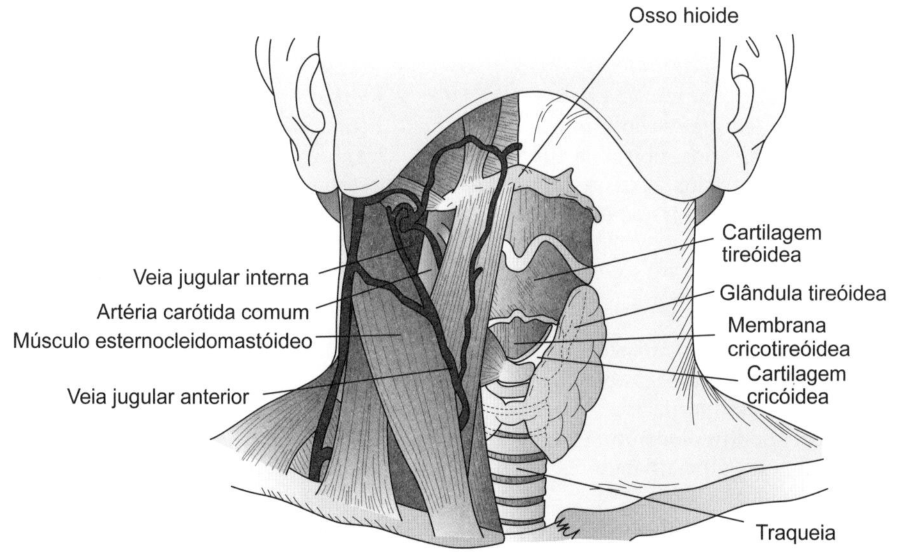

Figura 78.1 Vista anterior da região cervical e estruturas importantes.

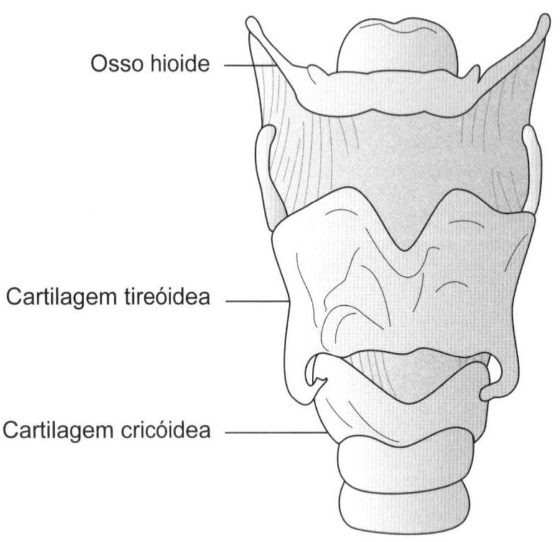

Figura 78.2 Vista anterior da laringe e suas estruturas anatômicas.

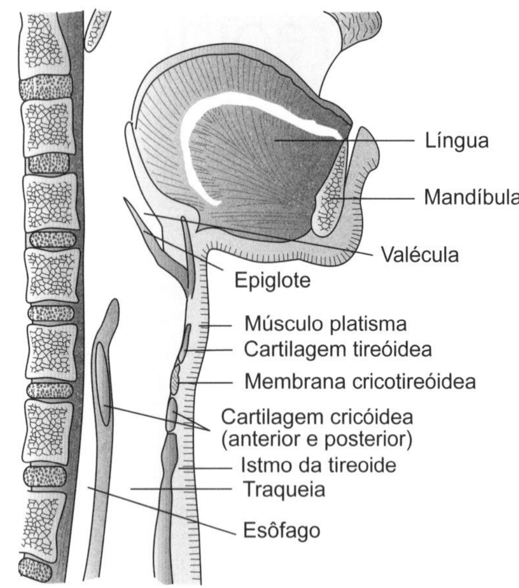

Figura 78.3 Corte sagital das regiões cefálica e cervical evidenciando o local de realização da cricotireoidostomia.

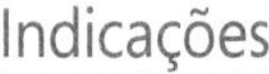

Indicações

- Atendimento inicial do politraumatizado, quando manobras básicas (elevação do mento, tração da mandíbula, aspiração e cânula de Guedel) e avançadas (ventilação pré-intubação, intubação endotraqueal) para desobstrução das vias respiratórias superiores falharam em mantê-las permeáveis
- Lesão bucomaxilar grave, associada à lesão de coluna cervical com paciente em apneia
- Ruptura de laringe
- Obstrução da glote
- Sangramentos e corpos estranhos na região.

Contraindicação

Cricotireoidostomia cirúrgica é contraindicada a crianças menores de 12 anos, pois a cartilagem cricóidea representa um dos poucos suportes anatômicos da porção alta da traqueia.

Material

- Principal:
  - Cricotireoidostomia percutânea:
    - Cateter sobre agulha de calibre 12 a 14 – tipo intravascular periférico
    - Estojo de cricotireoidostomia percutânea (agulha, fio-guia, dilatadores, cânula cricotireóidea)
  - Cricotireoidostomia cirúrgica:
    - Bisturi com lâmina nº 11
    - Pinça hemostática curva
    - Cânula endotraqueal ou de traqueostomia (4 a 7 mm de diâmetro interno)
    - Conexões para agulha ou cânula
    - Detector de CO_2
    - Oxímetro de pulso
    - Monitor cardíaco
    - Carrinho de reanimação
- Assepsia:
  - Luvas
  - Avental
  - Máscara
  - Gorro
  - Protetor ocular
  - Campos estéreis
- Anestesia:
  - Seringas e agulhas para infiltrações estéreis
  - Medicação para anestesia local (lidocaína a 2% com epinefrina 1:100.000)
- Curativo/fixação:
  - Esparadrapo
  - Gaze estéril
  - Fita para fixação da cânula.

Avaliação e preparo do paciente

- O procedimento é realizado em urgência, frequentemente em pacientes inconscientes; portanto, não haverá tempo para explicar o procedimento

- Testar o balão da cânula
- Posição: cabeça em extensão, podendo-se colocar um coxim sob os ombros (se não houver lesão da coluna cervical).

Técnica

Cricotireoidostomia percutânea

- Garantir o acesso venoso, se houver tempo
- Aplicar oxigênio, monitoramento cardíaco e oxímetro de pulso
- Realizar assepsia e antissepsia e colocar campos estéreis
- Localizar a membrana cricotireóidea e infiltrar anestésico local, palpando o espaço, no pescoço, entre as cartilagens cricóidea e tireóidea
- Acoplar a seringa estéril ao cateter sobre agulha
- Fixar as cartilagens tireóidea e cricóidea com aplicação de uma discreta pressão do 2º e do 3º dedo
- Inserir o cateter sobre agulha na membrana cricotireóidea, dirigido caudalmente em um ângulo de 45°
- Fazer sucção com a seringa enquanto o cateter sobre agulha avança, até que a seringa se encha de ar da traqueia
- Desconectar a seringa do cateter sobre agulha
- Progredir o cateter sobre agulha dentro da traqueia e remover a agulha
- Conectar o oxigênio e fixar o cateter na pele
- Insuflar oxigênio:
    - Com bolsa autoinsuflável:
        - Remover o êmbolo de seringa de 3 mℓ
        - Remover o adaptador de plástico de 15 mm da extremidade proximal de uma cânula endotraqueal de 7 ou 7,5 mm
        - Introduzir a extremidade distal do adaptador plástico de 15 mm na seringa de 3 mℓ, ajustando-a bem
        - Acoplar a seringa de 3 mℓ ao cateter traqueal (Figura 78.4)
        - Acoplar o adaptador de plástico de 15 mm ao sistema de bolsa autoinsuflável de reanimação conectado à fonte de oxigênio
        - Insuflar oxigênio por compressão da bolsa
        - Esperar exalação
        - Preparar o paciente para traqueostomia formal o mais rápido possível, pois a ventilação por cricotireoidostomia percutânea só é tolerada por curtos períodos

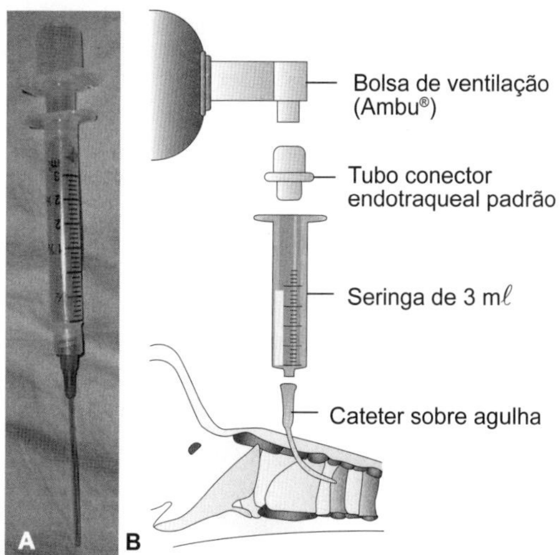

Figura 78.4 A e B. Aspecto final da conexão do cateter com a seringa de 3 mℓ e a extremidade distal do adaptador de plástico, de 15 mm.

    - Ventilar jato de oxigênio através do cateter traqueal:
        - Ventilação por jato pode ser realizada com sistema transtraqueal conectado à fonte de oxigênio de alta pressão (30 a 60 psi). Pressão e duração são ajustadas para obter trocas gasosas adequadas, dando tempo para exalação
        - Se não houver sistema pré-manufaturado, é possível conectar o cateter traqueal à tubulação de oxigênio por meio do fluxômetro a 15 ℓ/min. Utilizar uma conexão de três vias para acoplar a tubulação com o cateter traqueal, um adaptador em Y ou fazer um orifício no lado da tubulação de oxigênio. Insuflar gás, cobrindo a via aberta da conexão de três vias, o conector em Y ou o orifício no tubo com o polegar. Ajustar a taxa de fluxo do gás e a duração da insuflação para efetuar ventilação adequada. Aguardar o tempo suficiente para exalação (Figura 78.5)
- O *kit* para cricotireoidostomia percutânea com fio-guia possibilita a inserção de dilatador sobre fio-guia (semelhante a um cateter venoso central).

Cricotireoidostomia cirúrgica

- Garantir acesso intravenoso
- Aplicar oxigênio, monitoramento cardíaco e oxímetro de pulso

- Realizar técnica asséptica e antissepsia local e colocar campos estéreis
- Localizar a membrana cricotireóidea e infiltrar anestésico local
- Fixar as cartilagens tireoide e cricoide com aplicação de uma discreta pressão do 2º e do 3º dedo
- Fazer incisão transversal em pele e tecido subcutâneo, na altura da membrana cricotireóidea (Figura 78.6 A)
- Dissecar, com instrumental rombo, a camada do músculo platisma até atingir a membrana cricotireóidea
- Estender a incisão através da membrana cricotireóidea
- Afastar as margens da membrana cricotireóidea com o cabo do bisturi
- Inserir cânula endotraqueal ou de traqueostomia de 4 a 7 mm de diâmetro interno (Figura 78.6 B)
- Insuflar o balão
- Testar a localização correta da cânula
- Fixar a cânula, oxigenar e ventilar o paciente com ventilador mecânico ou sistema de bolsa autoinsuflável
- Preparar o paciente para traqueostomia quando a situação estiver estabilizada.

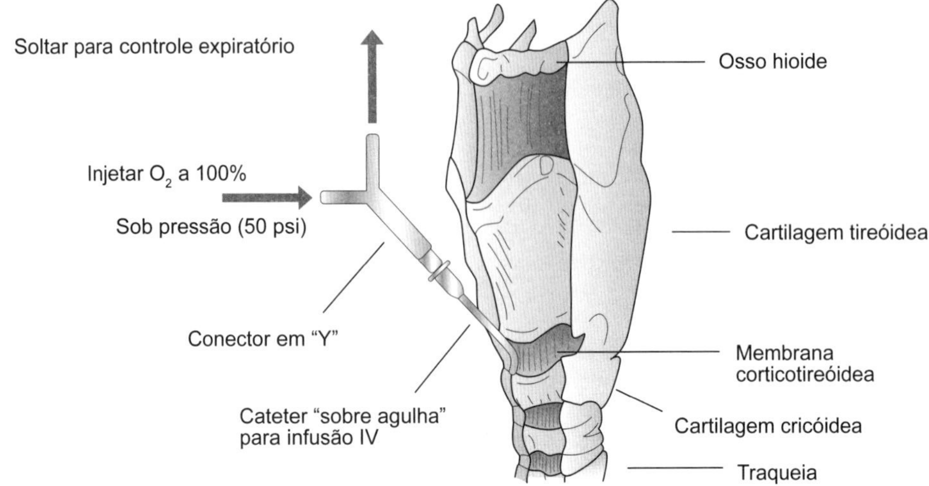

Figura 78.5 Cricotireoidostomia por punção utilizando um cateter sobre agulha ou Jelco®, conectado a um adaptador em Y para ventilação temporária do paciente.

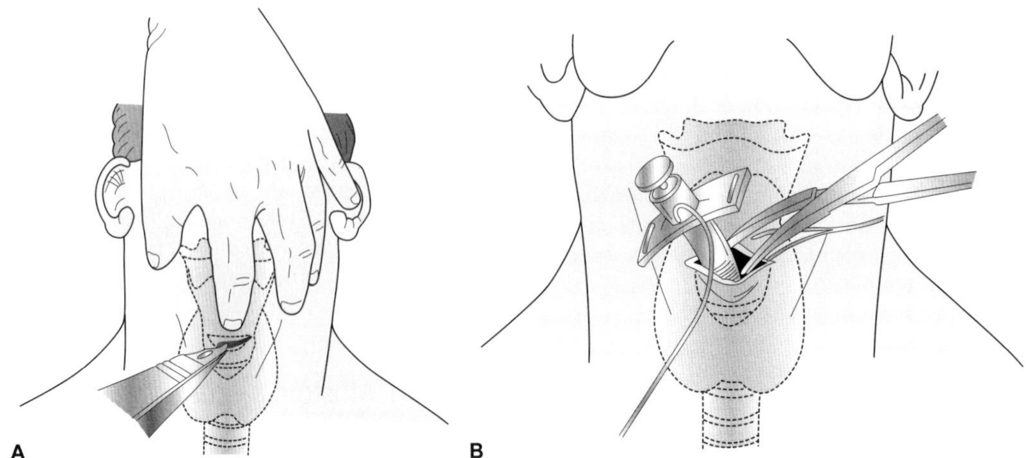

Figura 78.6 A. Incisão transversal sobre a membrana cricotireóidea. B. Inserção da cânula de traqueostomia.

Cuidados após o procedimento

- Manter a cânula fixa
- Fazer curativo diário na ferida operatória
- Converter para traqueostomia em 48 h.

Complicações

- Enfisema mediastinal e subcutâneo
- Falso pertuito através da fáscia traqueal
- Laceração ou perfuração da parede traqueal posterior e do esôfago
- Hemorragia
- Hematoma
- Rouquidão ou paralisia da corda vocal
- Hipoxemia
- Aspiração de vômito, secreção ou sangue
- Ventilação inadequada
- Estenose subglótica
- Traqueomalacia.

Bibliografia

MRI, N. D. Cricotireoidostomia e trauma. In: BIROLINI, D.; UTIYAMA, E.; STEINMAN, E. Cirurgia de emergência. São Paulo: Atheneu; 2001. p. 376-379.

SISE, M. J.; SHACKFORD, S. R.; CRUICKSHANK, J. C. et al. Cricothyroidotomy for long-term tracheal access. A prospective analysis of morbidity and mortality in 76 patients. Disponível em: http://www.pubmedcentral.nih.gov/picrender.fcgi?tool= pmcentrez&blobtype=pdf&artid=1250385.

Redução de Luxação da Articulação Temporomandibular

Gabriel Amato Filho

Considerações gerais

A luxação temporomandibular caracteriza-se pela posição anormal do côndilo mandibular em relação à cavidade glenoide, podendo se apresentar: anterior (mais comum), posterior, superior, lateral ou medial. As causas da luxação são variáveis: bocejos exagerados, riso violento, vômitos, traumas e intervenções orais e odontológicas prolongadas com a boca exageradamente aberta. A grande frouxidão da cápsula articular, a hipotonia dos músculos da mastigação e as variações das extremidades articulares são fatores coadjuvantes para a luxação da articulação temporomandibular (ATM).

A técnica de manipulação da mandíbula para redução da luxação da ATM em casos agudos será apresentada neste capítulo.

Considerações anatômicas

A ATM é uma articulação sinovial verdadeira com movimentos de deslizamento e rotação entre a mandíbula e a base do crânio, contida na fossa glenoide (diartrose). Esta é delimitada pelo processo zigomático do osso temporal lateralmente; pela eminência articular do temporal, anteriormente; pela fissura timpanoescamosa, posteriormente; e pelo processo espinoso do temporal, medialmente (Figuras 79.1 e 79.2).

A fossa é recoberta por tecido fibrocartilagíneo, assim como o processo condilar da mandíbula em sua superfície articular. A mandíbula é unida ao crânio por meio dos ligamentos capsulares lateral e medial, do freio meniscotemporomandibular e dos ligamentos estilomandibular e esfenomandibular. Os tendões de inserção e origem dos músculos da mastigação também suspendem a mandíbula (Figura 79.3).

A articulação temporomandibular é dividida em compartimentos sinoviais superior e inferior por um disco bicôncavo fibrocartilagíneo acoplado ao processo condilar pelos ligamentos lateral e medial e pelo freio meniscotemporomandibular. Esse complexo pode ser considerado uma estrutura única (complexo discocondilar), pois seus componentes estão intimamente relacionados e movem-se sempre juntos em indivíduos normais.

O complexo discocondilar relaciona-se anteriormente com o músculo pterigóideo lateral, que se insere no disco e na fóvea pterigóidea do

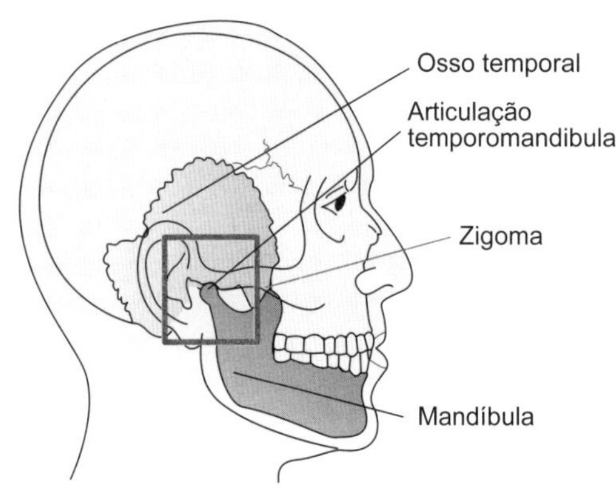

Figura 79.1 Vista lateral da cabeça evidenciando a ATM relacionada com outros ossos do crânio.

côndilo. Posteriormente, existe uma densa lâmina de tecido conectivo e uma lâmina vascular que funciona como um *shunt*, permitindo enchimento e esvaziamento do complexo, levando ao deslizamento para frente e para trás durante o movimento da mandíbula. Esse *shunt* também contribui para a composição nutricional do líquido sinovial por difusão osmótica (Figura 79.4).

Anteriormente ao côndilo da mandíbula, está inserido o tendão do músculo temporal.

A articulação temporomandibular é caracterizada por movimentos equitativos com a do lado oposto. Essa característica é responsável pelo fato de muitos distúrbios da ATM serem bilaterais. Uma alteração unilateral pode atingir o lado oposto, visto que a dor articular resultará em padrão de movimentação diferente na tentativa de diminuir a dor, acarretando estresse do outro lado e eventual alteração do disco articular.

A luxação temporomandibular é um efeito do espasmo dos músculos da mastigação decorrente de uma descoordenação muscular concomitante a um estado de tensão psíquica confirmada. Por esse mecanismo complexo, os músculos pterigóideos laterais bloqueiam as cabeças da mandíbula, enquanto os músculos elevadores fixam-na à base do crânio (Figura 79.5).

Indicações

- Pacientes com impossibilidade de fechar a boca após abertura exagerada, perda contínua de saliva e dificuldade na mastigação, na fonação e na deglutição (luxação bilateral anterior)

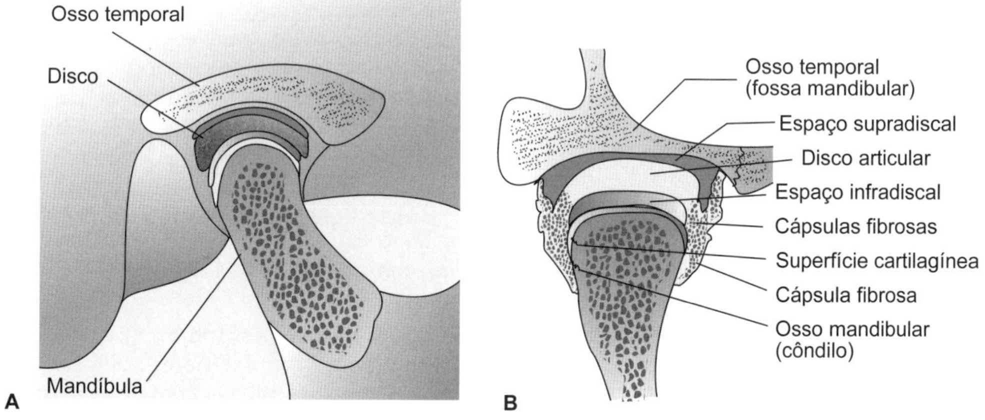

Figura 79.2 Articulação temporomandibular. A. Vista lateral. B. Vista coronal.

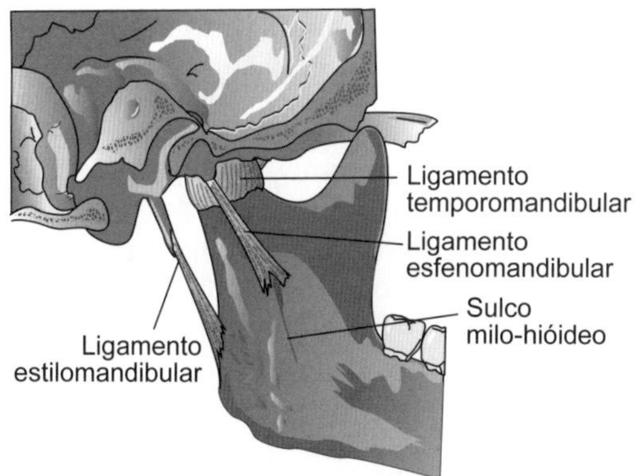

Figura 79.3 Articulação temporomandibular: estruturas acessórias (ligamentos).

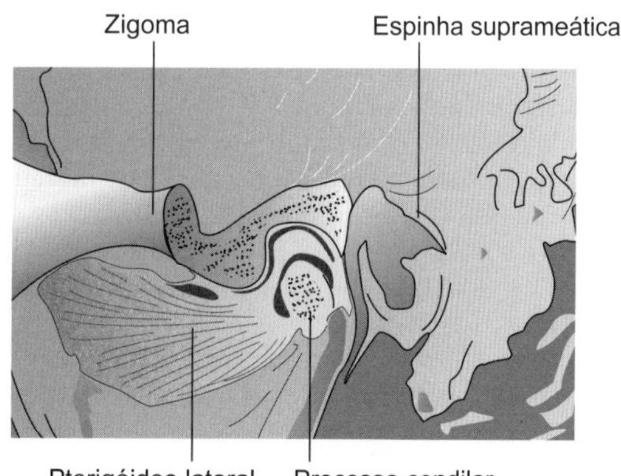

Figura 79.4 Vista lateral da ATM rebatendo o processo zigomático do osso temporal e mostrando a relação da articulação com o meato acústico externo.

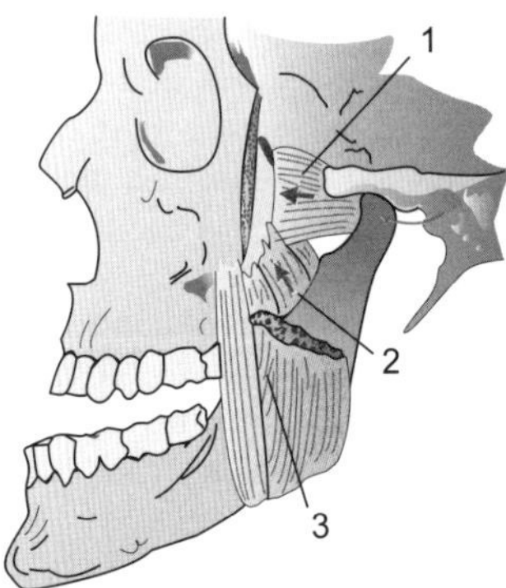

Figura 79.5 Deslocamento anterior do côndilo da mandíbula. Notar a contração do músculo pterigóideo lateral (1), do músculo pterigóideo medial (2) e do músculo masseter (3).

- Pacientes com o mento desviado para frente no lado não acometido, enquanto a bochecha fica achatada no lado afetado e aparentemente escavada no lado não acometido (luxação unilateral da ATM).

Contraindicação

Em alguns casos, em luxações de vários dias, os músculos sinérgicos (mastigatórios) e os antagonistas (depressores da mandíbula) permanecem contraídos e a técnica de redução pode ser feita sob sedação ou até mesmo sob anestesia geral.

Avaliação e preparo do paciente

- Anamnese minuciosa sobre a causa da luxação de ATM e o tempo de permanência nesse quadro clínico
- Exame físico pré-auricular bilateral evidenciando uma depressão normalmente ocupada pela cabeça da mandíbula
- Palpação dos músculos temporais, masseteres e supra-hióideos que se apresentarão contraídos
- Tranquilizar o paciente para que coopere durante a manipulação da mandíbula e relaxe, para facilitar a manobra
- Administração, em casos mais acentuados, de midazolam para obter maior relaxamento muscular.

Material

- Compressa de gaze
- Seringa tipo Carpule
- Agulha gengival
- Tubete de lidocaína a 2%.

Técnica

- Nos casos mais difíceis, usar anestesia local para bloqueio dos nervos alveolar inferior, lingual e massetérico. Deve-se deslizar o dedo indicador da mão esquerda até a região mais posterior (ramo mandibular). Localizar a prega pterigomandibular (linha que aparenta unir os últimos molares superior e inferior). Imaginar um ângulo formado por essas duas estruturas (ramo e prega), no qual se determinam duas áreas: uma interna (bissetriz à prega) e outra externa (bissetriz ao ramo) (Figura 79.6)
- Seguindo o ponto de inserção (1 cm acima do plano oclusal na área interna), manter a seringa paralela ao plano oclusal inferior, passando pela região do primeiro pré-molar do lado oposto; inserir a agulha até tocar a face interna do ramo mandibular e, sem recuar, injetar lentamente a solução anestésica (Figura 79.7)
- Posicionar o paciente sentado em um banco baixo sem encosto, de maneira que as costas dele fiquem em máximo contato com a parede
- Envolver os dedos polegares com compressa de gaze
- Colocar os polegares sobre a face oclusal dos dentes posteriores inferiores e abraçar o corpo e o ramo mandibular com os outros dedos, de modo que o plano oclusal esteja no mesmo nível dos cotovelos do operador, com o intuito de mobilizar as cabeças da mandíbula (Figura 79.8)
- Empurrar a mandíbula inicialmente para baixo, pressionando os polegares sobre as faces oclusais dos dentes posteriores, com o objetivo de transpor o obstáculo representado pelo tubérculo articular e vencer o espasmo dos músculos levantadores (Figura 79.9)
- Em seguida, levar a mandíbula para trás, a fim de reposicionar os côndilos nas fossas mandibulares dos ossos temporais, bilateral e simultaneamente (Figura 79.10)
- Em alguns casos, o retorno à posição normal dos côndilos mandibulares se faz com intensa violência, ocorrendo uma pressão acentuada na mordida contra os dedos do operador (daí a necessidade de envolver os polegares com compressa de gaze) (Figura 79.11).

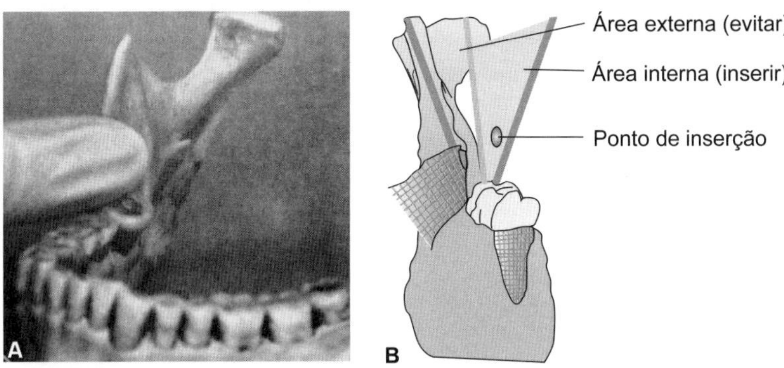

Figura 79.6 Técnica utilizada para bloqueio dos nervos inferiores. A. Técnica digital. B. Esquema de localização do ponto de inserção da agulha.

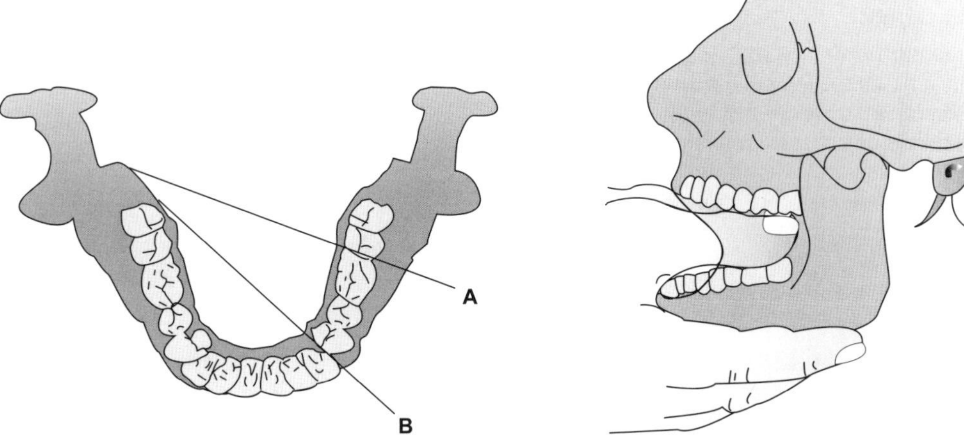

Figura 79.7 Esquema de introdução da agulha anestésica (entre A e B).

Figura 79.8 Posição de imobilização das cabeças da mandíbula.

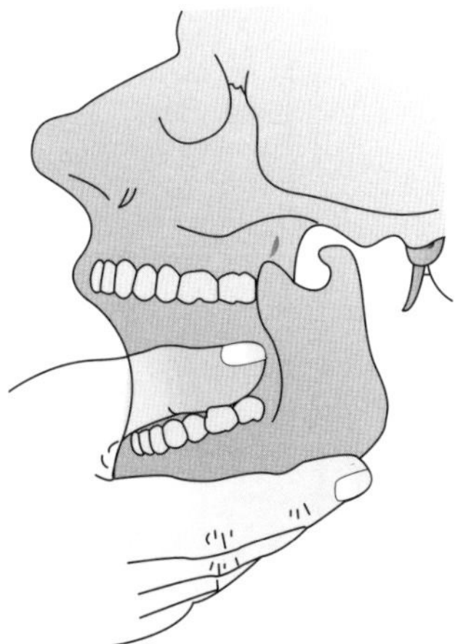

Figura 79.9 Movimento para baixo da mandíbula.

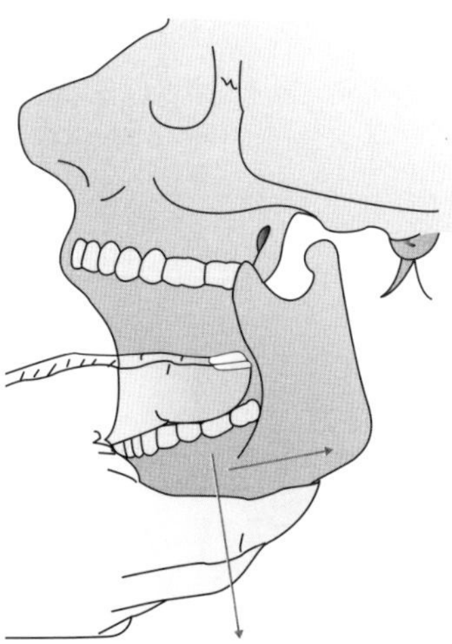

Figura 79.10 Movimento para trás da mandíbula.

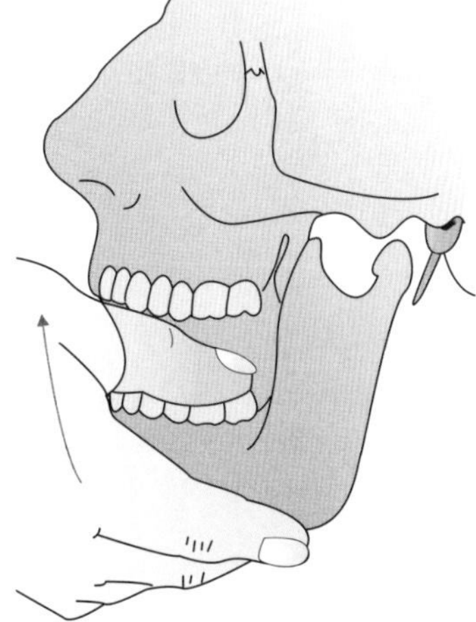

Figura 79.11 Movimento de retorno dos côndilos à posição normal.

Cuidados após o procedimento

Fazer uma bandagem ou amarria para manter a mandíbula imóvel.

Bandagem de Barthon

- Cortar as pontas de uma meia ou faixa e fazer uma fenestração exatamente no centro (Figura 79.12)
- Posicionar a fenestração no mento e cruzar as pontas, que serão amarradas na nuca e na região parietal (Figura 79.13)
- Obs.: essa bandagem não é estável, porém é de fácil preparo, própria para atendimento de emergência.

Amarria de Ivy

- Dobrar um fio de aço nº 1, de modo que se forme uma circunferência em uma ponta e uma espiral próxima a ela (Figura 79.14)
- Passar o fio de aço pela região proximal dos dentes pré-molares superiores e um outro fio para os dentes pré-molares inferiores (Figura 79.15)
- Com uma das pontas, abraçar um dos pré-molares e passar a ponta deste lado no meio do fio já preparado na face vestibular dos dentes, encontrando a outra ponta na porção distal do outro pré-molar (Figura 79.16)
- Torcer as pontas na região distal e depois torcer a circunferência, de modo que ela penetre nas ameias dos pré-molares (Figura 79.17)
- Passar um fio nas circunferências das amarrias superior e inferior, de modo que se possa torcer as pontas e manter o paciente com a boca fechada, promovendo o bloqueio maxilomandibular (Figura 79.18).

Complicações

Deve-se tomar cuidado com as amarrias em pacientes que têm história pregressa de convulsões e naqueles com ânsias de vômito frequentes.

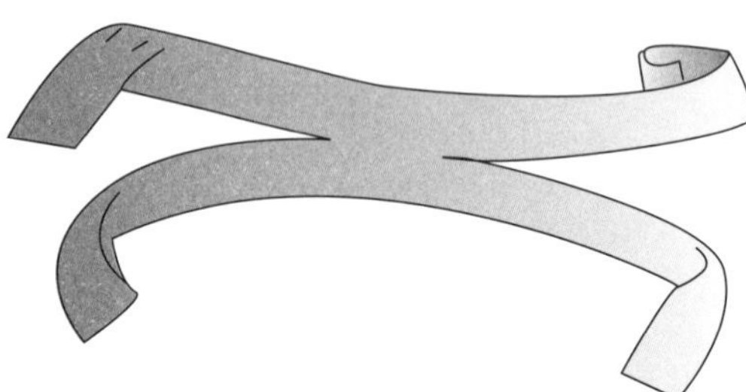

Figura 79.12 Confecção de banda de Barthon.

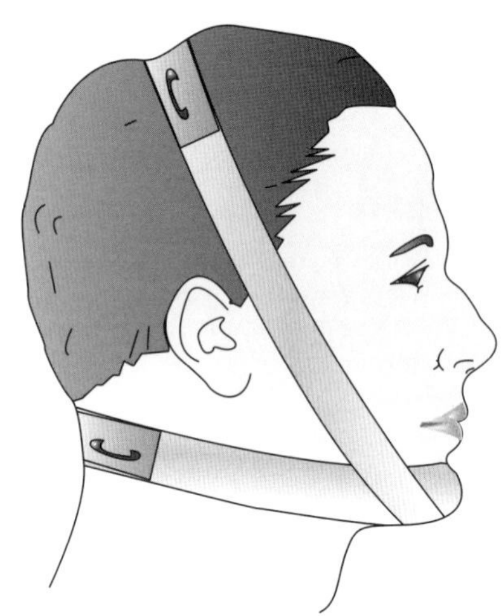

Figura 79.13 Colocação cruzada no mento do paciente e fixação na nuca e no topo da cabeça.

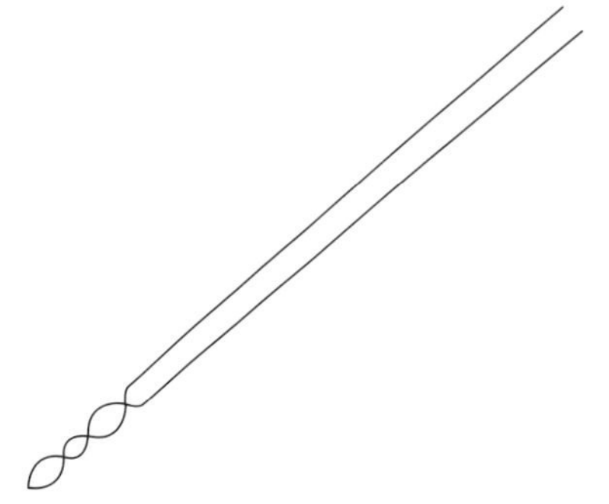

Figura 79.14 Fio de aço nº 1 dobrado em espiral.

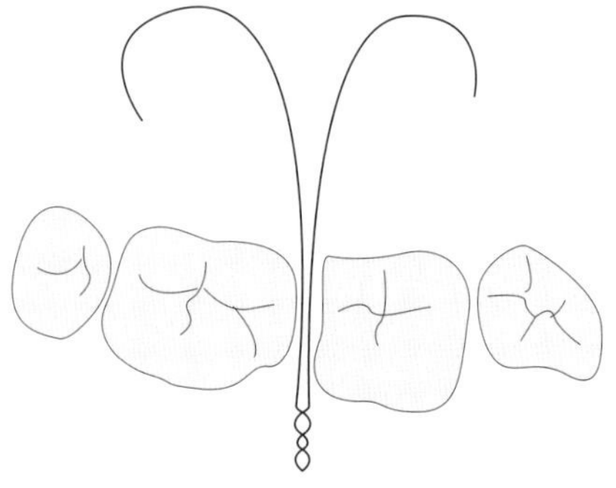

Figura 79.15 Introdução na ameia dos dentes pré-molares.

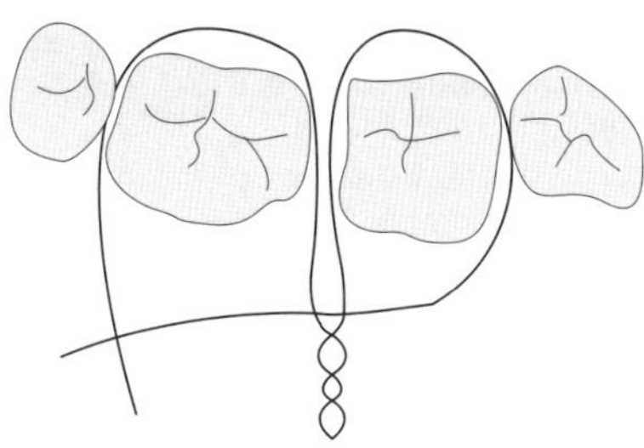

Figura 79.16 Passagem de uma das pontas através da espiral situada na área vestibular dos dentes.

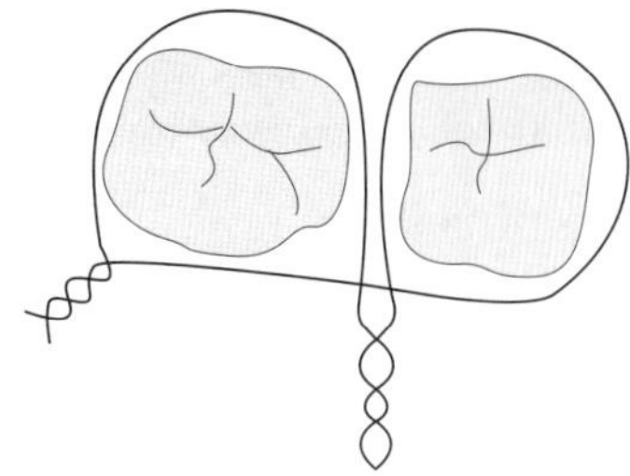

Figura 79.17 Modo de torção do fio.

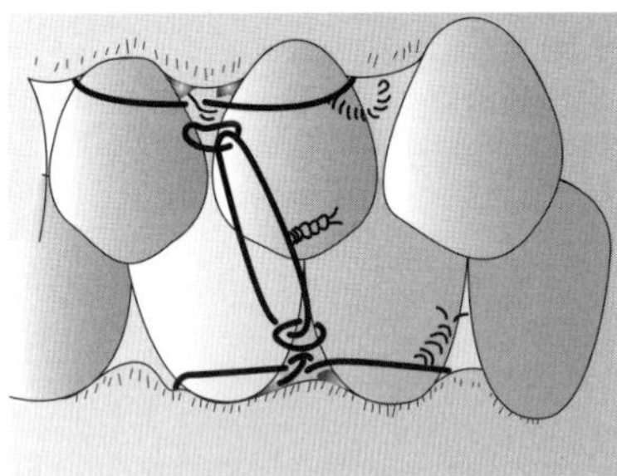

Figura 79.18 Fixação maxilomandibular com duas amarrias de Ivy superior e inferior.

Bibliografia

AVRAHAMI, E.; RABIN, A.; MEDJAN, M. Unilateral medial dislocation of the temporomandibular joint. Head and Neck Radiology, n. 39, p. 602-604, 1997.

BUCKLEY, M. J.; TERRY, B. C. Use of bone plates to manage chronic mandibular dislocation: report of cases. J. Oral Maxillofac. Surg., v. 46, n. 11, p. 998-1002, 1988.

CHERRY, C. Q.; FREW JR, A. L. Bilateral reductions of articular eminence for chronic dislocation: review of eight cases. J. Oral Surg., v. 35, n. 7, p. 598-600, 1977.

COOPER, R. C.; COOPER, D. L. Recognizing otolaryngologic symptoms in patients with temporomandibular disorders. J. Craniomand. Pract., v. 11, p. 260-267, 1993.

FIGÚN, M. E.; GARINO, R. R. Anatomia odontológica funcional e aplicada. São Paulo: Panamericana; 1989. p. 611-612.

FLETCHER, M. C.; PIECUCH, J. F.; LIEBLICH, S. E. Anatomy and pathofisiology of the temporomandibular joint. In: FRICTON, J. R. et al. TMJ and craniofacial pain: diagnosis and management. St. Louis: Ishiyaku Euroamerica; 1988. 183 p.

HALE, R. H. Treatment of recurrent dislocation of the mandible: review of literature and report of cases. Oral Surg., v. 30, p. 527-530, 1971.

HELMAN, J.; LAUFER, D.; MINKOV, B.; GUTMAN, D. Eminectomy as surgical treatment for chronic mandibular dislocations. Int. J. Oral Surg., v. 13, p. 486-489, 1984.

IRBY, W. B. Surgical correction of chronic dislocation of the temporomandibular joint not responsive to conservative therapy. J. Oral Surg., v. 15, n. 4, p. 307-312, 1957.

JAGGER, R. G.; WOOD, C. Signs and symptoms of temporomandibular joint dysfunction in a Saudi Arabia population. J. Oral Surg., v. 19, p. 353-359, 1992.

KRÜGER, E.; SCHILLI, W. Oral and maxillofacial traumatology. Chicago: Quintessence; 1986. v. 2, p. 45-70.

LOVELY, F. W.; COPELAND, R. A. Reduction eminoplasty for chronic recurrent luxation of the temporomandibular joint. J. Can. Dent. Assoc., v. 47, n. 3, p. 179-184, 1981.

LUNDH, H.; WESTESSON, P. L. Clinical signs of temporomandibular joint internal derangement in adults, an epidemiologic study. Oral Surg. Oral Med. Oral Pathol., v. 72, p. 637-641, 1991.

LUZ, J. G. C.; OLIVEIRA, N. G. Incidence of temporomandibular joint disorders in patients seen at a hospital emergency room. J. Oral Rehabil., v. 21, p. 349-351, 1994.

MONGINI, F. ATM e músculos craniocervicofaciais: fisiopatologia e tratamento. São Paulo: Santos; 1998. 274 p.

MYRHAUG, H. A new method of operation for habitual dislocation of the mandible: review of former methods of treatment. Acta Odontol. Scand., v. 9, p. 247-261, 1951.

OATIS JR., G. W.; BAKER, D. A. The bilateral eminectomy as definitive treatment: a review of 44 patients. Int. J. Oral Surg., v. 13, p. 294-298, 1984.

PEDERSEN, A.; HANSSEN, H. J. Internal derangement of the temporomandibular joint in 211 patients: symptoms and treatment. Community Dent. Oral Epidemiol., v. 15, p. 339-343, 1987.

POGREL, M. A. Articular eminectomy for recurrent dislocation. Br. J. Oral Maxillofac. Surg., v. 25, p. 237-243, 1987.

PUELACHER, W. C.; WALDHART, E. Miniplate eminoplasty: a new surgical treatment for TMJ-dislocation. J. Cranio-Maxillo-Fac. Surg., v. 21, p. 176-178, 1993.

ROWE, N. L.; WILLIAMS, J. L. Maxillofacial injuries. New York: Churchill Livingston; 1985. v. 1, p. 337-362.

SHOREY, C. W.; CAMPBELL, J. H. Dislocation of the temporomandibular joint. Oral Surg. Oral Med. Oral Pathol. Oral Radiol. Endod., v. 89, n. 6, p. 662-668, 2000.

SICHER, H.; DU BRUL, E. L. Anatomia oral. 8. ed. São Paulo: Artes Médicas; 1991. 390 p.

SOUZA, J. A. S. Síndrome da articulação temporomandibular. RGO (Porto Alegre), v. 38, p. 295-298, 1980.

STETENGA, B. et al. Classification of temporomandibular joint osteoarthrosis and internal derangement. Part I: Diagnosis significance of clinical and radiographic symptoms and signs. J. Craniomandib. Pract., v. 10, p. 96-106, 1992.

TALLENTS, R. H. et al. Temporomandibular joint sounds in asymptomatic volunteers. J. Prosthet. Dent., v. 69, p. 298-304, 1993.

WESTWOOD, R. M.; FOX, G. L.; TILSON, H. B. Eminectomy for the treatment of recurrent temporomandibular joint dislocation. J. Oral Surg., v. 33. n. 10, p. 774-779, 1975.

Seção **13**

Otorrinolaringologia

Lavagem/Irrigação Otológica | Remoção de Cerume

Flávia Silveira Amato e Miguel Angelo Hyppolito

Considerações gerais

O conjunto de produções da pele do meato acústico externo (MAE), composto de descamação, secreção sebácea e produto das glândulas ceruminosas, forma o cerume. A pele, nos dois terços mais externos, na porção acústica do meato acústico, é composta de glândulas ceruminosas, que são glândulas apócrinas modificadas e que, junto com as glândulas sebáceas, produzem o cerume. Este exerce importante papel na proteção do MAE contra danos físicos externos ou invasão microbiana, por sua composição enzimática antimicrobiana (defensinas, lisosimas, lactoferrinas e IgA secretora).

Existem dois tipos de cerume: o seco e o úmido. O seco está associado à descamação profusa da pele do MAE e, se estiver localizado ativa (uso inadequado de hastes flexíveis) ou passivamente (por produção excessiva ou após natação), no terço mais interno do MAE, próximo à membrana timpânica (MT), terá maior potencial para causar sintomas.

Cerume impactado e que cursa com sintomatologia tem prevalência relativamente alta na população.

Sintomatologia

O cerume é assintomático na maioria das vezes, mas pode causar sintomas, dependendo do volume ocluindo o conduto, da localização no conduto ósseo ou da capacidade de reter umidade ou secreções: hipoacusia, plenitude auricular, autofonia, otalgia, otorreia e prurido auricular, entre outros. A conduta a ser adotada em cerume com sintomatologia ou que impeça o adequado exame da membrana timpânica abrange três tipos de procedimentos médicos: extração instrumental, sucção e irrigação. Este último, por ser de fácil execução, considerado o conhecimento anatômico, técnico e de tratamento, será abordado neste capítulo (Figura 80.1).

Indicações

- Preparo para avaliação otológica
- Hipoacusia de condução cuja causa seja a impactação do cerume
- Prevenção de infecção
- Tratamento de otites externas com medicação otológica de ação tópica de contato que dependa do contato com a pele do MAE.

Contraindicações

- Perfuração de membrana timpânica
- Infecção de orelha externa ou de orelha média (é contraindicação relativa à irrigação otológica)
- História de cirurgia otológica recente
- Crianças muito novas e/ou não cooperação do paciente.

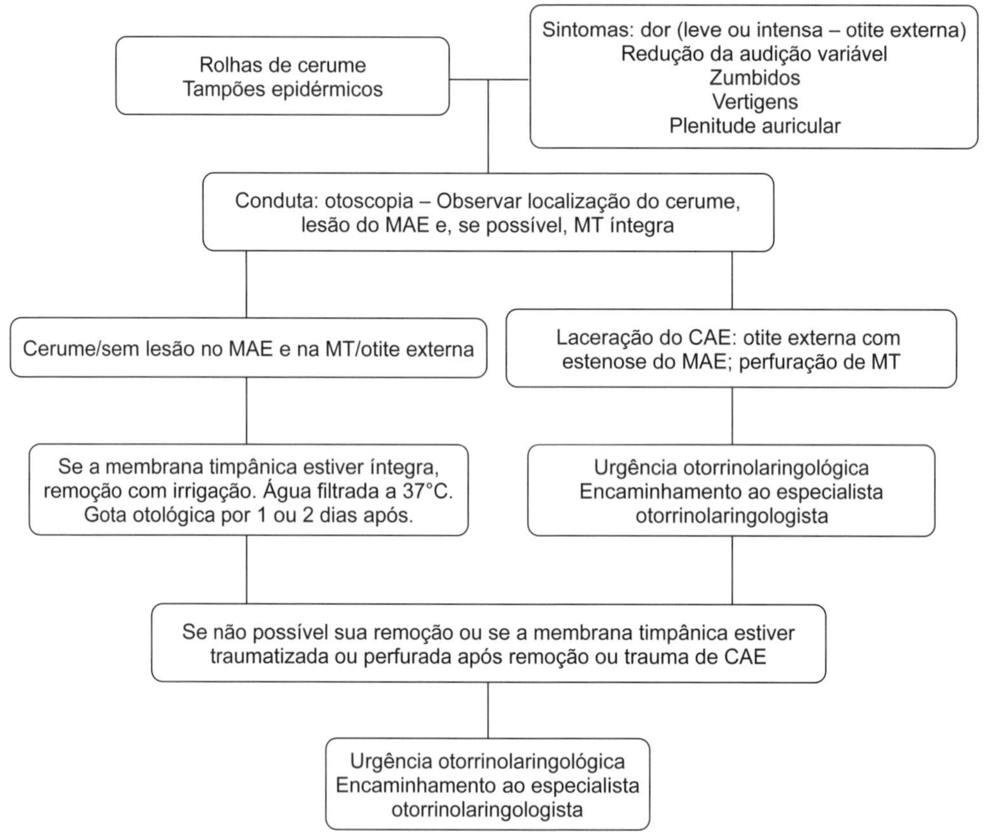

Figura 80.1 Fluxograma de ações na remoção de cerume. CAE = canal auricular externo; MAE = meato acústico externo; MT = membrana timpânica.

Avaliação e preparo do paciente

- Realizar otoscopia
- Investigar história clínica prévia (contraindicações)
- Explicar o procedimento e suas complicações ao paciente
- Conter o paciente, particularmente quando crianças.

Material

- Otoscópio manual com boa iluminação
- Agentes líticos emolientes ou solventes de cerume, quando necessário para cerume endurecido [trietanolamina com borato de 8-hidroxiquinolina (morno), hiperol ou peróxido de hidrogênio (água oxigenada a dois volumes)]
- Seringa de metal ou plástico de 20 mℓ
- Sonda para infusão de solução ou cateter ou ponta de aspiração otológica nº 16 ou 18
- Cuba-rim para aparar a solução, que sai pelo assoalho do canal auditivo externo
- Água filtrada e fervida, resfriada entre 35 e 37°C, ou solução isotônica fisiológica a 0,9% (35 a 37°C)
- Álcool boricado a 2% ou gotas auriculares contendo antisséptico local.

Técnica | Otoscopia (Figura 80.2)

- Diagnosticar e localizar o cerume no MAE
- Fluidificar o cerume com agentes líticos ou com solventes (trietanolamina, peróxido de carbamida) por 3 dias ou com água oxigenada 15 a 50 min antes do procedimento
- Aquecer a solução a ser utilizada até a temperatura do corpo (água ou soro fisiológico), para evitar tontura
- Tracionar o pavilhão auricular para trás e para cima e direcionar a sonda de irrigação para a região posterossuperior do meato

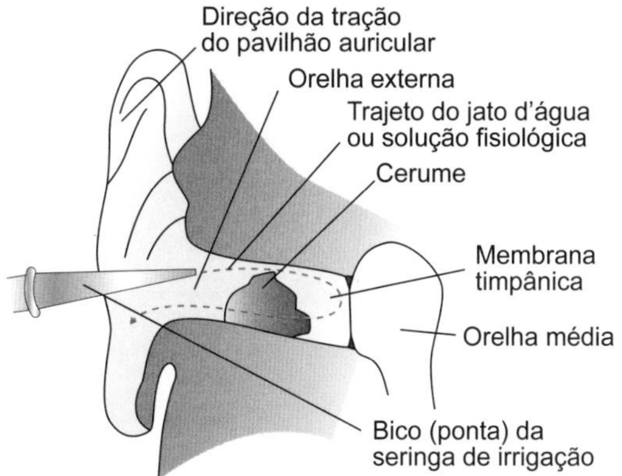

Figura 80.2 Técnica de irrigação para remoção de cerume.

acústico, a meio caminho entre o meato e o tímpano
- Instilar a solução gentilmente, de modo que saia ao longo do assoalho do canal auditivo trazendo cera e debris. Se o paciente sentir dor, deve-se diminuir a velocidade da irrigação. Secar o MAE.

Cuidados após o procedimento

- Fazer otoscopia para avaliar a presença de cerume residual e a integridade do MAE e da membrana timpânica
- Instilar álcool boricado a 2% se a pele do MAE e a membrana timpânica estiverem íntegras, ou gotas auriculares com antibiótico ou antisséptico se houver laceração do MAE ou trauma de membrana timpânica, por 5 dias. Neste último caso, deve-se encaminhar o paciente para avaliação otorrinolaringológica especializada
- Orientar sobre cuidados locais e possíveis complicações tardias.

Complicações

- Otalgia
- Perfuração timpânica
- Vertigem
- Laceração da pele do meato acústico externo
- Infecção
- Sangramento
- Otite externa
- Zumbido
- Surdez momentânea ou perda de audição.

Quando encaminhar ao especialista

- Casos em que a lavagem e/ou a irrigação foram contraindicadas
- Impactações muito endurecidas
- Casos em que ocorram complicações
- Casos de dúvida diagnóstica.

Bibliografia

CAMPOS, A. H. C.; CORVO, M. A. A.; CAMPOS, C. A. C. Tratado de clínica cirúrgica. São Paulo: Roca; 2005. v. 1, p. 622-623.

GUATIMOSIM, M. H. E. Doenças da orelha externa. In: CAMPOS, C. A. H.; COSTA, H. O. O. Tratado de otorrinolaringologia. São Paulo: Roca; 2002. v. 2, p. 3-20.

GUEST, J. F.; GRENNER, M. J.; ROBINSON, A. C.; SMITH, A. Impacted cerume: composition, production, epidemiology and management. British Medical Journal (Oxford), v. 97, n. 8, p. 477-488, 2004.

LOPES FILHO, O. C. Deficiência auditiva. In: LOPES FILHO, O.; CAMPOS, C. A. H. Tratado de otorrinolaringologia. São Paulo: Roca; 1994. p. 531-544.

PERRY, E.T.; SHELLEY, W.B. The histology of the human ear canal with special references to the ceruminous gland. J. Invest. Dermatol., v. 25, p. 439-451, 1955.

ROLAND, P. S.; EATON, D. A.; GROSS, R. D.; WALL, G. M.; CONROY, P. J. et al. Randomized placebo-controlled evaluation of cerumenex and murine earwax removal products. Arch. Otolaryngolol. Head and Neck Surg., v. 130, n. 10, p. 1175-1177, Oct. 2004.

STOECKELHUBER, M.; MATTHIAS, C.; ANDRATSCHKE, M.; STOECKELHUBER, B. M.; KOEHLER, C. et al. Human ceruminous gland: ultrastructure and histochemical analysis of antimicrobial and cystokeletal components. The Anatomical Record. Part A. 288A, p. 877-884, 2006.

Epistaxe

Flávia Silveira Amato e Andrea Peiyun Chi Sakai

Considerações gerais

A epistaxe (do grego, *epi* = sobre e *stag* = gotejar) é o sangramento proveniente da mucosa nasal. É a urgência otorrinolaringológica mais comum, com prevalência de 10 a 12% e variação sazonal, sendo mais frequente nos meses frios e secos.

Estima-se que 60% das pessoas apresentam epistaxe ao menos uma vez na vida. A maioria dos casos é autolimitada e não necessita intervenção médica. A minoria, em torno de 6%, precisa de atendimento médico para conter o sangramento.

Etiologia

A epistaxe pode ser ocasionada por fatores locais, característicos da cavidade nasal, ou sistêmicos, como doenças sistêmicas que apresentam repercussão nasal:

- Fatores locais: os principais são o traumatismo (por manipulação digital, em crianças), a inflamação (da mucosa nasal, de causa alérgica ou infecciosa), a presença de corpo estranho nasal (geralmente acompanhada de rinorreia fétida unilateral), as cirurgias nasais (principalmente na primeira semana de pós-operatório) e os tumores
- Fatores sistêmicos: os mais relevantes são o uso de alguns medicamentos (como anti-inflamatórios não esteroides e ácido acetilsalicílico), a hipertensão arterial sistêmica (discutível como causa isolada, mas que dificulta o controle do sangramento), as coagulopatias e as vasculopatias (como a teleangiectasia hemorrágica hereditária).

Considerações anatômicas e correlação com a clínica

A vascularização nasal tem seu suprimento por dois sistemas vasculares (carotídeos externo e interno) e suas anastomoses na mucosa nasal.

Sistema carotídeo externo

- A artéria maxilar, ramo da artéria carótida externa, encontra-se na fossa pterigopalatina, originando diversos ramos e terminando na artéria esfenopalatina, ao passar pelo forame esfenopalatino. Dessa maneira, ao atravessar o forame, dá origem a dois ramos: a artéria septal, que irriga o septo posterior, e a artéria nasal lateral posterior, que irriga as conchas média e inferior
- A artéria palatina descendente, ramo da artéria maxilar, atravessa o canal palatino maior, segue acompanhando o palato anteriormente e, através do forame incisivo, irriga o septo anterior
- A artéria facial, ramo da artéria carótida externa, origina a artéria labial superior, que se distribui para a região anterior nasal.

Sistema carotídeo interno

As artérias etmoidais anteriores e posteriores são ramos da artéria oftálmica que deixam a cavidade orbitária e entram na caridade nasal através da lâmina crivosa.

A artéria etmoidal anterior é mais calibrosa que a posterior e irriga o terço anterior da parede lateral e superior do nariz. Já a área da concha superior e a parte correspondente do septo são irrigadas pela artéria etmoidal posterior (Figura 81.1).

O plexo de Kiesselbach, que é a anastomose dos sistemas carotídeos interno e externo, ocorre na região anterior do septo nasal, conhecida como área de Little (Figura 81.2).

As epistaxes anteriores ocorrem nessa área e são as mais frequentes, cerca de 80 a 90% dos casos, mas geralmente são autolimitadas e menos graves. A maior frequência pode ser explicada, entre outros fatores, pelos vasos serem submucosos e de paredes finas, além do fácil acesso a traumatismos.

Já as epistaxes posteriores são menos frequentes, mais graves e atingem mais os idosos. Geralmente, são decorrentes de vasos calibrosos do segmento posterior da parede nasal lateral: os vasos do forame esfenopalatino.

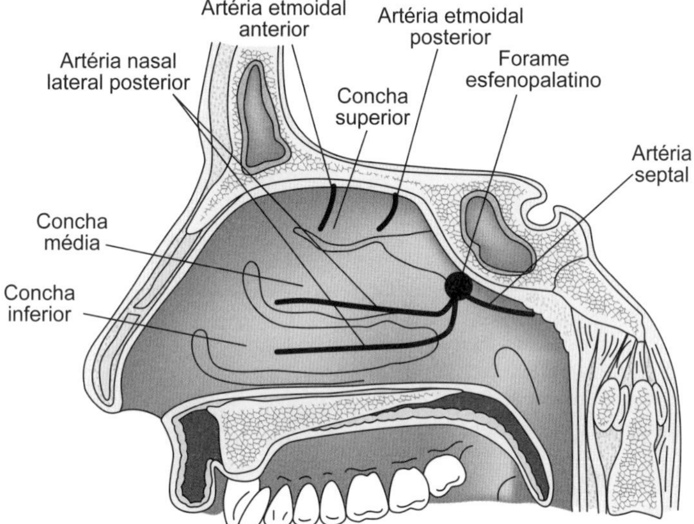

Figura 81.1 Representação da vascularização da parede lateral do nariz.

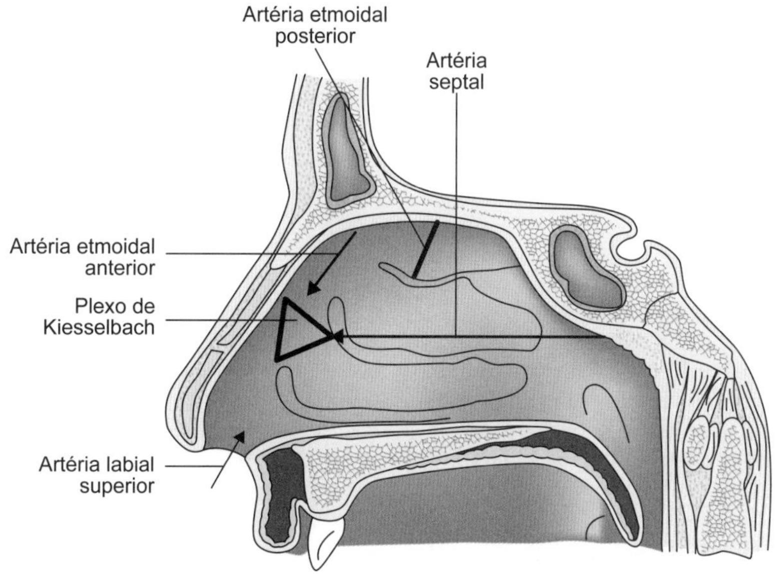

Figura 81.2 Representação da vascularização do septo nasal.

Quadro clínico

A epistaxe se apresenta com a exteriorização de sangue pelas narinas e/ou pela faringe. Quando há sangramento em direção à faringe, o paciente, por deglutir o sangue, pode apresentar desconforto gástrico, náuseas e vômito.

Em sangramentos mais intensos, pode haver repercussão hemodinâmica, com palidez, taquicardia, hipotensão e perda de consciência.

Diagnóstico

Primeiro, é necessário avaliar a via respiratória e a estabilidade hemodinâmica. A anamnese deve ser sucinta, por se tratar de quadro de urgência ou até de emergência. Deve-se atentar para lateralidade, frequência, duração e gravidade da epistaxe. Investigar a história de trauma, obstrução nasal ipsilateral ao sangramento (o que pode sugerir neoplasia), uso de medicações (ácido acetilsalicílico, anti-inflamatórios não esteroides, anticoagulantes) e comorbidades (hipertensão arterial sistêmica, vasculopatias, coagulopatias, hepatopatia).

No tratamento do paciente com epistaxe, fazer o topodiagnóstico é de extrema importância. Com equipamentos adequados, principalmente um bom foco de luz frontal, devem ser aspirados os coágulos e colocado um algodão com vasoconstritor e anestésico em cada narina, lembrando que o assoalho nasal é paralelo ao palato e se estende até o *cavum*, assim, o algodão deve ser comprido e colocado com uma pinça até o fundo do nariz, e não somente na frente, no vestíbulo.

Após a retirada do algodão, fazer a rinoscopia anterior e tentar identificar o local de origem do sangramento, que, quando é anterior, pode ser identificado dessa maneira.

O uso do endoscópio nasal é necessário para sangramentos posteriores, bem como para identificar neoplasias, malformações e corpos estranhos. Na impossibilidade de fazer uma endoscopia nasal, os sangramentos não identificados anteriormente, que escorrem para a garganta quando a cabeça está reta e são de maior volume, têm grandes chances de serem de origem posterior.

Os exames complementares não são necessários em episódios leves, no entanto, em casos mais graves, a tipagem sanguínea se faz necessária.

Outros exames também podem ser necessários de acordo com a suspeita clínica, como a função hepática e os exames de imagem.

Tratamento

A compressão digital na região distal do nariz com o algodão com solução ainda nas narinas é a primeira medida a ser tomada. Ela deve ser realizada por aproximadamente 5 min. Após a compressão, se o sangramento for anterior e de pequena intensidade, retirar cuidadosamente o algodão e cauterizar o ponto sangrante com ácido tricloroacético a 80%. Não cauterizar uma área extensa e nem bilateralmente na mesma região do septo, pelo risco de perfuração septal.

O tamponamento nasal anterior é feito nos casos de sangramento anterior em que as medidas locais não obtiveram êxito. Ele pode ser realizado de diversas maneiras. A colocação de gazes ou cadarços embebidos em vaselina em toda a fossa nasal, com a ajuda de pinças baionetas, é um modo tradicional de tamponamento, mas pode ser traumática para o paciente e ferir a mucosa nasal, caso o médico não tenha experiência.

Outra maneira é a colocação de um tampão feito com *dedo de luva* (Figura 81.3). Deve-se cortar o dedo de uma luva e preenchê-lo com uma ou duas gazes enroladas. Na parte externa da luva e na fossa nasal, passa-se vaselina. Depois, deve-se ancorar o *dedo de luva* com um fio e prendê-lo com esparadrapo lateralmente no rosto do paciente, para não haver o risco de o tampão ser deglutido.

Para sangramentos posteriores ou na falha do tamponamento anterior, uma opção é a realização do tamponamento anteroposterior.

Apesar de se saber atualmente que a ligadura das artérias nasais por via endoscópica é a melhor opção (tanto para o paciente quanto para

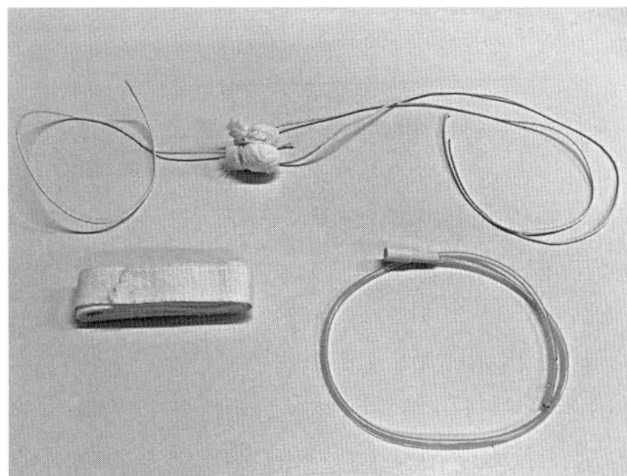

Figura 81.3 Material necessário para confecção do tampão *dedo de luva*.

o sistema de saúde, pelo tempo menor de internação), o tampão ainda é necessário na ausência de recursos para a realização da cirurgia ou em casos de contraindicação do paciente à anestesia.

O tampão anteroposterior clássico é feito da seguinte maneira: uma sonda é passada na narina até ser vista na orofaringe e recuperada pela boca. Nela, são amarrados dois dos três fios grossos que estão presos a uma gaze dobrada (Figura 81.4). Assim, ao puxar a sonda novamente pelo nariz, a gaze é encaixada na região posterior da fossa nasal.

Anteriormente também deve ser colocado um tampão, geralmente um cadarço longo embebido em vaselina, com a ajuda de uma pinça baioneta. Os dois fios anteriores são reparados na face do paciente com esparadrapo, assim como o fio que ficou na boca, para uso durante a retirada do tampão.

Muito cuidado deve ser tomado com a fixação anterior do tampão, pois caso ele esteja muito tracionado, pode ocasionar necrose da columela e das cartilagens anteriores nasais. Esse tampão deve ser deixado por 48 a 72 h (com o paciente internado).

Outro modo de tamponamento posterior é passar uma sonda de Foley na narina sangrante, encher com água destilada e tracionar, fixando-o anteriormente. Esse modo de tamponamento é bastante utilizado como medida inicial para o paciente que será levado à cirurgia.

A cirurgia de ligadura arterial é realizada por especialistas e sob anestesia geral. Na maioria dos casos de sangramento posterior, é feita a ligadura da artéria esfenopalatina por via endoscópica. A ligadura da artéria etmoidal anterior é reservada apenas a alguns casos e feita por via externa.

As condutas na epistaxe estão descritas na Figura 81.5.

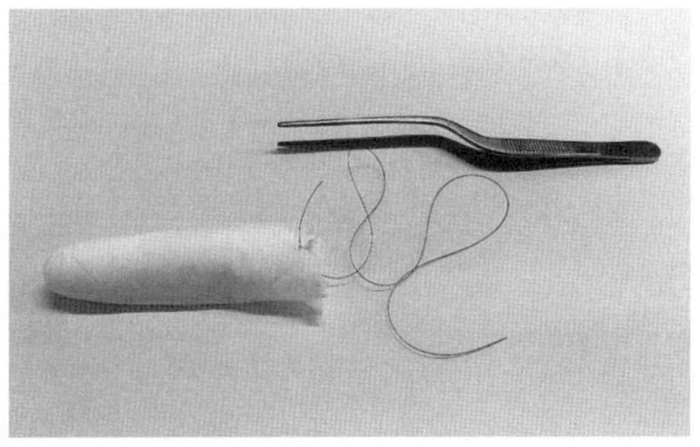

Figura 81.4 Material necessário para confecção do tampão anteroposterior.

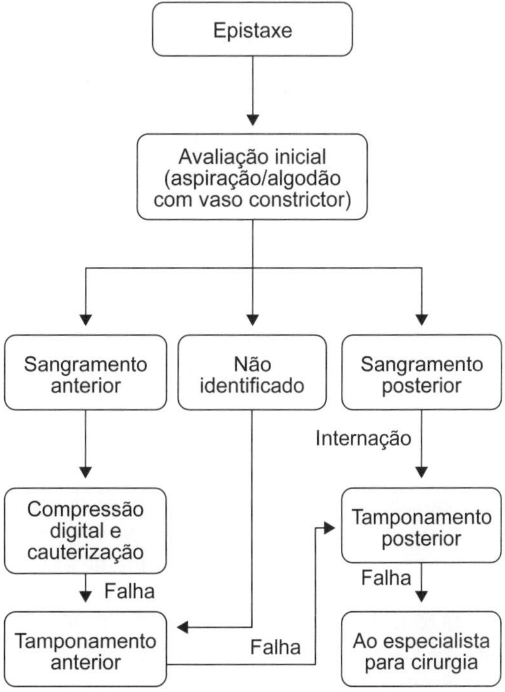

Figura 81.5 Fluxograma de condutas na epistaxe.

Bibliografia

CALABRIA, F. C. M. L. Epistaxe. In: AMATO, A. C. M. (org.). Procedimentos médicos: técnica e tática. São Paulo: Roca; 2008. p. 415-424.

DOUGLAS, R.; WORMALD, P. J. Update on epistaxis. Curr Opin Otolaryngol Head Neck Surg., v. 15, p. 180-183, 2007.

KOSUGI, E. M.; NAKAO, L. H.; SUGURI, V. M. Epistaxe. In: GANANÇA, F. F.; PONTES, P. Manual de otorrinolaringologia e cirurgia de cabeça e pescoço. São Paulo: Manole; 2001. p. 793-810.

MENDONÇA, L. M.; ANDRADE, N. A. Epistaxe. In: NETO, S. C.; MELLO JR., J. F.; MARTINS, R. H. G.; COSTA, S. S. Tratado de otorrinolaringologia e cirurgia cervicofacial. v. III. São Paulo: Roca; 2011. p. 275-283.

Corpo Estranho em Otorrinolaringologia

Flávia Silveira Amato

Considerações gerais

Desde os primórdios da civilização, os corpos estranhos acompanham os seres humanos. Há relatos da existência de resíduos de tabaco dentro do conduto auditivo externo e de rinolitos dentro da cavidade nasal de esqueletos de civilizações antigas. Também há relatos da existência de instrumentais para retirada de corpos estranhos na civilização indiana que datam de 1500 a.C.

O termo *corpo estranho* (CE), no âmbito do otorrinolaringologista, significa qualquer elemento animado ou inanimado, introduzido voluntária ou involuntariamente dentro de ouvido, nariz, boca, faringe, cavidades sinusais ou laringe.

Os CE são eventos frequentes em prontos-socorros pediátricos e adultos. A introdução normalmente é voluntária em crianças e em pacientes com doenças mentais, porém, acidentais em adultos. Nos casos acidentais, normalmente, os CE são do tipo animado (seres vivos).

Os sintomas variam de acordo com o tipo de CE, sua localização, seu tempo de permanência e as complicações.

Classificação

Os CE podem ser classificados quanto ao tipo, podendo ser animados e inanimados.

Entre os CE do tipo animado, os mais comuns são os insetos e suas larvas. Miíases, baratas, mosquitos e outros são frequentemente vistos em conduto auditivo, fossas nasais, palato e faringe.

Entre os inanimados, são muito comuns os fragmentos de esponja de banho, materiais de preenchimento ou recheio de almofadas, papel higiênico, jornal, tecidos, material plástico, componentes de brincos, contas de colar e moedas.

As baterias alcalinas usadas em relógios, calculadoras ou dispositivos para audição (próteses auditivas ou aparelho de amplificação sonora individual) também são comuns e, por liberarem substâncias como óxido de mercúrio, dióxido de magnésio, hidróxido de potássio e hidróxido de zinco, podem potencializar o risco de perfurações no septo nasal e o aparecimento de sinéquias.

Outra classificação diz respeito à localização: ouvidos, fossas nasais, faringe, hipofaringe e laringe. A localização mais frequente é o ouvido, depois as fossas nasais, a faringe e, por último, a laringe.

Diagnóstico

É muito importante obter a história clínica mais completa possível do paciente e, no caso de crianças, do seu cuidador e responsável.

Ouvido

- Otalgia, otorreia, hipoacusia e prurido otológico são sinais e sintomas comuns da presença de CE no ouvido. Às vezes, pode ser assintomático e diagnosticado em consulta de rotina
- O diagnóstico se faz pela otoscopia e é relativamente fácil. Lembrar-se de que o CE pode estar envolvido por cerume, que deve ser removido para visualização completa. Na presença de perfuração timpânica, o CE

pode estar na caixa timpânica e, em alguns casos, pode ser necessária uma timpanotimia exploradora para diagnóstico e retirada do material.

Nariz

- Na maioria das vezes, é percebida rinorreia mucopurulenta fétida unilateral. Epistaxe e obstrução nasal também podem ocorrer
- O diagnóstico é feito pela rinoscopia anterior, capaz de mostrar a maioria dos CE
- Exames complementares podem ser pedidos, em caso de dúvidas:
  - Radiografia simples em perfil, válida somente para CE metálicos
  - Endoscopia nasal, com endoscópio rígido ou nasofibroscópio flexível. É o melhor método diagnóstico para retirada, em caso de dúvidas.

Faringe/laringe

- Os CE mais comuns nessa localização são espinhas de peixe, fragmentos osteocartilaginosos e pedaços de alimentos
- O completo exame da cavidade oral, com boa iluminação, e a laringoscopia indireta com espelhos ou fibroscópios são necessários. Em crianças, esse exame pode ser bastante difícil de ser realizado, necessitando, em alguns casos, laringoscopia direta sob anestesia geral.

Complicações

As complicações nos casos de CE em otorrinolaringologia não são raras. É importante a conscientização da população de que a remoção somente pode ser feita por profissionais habilitados.

As complicações mais frequentes são:

- Sangramentos: geralmente são pequenos e autolimitados, devendo-se principalmente às lacerações do conduto auditivo e das mucosas nasal ou faríngea. Em muitos casos, eles são inevitáveis, principalmente se houver edema da mucosa, tentativas prévias de retirada e necessidade de contenção (como no caso das crianças)
- Perfuração timpânica: complicação rara e com o mesmo comportamento das outras perfurações traumáticas, com cicatrização espontânea em alguns dias ou semanas
- Otite externa e otomicose: acontece quando há traumatismo do conduto associado com CE que retenha umidade, como espuma, papel etc. Com a retirada do CE e o tratamento tópico local, há uma excelente evolução
- Sinusite: ocorre em CE nasais de longa permanência. Requer antibioticoterapia sistêmica e lavagem abundante nasal com solução fisiológica
- Miíase: decorre da postura de ovos em superfície mucosa por moscas do tipo varejeira. As larvas provocam infecção agressiva e necrosante. Em casos mais extensos, pode ocorrer pericondrite do pavilhão auricular, com deformidades permanentes (ouvido), destruição da cartilagem septal, migração das larvas pelo ducto nasolacrimal (nariz) e disseminação de larvas por toda a cavidade oral. O tratamento consiste na retirada do maior número de larvas possível, com pinças tipo jacaré ou Hartmann, curativos em dias alternados e antibioticoterapia sistêmica
- Broncoaspiração: CE inicialmente localizados em nariz, faringe e laringe podem mover-se para traqueia e árvore brônquica. Dispneia, estridor, tosse intensa e cianose são os principais sintomas. Na radiografia, pode haver atelectasia e hiperinsuflação pulmonar. Ante qualquer caso duvidoso, deve ser feita broncoscopia rígida exploradora, com remoção do CE, caso existente
- Progressão para esôfago: sintomas de disfagia e dores cervicais ou torácicas são comuns nesses casos. Radiografias cervicais de perfil e oblíqua são úteis, mas o diagnóstico definitivo e a remoção são feitos pela esofagoscopia rígida sob anestesia geral.

Tratamento

Ouvido

- Assim que realizado o diagnóstico, a retirada do CE deve ser feita. Em crianças, a contenção é necessária na maioria das vezes, para evitar acidentes pela movimentação durante o procedimento
- A irrigação do conduto auditivo externo pode ser feita para a retirada de CE pequenos e sem arestas, desde que o paciente não tenha perfuração timpânica
- O uso de microscópio, ou otoscópio com espaço para manipulação, cureta de ouvido, ganchos e pinça jacaré geralmente é suficiente para retirada da maioria dos outros CE de

ouvido (Figuras 82.1 e 82.2). Quando há edema de conduto e laceração de mucosa, antibiótico sistêmico e tópico são necessários
- Os casos de CE na caixa timpânica (orelha média) devem ser feitos por meio de uma timpanotomia exploratória sob anestesia geral.

Nariz

- A maioria dos CE nasais se localiza na porção anterior das fossas nasais, tornando fácil a retirada
- Podem ser usados os seguintes instrumentos: ganchos rombos, sondas de Itard, pinças do tipo baioneta e pinças do tipo Hartmann
- Quando o CE é de consistência endurecida, os ganchos e as sondas de Itard são usados preferencialmente. Deve-se ultrapassar o CE com o instrumento, depois fazer um leve deslocamento para baixo, como uma alavanca, e puxar o CE para fora (Figura 82.3). Nos CE com consistência mais amolecida, as pinças são mais adequadas
- Após o procedimento, recomenda-se lavagem nasal com solução fisiológica por 5 dias.

Nos casos de não se localizar o CE, fazer endoscopia nasal para elucidação diagnóstica.

Faringe

- A anestesia local com lidocaína *spray* 2% auxilia na atenuação do reflexo nauseoso
- Para CE localizados na orofaringe, um abaixador de língua metálico e uma pinça baioneta são ideais. Para CE localizados na base de língua, valécula e outras regiões mais inferiores, a laringoscopia indireta e o uso de pinças curvas resolvem a grande maioria dos casos. Nos outros casos, em que as técnicas citadas não forem suficientes, a laringoscopia direta e sob anestesia geral se faz necessária.

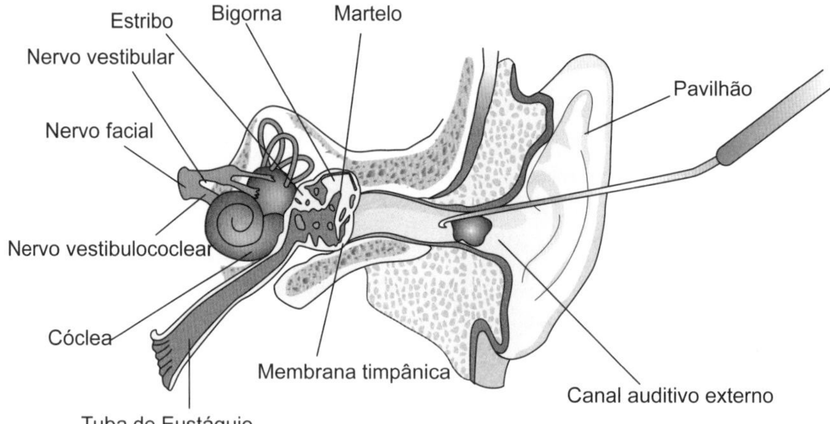

Figura 82.1 Remoção de CE com gancho curvo.

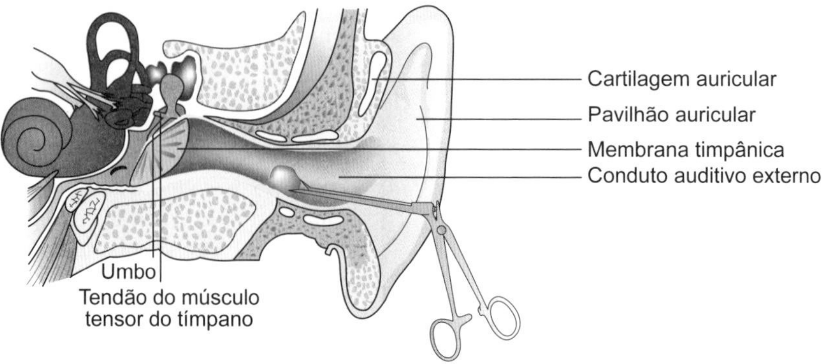

Figura 82.2 Remoção com pinça.

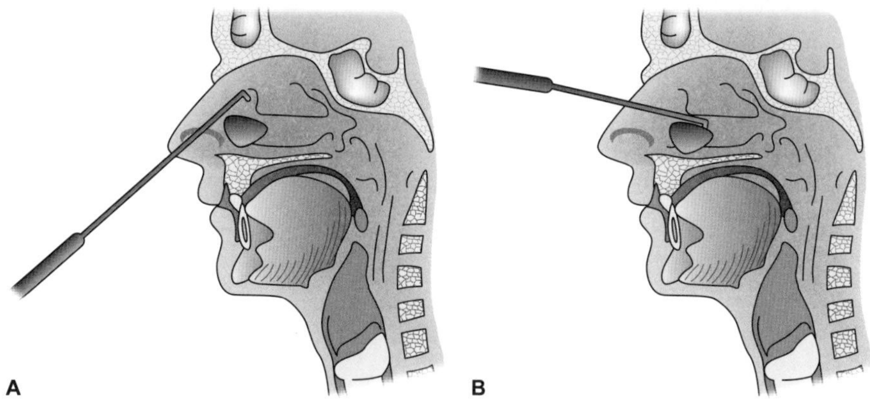

Figura 82.3 A e B. Remoção do CE com gancho rombo.

Bibliografia

COSTA, C. K.; DUARTE, B. B.; VIDA, M. L. B.; SIGNORINI, M. A. T.; FLÁVIO, C. et al. Corpos estranhos em otorrinolaringologia: aspectos epidemiológicos de 346 casos. Arq. Int. Otorrinolaringol. (São Paulo), v. 11, n. 2, p. 109-115, 2007.

FIGUEIREDO, R. Corpos estranhos de orelha, nariz, faringe e laringe. In: FIGUEIREDO, R. Urgências e emergências em otorrinolaringologia. Rio de Janeiro: Revinter; 2006. p. 63-92.

MARGOTTA, R. História ilustrada da medicina. São Paulo: Manole; 1998.

MARTÍNEZ, V. E. V. Corpos estranhos em otorrinopediatria. In: SIH, T. (coord.) V Manual de otorrinopediatria da IAPO. Guarulhos: Lis; 2006. p. 62-64.

Seção **14**

Oftalmologia

Corpo Estranho em Oftalmologia

Marcelo B. Tojar

Considerações gerais

Em se tratando de corpo estranho em oftalmologia, a primeira pergunta que o pronto-socorrista se faz quando o paciente chega à emergência é: "onde fica o oftalmologista mais próximo?".

A sensação de que não se pode fazer nada a não ser encaminhar o paciente ao oftalmologista mais próximo com um urgente enorme em cima do receituário é a primeira reação. Não é necessário ficar desesperado, deve-se respirar fundo e pensar: pode não ser corpo estranho. Então, vem à mente: "vou escrever 'urgentíssimo'". No entanto, não é bem assim e é possível, sim, fazer algo pelo paciente.

Em primeiro lugar, é importante acalmá-lo e não lhe transmitir insegurança ou sensação de desconhecimento total de causa, pois a situação de um corpo estranho no olho já é, por si só, desesperadora.

Muitas vezes, na entrevista, já se pode determinar que tipo de corpo estranho se procura (metal, vidro, plástico, madeira etc.) e se veio de um ambiente contaminado, como o lixo doméstico, ou com potencial tóxico, como embalagens de produtos químicos.

Considerações anatômicas

O olho e seus anexos são estruturas nobres e têm anatomia delicada e dimensões reduzidas em relação aos outros órgãos e tecidos do corpo humano. De modo geral, a abordagem do corpo estranho divide-se anatomicamente em intraocular e extraocular ou de superfície. A superfície ocular é composta de conjuntiva bulbar, que recobre a esclera e a conjuntiva tarsal, que forma o fundo de saco conjuntival na união com a conjuntiva bulbar e recobre a placa tarsal da pálpebra. Na região do centro da visão, encontra-se a córnea, que deve ser transparente e avascular (a córnea se assemelha ao vidro encurvado de um relógio, no qual o fundo é a íris, a parte colorida do olho). A íris é basicamente uma estrutura musculovascular que, com a coroide e o corpo ciliar, forma a úvea.

É importante lembrar que, de modo geral, o olho tem três camadas: a esclera (ou túnica externa), a úvea ou túnica média e a retina ou túnica interna (a retina é a estrutura responsável por transformar a luz em impulsos nervosos que caminharão pelo nervo óptico até a região do córtex visual, dando a sensação de visão).

Atrás da íris, fica o cristalino, que divide o olho em dois segmentos: o anterior, preenchido pelo humor aquoso, e o posterior, preenchido pelo humor vítreo (semelhante a um gel).

A Figura 83.1 fornece uma noção das relações anatômicas entre as principais estruturas do olho.

Contraindicações

Primeiro, deve-se verificar se o olho está íntegro, ou seja, se não houve perfuração. Isso pode ser feito com um foco de ambulatório.

Se houver suspeita de corpo estranho intraocular, podem-se obter radiografias de crânio posteroanterior, de perfil, da placa mentonasal e da placa frontonasal.

Nos casos de perfuração ou de suspeita de corpo estranho intraocular, a melhor opção é

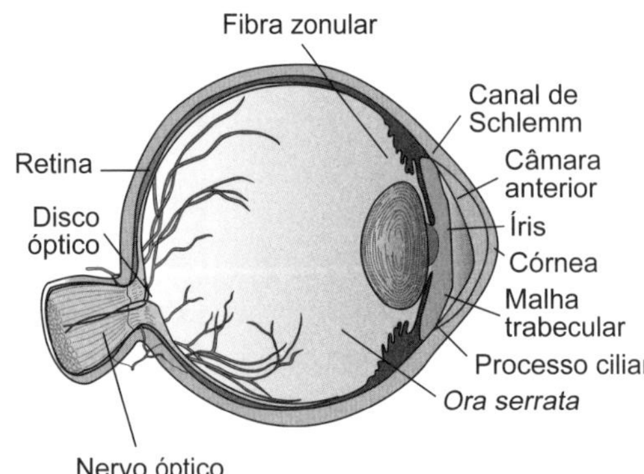

Figura 83.1 Relações anatômicas das principais estruturas do olho.

administrar um anti-inflamatório não esteroide e um analgésico e ocluir o olho sem fazer pressão, somente para proteger o local. Não se deve utilizar qualquer tipo de pomada ou colírio sobre a lesão. O encaminhamento ao especialista deve ser imediato.

Indicações e técnica

Caso se verifique que o olho está íntegro, passar à etapa seguinte: após utilizar colírio anestésico, com uma lanterna, iluminar o olho lateralmente, ficando ao lado do paciente, com o foco da lanterna em direção à região nasal dele. Com isso, pode-se verificar se a câmara anterior está íntegra (espaço entre a córnea e a íris de mais ou menos 2 mm). Se possível, usar uma lupa para ajudar.

Feito isso, o próximo passo é lavar abundantemente o olho com solução fisiológica estéril. Em algumas ocasiões, o corpo estranho se desprende nesse momento. Caso o corpo estranho não se desprenda com a lavagem, tentar delicadamente removê-lo com uma haste flexível estéril.

Lembrar-se de que a córnea tem 0,5 mm de espessura em sua porção central. Portanto, aventurar-se a remover o corpo estranho com agulhas ou outros objetos sem auxílio óptico adequado (microscópio ou lâmpada de fenda) pode resultar em piora do quadro.

Caso não consiga remover o corpo estranho após os passos descritos, fazer curativo oclusivo compressivo precedido de aplicação de pomada oftalmológica. Lembrar-se de que já há certeza de que não houve perfuração e não é necessário apertar o globo ocular. Basta fazê-lo de modo que o paciente, ao piscar, não consiga abrir o olho. Esse curativo dará conforto ao paciente até o procedimento especializado.

Um recurso interessante para ajudar a localizar o corpo estranho é a instilação de colírio de fluoresceína (o local ficará mais amarelo que o restante da superfície), mas o frasco de fluoresceína deve ser aberto no ato da instilação, pois, se aberto por muito tempo, pode se tornar meio de cultura para bactérias, como *Pseudomonas*.

O corpo estranho pode estar na conjuntiva tarsal (por trás da pálpebra) e, para visualizá-lo, é necessária a eversão da pálpebra, da seguinte maneira: após aplicação de colírio anestésico, localizar o final da placa tarsal e tracionar suavemente a pálpebra pelos cílios, colocando uma haste flexível na parte final da placa e tentando dobrá-la de modo que a conjuntiva fique exposta. Um sinal característico de corpo estranho na parte interna da pálpebra é o aspecto de arranhões sobre a córnea, que se pode notar ao instilar colírio de fluoresceína e também se percebe quando há acidentes com poeira (p. ex., pó de madeira, ferro etc.).

Material

- Foco de ambulatório
- Lanterna
- Hastes flexíveis
- Colírio anestésico (Anestalcon®, Visonest®)
- Lupa
- Luvas estéreis
- Gazes
- Pomada oftalmológica sem corticosteroide
- Micropore®.

Cuidados após o procedimento

Sempre que houver corpo estranho superficial, solicitar que o paciente procure um oftalmologista para avaliação detalhada no dia seguinte ou no mesmo dia, pois, ainda que se consiga remover o corpo estranho, podem restar impregnações, principalmente metálicas, que comprometem a visão. Pode também haver condições associadas que devem ser tratadas pelo especialista.

Complicações

Como em qualquer procedimento, com todo corpo estranho, pode haver infecção, granulomas e cicatrizes, que, quando nos olhos, devem ser tratados de modo adequado e a tempo, pois podem afetar irreversivelmente a visão e resultar em perda do globo ocular, em alguns casos.

Lembrar-se de que a abordagem inicial deve visar apenas o início do tratamento. Respeitar seu limite e, se não se sentir seguro, não hesitar em pedir ajuda.

Diagnóstico diferencial

É muito importante fazer a distinção entre corpo estranho ocular e sensação de corpo estranho ocular, pois algumas patologias (como olho seco, ceratopatia bolhosa, conjuntivites, triquíase – cílios que nascem virados para dentro –, uso abusivo de lentes de contato, erosões recorrentes da córnea, herpes ocular, entrópio, blefarite, distrofias da córnea e outras) podem ter como sintoma a sensação de corpo estranho. Se houver confusão com corpo estranho, os procedimentos descritos anteriormente podem agravar ainda mais o quadro.

Portanto, deve-se ter total segurança do diagnóstico antes do início de qualquer tipo de procedimento.

Bibliografia

BELFORT JR, R.; CHANON, W.; SCHOR, P. (coord.) Oftalmologia. In: LOPES, A. C. (ed.) Tratado de clínica médica, São Paulo: Roca; 2006. v. III. p. 4935-4977.

KARA-JOSÉ, N.; CASTRO, E. F. S.; KARA-JOSÉ JR., N. Trauma ocular. In: MORAES, I. N. (ed.) Tratado de clínica cirúrgica. São Paulo: Roca; 2005. v. I, p. 605-608.

TAKAHASHI, W. Y. Traumatismos e emergências oculares. São Paulo: Roca; 2003.

Anexos

Fórmulas

Alexandre Campos Moraes Amato

Introdução

Durante a prática em saúde, frequentemente é necessário o conhecimento sobre fórmulas, cálculos e conversões de unidades. Este anexo apresenta as mais comuns.

Administração de medicamentos

- Gotas em horas = volume em mℓ total/tempo em horas × 3 = V/T × 3
- Microgotas em horas = (volume em mℓ total/tempo em horas × 3) × 3 = (V/T × 3) × 3
- Gotas em minutos = volume em mℓ total × 20/tempo em minutos = V × 20/T'
- Microgotas em minutos = volume em mℓ total × 60/tempo em minutos = V × 60/T'
- 1 mℓ = 20 gotas = 60 microgotas
- 1 gota = 3 microgotas (Figura 1).

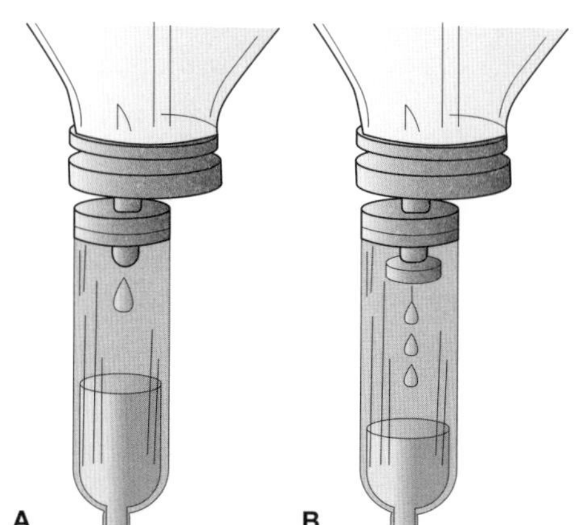

Figura 1 Representação esquemática da comparação entre gotas (A) e microgotas (B).

Conversões de unidades

As Tabelas 1 a 4 apresentam os valores para as transformações das unidades.

Unidades de pressão

Por exemplo: 1 atm = $1{,}013 \times 10^5$ Pa (Pascal).

Sistema Norte-americano e Sistema Internacional de Unidades

Informações e ferramentas sobre a conversão de unidades entre o Sistema Norte-americano (US) e o Sistema Internacional de Unidades (SI) podem ser encontradas no site http://www.vin.com/scripts/labquest/converthtml.pl. Outro site que pode auxiliar é o http://hyperphysics.phy-astr.gsu.edu/hbase/unitc.html.

Conversão de diâmetros

O sistema *Stubs Iron Wire Gauge* é utilizado para medir o diâmetro de agulhas. Quanto maior o calibre (*gauge*), mais fino o diâmetro; quanto menor o calibre (*gauge*), mais grosso o diâmetro.

A escala *French* para cateteres é utilizada para medir a circunferência externa (pi × diâmetro) de cilindros em equipamentos médicos, como cateteres e introdutores. O diâmetro em milímetros pode ser obtido pela divisão do valor por 3.

Diâmetro = *French*/(3 mm) = circunferência/pi
French = circunferência × pi/(3 mm)
French/3 = mm

Quanto maior o *French*, mais grosso; quanto menor o *French*, mais fino.

Tabela 1 Valores para conversão entre as unidades.

Unidades	Atmosfera	Pascal	Bária	Bar	milibar	mmHg	mH_2O	kgf/cm^2
Atmosfera	1	$1{,}01325 \times 10^5$	$1{,}01325 \times 10^6$	1,01325	101.325	760,0	10,33	1,033
Pascal	$9{,}869 \times 10^{-6}$	1	10	10^{-5}	0,01	$7{,}501 \times 10^{-3}$	$1{,}020 \times 10^{-4}$	$1{,}019 \times 10^{-5}$
Bária	$9{,}869 \times 10^{-7}$	0,1	1	10^{-6}	0,001	$7{,}501 \times 10^{-4}$	$1{,}020 \times 10^{-5}$	$1{,}020 \times 10^{-2}$
Bar	0,9869	100.000	1.000.000	1	1.000	750,1	10,20	1,020
milibar	$9{,}869 \times 10^{-4}$	100	1.000	0,001	1	0,7501	$1{,}020 \times 10^{-2}$	10,20
mmHg	$1{,}316 \times 10^{-3}$	133,3	1.333	$1{,}333 \times 10^{-3}$	1,333	1	$1{,}360 \times 10^{-2}$	13,60
mH_2O	$9{,}678 \times 10^{-2}$	9.807	$9{,}807 \times 10^4$	$9{,}807 \times 10^{-2}$	98,06	73,56	1	0,100
kgf/cm^2	0,968	$9{,}810 \times 10^{-4}$	$9{,}810 \times 10^5$	0,9810	981,0	735,8	10,00	1

Tabela 2 Cálculo para conversão de unidade US em unidade SI.

Químico	Unidade US	Multiplicar por	Unidade SI
Acetona	mg/dℓ	172	mmol/ℓ
Ácido acetoacético	mg/dℓ	98	mmol/ℓ
Ácido ascórbico	mg/dℓ	56,8	mmol/ℓ
Ácido carbônico (H_2CO_3)	mM	1	mmol/ℓ
Ácido úrico	mg/dℓ	0,059	mmol/ℓ
Ácidos graxos	mM	1	mmol/ℓ
Ácidos lácticos (como lactato)	mg/dℓ	0,111	mmol/ℓ
Alanina aminotransferase (ALT/TGP)	U/ℓ	1	U/ℓ
Albumina	g/dℓ	10	g/ℓ
Álcool etílico	mg/dℓ	0,22	mmol/ℓ
Amilase	U/ℓ	1	U/ℓ
Amônia	mg/dℓ	0,554	mmol/ℓ
Aspartato aminotransferase (AST/TGO)	U/ℓ	1	U/ℓ
Arsênico	mg/dℓ	0,13	mmol/ℓ
Base excess (excesso de bases)	mEq/ℓ	1	mmol/ℓ
Base total	mEq/ℓ	1	mmol/ℓ
Betacaroteno	mg/dℓ	0,0186	mmol/ℓ
Bicarbonato	mM	1	mmol/ℓ
Bilirrubina direta	mg/dℓ	17,1	mmol/ℓ
Bilirrubina total	mg/dℓ	17,1	mmol/ℓ
BUN (*blood urea nitrogen*)	mg/dℓ	0,357	mmol/ℓ
Cálcio	mg/dℓ	0,25	mmol/ℓ
Clearance de creatinina	mℓ/min	0,0167	mℓ/s
Clearance de ureia	mℓ/min	0,0167	mℓ/s
Cloreto	mEq/ℓ	1	mmol/ℓ
CO_2 total	mM	1	mmol/ℓ
Citrato	mg/dℓ	52	mmol/ℓ

(continua)

Tabela 2 Cálculo para conversão de unidade US em unidade SI. *(continuação)*

Químico	Unidade US	Multiplicar por	Unidade SI
Cobre	mg/dℓ	0,157	mmol/ℓ
Colesterol	mg/dℓ	0,026	mmol/ℓ
Cortisol	mg/dℓ	27,6	nmol/ℓ
Creatina fosfoquinase (CPK)	U/ℓ	1	U/ℓ
Creatinina	mg/dℓ	88,4	mmol/ℓ
Dióxido de carbono	mM	1	mmol/ℓ
Eletroforese de proteína	gm/dℓ	10	g/ℓ
Fenilalanina	mg/dℓ	0,061	mmol/ℓ
Ferro total	mg/dℓ	0,179	mmol/ℓ
Fibrinogênio	mg/dℓ	0,01	mmol/ℓ
Folato	ng/mℓ	2,27	nmol/ℓ
Fosfolipídios	mg/dℓ	0,01	g/ℓ
Fosfatase alcalina	U/ℓ	1	U/ℓ
Fósforo	mg/dℓ	0,323	mmol/ℓ
Galactose	mg/dℓ	0,055	mmol/ℓ
Gamaglobulina	gm/dℓ	10	g/ℓ
Gamaglutamiltransferase (GGT)	IU/ℓ	1	U/ℓ
Glicose	mg/dℓ	0,055	mmol/ℓ
Globulina	gm/dℓ	10	g/ℓ
Hemoglobina	mg/dℓ	10	mmol/ℓ
Hormônio do crescimento	ng/mℓ	1	mg/ℓ
Hormônio estimulador da tireoide (TSH)	mU/mℓ	1	IU/ℓ
Hormônio luteinizante (LH)	mIU/mℓ	0,23	mg/ℓ
17-hidroxicorticosteroides	mg/dℓ	10	mg/ℓ
Imunoglobulinas	mg/dℓ	0,01	g/ℓ
Insulina	mIU/mℓ	0,0417	mg/ℓ
Lipase	U/ℓ	1	U/ℓ
Lipídios totais	mg/dℓ	0,01	g/ℓ
Macroglobulinas	mg/dℓ	0,01	g/ℓ
Magnésio	mEq/ℓ	0,5	mmol/ℓ
Meta-hemoglobina	g/dℓ	10	g/ℓ
Mucoproteína	mg/dℓ	0,01	g/ℓ
Oxigênio	Hg	0,133	kPa
pH	Unidades de pH	1	Unidades de pH
Piruvato	mg/dℓ	114	mmol/ℓ
Potássio	mEq/ℓ	1	mmol/ℓ
Pressão parcial de CO_2 (PCO_2)	Hg	0,133	kPa
Progesterona	ng/ℓ	0,0318	nmol/ℓ

(continua)

Tabela 2 Cálculo para conversão de unidade US em unidade SI. *(continuação)*

Químico	Unidade US	Multiplicar por	Unidade SI
Prolactina	ng/mℓ	1	mg/ℓ
Proteína total	g/dℓ	10	g/ℓ
Protoporfirina	mg/dℓ	0,018	mmol/ℓ
Salicilatos	mg/dℓ	0,072	mmol/ℓ
Sódio	mEq/ℓ	1	mmol/ℓ
Sulfato inorgânico	mEq/ℓ	0,5	mmol/ℓ
Teste da xilose	mg/dℓ	0,067	mmol/ℓ
Teste de tolerância à insulina	mg/dℓ	0,055	mmol/ℓ
Testosterona	ng/dℓ	0,035	nmol/ℓ
Tiroglobulina	mg/dℓ	10	mg/ℓ
Tiroxina (T_4)	mg/dℓ	13	nmol/ℓ
Transferases	U/mℓ	0,48	U/ℓ
Triglicerídeos	mg/dℓ	0,011	mmol/ℓ
Vitamina A	mg/dℓ	0,035	mmol/ℓ
Vitamina B_{12}	pg/mℓ	0,74	pmol/ℓ
Vitamina C	mg/dℓ	56,8	mmol/ℓ
Zinco	mg/dℓ	0,153	mmol/ℓ

Tabela 3 Valores dos diâmetros das agulhas em milímetros e polegadas.

Agulha	Diâmetro externo nominal		Diâmetro interno nominal	
Gauge	mm	Polegadas	mm	Polegadas
10	3,404	0,1340	2,692	0,1060
11	3,048	0,1200	2,388	0,0940
12	2,769	0,1090	2,159	0,0850
13	2,413	0,0950	1,803	0,0710
14	2,108	0,0830	1,600	0,0630
15	1,829	0,0720	1,372	0,0540
16	1,651	0,0650	1,194	0,0470
17	1,473	0,0580	1,067	0,0420
18	1,270	0,0500	0,838	0,0330
19	1,067	0,0420	0,686	0,0270
20	0,902	0,0355	0,584	0,0230
21	0,813	0,0320	0,495	0,0195
22	0,711	0,0280	0,394	0,0155
22 s	0,711	0,0280	0,140	0,0055
23	0,635	0,0250	0,318	0,0125
24	0,559	0,0220	0,292	0,0115
25	0,508	0,0200	0,241	0,0095

(continua)

Tabela 3 Valores dos diâmetros das agulhas em milímetros e polegadas. *(continuação)*

Agulha	Diâmetro externo nominal		Diâmetro interno nominal	
Gauge	mm	Polegadas	mm	Polegadas
25 s	0,508	0,0200	0,140	0,0055
26	0,457	0,0180	0,241	0,0095
26 s	0,467	0,0184	0,114	0,0045
27	0,406	0,0160	0,191	0,0075
28	0,356	0,0140	0,165	0,0065
29	0,330	0,0130	0,165	0,0065
30	0,305	0,0120	0,140	0,0055
31	0,254	0,0100	0,114	0,0045
32	0,229	0,0090	0,089	0,0035
33	0,203	0,0080	0,089	0,0035

Tabela 4 Valores dos diâmetros dos cateteres em milímetros e polegadas.

French	Diâmetro (mm)	Diâmetro (polegadas)
3	1	0,039
4	1,35	0,053
5	1,67	0,066
6	2	0,079
7	2,30	0,092
8	2,70	0,105
9	3	0,118
10	3,30	0,131
11	3,70	0,144
12	4	0,158
13	4,30	0,170
14	4,70	0,184
15	5	0,197
16	5,30	0,210
17	5,70	0,223
18	6	0,236
19	6,30	0,249
20	6,70	0,263
22	7,30	0,288
24	8	0,315
26	8,70	0,341
28	9,30	0,367
30	10	0,393
32	10,70	0,419
34	11,30	0,445

Programas de fórmulas médicas

Recomenda-se o uso de um computador pessoal portátil (PDA, *personal digital assistant*) para auxiliar nos cálculos necessários. O sistema Palm® OS foi o primeiro mais difundido, por ser fácil de aprender, prático e rápido, mas há algum tempo não ocorrem melhorias. Atualmente só é possível utilizá-lo por meio de emuladores (http://styletap.com/). Atualmente o mercado se divide em dois sistemas operacionais, o iOS® da Apple e o Android® do Google.

Na Tabela 5 são apresentados alguns programas, denominados calculadoras médicas.

Os programas oferecem dezenas de fórmulas para uso do médico, destacando-se: escore de Apgar, *ânion gap*, índice de massa corporal (IMC), cálculo de dose de medicamentos, data de gravidez e muitos outros (Figura 2).

O programa MedRules® (http://pbrain.hypermart.net/medrules.html) apresenta uma versão para o sistema Palm® e, apesar de não ser mais atualizado, possui cerca de 40 fórmulas para auxiliar a prática médica (Figura 3).

O *site* risco cirúrgico MED (http://www.riscocirurgico.com.br) oferece um programa de cálculo de risco cirúrgico em pré-operatório e, gratuitamente, um programa de auxílio na decisão de exames a solicitar na avaliação pré-operatória.

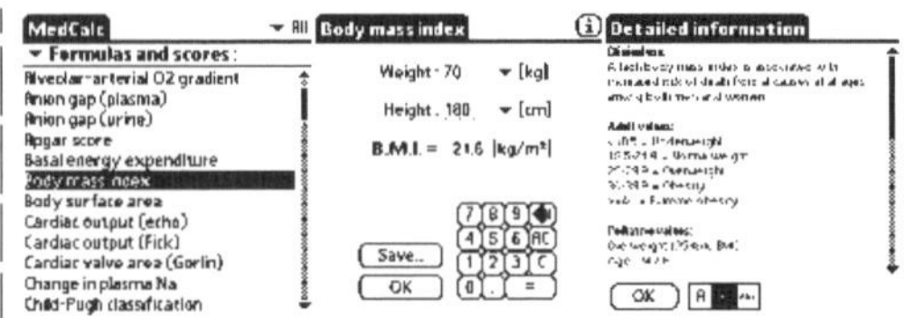

Figura 2 Programa MedCalc®.

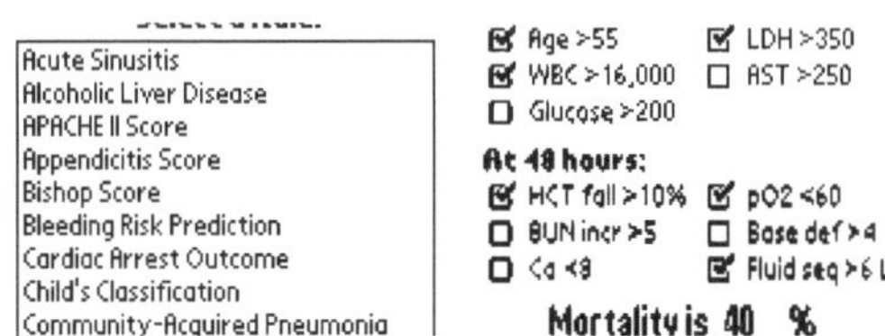

Figura 3 Programa MedRules®.

Tabela 5 Calculadoras médicas.

Nome	*Site*	Sistema operacional
MedCalc (Figura 2)	http://medcalc.medserver.be/	iOS
MedCalc 3000	http://medcalc3000.com/	Web
Medfixation	http://www.medfixation.com/	iOS, Android
Calculate QxMD	http://www.qxmd.com/apps/calculate-by-qxmd	iOS, Android
MDCalc	http://www.mdcalc.com/	Web
Mediquations	http://www.mediquations.com/	iOS, Android
Medical algorithms	http://www.medicalalgorithms.com/	Web, iOS, Android

Roteiro para Elaboração do Prontuário Médico*

Alexandre Campos Moraes Amato e Irany Novah Moraes

Qualificação

Os dados da qualificação do paciente são: nome, idade, sexo, estado civil, nacionalidade, procedência, naturalidade, data do atendimento ou da entrada no hospital e hora.

Queixa e duração

Registrar os principais sintomas que motivaram a consulta e sua duração.

Anamnese

Anamnese é uma palavra de origem grega que significa recordação (*ana* = de novo + *mnésia* = memória), usada na medicina para obter o histórico dos aspectos subjetivos da doença, desde os sintomas iniciais até o momento do exame médico. É também chamada de história progressiva da moléstia atual.

O médico deve anotar cronologicamente as ocorrências, indicando com clareza a data, o que aconteceu e como foram aparecendo as outras manifestações, sempre da maneira relatada pelo paciente, registrando as concomitâncias.

Dependendo da complexidade da sintomatologia, o médico pode, com base em cada sintoma, relatá-los separadamente, indicando as alterações no decorrer do tempo. Esse modo de apresentar os dados pode ser chamado de sintético, item por item, ou sintoma por sintoma, em contraposição ao modelo anterior, cujo relato obedece à sequência exclusivamente cronológica do conjunto sintomatológico.

Relatar detalhadamente os sintomas relacionados ao aparelho doente, sua evolução cronológica até o momento da consulta e os dados obtidos, o quanto possível, por anamnese passiva. Investigar a influência da doença atual sobre o estado somatopsíquico do doente.

Interrogatório sobre os diferentes aparelhos

O interrogatório sobre os diferentes aparelhos (ISDA) é a anamnese ativa das alterações dos outros órgãos e aparelhos (sistemas) em decorrência da moléstia atual:

- Cabeça: traumatismos, cefaleias, tonturas e vertigens:
  - Olhos: acuidade visual, diplopias, inflamações, edema palpebral e escotomas
  - Orelhas: surdez, zumbido, corrimento e dor
  - Nariz: obstruções, epistaxe, inflamações e corrimentos
  - Boca e faringe: inflamações, ulcerações, dor à deglutição e perturbações da voz
  - Gengivas e dentes: dor, falhas, próteses, raízes e fragmentos
- Cardiorrespiratório: dispneia (contínua, de esforço, paroxística, rítmica, arrítmica), ede-

* Este roteiro foi retirado na íntegra do Tratado de Clínica Cirúrgica, editado por Irany Novah Moraes em 2006, com a sua autorização. Texto originariamente elaborado para o Hospital Universitário da Universidade de São Paulo (USP), com a participação dos Professores Doutores Mânlio Speranzini, Eugênio A. B. Ferreira, Milton Maretti, Lourdes de Freitas Carvalho e Mário Ramos de Oliveira, tendo por base as publicações de José Ramos Júnior.

ma, tosse (expectoração, hemoptises, vômica) e asma
- Gastrintestinal: apetite, disfagia, pirose retroesternal, digestão, dores, regurgitação, vômitos, náuseas, eructações, hematêmese, melena, enterorragia, prisão de ventre, diarreia (tenesmo, puxo, aspecto das fezes, número de evacuações diárias), flatulência e icterícia
- Geniturinário: cor da urina, disúria, poliúria, polaciúria, anúria, incontinência aos esforços, cólicas renais, eliminação de cálculo (tamanho e aspecto), corrimento genital (mucoso, esbranquiçado, purulento, hemorrágico), mastodinia e descarga papilar (leitosa, hemorrágica)
- Neuromuscular: memória, insônia, modificações do psiquismo, tremores, ataques convulsivos, paralisias e sensações parestésicas
- Vascular: claudicação e edemas.

Antecedentes pessoais

- Antecedentes fisiológicos:
  - Condições de nascimento, primeira infância e puberdade
  - Hábitos alimentares, de trabalho e de repouso
  - Uso de fumo, álcool e tóxicos
  - Menstruais:
    - Menarca
    - Ciclo menstrual (CM = duração/1 intervalo): qualidade e cólicas
    - Alterações do ciclo
    - Data da última menstruação
    - Menopausa
  - Sexuais:
    - Início da vida sexual e da anticoncepção (especificar método)
    - Dispareunia e sinusiorragia
    - Prevenção de câncer ginecológico
    - Impotência masculina
  - Obstétricos:
    - Idade ao primeiro parto
    - Número de gestações e de partos (normais, fórceps, idade do primeiro filho, paridade e cesáreas)
    - Abortos (curetagens)
    - Prenhez ectópica
    - Evolução das gestações, dos partos, dos puerpérios e das lactações
    - Recém-nascidos: nativivos, natimortos, neomortos, malformados e peso
- Hábitos e condições de moradia:
  - Tabagismo, alcoolismo e tóxicos
  - Tipo de habitação
- Antecedentes mórbidos:
  - Doenças peculiares à infância: sarampo, coqueluche, difteria, parotidite, escarlatina, amigdalite e febre reumática
  - Passado alérgico: reação a medicamentos (citá-los), asma brônquica e urticária
  - Passado venéreo: blenorragia, cancros venéreos com seus caracteres únicos ou múltiplos, com ou sem adenite, e secundarismo luético
  - Hipertensão arterial, diabetes e flebites
  - Doenças pulmonares: tuberculose, bronquite e pleurisia
  - Doenças gastrintestinais: disenterias, verminoses, cólica biliar
  - Maleita, doença de Chagas e esquistossomíase
  - Intervenções cirúrgicas e acidentes.

Antecedentes hereditários e familiares

Questionar a causa de morte dos pais, dos irmãos e dos parentes mais próximos. Investigar diabetes, hipertensão, tumores, sífilis, tuberculose e moléstias mentais dos familiares, bem como as condições de saúde do cônjuge e dos filhos.

Exame físico geral

- Temperatura e pulso
- Pressão arterial nos quatro membros
- Peso e altura
- Respiração
- Tipo morfológico
- Aspecto geral relacionado com a face
- Estado de nutrição e condições psíquicas
- Atitude no leito e no decúbito
- Condições do tegumento, verificando coloração, escoriações, palidez, icterícia e aranhas vasculares (*spiders*)
- Púrpuras, petéquias, cianose, umidade da pele, elasticidade e circulação venosa colateral
- Anexos da pele: pelos (alopecias e distribuição e desenvolvimento conforme o sexo) e unhas (cor, forma e aspecto)
- Mucosas visíveis: coloração
- Panículo adiposo: desenvolvimento, ausência, acúmulos localizados e edema
- Sistema ganglionar: sede, número, forma, tamanho, mobilidade, cor e trajetos fistulosos
- Musculatura: tonicidade, força muscular e atrofias
- Exame geral do esqueleto, verificando deformidades e dor periosteal (esternalgia e tibialgia)
- Marcha normal, escarvante e atáxica.

Exame físico especial

Cabeça

- Crânio: simetria, pontos dolorosos, exostoses
- Face:
  - Olhos:
    - Fotofobia e estado das pálpebras
    - Edema
    - Exoftalmia, enoftalmia e nistagmo
    - Conjuntivas: hemorragia, petéquias, icterícia e anemia
    - Pupilas: isocoria, anisocoria, reflexos à luz, de acomodação e consensual
  - Orelhas: corrimento, acuidade auditiva e dor
  - Nariz: corrimentos, obstruções e desvio de septo
  - Seios paranasais: dor à pressão e seios frontais, maxilares e mastóideos
  - Boca e garganta:
    - Lábios: lesões dermatológicas
    - Gengivas: inflamações, ulcerações, pigmentação e piorreia
    - Dentes: número, falhas, cáries e raízes infectadas
    - Língua: cor, papilas, saburra e placas mucosas
    - Hálito: halitose amoniacal, cetônica e hepática
    - Faringe: exsudato
    - Tonsilas: tamanho, hiperemia e pontos inflamatórios
    - Adenoides.

Pescoço

- Forma, relevos musculares, edema e rigidez de nuca (sinais de Kernig e Brudzinski)
- Pulsações venosas e arteriais
- Estase jugular
- Pulso venoso e suas alterações
- Glândula tireóidea: forma, volume e consistência
- Palpação da aorta na fúrcula esternal
- Sinal de Oliver-Cardarelli.

Tórax

Sistema respiratório | Inspeção, palpação e ausculta

- Inspeção estática:
  - Forma do tórax
  - Abaulamentos e retrações
  - Pele: cicatrizes, pelos e circulação venosa colateral
  - Tecido celular subcutâneo: desenvolvimento, edema e enfisema subcutâneo
  - Musculatura: desenvolvimento e atrofias
  - Descrição comparativa das regiões simétricas de ambos os hemitóraces nas faces anterior, posterior e laterais
- Inspeção dinâmica:
  - Tipo respiratório: costal superior, toracoabdominal e inversão dos tipos
  - Respiração: frequência, ritmo (normal, Cheyne-Stokes, Kussmaul), cornagem, tiragem e abaulamento respiratório, generalizado e localizado (sinal de Lemos Torres)
  - Fenômeno de Litten: presença bi ou unilateral, extensão ou ausência
  - Palpação:
    - Expansão respiratória das bases e dos ápices pulmonares
    - Frêmitos: pleural, toracovocal e brônquico
    - Elasticidade torácica
  - Percussão:
    - Topográfica ou limitante: determinação das margens pulmonares inferiores e sua mobilidade
    - Comparativa ou simétrica: fazer a percussão comparativa de regiões simétricas de ambos os hemitóraces
    - Percussão da coluna dorsal: sinal de Signorelli
  - Ausculta:
    - Deve ser feita em todos os campos pulmonares, verificando murmúrio vesicular e respiração broncovesicular
    - Sopros: brônquico, tubário e pleurítico
    - Ruídos adventícios: estertores (úmidos e secos) e atrito pleural
    - Ausculta da voz: broncofonia, pectoriloquia, fônica e afônica, egofonia e anforifonia
    - Sinal da moeda
    - Sucussão hipocrática.

Sistema cardiocirculatório | Inspeção, palpação, percussão e ausculta

- Inspeção e palpação:
  - Deformidade do precórdio
  - Abaulamentos e retrações
  - Choque da ponta, sede, intensidade, forma, extensão, ritmo e mobilidade nos diferentes decúbitos
  - Pulsações anômalas de precórdio e epigástrio: sede, intensidade, tempo da revolução cardíaca

  - Frêmitos e atritos pericárdios
  - Choque valvular palpável
- Percussão:
  - Delimitação da área e pedículo da base
- Ausculta:
  - Estudo das bulhas cardíacas nos diferentes focos, verificando intensidade, altura, timbre, ritmo e desdobramentos
  - Ritmo de galope: sede e tempo de revolução cardíaca
  - Sopros: sede, tempo, intensidade, propagação, timbre e altura
  - Atrito pericárdico
  - A ausculta deve ser feita sempre em decúbitos dorsal, lateral esquerdo, sentado e de pé.

Mamas

- Inspeção estática e dinâmica:
  - Simetria e volume: hipertróficas, hipodesenvolvidas, pendentes e atróficas
  - Contornos: regulares ou não e retrações
  - Pele: eritema, rede do testículo, hiperpigmentação da aréola, aréola secundária, cicatrizes cirúrgicas (mastectomia), ulcerações, necrose e *peau d'orange*
  - Papila: simetria, invaginada, ulceração, descamação e descarga papilar (leitosa, serossanguinolenta, sanguinolenta)
- Palpação:
  - Consistência e áreas de consistência aumentada
  - Tumor: localização (quadrante), volume, consistência, mobilidade, aderência à pele e plano muscular
  - Sinais flogísticos
  - Papila: consistência normal ou endurecida, invertida e tumor
  - Expressão: descarga papilar (caracteres)
  - Axila e região supraclavicular: linfonodos palpáveis ou não, número, volume e se estão aderidos entre si, à pele ou com planos profundos
  - Móveis
  - Linha mamária (mamas acessórias).

Abdome

- Inspeção:
  - Forma variável, conforme sexo, idade e tipo morfológico
  - Variações patológicas: globoso, escavado e pendular
  - Simetria e assimetria
  - Hepato e/ou esplenomegalia
  - Tumores sólidos, líquidos e gasosos
  - Peristaltismo visível, gástrico e intestinal
  - Pele e tecido celular subcutâneo: edema, circulação colateral, cicatrizes cirúrgicas, vibrissas, cicatriz umbilical e hérnias
  - Pulsações anômalas do epigástrio: aorta, coração e pulso hepático
- Palpação:
  - Superficial:
    - Dor generalizada ou localizada
    - Estado da musculatura: tônus normal ou flacidez
    - Defesa localizada ou generalizada
  - Profunda:
    - Órgãos ocos do aparelho gastrintestinal – estômago (grande curvatura e caracteres) e cólons (ceco, ascendente, transverso e descendente e sigmoide): caracteres, consistência, forma, calibre, mobilidade
    - Fenômenos acústicos: gargarejo, patinhagem e borborigmos
    - Palpação da aorta abdominal
    - Palpação do fígado: dimensões (rebordo costal na linha medioclavicular e no epigástrio), mobilidade respiratória, superfície, consistência, bordas, pulsações (pulso hepático) e dor
    - Palpação da vesícula biliar: piriforme, consistência e dor
    - Palpação do baço: dimensões (rebordo costal) e superfície (presença de chanfraduras, consistência e dor)
    - Palpação do rim: forma, localização, consistência e dor
    - Palpação da aorta: pulsação e tumor pulsátil
  - Regiões inguinocrurais:
    - Em decúbitos horizontal, dorsal e de pé, em repouso e ao esforço (abaulamentos, localização, redutibilidade)
    - Espessura do cordão
    - Sinal da seda
    - Anel inguinal externo
  - Obstétrica:
    - Pequenas partes e dorso fetais: flanco direito ou esquerdo
    - Polo cefálico: fundo uterino ou escavação pélvica
- Percussão:
  - Timpanismo normal
  - Meteorismo generalizado
  - Macicez hepática

- Submacicez móvel dos flancos
- Círculos de Skoda
- Sinal da onda ou do piparote
- Dor à percussão na área hepática (sinal de Torres-Homem)
- Manobra de Giordano nas regiões lombares

- Ausculta:
  - Atritos hepático e esplênico
  - Ruídos hidroaéreos: número, intensidade, timbre, em salvas
  - Ausculta da aorta abdominal: bulhas e sopros (aneurismas e estenoses dos principais troncos arteriais)
  - Ausculta obstétrica (Pinard, Doppler ou sonar): foco fetal ausente, presente, localização, frequência, ritmo e DIP (avaliação da viabilidade fetal).

Região perineal, ânus e reto

- Inspeção e palpação:
  - Lesões da pele e do subcutâneo e orifícios fistulosos
  - Escoriações
  - Plicomas e fissuras
  - Prolapso hemorroidário espontâneo ou ao esforço
  - Prolapso e procedência de reto
- Toque anorretal:
  - Estado do esfíncter do ânus: tônus, elasticidade, motricidade ativa, dor e zona interesfincteriana
  - Zona pectínea, coluna anal, hemorroidas, pólipos, criptas de Morgagni, sensibilidade e tumores (papilite)
  - Reto:
    - Forma, estado da mucosa, conteúdo, consistência e dimensões de próstata, útero e paramétrios
    - Escavação retouterina: sensibilidade e tumores extrarretais (plataforma de Blummer)
    - Estenoses
    - Tumores do lume.

Órgãos genitais

Masculinos

- Pênis:
  - Malformações congênitas: fimose, parafimose, epispádia e hipospádia
  - Lesões da pele, do prepúcio e da glande
  - Cancros: número, tamanho, consistência, dor e adenite
  - Escoriações, secreções pelo meato urinário e tumores
- Escroto:
  - Lesões da pele
- Testículo e epidídimo:
  - Veias, número (anorquidia, criptorquidia) e ectopia
  - Hidrocele e hematocele
  - Palpação do testículo, do epidídimo e das veias
- Próstata:
  - Toque anorretal: tamanho, consistência, superfícies, limites, sulcos, tumores, flutuação e dor.

Femininos

- Vulva e períneo:
  - Inspeção estática:
    - Pilificação própria para a idade
    - Formações labiais: hipotróficas ou hipertróficas
    - Hímen: íntegro, roto, carúnculas himenais, mirtiformes
    - Eritema, vesículas e ulcerações
    - Simetria
    - Abaulamentos: cistos (Bartholin) e tumores
    - Corrimento vaginal: aspecto e odor
    - Sangramentos
    - Períneo íntegro ou ruptura (primeiro, segundo e terceiro graus, total)
    - Cicatriz de episiotomia
    - Tumor
  - Ao esforço:
    - Procidência de paredes vaginais
    - Perda de urina
  - Palpação:
    - Consistência das formações labiais
    - Tumores: localização, volume, consistência e dor
    - Expressão do meato uretral (secreção purulenta)
    - Assoalho pélvico: normal ou hipotônico
- Órgãos genitais internos:
  - Toque vaginal:
    - Vagina justa, grande para dois dedos, paredes rugosas ou lisas, estenose e cistos
    - Fundo de saco retovaginal: abaulado ou doloroso
    - Colo uterino: volume normal, consistência, doloroso à mobilização, liso ou ulcerado (lábio superior, inferior, comissuras) ou amputado

- Corpo uterino:
  - Volume normal ou aumentado: difusamente e presença de nódulos. Caracterizar o aumento comparando-o à idade gestacional
  - Hipotrófico, ausência (cirúrgica ou não)
  - Posição de anteversoflexão, móvel, retroflexo
  - Anteversoflexão acentuada
  - Desvios laterais
  - Prolabado
- Anexos não palpáveis
- Cistos e tumores
- Dor
- Sangramento ao toque

- Exame especular:
  - Colo uterino: volume (normal, hipertrófico, atrófico, prolabado, ausente), cor [rosa (normal) e avermelhado] e localização no eixo anteroposterior da vagina
  - Orifício externo (circular, fenda transversa, bilabiado, puntiforme): secreção (viscosidade, cor e odor), ulceração e cauda de dispositivo intrauterino (DIU)
  - Cúpula vaginal: cicatriz operatória, granuloma.
  - Testes de Schiller
- Toque retal:
  - Avaliação das alterações genitais em virgens
  - Paramétrios: livres, infiltração do terço interno, até o terço médio, até a parede óssea e dor
- Toque obstétrico:
  - Colo uterino fechado, dilatado (em centímetros) ou esvaecido (grosso, médio, fino)
  - Bolsa de águas (íntegra, rota: número de horas)
  - Líquidos amnióticos: claro, grumos, mecônio (+, 2 +, 3 +, 4 +), sanguinolento, fétido
  - Apresentação fetal: cefálica ou pélvica, situação transversa (descida em centímetros em relação às espinhas ciáticas), membros e procúbito ou prolapso do cordão
  - Bacia obstétrica: promontório atingível ou não, espinhas ciáticas salientes ou apagadas, ângulo subpúbico maior ou menor que 90° e bacia viciada.

Coluna vertebral

- Características normais
- Desvios: escoliose, cifose, cifoescoliose, lordose
- Movimentação e rigidez
- Dor espontânea e provocada pela palpação sob pressão e percussão.

Membros e articulações

- Mãos:
  - Forma e variações patológicas: acromegálica, caída, deformidades da pele e dos músculos, força muscular
  - Dedos: forma, coloração, cianose, acrocianose e supurações
- Braço e antebraço: força muscular, atrofias musculares, paralisias, dor nos trajetos nervosos
- Pé: forma, plano, chato, modificações do esqueleto, necrose:
  - Estado das unhas
  - Mal perfurante plantar
- Perna e coxa: força e atrofia muscular, paralisias, dor no trajeto dos nervos e deformidades do esqueleto (genuvalgo, genuvaro)
- Articulações: forma, edema, deformações, temperatura, mobilidade ativa e passiva, dor, atrito e flutuação.

Sistema vascular periférico

Artérias

- Inspeção:
  - Alterações da cor da pele dos membros com mudanças de posição
  - Pigmentação anormal
  - Alterações tróficas: queda de pelos, atrofia das unhas, atrofias musculares, edemas localizados, úlceras e gangrenas (localização, extensão e aspecto), alterações de forma e volume
  - Tempo de enchimento venoso
  - Pulsatilidade exagerada
- Palpação:
  - Temperatura, elasticidade e umidade cutânea
  - Edemas: tipo, localização e intensidade
  - Sensibilidade tátil, térmica e dolorosa
  - Impotência funcional, paresias e paralisias
  - Estado das artérias periféricas: elasticidade, endurecimento, sinuosidade e tônus arterial
  - Presença de frêmitos

- Exame do pulso:
  - Temporal, carotídeo, braquial, radial, aórtico abdominal, ilíaco, femoral, poplíteo, tibial posterior e pedioso
  - Verificar frequência, ritmo, intensidade e sincronismo
- Ausculta dos trajetos arteriais:
  - Presença de sopros
  - Tomar pressão arterial nos membros superiores e inferiores

Veias e linfáticos

- Inspeção:
  - Edema, cianose, estase venosa, erisipela, linfangites e circulação venosa colateral (indicar território)
  - Varizes dos membros inferiores: território afetado
  - Sinais inflamatórios
  - Trajetos venosos
  - Vergões
  - Estase venosa crônica: edema, pigmentação e ulceração
- Palpação:
  - Empastamento e dor à compressão das massas musculares das coxas e das panturrilhas
  - Dor à palpação de trajetos venosos
- Percussão: localização do trajeto venoso principal e dos comunicantes.

Sistema nervoso

- Estudo da sensibilidade: tátil, térmica, dolorosa e à pressão
- Pesquisa de reflexos cutâneos:
  - Abdominal, cremastérico
  - Cutâneo plantar (sua inversão, Babinski)
- Pesquisa de reflexos osteotendinosos:
  - Membros superiores (bicipital, cubital, pronador)
  - Membros inferiores (rotuliano e aquiliano)
- Diagnóstico:
  - Sindrômico
  - Anatômico
  - Etiológico
  - Obstétrico:
    - Idade gestacional (semanas), apresentação, posição e variedades fetais
    - Risco alto, médio ou baixo
    - Feto vivo ou morto
    - Trabalho de parto
    - Intercorrências
- Exames subsidiários:
  - Diagnósticos
  - Avaliação de condições gerais
- Diagnóstico provável: nosológico, etiológico, anatômico e funcional
- Conduta
- Prognóstico
- Evolução
- Saída: óbito ou alta (indicar as condições).

Índice de Risco Cirúrgico

Marcos Galan Morillo, Alexandre Campos Moraes Amato e
Marisa Campos Moraes Amato

Considerações gerais

As classificações de risco cirúrgico são parâmetros de predição de óbito perioperatório. A acurácia de dois índices empregados em conjunto é superior ao uso de uma forma isolada.

São úteis por terem aplicação simples, baixo custo e determinarem grupos de pacientes de maior risco, para os quais pode ser necessário adiar o procedimento cirúrgico, modificá-lo ou ainda indicar cuidados perioperatórios mais intensos.

Os índices cirúrgicos apenas complementam a avaliação pré-operatória, que é composta de anamnese, exame físico detalhado e exames complementares (Tabelas 1 e 2). Após avaliação minuciosa, os exames subsidiários em pacientes assintomáticos são solicitados segundo a racionalidade das evidências científicas.

O *site* www.riscocirurgico.com.br oferece um programa de auxílio em cálculo de risco.

Classificações de risco cirúrgico

Classificação da American Society of Anesthesiologists

A Classificação da American Society of Anesthesiologists (ASA) correlaciona parâmetros clínicos e de risco:

- Indivíduo saudável, abaixo dos 70 anos
- Doença sistêmica leve: sem limitação funcional acima dos 70 anos
- Doença sistêmica grave: limitação funcional definida
- Doença sistêmica incapacitante: ameaça constante à vida
- Moribundo: não deve sobreviver 24 h com ou sem a cirurgia.

Os pacientes classificados como classes I, II e III são classificados como de baixo risco anestésico.

Classificação de Goldman para risco cardíaco

A classificação de Goldman[1] específica para risco cardíaco baseia-se em condições que, de forma independente, aumentam a chance de complicações cardíacas em pacientes com mais de 40 anos (Tabela 3).

Os pacientes classificados como Goldman I (0 a 5 pontos) apresentam risco de 1 a 8% de evento cardiológico perioperatório; Goldman II (6 a 12 pontos), 3 a 30%; Goldman III (13 a 25 pontos), 14 a 38%; e Goldman IV (26 pontos ou mais), 30 a 100%.

Classificação de Detsky

A classificação de Detsky[2] acrescentou à escala de Goldman angina e histórico remoto de infarto agudo do miocárdio (IAM). Os pacientes classificados como Detsky I somam 0 a 15 pontos e apresentam 5% de risco de evento cardiológico no período perioperatório. Da mesma maneira, os pacientes Detsky II somam 15 a 30 pontos e 27% de risco; e os Detsky III, 30 ou mais pontos e 60% de risco de evento cardiológico (Tabela 4).

Tabela 1 Indicações de exames complementares no pré-operatório de cirurgia geral em pacientes sadios sem comorbidades conhecidas.

Idade	Masculino	Feminino
< 40 anos	–	Hb ou Htc
40 a 60 anos	Glicemia de jejum Creatinina ECG	Hb ou Htc Glicemia de jejum Creatinina ECG
> 60 anos	Hb ou Htc Glicemia de jejum Creatinina ECG Radiografia de tórax	Hb ou Htc Glicemia de jejum Creatinina ECG Radiografia de tórax

ECG = eletrocardiograma; Hb = hemoglobina; Htc = hematócrito.

Tabela 2 Indicação de exames complementares no pré-operatório de pacientes com comorbidades.

Alteração	Htc	GB	TP	P;C	Eletrólitos	Ureia, creatinina	Glicemia	TGO, TGP	Raios X de tórax	ECG	Aplicação da função pulmonar
Alteração de coagulação			X	X							
Diabetes					X	X	X			X	
Doença cardiovascular	X					X			X	X	
Doença hepática			X					X			
Doença pulmonar									X	X	X
Doença renal	X				X	X					
Terapia com anticoagulantes	X		X								
Terapia com digoxina					X					X	
Terapia com diuréticos					X	X				X	
Terapia com esteroides					X		X				
Terapia com radiação		X							X	X	

C = coagulograma; ECG = eletrocardiograma; GB = contagem de glóbulos brancos; Htc = hematócrito; P = contagem de plaquetas; TGO (Ast) = transaminase glutâmico-oxalacética; TGP (Alt) = transaminase glutâmico-pirúvica; TP = tempo de protrombina.

Tabela 3 Classificação de Goldman para risco cardíaco.

Parâmetros	Índice de risco cardíaco	Pontuação
Idade	Mais de 70 anos	5
Histórico de IAM ou onda Q no ECG	Menos de 6 meses	10
Histórico de angina	Não tem valor independente	–
Disfunção ventricular esquerda ou ICC	Galope (B3) ou estase venosa jugular	11
Arritmia	Qualquer ritmo não sinusal ou ESA no ECG pré-operatório Mais 5 ESV/min em qualquer ECG antes da cirurgia	7 7
Outra doença cardíaca	Estenose aórtica significativa	3
Outras alterações	Mau estado geral; PO_2 < 60 mmHg; PCO_2 > 50 mmHg; K < 3 mEq/ℓ; ureia > 50 mg/dℓ; creatinina > 3 mg/dℓ; AST anormal; sinais de doença hepática crônica	3
Achados de isquemia no ECG	Não têm valor independente	–
Tipo de cirurgia	Emergência intratorácica ou abdominal	4 ou 3

AST = aspartato aminotransferase (antiga TGO); ECG = eletrocardiograma; ESA = extrassístole atrial; ESV = extrassístole ventricular; IAM = infarto agudo do miocárdio; ICC = insuficiência cardíaca congestiva; K = potássio.
Fonte: Goldman, 1997.[1]

Tabela 4 Classificação de Detsky para risco cardíaco.

Parâmetros	Índice de risco cardíaco	Pontuação
Idade	Mais de 70 anos	5
Histórico de IAM ou onda Q no ECG	Menos de 6 meses Mais de 6 meses	10 5
Histórico de angina	Classe III Classe IV	10 20
Disfunção ventricular esquerda ou ICC	Edema pulmonar < 1 semana Edema pulmonar prévio	10 5
Arritmia	Qualquer ritmo não sinusal ou ESA no ECG pré-operatório Mais 5 ESV/min em qualquer ECG antes da cirurgia	5 5
Outra doença cardíaca	Estenose aórtica significativa	20
Outras alterações	Mau estado geral; PO_2 < 60 mmHg; PCO_2 > 50 mmHg; K< 3 mEq/ℓ; ureia > 50 mg/dℓ; creatinina > 2 mg/dℓ; AST anormal; sinais de doença hepática crônica	5
Achados de isquemia no ECG	Não têm valor independente	–
Tipo de cirurgia	Emergência	4

AST = aspartato aminotransferase (antiga TGO); ECG = eletrocardiograma; ESA = extrassístole atrial; ESV = extrassístole ventricular; IAM = infarto agudo do miocárdio; ICC = insuficiência cardíaca congestiva; K = potássio.
Fonte: Palda e Detsky, 1997.[2]

Tabela 5 Classificação de Larsen para risco cardíaco.

Parâmetros	Índice de risco cardíaco	Pontuação
Idade	Não tem valor independente	–
Histórico de IAM ou onda Q no ECG	IAM a menos de 6 meses IAM antigo	11 3
Histórico de angina	Presente	3
Disfunção ventricular esquerda ou ICC	Congestão pulmonar presente Edema pulmonar anterior Insuficiência cardíaca anterior	15 8 4
Arritmia	Não tem valor independente	–
Outra doença cardíaca	Não tem valor independente	–
Outras alterações	Creatinina sérica > 0,13 mmol/ℓ Diabetes melito	2 3
Achados de isquemia no ECG	Não têm valor independente	–
Tipo de cirurgia	Emergência	3
	Aórtica	5
	Outra cirurgia intraperitoneal/pleural	3

ECG = eletrocardiograma; IAM = infarto agudo do miocárdio; ICC = insuficiência cardíaca congestiva.

Classificação de Larsen

A classificação de Larsen enfatiza angina de peito, IAM prévio e histórico de insuficiência cardíaca, mas não considera as alterações eletrocardiográficas da escala de Goldman (Tabela 5).

Segundo Larsen *et al.*[3], os pacientes que somam 0 a 5 pontos apresentam risco de 0,5% de terem complicações cardiológicas no período perioperatório; os pacientes com 6 a 7 pontos, 3,8%; os pacientes com 8 a 14 pontos, 11%; e os acima de 15 pontos, 50%.

Referências bibliográficas

1. GOLDMAN, L.; CALDERA, D. L.; NUSSBAUM, R. R. et al. Multifactorial index of cardiac risk in noncardiac surgical procedures. N. Engl. J. Med., v. 297, p. 845, 1997.
2. PALDA, V. A.; DETSKY, A. S. Perioperative assessment and management of risk from coronary artery disease. Ann. Intern. Med., v. 127, p. 313-328, 1997.
3. LARSEN, S. F.; OLENSEN, K. H.; JACOBSEN, E. et al. Prediction of cardiac risk in non-cardiac surgery. Eur. Heart J., v. 8, p. 179-185, 1987.

Bibliografia

ACC/AHA. Guideline update for perioperative cardiovascular evaluation for cardiac risk of non cardiac surgery. Circulation, v. 113, p. 1361-1376, 2006.

AMATO, M. C. M.; MORILLO, M. G. Risco cirúrgico. In: MORAES, I. N. Tratado de clínica cirúrgica. São Paulo: Roca; 2005.

CASTIGLIA, Y. M. M. Avaliação pré-operatória. In: Temas de anestesiologia. BRAZ, J. R. C.; CASTIGLIA, Y. M. M. São Paulo: Unesp; 1992. p. 15-26.

Recomendações de Cuidados após Procedimentos em Idosos

Marcos Galan Morillo e Alexandre Campos Moraes Amato

Introdução

Algumas medidas, descritas neste anexo, podem evitar complicações nos pacientes idosos submetidos a procedimentos de baixo risco.

Controle da dor

- O controle efetivo da dor pode prevenir quadro confusional agudo (*delirium*), especialmente nos idosos com déficit cognitivo
- Nos pacientes com demência, deve-se valorizar sinais indiretos, como fácies de dor
- Prescrever medicamentos para dor com doses programadas. Evitar a prescrição, fazendo-a somente se necessário
- Analgésicos comuns e opioides (exceto a meperidina) são seguros. Anti-inflamatórios não esteroides devem ser evitados
- Opioides predispõem o paciente à obstipação intestinal, prescrever dieta e medicamentos laxativos quando essas medicações forem utilizadas.

Hipotensão e complicações renais

- Evitar hipovolemia na retirada de fluidos (líquido ascítico ou pleural) e hemorragias
- Manter hidratação intravenosa durante o jejum no preparo de colonoscopia
- Reavaliar a função renal e os eletrólitos, se houver perda volêmica significativa
- Preferir contraste não iônico, para diminuir o risco de nefrotoxicidade
- Usar n-acetilcisteína 600 a 1.200 mg via oral a cada 12 h, na véspera, durante e 1 dia após o uso de contraste potencialmente nefrotóxico. Associar hidratação intravenosa.

Hipotermia

- Evitar a queda de temperatura abaixo de 35°C, após procedimento prolongado
- Manter o corpo aquecido com mantas, colchão térmico e, se necessário, soro fisiológico aquecido intravenoso.

Hipoxia e distúrbios respiratórios

- A perfusão periférica nos dedos pode ser deficiente em idosos. Se necessário, realizar oximetria no lobo da orelha
- Controlar rigorosamente a saturação e a oxigenoterapia
- Opioides em doses altas podem favorecer a depressão respiratória
- Atenção ao risco de aspiração por disfagia nos pacientes com comprometimento neurológico
- Evitar medicamentos que bloqueiam o reflexo de tosse
- Estimular exercícios respiratórios para prevenir atelectasias em idosos frágeis
- Manter medicamentos inalatórios de uso habitual.

Delirium | Confusão aguda

- Solicitar urocultura e tratar possível infecção urinária nos idosos submetidos a procedimento com sondagem vesical
- Manter oxigenoterapia por cateter nasal, durante e após procedimentos em idosos
- Identificar e tratar precocemente fatores desencadeantes (hipoxia, infecção, desidratação, reação medicamentosa, descompensação metabólica e eletrolítica)
- Solicitar a presença de um familiar ou outro cuidador habitual
- Manter a vigilância para evitar quedas e evitar a contenção sempre que possível
- Evitar a privação de sono e a troca frequente de quarto
- Preferir haloperidol ou neurolépticos atípicos para agitação e alucinações. Evitar benzodiazepínicos.

Tromboembolismo venoso

- Estratificar o risco em pacientes cirúrgicos e clínicos. A maioria dos idosos apresenta alto risco para tromboembolismo venoso
- Mobilização precoce e uso de meias elásticas em pacientes de baixo risco
- Iniciar profilaxia medicamentosa quando indicado e estendê-la enquanto persistir o risco.

Colite pseudomembranosa

- Diarreia, 2 a 3 dias após o início do uso de penicilina, cefalosporina, clindamicina e outros antibióticos
- A cultura de fezes para *Clostridium* tem baixa sensibilidade, preferir detecção das toxinas A e B nas fezes
- Tratar com metronidazol, por via oral, 250 mg, a cada 6 h, por 10 dias.

Úlceras por pressão

- Mudança de decúbito a cada 2 h nos pacientes acamados
- Aplicação de ácidos graxos em superfície de contato
- Aplicação de superfície de suporte que redistribua a pressão
- Tratamento da incontinência urinária e fecal.

Imobilidade

Deambulação precoce para evitar descondicionamento cardiovascular, sarcopenia e perda óssea.

Sepse

Após procedimento infectado, atenção aos sinais precoces de sepse:

- Taquicardia acima de 90 batimentos por minuto
- Temperatura acima de 37,5°C ou hipotermia: queda abaixo de 36°C
- Taquipneia com frequência respiratória acima de 20 inspirações por minuto
- Aumento ou redução de leucócitos e aumento de ácido láctico.

Bibliografia

BELL, R. H.; DRACH, G. H.; ROSENTHAL, R. A. Proposed competencies in geriatric patient care for use in assessment for initial and continued board. Certification of surgical specialists. Journal of American College of Surgeons, 2011. Disponível em: http://www.americangeriatrics.org/files/documents/JACS.Competencies.pdf.

CHOW, W. B.; ROSENTHAL, R. A.; MERKOW, R. P.; KO, C. Y.; ESNAOLA, N. F. Optimal preoperative assessment of the geriatric surgical patient. J Am Coll Surg., v. 215, n. 4, p. 453-466, 2012. Disponível em: http://www.surgicalpatientsafety.facs.org/.

Pesquisa Científica na Internet

Alexandre Campos Moraes Amato

Introdução

A internet é o agrupamento de milhares de redes de todo o mundo conversando por um protocolo único. Por duas décadas, ela ficou restrita ao uso acadêmico e científico. Em 1987, o seu uso comercial foi liberado nos EUA e, em 1995, no Brasil. A explosão da internet ocorreu em 1992 nos EUA, quando surgiram muitos provedores de acesso para o usuário doméstico e, consequentemente, o acesso científico se difundiu.

É possível dizer que para fazer uma pesquisa científica na internet basta acessar um determinado *site*, digitar o que se procura e pronto, o artigo está lá. Mas isso não é verdade. Muitas vezes, não se sabe exatamente o que se procura, ou, quando se sabe, são encontradas barreiras técnicas e financeiras, como artigos caros ou inacessíveis pela rede. A informática facilitou muito as buscas, antes demoradas, trabalhosas e tediosas, tornando-as dinâmicas e ágeis, mas exige conhecimento das ferramentas utilizadas. O caminho a ser trilhado para recuperar a informação na pesquisa científica é abordado neste anexo.

A *world wide web*, vulgo internet, foi criada em 1991, na Suíça. Foi concebida como um modo simples de divulgar documentos científicos e interligar computadores. A criação do *Mosaic*, programa destinado a tornar possível o acesso em ambiente gráfico, possibilitou que novos usuários utilizassem a rede. O segredo do sucesso da *world wide web* é o hipertexto, no qual textos e imagens são interligados por meio de palavras-chave. Os endereços na *web* geralmente têm o seguinte modelo: http://www.nomedaempresa.com.br. O "http://" significa *hipertext transfer protocol*; o "www" significa *world wide web* e indica que o endereço pertence à *web*, não sendo, porém, obrigatório; o ".com" indica ser um endereço comercial; e o ".br" indica a procedência, brasileira no caso. Atualmente, a internet se distanciou do seu objetivo primário e se tornou um meio de comunicação para todos. Ela é capaz de libertar as pessoas das limitações de espaço-tempo, de modo que é possível visitar o Museu do Louvre e, segundos depois, ler o jornal local. A diversidade cultural e linguística é característica da internet, podendo haver choques entre culturas e crenças. O inglês, embora não seja oficial, é o idioma predominante. Toda pesquisa que se preze deve constar em outras línguas e considerar essas diferenças.

Com todas as suas virtudes, a internet também é cheia de armadilhas, assim, é necessário conhecê-las para evitá-las. Qualquer um, independentemente da condição cultural ou social e sem ligação com universidades, é capaz de publicar informações. Isso tem lados bons e ruins. Todas as pessoas são livres para publicar textos sobre os temas que bem entenderem, independentemente de serem ou não peritos no assunto. A mutação constante do mundo atual pode levar a uma desatualização se as informações não forem constantemente revisadas, o que chega a ser um paradoxo. Mesmo sendo extremamente fácil divulgar na rede, deve-se lembrar que não é preciso muito para que suas páginas fiquem eternamente publicadas, levando à desatualização. Tal facilidade abre espaço tanto para trabalhos excelentes quanto péssimos, o que obriga o leitor a uma postura crítica e atenta para evitar essa emboscada.

O excesso de *links* nas páginas pode levar à dispersão do leitor, que foge da proposta inicial e percorre assuntos não relacionados com a pesquisa atual. Sabendo que a maioria dos internautas não percorre mais do que as dez primeiras chamadas nos mecanismos de busca, muitos comerciantes pagam para que sua informação seja escalada antes de outras, de modo que nem sempre os primeiros achados são os melhores e mais fidedignos. Esse fato exige, mais uma vez, permanente alerta do usuário para separar as boas informações das ruins.

O artigo completo em PDF é, muitas vezes, o objetivo final de uma busca pontual. O PDF é um arquivo de computador criado pela empresa Adobe, e é um acrônimo de *Portable Document Format*. Sua importância se deve ao fato de ser o formato de arquivo mais utilizado para a distribuição de documentos científicos, pois é independente do programa que o gerou e pode ser aberto em qualquer sistema operacional, inclusive portáteis, como celulares e *tablets*. Além disso, incorpora todos os efeitos tipográficos e de imagem finais da editoração, sendo, portanto, idêntico à versão impressa. O arquivo PDF não tem fácil edição, possível apenas com *software* próprio para isso, o que garante a autenticidade do documento.

Objetivos

O objetivo deste anexo é possibilitar que o leitor seja capaz de:

- Definir a questão a ser pesquisada
- Criar a fórmula necessária para a pesquisa desejada
- Pesquisar na internet em diversos serviços diferentes
- Recuperar artigos em PDF disponíveis
- Verificar a validade das informações recuperadas.

Definição da questão

É essencial a definição específica da questão a ser investigada. Deve-se iniciar pela escolha do tema e, a seguir, devem ser traçados os objetivos a serem alcançados. O aprofundamento da questão é necessário para uma pesquisa mais específica. É preciso traçar uma estratégia de localização de artigos, definindo-se os critérios de exclusão e inclusão.

Como a literatura é cada vez mais abundante e o tempo mais escasso, deve-se limitar o número de artigos procurados, evitando perder os fundamentais. Para localizar o(s) artigo(s) fundamental(is) à pesquisa, deve-se definir o que o torna fundamental e, com base nisso, selecionar as palavras-chave necessárias para a pesquisa em bancos de resumos informatizados.

A probabilidade de encontrar itens relevantes entre os artigos que realmente o são (sensibilidade) e a capacidade de exclusão de artigos verdadeiramente irrelevantes (especificidade) devem ser balanceadas, a fim de limitar o número de artigos identificados, com o cuidado de não perder artigos fundamentais à pesquisa.

Se a pesquisa fornecer muitos resultados não relevantes, provavelmente é preciso aumentar a especificidade de sua questão. Ao contrário, se fornecer poucos resultados, é preciso aumentar a sensibilidade (Figura 1).

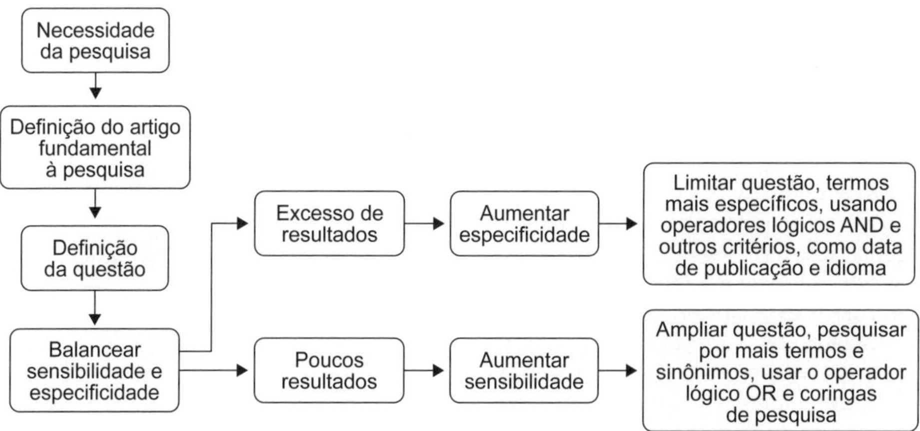

Figura 1 Fluxograma da pesquisa na internet.

Aumenta-se a especificidade limitando a questão, usando termos mais específicos, pesquisando somente no assunto e palavras-chave em vez de todo o texto ou resumo, usando o operador lógico *AND* e limitando a questão ao idioma, ao tipo de publicação (*review*, estudos randomizados etc.), ao país e ao ano de publicação.

Aumenta-se a sensibilidade ampliando a questão, procurando por mais termos, combinações diferentes de termos, pesquisando tanto no assunto quanto no texto ou resumo e usando o operador lógico *OR*, a função *NEAR*, para procurar itens na mesma frase, e coringas (*, $, ?), para substituir porções variáveis nos termos por artigos antigos.

Para evitar a dispersão e obter bons resultados, é preciso formular a pergunta antes de fazê-la ao mecanismo de busca, separar suas palavras-chave, encontrar sinônimos e somente depois criar a interrogação. Muitas vezes, algumas pesquisas prévias com palavras-chave importantes podem orientar a definição da questão. Se faltar imaginação, pode-se recorrer à regra utilizada pelos jornalistas, respondendo às seguintes perguntas: O quê? Onde? Quando? Como? Por quê? Para quê?[1-5]

Operadores lógicos

A pesquisa é baseada em operadores lógicos. Sem eles seria possível fazer apenas a pesquisa com uma palavra-chave simples. Os operadores podem ser *booleanos* ou *não booleanos*. Alguns mecanismos substituem implicitamente os espaços entre os termos da pergunta por operadores (como os operadores *AND* ou *OR*). O que muitos internautas não sabem é que tais operadores não são sempre os mesmos e variam entre os mecanismos de busca.

Operadores não booleanos:

- Operador +: a resposta deve necessariamente conter esse termo
- Operador –: a resposta deve necessariamente *não* conter esse termo
- *: caractere universal para encontrar variantes de palavras (p. ex., auto* procura por automóvel, automático etc.). Preenche a parte variável do termo, veja-o como um coringa
- "": procura expressões ou palavras juntas, considerando o espaço entre elas como caractere.

Operadores booleanos (Figuras 2 a 4):

- *AND*: pedido de páginas que contenham simultaneamente as palavras
- *OR*: pedido de páginas que contenham pelo menos uma das palavras
- *AND NOT*: pedido de páginas que contenham a primeira palavra e *não contenham* a palavra seguinte
- *NEAR*: pede que duas palavras surjam perto uma da outra.

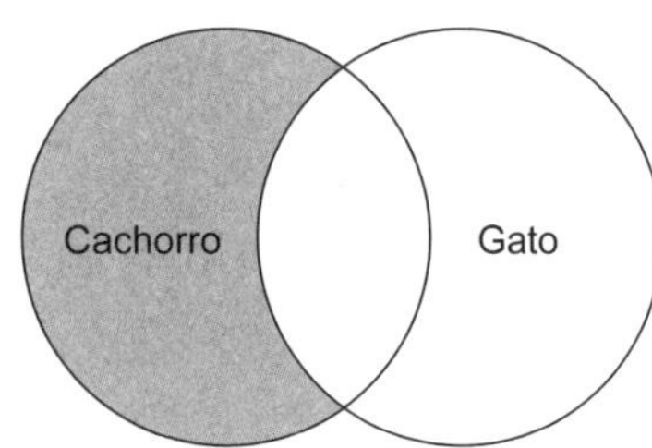

Figura 2 Exemplo gráfico do funcionamento do operador booleano *NOT*. A área colorida corresponde à pesquisa efetuada com o respectivo operador.

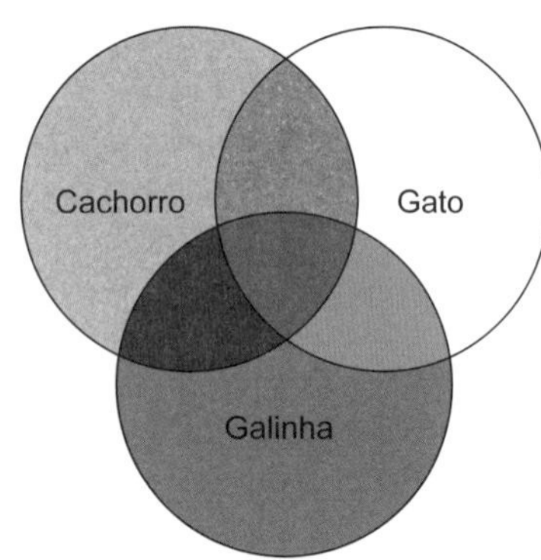

Figura 3 Exemplo gráfico do funcionamento do operador booleano *OR*. A área colorida corresponde à pesquisa efetuada com o respectivo operador.

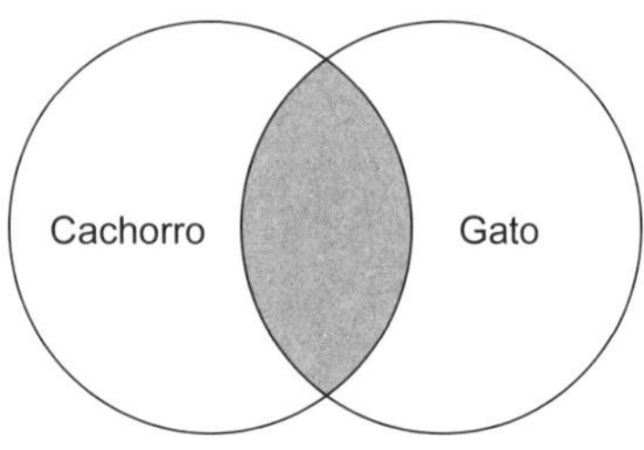

Figura 4 Exemplo gráfico do funcionamento do operador booleano *AND*. A área colorida corresponde à pesquisa efetuada com o respectivo operador.

O operador booleano *AND* é equivalente ao operador não booleano +, e o operador *NOT* é equivalente ao operador –. Os operadores lógicos têm a vantagem de poderem ser integrados em expressões com parênteses, para definir o agrupamento e a prioridade das sequências de caracteres. Por exemplo: cirurgia *AND* (safenectomia *OR laser*)

Conhecendo essas informações, é necessário adaptar o operador à sintaxe do mecanismo de busca que se deseja utilizar. Para isso, deve-se ler a "Ajuda" do mecanismo de busca.

Para encontrar páginas com o conceito pesquisado, é necessário procurar por um conjunto de palavras que só existiriam em um *site* com esse conceito, ou por vários sinônimos. Por exemplo: cachorro *AND* gato *AND* galinha. Para procurar páginas referentes a todos esses animais, deve-se dar preferência aos substantivos do que aos verbos e adjetivos, por definirem melhor o conceito que se procura e por não haver declinações, pelo menos no português. É importante lembrar que nem todos os mecanismos aceitam acentos.

Na análise dos resultados, quando em quantidade insuficiente, deve-se formular uma nova pergunta mais geral (*OR*) ou mudar de mecanismo de busca. Quando em número excessivo, deve-se pesquisar por algo mais específico (*AND, NOT*). Com respostas não pertinentes, deve-se pensar nos vários sentidos das palavras homógrafas e reformular a pergunta com sinônimos.[1-5]

Diretório da internet

O diretório é a classificação de conteúdo da internet em temas, o que depende da intervenção humana para seu funcionamento. Os diretórios podem não ser completos, mas seu conteúdo hierarquizado é consistente e seu teor dependente do conhecimento de quem fez a classificação do assunto, por isso, muitas vezes, são subjetivos e arbitrários, o que pode prejudicar a pesquisa do assunto desejado.

Com frequência, indicam menos *sites* do que os mecanismos de busca, pois os maiores diretórios da internet abrangem apenas um milésimo do número de páginas comparado ao número de páginas dos mecanismos de busca.

Seu método de pesquisa consiste na definição do tema e, em seguida, na procura dentro dos diretórios disponíveis, que funcionam como um grande sumário. Existe, às vezes, dentro do diretório, a incorporação de um mecanismo de busca, uma pesquisa que procura por palavras específicas, ou seja, palavras-chave, nas páginas, para complementar o conteúdo.

Quando alguns serviços são patrocinados, ocorre nos primeiros achados uma predominância de páginas comerciais, o que prejudica a consulta do pesquisador.

É indicado para os iniciantes no tema a ser pesquisado e para pesquisa de assuntos gerais, já que assuntos específicos habitualmente não são abordados ou são mal classificados, por causa da necessidade de conhecimento do responsável.

Seria o equivalente a pesquisar sobre um tema dentro de um índice remissivo.

Mecanismos de busca

Os mecanismos de busca são instrumentos que possibilitam encontrar, na internet, páginas que contenham a sequência de caracteres (palavras ou não) buscada. São sistemas de busca livre que percorrem periodicamente todas as páginas de que se tem conhecimento, procurando novos *links*, indexando novas páginas em um grande banco de dados e criando um índice remissivo para elas. Quando perguntado pelo usuário que busca por uma pesquisa, o programa procura, em seu banco de dados, informações condizentes e retorna com uma página informando os *links* encontrados.

É importante lembrar que o programa procura a forma dos termos, e não o seu conceito, o que exclui palavras com erros ortográficos e sinônimos. O Google tem um sistema de correção, que sugere outras palavras baseadas na pesquisa inicial.

Os mecanismos de busca têm um banco de dados extremamente maior do que os diretórios de pesquisas, por isso, são indicados para pesquisar assuntos muito específicos. Os dados são mais recentes do que os dos diretórios e também extremamente rápidos. Para assuntos gerais, no entanto, podem causar confusão e não resolver a questão, por retornarem muitos *links*.

Os conteúdos de multimídia (vídeo, imagens, sons) são mais dificilmente indexáveis, já existem, entretanto, serviços especializados. O Goldminer (http://goldminer.arrs.org/), por exemplo, é um excelente método de pesquisa em um banco de dados radiológico.[6] E o Eurorad (http://www.eurorad.org/) apresenta uma longa lista de imagens para ensino médico.

Sempre há, nessas páginas, uma caixa de texto para fazer a pesquisa. A sintaxe da questão varia de um mecanismo de busca para outro, mas mantém algumas coisas em comum.

Existem mecanismos de busca especializados na área médica ou científica, como o SciELO (http://www.scielo.br/) e o Google Scholar (http://scholar.google.com.br/). A rede social científica Research Gate (http://www.researchgate.net/) permite a publicação de artigos em sua página pessoal e possui estatísticas de leitura e citações. É um bom local para encontrar artigos publicados e se relacionar com os autores.

No entanto, nenhum deles oferece o que o PubGet (http://www.pubget.com) se propõe a oferecer para os médicos e profissionais da saúde: artigos originais em PDF e alta velocidade de pesquisa. O novo sistema é excepcional, facilitando para o usuário final a obtenção de artigos completos. Fora da rede, ele obtém automaticamente os artigos disponíveis gratuitamente no PubMED, o que já é um grande avanço, mas dentro de uma rede universitária, ele recupera automaticamente todos os artigos de revistas oferecidas e assinadas pela biblioteca universitária em questão. Além de diminuir o caminho necessário para se chegar a um artigo, o sistema de busca é um avanço em comparação aos outros sistemas de procura no banco de dados PubMED, pois é simples, rápido e intuitivo, diminuindo a curva de aprendizado necessária para obtenção de literatura. Definitivamente é o melhor sistema de pesquisa atual, embora tenha limitações para usuários fora da rede universitária e esteja em fase de testes.

Por respeito aos direitos autorais, nem todos os artigos serão prontamente acessíveis, mas os que já estão gratuitamente na *web* podem ser acessados facilmente. O PubGet possibilita a pesquisa por título, autor, palavra-chave, citação, data, PubMed ID (PMID) ou mesmo resumo e resultado. Inicialmente ordenado pelos mais recentes, pode ser configurado da maneira que o usuário quiser. Quando o PubGet não encontra o PDF gratuito de um artigo, ele oferece o *link* para compra, e quando acessado de uma intranet que tenha os direitos autorais (universidades e serviços), o PDF também pode ser encontrado. Esse instrumento foi um grande avanço na pesquisa bibliográfica, mas se está longe de uma solução definitiva. Poucos artigos são distribuídos gratuitamente na internet, por isso, é necessário recorrer a outras soluções que possibilitem o acesso ou a compra por valores menores.

O Google Scholar facilita a obtenção de artigos completos, pois remete os usuários a todas as versões de um artigo na *web*. Por exemplo, um artigo é encontrado no *site* da sua revista de origem, em alguns *sites* de bibliotecas públicas e, muitas vezes, no *site* do autor. Se um deles não estiver acessível, outro pode estar. Ao encontrar um artigo no Google Scholar, algumas funções devem ser dissecadas: o título do artigo remete à sua fonte original. Ao clicar nela, o usuário é direcionado para o artigo original, no qual poderá ler ou fazer o *download*, porém, muitas vezes, o acesso é restrito. Logo abaixo, em verde, há autores, revista, ano de publicação e editora. A seguir, três linhas do resumo em preto, com as palavras procuradas em negrito. Abaixo do resumo, há três *links*, o primeiro "Citado por" leva a todos os artigos que citam este (excelente funcionalidade para autores, pois podem ver quantas vezes os artigos foram citados, e sua importância no meio acadêmico). O *link* "Artigos relacionados" faz um levantamento de outros artigos sobre o mesmo assunto de maneira automática. Por fim, o mais importante é o *link* "Todas as X versões". Este *link* mostra todos os *sites* em que o artigo inicial pode ser encontrado e é de extrema importância, pois se pode encontrar o mesmo artigo gratuito em um *site*, porém pago em outro. Além disso, associações médicas, hospitais e universidades dão acesso a algumas bibliotecas virtuais, que podem estar listadas nesse *link*. O ideal é testar todos os *links* até encontrar um que autorize o *download* do PDF ou o artigo completo em HTML (página da *web* normal).

Google

O mecanismo geral de busca do Google (http://www.google.com) também merece atenção, pois oferece maneiras muito práticas de fazer pesquisas direcionadas ao conteúdo desejado. Como muitas editoras de conteúdo médico permitem que os autores dos artigos publiquem em *sites* pessoais o texto original, o Google faz a indexação desse conteúdo, e assim é possível localizá-lo por meio de título, data, autores ou conteúdo.

Para pesquisar, por exemplo, apresentações em *Powerpoint*, pode-se fazer a seguinte pesquisa na caixa texto do Google: ("questão a procurar"|"sinônimos a procurar") (filetype:ppt OR filetype:pps).

Essa pesquisa procura por arquivos PPT ou PPS, que são do *Powerpoint*, pela palavra "questão a procurar" ou "sinônimos a procurar". A pesquisa em artigos no formato *Word* ficaria assim: ("questão a procurar"|"sinônimos a procurar") (filetype:doc). O *site* http://www.soople.com/ tenta facilitar essa pesquisa avançada no Google, criando automaticamente a pesquisa avançada necessária.

O Google também possibilita a criação de motores de pesquisas personalizados, ou seja, é possível definir os *sites* que serão pesquisados. No *link* http://tinyurl.com/26qvh3 há um exemplo de motor de pesquisa que procura apenas nos *sites* apresentados pelo *Medical/Health Sciences Libraries on the Web* (http://www. lib.uiowa.edu/hardin/hslibs.html).

Metasearch engines

Os *metasearch engines* são mecanismos de busca que enviam simultaneamente a mesma pesquisa para vários outros mecanismos de busca e processam os resultados, de modo que *links* repetidos sejam suprimidos. Por pesquisarem em vários lugares, frequentemente retornam mais respostas (maior sensibilidade e menor especificidade). São apenas tradutores da sintaxe da pergunta para vários mecanismos de busca e organizadores das respostas. Como exemplo, há o http://www.metacrawler.com e o http://www.hotbot.com/.

Na teoria, os *metasearch engines* parecem muito bons, mas sua sintaxe de funcionamento é frequentemente complexa, não dispondo de alguns comandos avançados muito úteis para a maior especificidade da pesquisa, por se limitarem à capacidade da sintaxe do pior mecanismo de busca que utilizam, ou seja, nivelam por baixo a capacidade dos mecanismos de busca. A tecnologia implicada aos *metasearches* é inferior à dos mecanismos de busca. Como o objetivo da pesquisa não é a quantidade de respostas, e sim a qualidade, e há aumento da sensibilidade, mas com perda de especificidade, os resultados nem sempre são pertinentes.

A sua técnica de utilização é muito parecida com a dos mecanismos de busca.

A tecnologia ainda está em desenvolvimento, tendo utilidade, atualmente, apenas em pesquisas simples, mas apresentando um futuro promissor.

Existem programas de metapesquisa que funcionam no próprio computador, tendo algumas vantagens sobre os *sites*. Um deles é o Copernic, cujo *download* pode ser feito em http://www.copernic.com/en/products/desktop-search/home/download.html. Este programa apresenta a característica de memorizar sua pesquisa e periodicamente atualizá-la, retirando as páginas não encontradas, além de ser fácil de usar. Existem outros exemplos, como o gratuito WebFerret (http://www.ferretsoft.com/). Tais programas são extremamente flexíveis e úteis, suprindo o defeito de cada mecanismo de busca.

Outros serviços, como o Sputtr (http://www.sputtr.com), não podem ser caracterizados como *metasearch*, pois não pesquisam todos os mecanismos ao mesmo tempo, apenas fornecem vários resultados de mecanismos de busca diferentes.[1-5]

SciELO, Scopus e Embase

A SciELO (http://www.scielo.br/) é uma biblioteca eletrônica que, no Brasil, é mantida pelo Centro Latino-Americano e do Caribe de Informação em Ciências da Saúde (Bireme), pela Fundação de Amparo à Pesquisa do Estado de São Paulo (FAPESP) e pelo Conselho Nacional de Desenvolvimento Científico e Tecnológico (CNPq). Essa biblioteca possibilita acesso gratuito a artigos de dez coleções em oito países – Argentina, Brasil, Chile, Colômbia, Cuba, Portugal, Espanha e Venezuela –, além de duas coleções temáticas nas áreas de saúde pública e ciências sociais. Hoje são mais de 130 mil artigos em 452 títulos de periódicos certificados.

É possível cadastrar-se na biblioteca gratuitamente. O usuário recebe um *login* e uma senha para o acesso aos serviços personalizados. O sistema também solicita a elaboração de um perfil, no qual devem ser indicados os principais temas de interesse. Cada usuário pode cadastrar até três perfis distintos. Entre os serviços personalizados, estão "Minha Coleção", que possibilita armazenar artigos de interesse e atribuir classificação de uma a três estrelas, e "Meus Alertas", em que é possível monitorar os indicadores do artigo clicando nos itens "Avise-me quando citado" e "Envie-me estatísticas de acesso".

A Scopus (http://www.scopus.com/) é o mecanismo de busca científica oferecido pela Elsevier em cooperação com outras bibliotecas. Apresenta atualmente uma abrangência maior que o PubMed (15.000 jornais de 4.000 editores), indexando mais revistas, de diversas fontes e fornecendo estatísticas interessantes, como o H-index, que quantifica a produtividade e o impacto de cientistas, baseando-se nos seus artigos mais citados. Porém, para ter acesso ao serviço, é necessário que a instituição faça assinatura por um valor anual.

A Embase (http://www.embase.com/), também da Elsevier, oferece pesquisa em mais de 7.000 jornais de 70 países, incluindo o banco de dados da MedLine desde 1966, perfazendo mais de 11 milhões de artigos. Oferece *links* diretos para serviços, como: Elsevier Science Direct (including Cell Press), SpringerLink, KargerOnline, Thieme-connect e CrossRef (via DOI).

Bireme | Biblioteca Regional de Medicina

A Bireme – Biblioteca Virtual em Saúde (http://www.bireme.br) coordena o sistema de informação na área de Saúde no Brasil e tem um acervo enorme de artigos, cujas fotocópias podem ser pedidas a um custo muito menor do que por outras vias. O seu acesso é gratuito, embora o pedido de fotocópias não o seja. É uma pesquisa mais especializada, com melhores resultados, por ser dedicada à área da saúde. Assim como outros, a Bireme é apenas uma interface para a pesquisa em várias bases de dados de terceiros.

Após digitar seu endereço no navegador, selecionar "pesquisa em base de dados". Nesse momento, o usuário pode escolher entre LILACS (Literatura Latino-Americana e do Caribe em Ciências da Saúde), AdSaúde, MedLine (*Medical Literature Analysis and Retrieval System*), OPAS, entre outros. O MedLine será descrito a seguir.

Após selecionar o MedLine, surgirá um formulário de pesquisas. Selecionar o modo avançado, por possibilitar um maior refinamento na pesquisa.

Nessa pesquisa existem as seguintes ferramentas:

- Base de dados: especifica uma determinada época para a pesquisa
- Pesquisar: palavras a serem pesquisadas
- Campo: tipo de pesquisa (descritor de assunto, limites de assunto, autor, palavras do título, idioma, país, revista e outros)
- Índice: listas de palavras que se relacionam somente ao campo à esquerda
- Operadores: *OR*, *AND* e *AND NOT* para refinar a pesquisa.

Preencher os campos e teclar em pesquisar. Aparecerá o resultado da pesquisa. Daí pode-se ler os resumos e pedir fotocópias para os artigos selecionados, que podem ser enviados tanto pelo correio convencional quanto pelo eletrônico.

MedLine

O MedLine fornece seu conteúdo para terceiros, de modo que vários *sites* oferecem maneiras diferentes de pesquisa e resultados no mesmo banco de dados.

Os artigos também podem ser pesquisados no PubMed da National Library of Medicine (http://www.ncbi.nlm.nih.gov/PubMed/), com a vantagem de um bom mecanismo de busca e a desvantagem de não possibilitar o pedido de cópias. O PubMed tem uma opção em todos artigos encontrados chamada "*LinkOut – More resources*", que oferece *links* para todas as bases de dados e bibliotecas acessíveis na internet que têm esse artigo por completo. É um bom local para iniciar a busca pelo artigo completo em PDF e caminho essencial para aqueles que estão em uma rede universitária, pois as bases de dados oferecidas pela universidade podem estar listadas aí.

Outro *site* de pesquisa é o http://www.medscape.com, que possibilita a procura de informação em MedLine, AIDSLINE, *DrugInfo* e *Medical Images*.

Outros endereços indicados são: http://www.medfetch.com/, http://www.kfinder.com/ e http://www.paperchase.com/.

A pesquisa entre as teses brasileiras realizadas na Universidade de São Paulo (USP) pode ser feita em http://www.teses.usp.br. Este *site* oferece uma gama enorme de publicações não encontradas em outras bases de dados, se o autor não publicou o trabalho em alguma revista.

Em http://www.hon.ch/MedHunt/, podem ser encontrados diversos artigos e *sites* médicos que seguem uma ética bem definida, embora não sejam *sites* científicos, mas páginas de hospitais, clínicas e médicos.

Cochrane Library

A Biblioteca Cochrane (http://cochrane.bireme.br/portal/php/index.php) é uma coleção de fontes de informação de boa evidência em atenção à saúde, disponível gratuitamente para toda a América Latina (http://cochrane.bvsalud.org/) por meio da Bireme e da Organização Pan-americana da Saúde (OPAS). Ela inclui a base de dados de Revisões Sistemáticas Cochrane, em texto completo em inglês, além das bases de dados de ensaios clínicos, de avaliação econômica de intervenções em saúde, de avaliação de tecnologias de saúde e resumos estruturados de outras revisões sistemáticas. A biblioteca é atualizada nos meses de janeiro, abril, junho e outubro e representa a versão original completa da *Cochrane Library*, com as seguintes bases de dados: Cochrane de Revisões Sistemáticas [revisões sistemáticas que proporcionam uma perspectiva geral dos efeitos das intervenções na atenção sanitária (cuidados da saúde) apresentadas em texto completo]; Resumos de Revisões de Efetividade (resumos estruturados que valorizam e sintetizam revisões sistemáticas publicadas em diferentes fontes e consideradas de boa qualidade pela Colaboração Cochrane); Registro Cochrane de Ensaios Controlados Central (base bibliográfica de ensaios controlados identificados pelos colaboradores da Colaboração Cochrane); Revisões da Metodologia (sistemáticas de estudos metodológicos em texto completo e protocolos com informação sobre as revisões em fase de elaboração); Registro da Metodologia Cochrane (estudos que avaliam a metodologia utilizada nas revisões Cochrane); Avaliação de Tecnologias em Saúde (avaliações de tecnologia em saúde – prevenção e reabilitação, vacinas, medicamentos e equipamentos, procedimentos clínicos e cirúrgicos, além de sistemas com os quais se protege e mantém a saúde da população); Avaliação Econômica do *National Health Institute* (resumos estruturados de artigos que descrevem avaliações econômicas das intervenções em atenção à saúde, responsabilidade de uma enfermidade, metodologia econômica e revisões sobre avaliações econômicas); Sobre a Colaboração Cochrane (conjunto de informação sobre o trabalho, a forma de organização e os contatos da Colaboração Cochrane e de seus Grupos Colaboradores de Revisão).

A Biblioteca Cochrane Plus inclui praticamente todas as bases de dados da Biblioteca Cochrane, em inglês, e mais um conjunto de bases de dados adicionais e exclusivos em espanhol: Base de Dados Cochrane de Revisões Sistemáticas (grande parte de revisões sistemáticas da Cochrane que foram traduzidas para o espanhol), Registro de Ensaios Clínicos Ibero-Americanos, Bandolera (tradução realizada por "Los Bandoleros" da revista Bandolier do *National Health Service* britânico), revista *Gestión Clínica y Sanitaria*, relatórios das Agências Ibero-Americanas de Avaliação de Tecnologias em Saúde, Kovacs (resumos de revisões sistemáticas sobre dor nas costas) e artigos da revista *Evidencia*.

O cadastro no sistema é gratuito e feito no *link* "Registro de usuários".

A pesquisa pode ser feita por busca livre e busca nos tópicos/grupos temáticos. A busca livre deve ser realizada no campo de pesquisa próprio e aceita os operadores booleanos, embora se o usuário não utilizá-los será subentendido o uso do operador *AND*. O sistema permite o uso de *coringas* ($), e os termos utilizados devem estar em inglês, podendo ser palavras do texto principal, título, resumo ou nome do autor. A busca é realizada nos diretórios e apresentada separadamente, sendo possível refiná-la por data, situação do documento ou restrições de busca.

A busca por tópicos é feita manualmente dentro do grupo temático escolhido, que, assim como um diretório de pesquisa, tem nos subgrupos ramificações do assunto escolhido.

O Centro Cochrane do Brasil (http://www.centrocochranedobrasil.org.br/) oferece notícias, informações e cursos sobre o banco de dados Cochrane.[1-5,7]

Sciencedirect

A maior coleção *on-line* de artigos científicos publicados pertence à Elsevier e contém mais de 8,5 milhões de artigos em 2.000 jornais, incluindo livros-textos importantes. Alguns artigos têm acesso gratuito, como, por exemplo, os volumes mais antigos do Journal of Vascular Surgery (http://www.sciencedirect.com/science/journal/07415214).

Há muitas maneiras de obter acesso aos artigos não gratuitos do Sciencedirect, a primeira delas é estar fisicamente em uma universidade ou instituição que tenha comprado o direito de uso da biblioteca, portanto, os computadores conectados a essa instituição têm acesso facilitado aos artigos, muitas vezes, nem sendo necessário o cadastro do usuário. Outra possibilidade é comprar o acesso aos artigos.

Selecionando o artigo e solicitando o PDF completo, uma página oferece automaticamente o *login* no sistema (para aqueles que o possuem) ou então a compra direta do artigo, embora o preço não seja convidativo, pois não representa a realidade brasileira.

Quando uma instituição oferece o serviço a seus integrantes, somente os computadores dessa instituição têm acesso à biblioteca, pois o acesso é garantido pelo número de IP da rede (um código para toda a rede conectada na internet). Existem maneiras de acessar a biblioteca por meio de computadores em outros locais, utilizando a rede da própria instituição. A tecnologia utilizada é a *proxy* (procurador/substituto/representante), um tipo de servidor que atua nas requisições dos seus clientes executando os pedidos de conexão a outros servidores. Um cliente conecta-se a um servidor *proxy*, requisita serviços como servidor de arquivos, *website* ou outro recurso disponível, no caso, o acesso à biblioteca. O servidor *proxy* disponibiliza esse recurso solicitado pelo cliente, conectando-se ao servidor correspondente e o repassa ao cliente. Em algumas situações, esse acesso pode ser legalmente permitido pela biblioteca (Scupus), porém, em outros casos não. Um programa muito utilizado é o EZProxy (http://www.oclc.org/us/en/ezproxy/default.htm), pois é fácil de ser instalado e usado. Os usuários conectam ao EZProxy, que se conecta à biblioteca desejada por meio dos computadores que têm o acesso. Como o EZProxy funciona em um computador na rede da instituição, a biblioteca enxerga a requisição como se estivesse vindo do número IP da instituição, permitindo o acesso.[1,2,4,5,7]

Solicitação ao autor

Se após todas as informações aqui fornecidas não for possível o acesso ao PDF de um artigo publicado, notar que todos os artigos têm um autor de correspondência e geralmente o seu *e-mail* também é divulgado. É possível pedir o artigo para ele, os autores recebem seu artigo em PDF e gostam de ter seu trabalho divulgado, assim como as próprias revistas, que, sendo referenciadas, aumentam seu próprio fator de impacto. Alguém pedindo o artigo é alguém interessado no assunto e uma possível citação em outro trabalho.

Os *sites* Mendeley (https://www.mendeley.com/) e Research Gate (http://www.researchgate.net/) possibilitam que o autor se conecte a outros autores no mundo todo, oferecendo uma rede social de contatos para encontrar artigos (Figura 5).

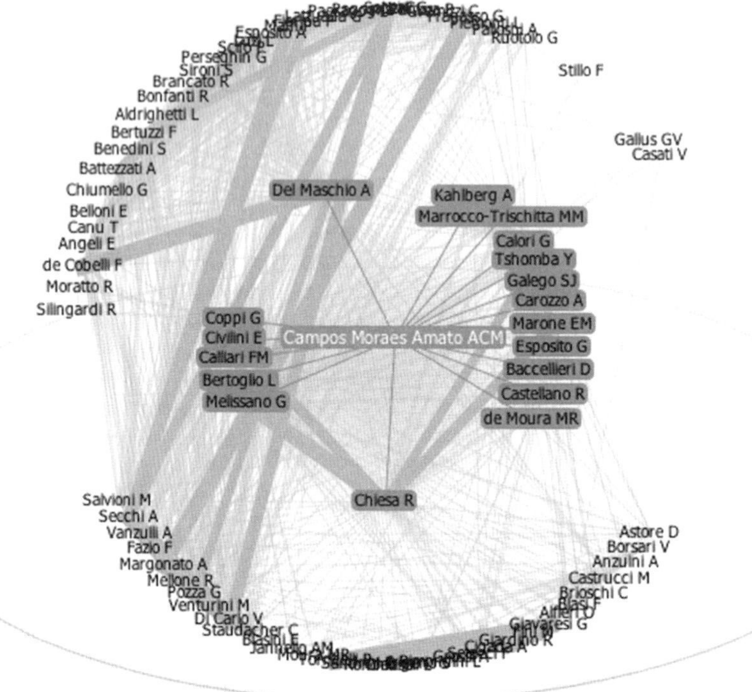

Figura 5 Rede social de autores e coautores, evidenciando no círculo mais próximo os coautores e no círculo externo os coautores de seus coautores.

Página não encontrada

Quando a página não for encontrada (*404 error*), deve-se identificar a causa: a página foi retirada ou foi movida, houve congestionamento na internet ou problema na manutenção do servidor. Para resolver isso, deve-se procurar por páginas com o mesmo título, na esperança de ela ter sido apenas movida de servidor. Procurar a página inicial do *site*, encurtando o caminho da página, e a partir dela, encontrar a que procura.

Para encurtar o caminho de, por exemplo: http://www.amato.com.br/checkup/index.html, deixar apenas o endereço do servidor: http://www.amato.com.br e procurar por *links* nessa página. Se não funcionar, convém aguardar alguns dias e tentar novamente. Para isso, deve-se criar um *bookmark* (favoritos) no navegador e visitá-lo depois.

Outra solução é usar a página armazenada em *cache*. Os *caches* são serviços terceirizados na internet que oferecem *backup* das páginas na internet, com propósitos diversos. O Google, por exemplo, tem uma cópia de todas as páginas que rastreou, essa cópia é necessária para fazer a pesquisa em tempo real, e os *caches* oferecem acesso a essa cópia pelo mecanismo de busca, sem imagens, na última vez que visitou a página. Para fazer isso, clicar em "Em Cache" abaixo do *link* no Google. Também é possível acessar a página em *cache* fazendo a seguinte pesquisa no Google: "cache:www.pagina-a-pesquisar.com". Outro serviço de *cache* na internet é o *Internet Archive* (www.archive.org), que tem o objetivo de preservar o histórico da internet, ou seja, mantém cópia de todas as páginas acessadas em diversos períodos, permitindo o acesso pelo serviço Wayback Machine (http://archive.org/web/).

Para uma recuperação de páginas mais avançada, ler o *site* https://code.google.com/p/warrick/, no qual o autor criou um *software* capaz de varrer a internet à procura de vestígios da página e a reconstruiu com base nesses vestígios, ou acessar o *framework* da página pelo *site*: http://timetravel.mementoweb.org/.

Veracidade das informações

Qualquer pessoa pode escrever uma informação e publicá-la na internet, levando o pesquisador a encontrar informações erradas e desatualizadas. Deve-se estar sempre atento a esse problema. Para diagnosticar isso, deve-se ter em mente algumas perguntas:

- Quem escreveu o *site*? Trata-se de pessoa ou instituição qualificada?
- O endereço do *site* diz alguma coisa?
- Está datado? Atualizado?
- A informação é autêntica?
- A página é de confiança como fonte de informação?
- Apresenta alguma tendência?
- Pode ser ironia, sátira ou fraude?
- Se houver dúvidas, alguém pode saná-las?
- Outros *sites* recomendam essa informação?

Para responder a essas perguntas, considerar as informações disponíveis no próprio *site*. O domínio diz se é um *site* comercial (.com), educacional (.edu, .br) ou governamental (.gov, .mil). Endereços como aol.com ou wordpress.com indicam que a página pode ser pessoal. Pode haver também um nome pessoal no endereço, após "cerca de" ou "*users*".

Procurar por nome e *e-mail* (normalmente no final da página). São fornecidas as credenciais e qualificações do autor? Não se esquecer de procurar nas páginas anteriores, retirando passo a passo os elementos após a barra no endereço do *site*, encurtando o caminho da página, como já demonstrado.

Procurar por data e última atualização, normalmente no final da página. A data é apropriada para a pesquisa? Lembrar-se de que estatísticas e fatos sem data não são melhores do que informação anônima.

Como saber se a informação citada é autêntica? Verificar se o domínio corresponde ao que ele diz ser. A maioria das instituições e companhias tem seu próprio domínio. É muito fácil copiar uma página, por exemplo, de um jornal, alterar algumas informações e colocá-la de volta na internet. Se possível, procurar o original impresso no caso de revistas, jornais e outras publicações. Na *web*, os padrões para referência bibliográfica não são seguidos e, como você vai utilizar na sua pesquisa os melhores padrões, é melhor ignorar informações sem fonte ou sem data.

Qual é o propósito da página? Informar, explicar, persuadir, promover, vender, distribuir ou atrair? Deve-se procurar quem informa sobre essa página, onde ela é citada, o que acham de sua integridade e confiabilidade. Para isso, utilizar um mecanismo de busca e colocar na caixa de texto: link:www.endereçodosite.com.br (Altavista e Google). Verificar também o Pagerank do *site* no http://checkpagerank.net/. O Pagerank é um sistema criado pelo Google para avaliar a relevância dos *sites*, classificados e eleitos pela própria internet.

Quem patrocina a página? Podem ter interferido no seu conteúdo? Não mostraram algum ponto de vista em favor de outro? Pontos de vista divergentes também são mencionados? Não se esquecer de sua própria tendência, você mesmo não está sendo muito duro ao julgar a informação? Suas esperanças podem modificar seu julgamento?

Lembrar-se do tom da página. É irônico? Humorístico? Exagerado? Há argumentos não comprovados? Fotos e desenhos improváveis? Existem muitas páginas irônicas quase perfeitas na internet, assim, deve-se tomar cuidado com elas.

Perguntar ao autor da página via *e-mail*. Consultar uma publicação impressa, mas nunca subestimar a capacidade de imaginação das pessoas ao fazerem um *site*, devendo-se utilizar o bom senso.

O conteúdo, após tudo isso, também deve ser avaliado. Devem ser procurados erros sistemáticos, como erro de aferição de um instrumento de medida ou variável; erros aleatórios, decorrentes de amostras não significativas, viciadas ou não representativas; e erros nas premissas sobre as relações teóricas entre as variáveis estudadas, relacionando motivos errados para os fenômenos estudados.

Ao ler a introdução e o resumo, definir: Quais são o objetivo e a hipótese? Qual é o enfoque? Na medicina, definir se é estudo de risco, diagnóstico, prognóstico, tratamento ou prevenção. Qual é o fator em estudo? Qual teoria explica a questão da pesquisa e apoia os resultados?

Em relação ao material e ao método, questionar: Qual é a população estudada? Houve vícios de seleção da amostra? Vícios de aferição das variáveis? Houve aleatoriedade? É expressiva de uma população ao todo? Quais são as técnica e tática adotadas? Concorda com elas?

Os resultados foram estatisticamente significativos, de modo que a probabilidade de um erro inerente ao método seja remota? Os achados têm relevância? Os resultados são aplicáveis em um contexto externo, podendo ser generalizados para uma população?

Deve-se ler o artigo inteiro, tirar suas próprias conclusões, analisando apenas o método e os resultados, e comparar suas próprias conclusões com as dos autores. Elas são concordantes?

Quando pesquisar em periódicos, ficar atento à qualidade do periódico em que foi publicado o artigo, à idoneidade do editor e do corpo editorial, às exigências do periódico para aceitar a publicação de artigos e às credenciais tanto do autor quanto da instituição responsável.

Artigos verdadeiros não têm excesso de coerência, portanto, nem sempre estão de acordo com a literatura e a teoria. Artigos com resultados extremamente espetaculares devem levantar dúvidas.

Em qualquer tipo de publicação, é fundamental julgar com profundidade e senso crítico. Este é somente um roteiro para nortear esse julgamento e não tem a intenção de ser completo, apenas de amparar o leitor em sua pesquisa.[1,2,4,5,7,8]

Conclusão

A pesquisa científica se tornou mais fácil com o advento da internet. Novas ferramentas requerem um aprendizado para seu uso otimizado. Os instrumentos disponíveis oferecem constantemente novas abordagens, porém o conceito inicial da busca e da pesquisa científica permanece o mesmo. Não existe, até o momento, uma ferramenta única capaz de esgotar todas as possibilidades de busca e também não existe *software* capaz de decidir se é necessário aumentar a sensibilidade ou especificidade para identificar o artigo fundamental. A postura crítica é essencial para identificar artigos válidos e excluir aqueles não embasados cientificamente.

Referências bibliográficas

1. AMATO, A. C. M. Procura na internet – parte II. Medicina & Cultura. Revista Científica do Centro de Estudos do Hospital Jaraguá, v. 2, p. 35, 2003.
2. AMATO, A. C. M. Fundamentos da pesquisa na internet. In: MORAES, I. N. Metodologia da pesquisa científica. São Paulo: Roca; 2006. p. 111-124.
3. AMATO, A. C. M. Pesquisa na internet. Medicina & Cultura. Revista Científica do Centro de Estudos do Hospital Jaraguá, v. 1, n. 1, p. 31-37, 2002.
4. AMATO, A. C. M. Pesquisa científica na internet. In: MORAES, I. N. Tratado de clínica cirúrgica. São Paulo: Roca, 2005. p. 109-122.
5. AMATO, A. C. M. Pesquisa científica na internet. In: LOPES, A. C. Tratado de clínica médica. São Paulo: Roca, 2007.
6. KAHN, C. E.; THAO, C. Goldminer: a radiology image search engine. AJR Am J Roentgenol., v. 188, n. 6, p. 1475-1478, 2007.
7. RIERA, R. Da pergunta às evidências: busca na biblioteca cochrane. Diagnóstico e Tratamento, v. 1, n. 12, p. 28-32, 2007.
8. SCHMIDT, M. I.; DUNCAN, B. B. Epidemiologia clínica e a medicina embasada em evidências. In: ROUQUAYROL, M. Z. Epidemiologia e saúde. Rio de Janeiro: Medsi, 1999. p. 183-206.

Termo de Consentimento Informado

Eu, ______________________________, portador do RG nº _______________, residente à rua ________________________________ nº ____, bairro ____________________, cidade ____________________, venho por meio deste autorizar o procedimento ____________________.

Declaro que tirei todas as dúvidas com o médico antes de me decidir pelo procedimento, tendo recebido toda a orientação, e que, a qualquer momento, poderei procurá-lo para outros questionamentos.

Fui informado de que apresento quadro clínico de ____________________, que gerou a necessidade de realizar tal procedimento.

Fui informado de que a eficácia do tratamento após o procedimento depende das minhas condições fisiológicas e que não é possível prever antecipadamente a resposta de meu organismo.

Fui informado da medicação e dos cuidados que devo ter e que a interrupção do uso da medicação e dos cuidados poderá acarretar sequelas e desconforto, inclusive diminuindo a eficácia dos medicamentos, caso venha a fazer uso deles futuramente.

Declaro, assim, ter sido extremamente bem informado, ter compreendido e ter podido, inclusive, discutir minha opção e suas consequências com meus familiares, com os médicos que me prestam atendimento, assim como com outros profissionais, que tudo me explicaram, não restando mais dúvidas.

Declaro que isento o hospital e seus prepostos, a equipe médica que me atende, bem como o convênio médico de toda e qualquer responsabilidade por eventuais danos e sequelas que minha decisão ocasionar.

São Paulo, ____ de ____________________ de ________.

Assinatura do paciente: ____

Testemunhas: 1. ______________________________ 2. ______________________________
RG: ______________________________ RG: ______________________________
(Utilizável somente quando o paciente for menor de idade ou incapaz)

Os representantes legais do paciente declaram assumir plena responsabilidade pelas informações e pelos consentimentos prestados neste termo:

Nome do representante legal: ____
Data de nascimento: ____/____/________ Nacionalidade: ____________________
Estado civil: ____________________ Profissão: ____________________
Número do RG: ____________________ CPF: ____________________
Endereço completo: ____
Telefone residencial: ____________________ Telefone comercial: ____________________

____________________, ____ de ____________________ de 20____.

Assinatura do Paciente ou do Representante Legal

Profilaxia para Endocardite Infecciosa

Marisa Campos Moraes Amato

Considerações gerais

A endocardite infecciosa é a presença de infecção dentro do coração, comprometendo o endocárdio ou material protético. É uma doença muito grave, com 25% de mortalidade, longo período de internação e uso de altas doses de antibióticos venosos. Assim, a prevenção é de extrema importância.

Indicações

Condições cardíacas que exigem profilaxia:

- Presença de substitutos valvares
- Valvopatias, mesmo após correção cirúrgica
- Endocardite prévia
- Cardiopatias congênitas
- Miocardiopatia hipertrófica
- Prolapso valvar mitral com insuficiência valvar.

Procedimentos que exigem profilaxia:

- Tratamento dentário – procedimentos que implicam sangramento:
  - Periodônticos
  - Endodônticos
  - Extração
  - Cirurgia
  - Implante dentário
  - Colocação de aparelho ortodôntico com banda
  - Limpeza profilática
- Trato respiratório – procedimentos cirúrgicos:
  - Amigdalectomia
  - Adenoidectomia
  - Broncoscopia com broncoscópio rígido
- Trato gastrintestinal – escleroterapia para varizes esofágicas:
  - Dilatação esofágica
  - Colangiografia endoscópica retrógrada
  - Cirurgia
- Trato geniturinário – cirurgia de próstata:
  - Cistoscopia
  - Dilatação uretral
  - Histerectomia vaginal
  - Parto normal quando existe infecção.

Esquemas profiláticos de antibióticos (Tabela 1)

Para procedimentos cirúrgicos orais e em vias respiratórias superiores:

- Adultos: amoxicilina 2 g VO, 1 h antes do procedimento (AP), ou ampicilina 2 g IM ou IV, 30 min AP
- Crianças: amoxicilina 50 mg/kg (a dose não pode exceder a dose do adulto) VO, 1 h AP, ou ampicilina 50 mg/kg, 30 min AP.

Para pacientes com alergia à penicilina:

- Adultos: clindamicina 600 mg VO, 1 h AP ou 30 min IM AP, ou cefalexina 2 g VO, 1 h AP (ou azitromicina, claritromicina, cefazolina)
- Crianças: clindamicina 20 mg/kg (não deve exceder a dose do adulto) VO, 1 h AP, cefalexina 50 mg/kg (não deve exceder a dose do adulto) VO, 1 h AP, ou azitromicina ou claritromicina 15 mg/kg (não deve exceder a dose do adulto) VO, 1 h AP.

Para procedimentos cirúrgicos geniturinários e gastrintestinais:

- Pacientes de alto risco:
  - Adultos: ampicilina 2 g IM ou IV + gentamicina 1,5 mg/kg IV, 30 min AP, seguidos de amoxicilina 1 g VO ou ampicilina 1 g IM ou IV 6 h após:
    - Havendo alergia à penicilina: vancomicina 1 g IV iniciado 30 min AP + gentamicina 1,5 mg/kg IM ou IV 30 min AP. Não é necessária repetição da dose
  - Crianças: ampicilina 50 mg/kg IM ou IV + gentamicina 2 mg/kg IV, 30 min AP, seguidos de amoxicilina 25 mg/kg VO ou ampicilina 25 mg/kg IM ou IV 6 h após. A dose não deve ultrapassar a dose de adulto:
    - Havendo alergia à penicilina: vancomicina 20 mg/kg IV iniciados 30 min AP + gentamicina 2 mg/kg IM ou IV 30 min AP. Não é necessária repetição da dose, e ela não deve ultrapassar a dose de adultos
- Pacientes de moderado risco:
  - Adultos: amoxicilina 2 g VO 1 h AP ou ampicilina 2 g IM ou IV, 30 min AP. Não é necessária dose subsequente:
    - Havendo alergia à penicilina: vancomicina 1 g IV (infusão em 1 h) iniciado 30 min. Não é necessária repetição da dose
  - Crianças: amoxicilina 50 mg/kg VO ou ampicilina 50 mg/kg IM ou IV 30 min AP. Não é necessária repetição da dose, e ela não deve ultrapassar a dose de adultos:
    - Havendo alergia à penicilina: vancomicina 20 mg/kg IV iniciados 30 min AP. Não é necessária repetição da dose, e ela não deve ultrapassar a dose de adultos
- Cirurgia cardíaca valvular:
  - Adultos: cefazolina 2 g IV, 30 min AP. A dose deverá ser repetida com 8 e 16 h e não deve durar mais de 24 h:
    - Havendo alergia à penicilina: vancomicina 1 g IV iniciado 30 min AP, repetindo-se a dose de 0,5 g IV com 8 e 16 h + gentamicina 1,5 mg/kg IM ou IV em dose única
  - Crianças: cefazolina 50 mg/kg IV, 30 min AP. A dose deverá ser repetida com 8 e 16 h, não deve durar mais de 24 h e nem ultrapassar a dose de adultos:
    - Havendo alergia à penicilina: vancomicina 20 mg/kg IV iniciados 30 min AP, repetindo-se a dose de 10 mg/kg IV com 8 e 16 h + gentamicina 2 mg/kg IM ou IV em dose única. A dose não deve ultrapassar a dose de adultos.

Bibliografia

AMATO, M. C. M. Cardiopatias valvares. São Paulo: Roca; 1998.

AMERICAN HEART ASSOCIATION. Prevention of bacterial endocarditis. Recommendatios by the American Heart Association. JAMA, v. 277, n. 22, p. 1794-1801, 1997.

SOCIEDADE BRASILEIRA DE CARDIOLOGIA. I Diretriz de avaliação perioperatória. Comissão de Avaliação Perioperatória (CAPO). Arq. Bras. Cardiol., v. 88, n. 5, p. 139-178, 2007.

Tabela 1 Recomendação antibiótica.

Situação	Antibiótico	Regime
Procedimentos dentários, do trato respiratório e do esôfago		
Geral	Amoxicilina ou ampicilina	2 g ou 50 mg/kg* VO, 1 h AP ou 2 g (IM/IV) ou 50 mg/kg, 30 min AP
Alérgicos	Clindamicina ou cefalexina**	600 mg ou 20 mg/kg VO, 1 h AP ou, IM, 30 min AP 2 g ou 50 mg/kg VO, 1 h AP
Procedimentos gastrintestinais (exceto esôfago) e geniturinários		
Alto risco	Ampicilina + gentamicina	2 g (IM/IV) ou 50 mg/kg 30 min AP + 6 h após 1 g ou 25 mg/kg (ou amoxicilina 1 g VO) 1,5 mg/kg (até 120 mg), IM/IV, 30 min AP
Alto risco e alérgicos	Vancomicina + gentamicina	1 g ou 20 mg/kg IV (infusão em 1 h), 30 min AP + 1,5 mg/kg (até 120 mg), IM/IV, 30 min AP
Risco moderado	Amoxicilina ou ampicilina	2 g ou 50 mg/kg VO, 1 h AP ou 2 g (IM/IV) ou 50 mg/kg, 30 min AP
Risco moderado e alérgicos	Vancomicina	1 g ou 20 mg/kg IV (infusão em 1 h), 30 min AP

* Dose calculada em mg/kg de peso para administração para crianças. ** Opções: cefadroxila, azitromicina, claritromicina, cefazolina. AP = antes do procedimento; IM = intramuscular; IV = intravenoso; VO = via oral.

Análise de Imagens Médicas com o OsiriX®

Alexandre Campos Moraes Amato e Daniel Augusto Benitti

Hoje em dia, existem à disposição diversos métodos diagnósticos que geram quantidades enormes de informações, assim, o antigo método de análise de imagens médicas pelo negatoscópio está sendo ultrapassado. A visualização das imagens geradas pelos raios X, as chamadas chapas, era suprida adequadamente pelo negatoscópio, porém, com o advento da tomografia e da ressonância magnética, em que as imagens são mais precisas em cortes axiais (coronais ou sagitais), a necessidade de muitas folhas impressas não só dificulta a análise como aumenta o custo da impressão.

Porém, a tomografia computadorizada (TC) e a ressonância magnética (RM) continuaram a evoluir, gerando mais informação, com cortes mais finos e numerosos. Antes, o que era apresentado em poucas dezenas de cortes axiais, agora tem milhares (sim, uma TC de aorta pode conter milhares de cortes, dependendo da espessura do corte e da qualidade do aparelho utilizado) de cortes axiais.

A reconstrução tridimensional (3D) é uma técnica de análise em que os dados de todos os cortes axiais são resumidos em poucas imagens. Rapidamente as informações importantes podem ser impressas em poucas folhas, mas não são fidedignas para análises mais precisas, como medidas de diâmetros e distâncias, muito importantes na programação cirúrgica vascular. Outras reconstruções, como as ortogonais (Figura 1) e multiplanares (Figura 2), foram criadas para suprir essa demanda, tornando possível medidas muito precisas em ângulos nunca antes imaginados.

A grande questão, até pouco tempo atrás, era a quase inexistência de *software* adequado à análise de imagens DICOM para computadores pessoais. Os poucos existentes eram muito caros e inacessíveis para o usuário comum. A maioria dos médicos utiliza o *software* que acompanha o CD do exame. O site *I Do Imaging* (http://www.idoimaging.com/index.shtml) oferece uma vasta coleção de programas gratuitos prontos para serem baixados e usados em qualquer sistema operacional.

Para os usuários do sistema Windows®, recomenda-se o uso dos programas Realia®, Image J® e K-PACS®. Mas este artigo pretende atingir outro público: os usuários ou futuros usuários de computadores Mac® (Apple). Enquanto muitos médicos se afastaram de *softwares* DICOM no início, pela dificuldade no uso e lentidão, novas soluções se mostram aptas a facilitar o dia a dia do médico. A evolução do *hardware* e do *software* permitiu também uma portabilidade maior. Com o uso de *tablets* ou *smartphones* (iPhone®), que têm uma versão portátil do OsiriX®, há mais uma possibilidade de visualização de imagens em qualquer meio, por exemplo, no centro cirúrgico (Figura 3).

Recentemente Ratib e Rosset desenvolveram o programa OsiriX® para a plataforma Mac OS X®, que é *open source*, ou seja, gratuito para uso e permite sua modificação. Ele oferece ao usuário comum a maioria das ferramentas que as poderosas *workstations* oferecem, desde a visualização rápida das imagens axiais sem modificação, até a edição avançada de reconstruções 3D por volume ou superfície e reconstruções multiplanares. Por ter sido desenvolvido com base em rotinas feitas para jogos 3D, é muito rápido, mesmo em tarefas muito pesadas.

Também mostrou-se preciso na visualização de pequenos vasos em áreas críticas, como a artéria de Adamkiewicz, comparativamente com sistemas complexos de *workstations*.

A grande utilidade no dia a dia é facilitar a visualização das imagens médicas, que podem ser solicitadas em CD, em vez de impressas. Assim, o gasto hospitalar com a impressão de *slides* diminui drasticamente, bem como a produção de lixo. Além disso, o CD mantém a qualidade original do exame. Em vez de ter apenas algumas imagens impressas, pode-se ver todas as imagens armazenadas. Ao solicitar um exame, certificar-se de solicitar "Imagens gravadas em CD em formato DICOM".

O primeiro cirurgião que passou a utilizar o OsiriX® como ferramenta para planejamento cirúrgico e publicou seu conhecimento foi Sugimoto, cirurgião do aparelho digestivo que realizava reconstruções 3D no seu computador pessoal para depois operar via laparoscópica seus pacientes com maior facilidade, sem surpresas. Hoje ele tem um local de destaque no *site* da Apple.

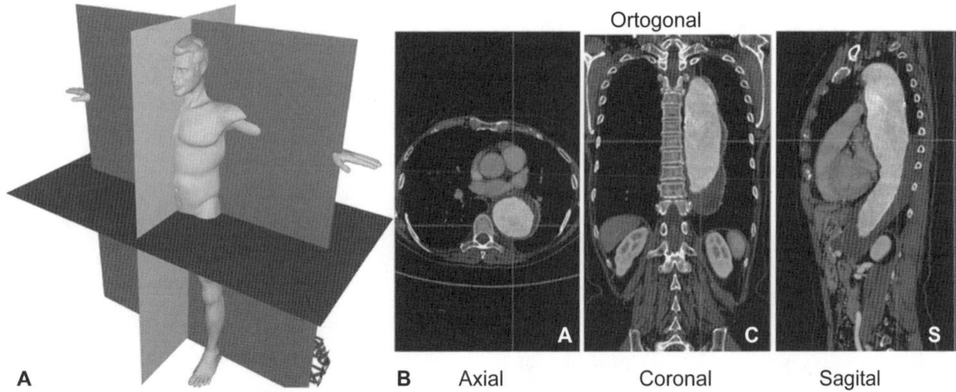

Figura 1 A. Demonstração dos planos ortogonais, que se movem, porém não mudam de ângulo. B. Reconstrução de imagens ortogonais. Antes, a reconstrução 3D estava restrita aos computadores *workstations*, que são muito caros. Entretanto, com a evolução dos computadores pessoais, é possível ter em casa, no pronto-socorro ou no ambulatório, um computador quase tão poderoso quanto um *workstation* dedicado às imagens médicas e capaz de permitir a criação de imagens com qualidade impressionante.

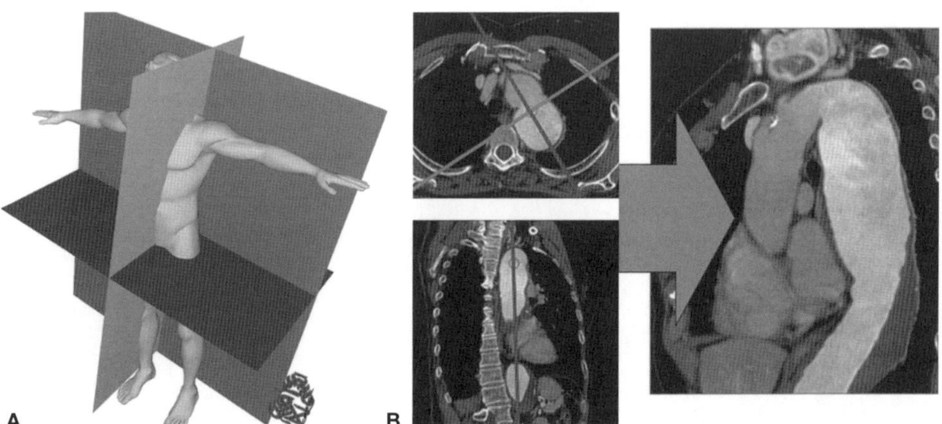

Figura 2 A. Demonstração da reconstrução multiplanar, em que os três eixos têm total liberdade de movimentação. B. Reconstrução multiplanar 3D.

Desde então, diversas especialidade médicas passaram a utilizar esse programa de visualização de imagens.

Utilizando esse *software*, cirurgiões plásticos e bucomaxilofaciais realizam reconstruções 3D que facilitam a cirurgia em reconstruções de face; e urologistas, cirurgiões do aparelho digestivo e cirurgiões cardíacos planejam melhor uma cirurgia laparoscópica ou robótica. É possível também realizar endoscopia, colonoscopia e broncoscopia virtuais, além de muitas outras modalidades de exames.

O OsiriX® possibilitou a independência dos médicos especialistas em relação aos radiologistas para a visualização de imagens médicas. Essa independência se mostra mais importante nas unidades de emergência, nas quais não é mais necessário aguardar a chegada do radiologista para a visualização das imagens. Por outro lado, os próprios radiologistas cada vez mais utilizam a plataforma Apple, por causa da sua grande estabilidade e portabilidade.

Essa capacidade de trabalhar as imagens médicas com reconstruções 3D e multiplanares possibilita um estudo mais detalhado em ângulos inusitados da anatomia humana e sua topografia (Figuras 4 e 5). Hoje isso facilita o ensino aos estudantes de Medicina e de outras áreas da saúde sem a necessidade de dissecção de peças cadavéricas.

No caso específico da cirurgia vascular, essas imagens podem ser utilizadas para programação de procedimento endovascular, que requer precisão absoluta nas medidas. Antes de realizar um procedimento percutâneo, o recomendado é obter suas próprias medidas, em vez de basear o procedimento cirúrgico em medidas realizadas por um terceiro não diretamente relacionado

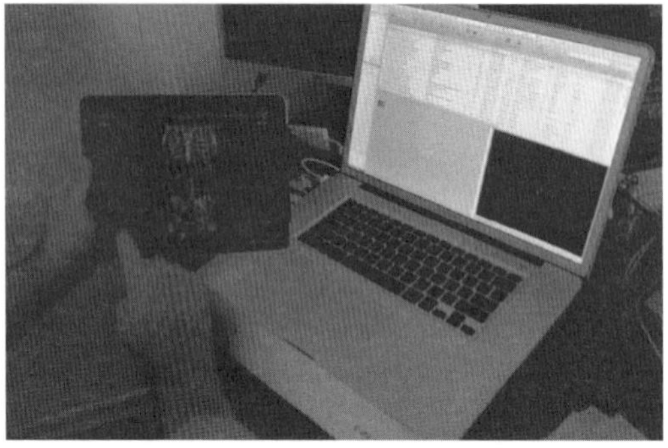

Figura 3 Uso do iPad® (*tablet*) para visualização de imagens médicas.

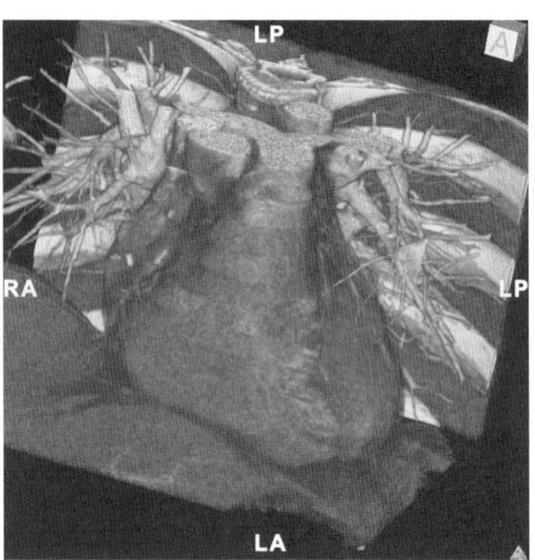

Figura 4 Reconstrução 3D cardíaca.

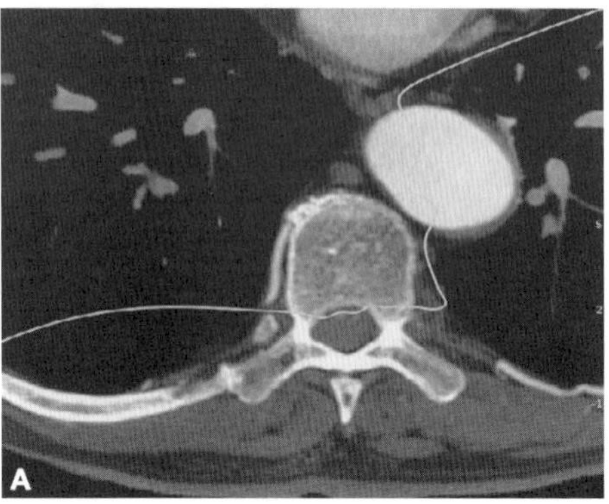

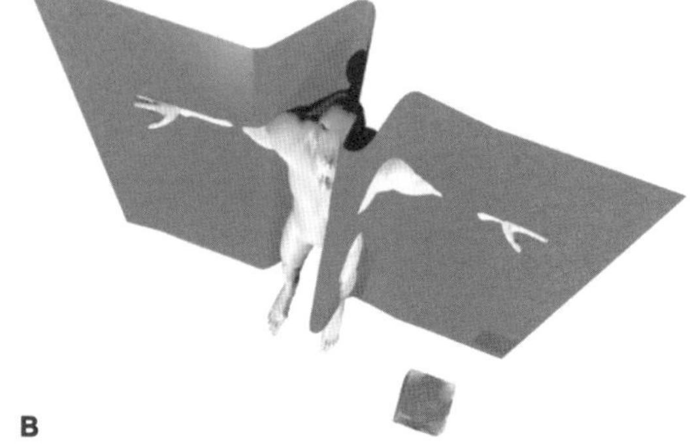

Figura 5 A e B. Reconstrução em plano curvo.

com o paciente e o procedimento, embora essa seja a solução adotada pela maioria. Para aqueles que adotavam realizar suas próprias medidas, a solução prévia era o uso de compassos e réguas, acrescidas de paciência e fé, ou então o deslocamento até o departamento de radiologia para uso do *workstation*.

Porém, nenhuma solução dava ao médico a liberdade para a análise adequada e ilimitada das imagens.

Enquanto a reconstrução 3D resume os dados obtidos em poucas imagens agradáveis e impressionantes, a maior utilidade do OsiriX® está nas reconstruções multiplanares, possibilitando medidas em qualquer ângulo, sendo muito útil no planejamento endovascular. O conhecimento das novas ferramentas de análise de imagens é imprescindível para acompanhar a evolução tecnológica.

Embora intuitivo e de uso simples para funções básicas, suas funções mais complexas necessitariam de um livro inteiro dedicado ao assunto. Atualmente, no mundo todo, diversos cursos estão sendo ministrados, para ensinar a utilizar esse intrigante *software* de visualização de imagens.

Por causa da pronta disponibilidade do *software* e pelo fato de ser gratuito, no Brasil, não há diferença nenhuma do conhecimento técnico sobre o OsiriX® em relação ao países de primeiro mundo e os cursos para conhecimentos básicos e avançados sobre o *software* estão sendo ministrados. Para mais informações, acessar o *site*: www.curso-osirix.com.br.

Bibliografia

AMATO, A. C. M.; BENITTI, D. A. Impacto da educação continuada na análise de imagens vasculares para planejamento endovascular. J Vasc Bras., v. 13, n. 4, p. 285-288, 2014.

BASTOS, E. O.; GOLDENBERG, D. C.; FONSECA, A.; KANASHIRO, E.; YOSHIDA, M. *et al.* Osirix: providing surgeons with a mobile radiology workstation. Rev Soc Bras Cir Craniomaxilofac., v. 11, n. 1, p. 27-31, 2008.

MELISSANO, G.; AMATO, A. C. M.; BERTOGLIO, L.; CIVILINI, E.; CIVELLI, V. *et al.* Demonstration of the adamkiewicz artery by multidetector computed tomography angiography analysed with open-source software osirix. European Journal of Vascular and Endovascular Surgery. 2009.

RATIB, O.; ROSSET, A. Open-source software in medical imaging: development of osirix. International Journal of Computer Assisted Radiology and Surgery T1. v. 1, n. 4, p. 187-196, 2006.

ROSSET, A.; SPADOLA, L.; PYSHER, L.; RATIB, O. Informatics in radiology (inforad): Navigating the fifth dimension: Innovative interface for multidimensional multimodality image navigation. Radiographics, v. 26, n. 1, p. 299-308, 2006.

ROSSET, A.; SPADOLA, L.; RATIB, O. Osirix: an open-source software for navigating in multidimensional DICOM images. J Digit Imaging., v. 17, n. 3, p. 205-116, 2004.

ROSSET, C.; ROSSET, A.; RATIB, O. General consumer communication tools for improved image management and communication in medicine. J Digit Imaging., v. 18, n. 4, p. 270-279, 2005.

VOLONTÉ, F.; PUGIN, F.; BUCHER, P.; SUGIMOTO, M.; RATIB, O. *et al.* Augmented reality and image overlay navigation with OsiriX in laparoscopic and robotic surgery: not only a matter of fashionJ Hepatobiliary Pancreat Sci., v. 18, n. 4, p. 506-509, 2011.

VOLONTÉ, F.; ROBERT, J. H.; RATIB, O.; TRIPONEZ, F. A lung segmentectomy performed with 3D reconstruction images available on the operating table with an iPad. Interact Cardiovasc Thorac Surg., v. 12, n. 6, p. 1066-1068, 2011.

YAMAUCHI, T.; YAMAZAKI, M.; OKAWA, A.; FURUYA, T.; HAYASHI, K. *et al.* Efficacy and reliability of highly functional open source DICOM software (OsiriX) in spine surgery. J Clin Neurosci., v. 17, n. 6, p. 756-759, 2010.

Índice Alfabético

Pré-impressão, impressão e acabamento

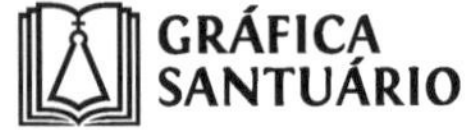

grafica@editorasantuario.com.br
www.editorasantuario.com.br

Aparecida-SP

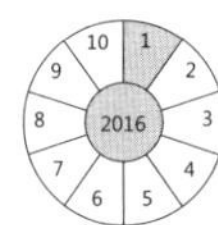